NOUVELLE BIBLIOTHÈQUE

DE

L'ÉTUDIANT EN MÉDECINE

PUBLIÉE SOUS LA DIRECTION

DE

L. TESTUT

Professeur à la Faculté de médecine de Lyon.

PAR MM. LES PROFESSEURS ET AGRÉGÉS

ABADIE (de Bordeaux), ANCEL (de Lyon), ARNOZAN (de Bordeaux),
AUGAGNEUR (de Lyon), BOISSON (de Lyon),
BORDIER (de Lyon), BOULUD (de Lyon), BOURSIER (de Bordeaux),
CADE (de Lyon), CARLE (de Lyon), J. CARLES (de Bordeaux),
CASSAËT (de Bordeaux), CAVALIÉ (de Bordeaux),
CAUSSE (de Lyon), COLLET (de Lyon), J. COURMONT (de Lyon),
P. COURMONT (de Lyon), DUBREUILH (de Bordeaux),
FLORENCE (de Lyon), FORGUE (de Montpellier), GALLAVARDIN (de Lyon),
GANGOLPHE (de Lyon), HÉDON (de Montpellier)
HERRMANN (de Toulouse), HUGOUNENQ (de Lyon), L. IMBERT (de Marseille),
O. JACOB (du Val-de-Grâce), JEANBRAU (de Montpellier), LAGRANGE (de Bordeaux),
LANDE (de Bordeaux), LANGLOIS (de Paris), LANNOIS (de Lyon),
LE DANTEC (de Bordeaux), LYONNET (de Lyon), MAYGRIER (de Paris),
MONGOUR (de Bordeaux), A. MOREL (de Lyon),
NOVÉ-JOSSERAND (de Lyon), PAPILLAULT (de Paris), PAVIOT (de Lyon),
PIC (de Lyon), PIÉCHAUD (de Bordeaux),
M. POLLOSSON (de Lyon), POUSSON (de Bordeaux), RÉGIS (de Bordeaux).
TESTUT (de Lyon), THOINOT (de Paris), TOUBERT (de Paris),
TOURNEUX (de Toulouse), VERDUN (de Lille),
VIALLETON (de Montpellier), WEILL (de Lyon).

Cette bibliothèque est destinée avant tout, comme son nom l'indique, aux étudiants en médecine : elle renferme toutes les matières qui, au point de vue théorique et pratique, font l'objet de nos cinq examens de doctorat.

Les volumes sont publiés dans le format in-18 colombier (grand in-18), avec cartonnage toile et tranches de couleur. Ils comporteront de 400 à 1.000 pages et seront illustrés de nombreuses figures en noir ou en couleurs. Le prix des volumes variera de 6 à 12 francs.

La Nouvelle Bibliothèque de l'Étudiant en Médecine comprend actuellement (le nombre pourra en être augmenté dans la suite) soixante-trois volumes, qui se répartissent comme suit :

PREMIER ET DEUXIÈME EXAMENS

Précis d'Anatomie descriptive, par L. Testut, professeur d'anatomie à la Faculté de médecine de Lyon. 4e édit., 1 vol. de 820 pages.   **8 fr.**

Précis de Dissection (Guide de l'étudiant aux travaux pratique d'Anatomie), par P. Ancel, professeur agrégé et chef des travaux anatomiques à la Faculté de médecine de Lyon, 1 volume de 330 pages avec 71 figures dans le texte, dont 47 en couleur . . . . .   **6 fr.**

Précis d'Histologie, par F. Tourneux, professeur d'histologie à la Faculté de médecine de Toulouse. 1 volume de 1.000 pages avec 489 figures dont 87 en couleurs dans le texte. . . . . . .   **12 fr.**

Précis d'Embryologie, par F. Tourneux, professeur d'histologie à la Faculté de médecine de Toulouse, 1 volume de 450 pages, avec 156 figures dans le texte, dont 35 tirées en couleurs. . . .   **7 fr.**

Précis de Technique histologique et embryologique (Guide de l'étudiant aux travaux pratiques d'histologie), par L. Vialleton, professeur d'histologie à la Faculté de médecine de Montpellier, 1 vol. de 440 p., avec 118 fig. dans le texte, dont 35 tirées en couleurs.   **8 fr.**

Précis de Physiologie, par E. Hédon, professeur de physiologie à la Faculté de médecine de Montpellier, 4e édition, 1 volume de 680 pages, avec 191 figures dans le texte. . . . .   **8 fr.**

Précis de Chimie physiologique et pathologique, par L. Hugounenq, professeur de chimie à la Faculté de médecine de Lyon, 2e édit. 1 volume de 612 pages, avec 111 figures dans le texte, dont 14 tirées en couleurs, et 6 planches chromolithographiques hors texte.   **9 fr.**

Précis de Technique chimique (Guide de l'étudiant aux laboratoires de chimie, de physiologie et de clinique), par A. Morel, professeur agrégé à la Faculté de médecine de Lyon. . . . . .   **1 vol.**

Précis de Physique biologique, par H. Bordier, professeur agrégé à la Faculté de médecine de Lyon, 2e édit. 1 volume de 650 pages, avec 288 figures dans le texte, dont 20 tirées en couleurs, et une planche chromolithographique hors texte. . . . .   **8 fr.**

Précis de Manipulations de physique biologique (Guide de l'étudiant aux travaux pratiques de physique biologique), par H. BORDIER, 1 volume de 325 pages, avec 82 figures dans le texte . . . . 5 fr.

TROISIÈME ET CINQUIÈME EXAMENS

Précis de Pathologie générale, par P. COURMONT, professeur à la Faculté de médecine de Lyon, médecin des hôpitaux. . 1 vol.

Précis de Pathologie interne, par F.-J. COLLET, professeur agrégé à la Faculté de médecine de Lyon, médecin des hôpitaux, 4ᵉ édition, 2 volumes formant 1.500 pages, avec 190 figures dans le texte, dont 32 tirées en couleurs. . . . . 16 fr.

Précis de Pathologie externe, par E. FORGUE, professeur de clinique chirurgicale à la Faculté de médecine de Montpellier. 3ᵉ édition, 2 volumes formant plus de 2000 pages, avec 574 figures en noir et en couleurs dans le texte. . . . . 20 fr.

Précis de Pathologie chirurgicale générale, par X.... . 1 vol.

Précis d'Anatomie topographique, par L. TESTUT, professeur d'anatomie à la Faculté de médecine de Lyon, et O. JACOB, médecin-major de l'Armée, professeur agrégé au Val-de-Grâce 1 vol. de 550 pages. 7 fr.

Précis de Pathologie exotique, par A. LE DANTEC, professeur de pathologie exotique à la Faculté de médecine de Bordeaux, 2ᵉ édition entièrement revisée. 1 volume de 1.300 pages, avec 162 figures dont une partie en couleurs dans le texte. et 2 planches en chromolithographie hors texte. . . . . 12 fr.

Précis de Chirurgie d'armée, par J. TOUBERT, professeur agrégé au Val-de-Grâce, 1 volume de 550 pages, avec 234 graphiques ou figures dans le texte, dont 104 tirés en couleurs . . . . . . 8 fr.

Précis des Opérations d'urgence, par M. GANGOLPHE, professeur agrégé à la Faculté de médecine de Lyon, chirurgien en chef de l'Hôtel-Dieu, 1 volume de 450 pages, avec 138 figures en noir et en couleurs dans le texte. . . . . 7 fr.

Précis de Médecine opératoire (Manuel de l'Amphithéâtre), par M. POLLOSSON, professeur de médecine opératoire à la Faculté de médecine de Lyon, 2ᵉ édition, 1 volume de 410 pages, avec 144 figures dans le texte . . . . 6 fr.

Précis de Chirurgie opératoire. par T. JEANBRAU, professeur agrégé à la Faculté de médecine de Montpellier. . . . . 1 vol.

Précis de Thérapeutique chirurgicale, par L. IMBERT, professeur de clinique chirurgicale à la Faculté de médecine de Marseille. 1 volume de 950 pages avec 292 figures dans le texte . . 10 fr.

Précis d'Auscultation et de Percussion, par E. Cassaët, professeur agrégé à la Faculté de médecine de Bordeaux, médecin des hôpitaux, 2ᵉ édition. 1 vol. de 800 pages avec 208 figures dont 104 en couleur dans le texte. . . . . 10 fr.

Précis de Diagnostic médical, par Paviot, professeur agrégé à la Faculté de médecine de Lyon (*sous presse*) . . . . 1 vol.

Précis d'Anatomie pathologique, par G. Herrmann, professeur à la Faculté de médecine de Toulouse . . . . 1 vol.

Précis de Microscopie clinique, par X. . . . . 1 vol.

Précis de Bactériologie, par J. Courmont, professeur d'hygiène, à la Faculté de médecine de Lyon, médecin des hôpitaux, 3ᵉ édition. 1 volume de 1.000 pages, avec 396 figures en noir et en couleurs dans le texte . . . . 10 fr.

Précis d'Hématologie et de Cytologie, par X. . . . . 1 vol.

Précis de Médecine infantile, par E. Weill, professeur de clinique des maladies des enfants à la Faculté de médecine de Lyon, médecin des hôpitaux, 2ᵉ édition, 1 vol. de 964 pages avec 81 figures dans le texte et 8 planches en chromolithographie hors texte. 10 fr.

Précis de Chirurgie infantile, par T. Piéchaud, professeur de clinique des maladies des enfants à la Faculté de médecine de Bordeaux, chirurgien des hôpitaux, 1 volume de 850 pages, avec 224 figures originales dans le texte et 2 planches en chromolithographie hors texte . . . . 9 fr.

Précis d'Orthopédie, par Nové-Josserand, professeur agrégé à la Faculté de médecine de Lyon, chirurgien des hôpitaux 1 vol. de 600 pages avec 266 figures dans le texte et 8 planches en photogravure hors texte. 8 fr.

Précis des Maladies des vieillards, par A. Pic, professeur agrégé de la Faculté de médecine de Lyon, médecin des hôpitaux. 1 vol.

Précis de Dermatologie, par W. Dubreuilh, professeur agrégé à la Faculté de médecine de Bordeaux, médecin des hôpitaux, 2ᵉ édition, 1 volume de 525 pages, avec figures dans le texte. . . . . 7 fr.

Précis de Parasitologie humaine (parasites animaux et végétaux, bactéries exceptées), par P. Verdun, professeur de zoologie médicale et pharmaceutique à la Faculté de Médecine de Lille. 1 volume de 750 pages, avec 310 figures et 4 planches en couleurs hors texte . . . . 8 fr.

Précis des Maladies vénériennes, par V. Augagneur, ancien professeur de clinique des maladies cutanées et syphilitiques et M. Carle, chef de laboratoire de la clinique des maladies cutanées et syphilitiques de la Faculté de médecine de Lyon, 1 volume de 700 pages avec 57 figures dans le texte et 16 planches chromolithographiques hors texte. . . . . 10 fr.

Précis des Maladies des oreilles, du nez, du pharynx et du larynx, par R. LANNOIS, professeur agrégé à la Faculté de médecine de Lyon, médecin des hôpitaux (*sous presse*) . . . . 2 vol.

Précis des Maladies du cœur et de l'aorte, par P. GALLAVARDIN, médecin des hôpitaux de Lyon (*sous presse*) . . . . 1 vol.

Précis d'Ophtalmologie, par F. LAGRANGE, professeur agrégé à la Faculté de médecine de Bordeaux, chirurgien des hôpitaux, 3e édit. 1 vol. de 870 pages, avec 310 figures en noir et en couleurs dans le texte et 5 planches en couleurs hors texte . . . . . . 10 fr.

Précis des maladies de poitrine, par COLLET, professeur agrégé à la Faculté de médecine de Lyon . . . . 1 vol.

Précis des maladies de l'estomac et de l'intestin, par CADE, médecin des hôpitaux de Lyon . . . . 1 vol.

Précis des Maladies du foie, par Ch. MONGOUR, professeur agrégé à la Faculté de médecine de Bordeaux. 1 volume de 636 pages avec 75 figures dans le texte . . . . 8 fr.

Précis des Maladies des voies urinaires, par A. POUSSON, professeur agrégé à la Faculté de médecine de Bordeaux, chirurgien des hôpitaux, chargé du cours complémentaire des maladies des voies urinaires, 2e édition, 1 volume de 1.000 pages, avec 253 figures dans le texte dont 25 tirées en couleurs . . . . 10 fr.

Précis des Maladies des reins, par Jacques CARLES. médecin des hôpitaux de Bordeaux. 1 volume de 660 pages, avec 93 figures et 4 planches en couleurs dans le texte . . . . 8 fr.

Précis des Maladies du système nerveux, par ABADIE, professeur agrégé à la Faculté de médecine de Bordeaux . . . . 2 vol.

Précis de Psychiatrie. par E. RÉGIS, professeur-adjoint à l'Université de Bordeaux. Chargé du cours de clinique psychiatrique, 3e édition. 1 volume de 1.100 pages, avec 82 figures et 6 tracés dans le texte . . . . 10 fr.

Précis d'Obstétrique, par Ch. MAYGRIER, professeur agrégé à la Faculté de médecine de Paris, accoucheur de la Charité . 1 vol.

Précis de Gynécologie, par A. BOURSIER, professeur de clinique des maladies des femmes à la Faculté de médecine de Bordeaux, chirurgien des hôpitaux, 1 vol. de 1.050 pages, avec 286 figures dans le texte . . . . 10 fr.

Précis des Maladies des Dents et de la Bouche, par CAVALIÉ, professeur agrégé à la Faculté de médecine de Bordeaux . 1 vol.

Précis d'Hydrologie médicale, par A. FLORENCE, professeur à la Faculté de médecine de Lyon . . . . 1 vol.

Précis de Consultations médicales, par X. Arnozan, professeur de thérapeutique à la Faculté de médecine de Bordeaux, médecin des hôpitaux. . . . . 1 vol.

Précis de Consultations chirurgicales, par E. Forgue, professeur de clinique chirurgicale à la Faculté de médecine de Montpellier . . . . 1 vol.

Précis de Consultations gynécologiques, par X. . . . . 1 vol.

QUATRIÈME EXAMEN

Précis de Thérapeutique, par X. Arnozan, professeur de thérapeutique à la Faculté de médecine de Bordeaux, médecin des hôpitaux. 3ᵉ édit., 2 vol. formant 1.250 pages, avec fig. dans le texte. 15 fr.

Précis de Thérapeutique clinique, par X. . . . . 1 vol.

Précis de l'Art de formuler, par B. Lyonnet, médecin des hôpitaux de Lyon et B. Boulud, pharmacien en chef de l'hôpital de l'Antiquaille, à Lyon. 1 vol.

Précis d'Hygiène publique et privée, par J.-P. Langlois, professeur agrégé à la Faculté de médecine de Paris, 3ᵉ édition, 1 volume de 650 pages, avec 78 figures dans le texte. . . . . 8 fr.

Précis de Médecine légale, par L. Lande, professeur agrégé et chef des travaux de médecine légale à la Faculté de médecine de Bordeaux, médecin expert des tribunaux . . . . 1 vol.

Précis de Déontologie médicale, par L. Thoinot, professeur agrégé à la Faculté de médecine de Paris . . . . 1 vol.

Précis de Matière médicale, par Causse, professeur agrégé à la Faculté de médecine de Lyon (*sous presse*). . . . . 1 vol.

Précis d'Anthropologie, par G. Papillault, professeur à l'École d'anthropologie de Paris. . . . . 1 vol.

Précis de Législation et d'Administration militaires, par le docteur A. Boisson, médecin major à l'Ecole du service de santé militaire à Lyon, 1 volume de 672 pages, avec 26 figures dans le texte et une planche chromolithographique hors texte. . . 8 fr.

Les volumes pour lesquels il n'y a pas d'indication de prix ne sont pas parus, mais sont en cours de rédaction ou d'impression (avril 1907).

NOUVELLE BIBLIOTHÈQUE
DE
L'ÉTUDIANT EN MÉDECINE

PUBLIÉE SOUS LA DIRECTION DE
L. TESTUT
Professeur à la Faculté de Médecine de Lyon.

THÉRAPEUTIQUE

TOME I

PRÉCIS

DE

THÉRAPEUTIQUE

PAR

X. ARNOZAN

Professeur de thérapeutique à la Faculté de Médecine
de Bordeaux
Médecin des hôpitaux

TOME PREMIER

GÉNÉRALITÉS
THÉRAPEUTIQUE DES MALADIES DE LA NUTRITION
ET DES MALADIES INFECTIEUSES
RÉVULSION

TROISIÈME ÉDITION, REVUE ET CORRIGÉE

PARIS

OCTAVE DOIN, ÉDITEUR

8, PLACE DE L'ODÉON, 8

1907

PRÉFACE

DE LA TROISIÈME ÉDITION

La nouvelle édition de ce Précis de Thérapeutique diffère assez notablement des deux éditions qui l'ont précédée. Elle est construite sur le même plan, qui, s'il n'est pas parfait, permet du moins aux étudiants de comprendre dans un cadre assez simple, les ressources toujours grandissantes de la matière médicale et leurs applications au traitement des maladies. Mais elle a été remaniée dans plusieurs de ses parties.

La thérapeutique aujourd'hui tend en effet à devenir un peu différente de ce qu'elle était il y a six ans, au moment de notre première édition (1901). A cette époque en effet, trois grandes méthodes, nouvelles encore, se partageaient les faveurs de la médecine : l'antisepsie, la sérothérapie, l'opothérapie. Actuellement *l'antisepsie* qui a permis à la chirurgie des conquêtes inespérées, semble céder peu à peu le pas à l'asepsie; et en médecine proprement dite, les antiseptiques sont délaissés pour l'usage interne. La *sérothérapie*, après avoir donné les remèdes de la diphtérie et de la peste, nous laisse encore attendre sans nous les faire trop espérer ceux des autres maladies infectieuses, de la tuberculose en particulier. *L'opothérapie* n'a pas poussé ses progrès beaucoup au delà de la médication thyroïdienne. Les chapitres qui traitent ces divers points n'ont pas eu besoin de nouveaux développements ; ils ont dû même subir quelques coupures.

Par contre, l'hygiène thérapeutique et le traitement des malades par les agents physiques et mécaniques attirent à un haut degré l'attention des médecins. Les *régimes* dans les dyspepsies et dans les entérites, la question des *chlorures*, les *bains carbo-gazeux*, la *méthode de* BIER ont donc été exposés avec le plus grand soin et avec tous les développements que permet le cadre d'un ouvrage élémentaire. Pour l'*électrothérapie* et la *radiothérapie* dont les progrès incessants sont réellement merveilleux et font même rêver de la guérison du mal incurable par excellence, le cancer, nous avons la bonne fortune d'avoir pu insérer dans notre second volume, un chapitre original dû tout entier à la bienveillante collaboration de notre ami, le professeur BERGONIÉ. Nous espérons, grâce à ces diverses modifications, tenir cet ouvrage en harmonie constante avec les découvertes médicales et avec l'évolution de la science, et continuer à le rendre digne de la faveur qui l'a accueilli jusqu'à ce jour.

Dr ARNOZAN.

2 mars 1907.

PRÉCIS DE THÉRAPEUTIQUE

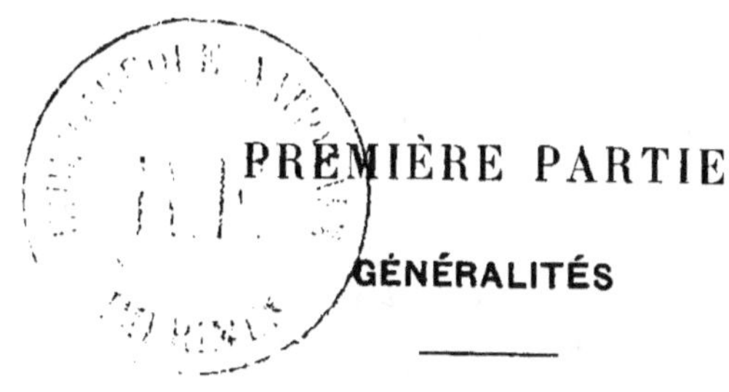

PREMIÈRE PARTIE

GÉNÉRALITÉS

CHAPITRE PREMIER

LA THÉRAPEUTIQUE ET LES DOCTRINES MÉDICALES

En remontant à l'origine de la médecine, on reconnaît que les premières tentatives faites pour guérir ou soulager les malades furent l'œuvre de l'instinct ou du hasard. Dès qu'on eut constaté les effets heureux de certaines substances, on chercha à les utiliser dans les cas analogues, et, pour multiplier les bienfaits de ces guérisons, la loi égyptienne prescrivit aux malades de relater les péripéties de leurs affections et de leur traitement sur des registres déposés dans des temples où le public pouvait les consulter. Ainsi se fonda une thérapeutique purement *empirique,* sans aucune prétention doctrinale, et dont tout le secret était d'appliquer à un fait particulier les remèdes qu'on avait vus réussir ailleurs dans des faits semblables. Cette manière simple de comprendre la médecine forme la base des études d'Hippocrate et de son école : c'est l'observation pure, appliquée à la connaissance des maladies et à l'action des remèdes, et cette observation clinique a suffi pour produire des résultats dont la valeur et la précision nous étonnent encore après bien des siècles écoulés.

Si la médecine s'était bornée à cette méthode de travail, elle n'eût pas fait de progrès bien rapides, elle serait restée une

science tout à fait terre à terre, mais elle eût évité les enthousiasmes trompeurs, les espérances déçues, les ambitions exagérées et surtout les erreurs qui, d'époque en époque, remplissent
malheureusement son histoire. Les hommes à esprit élevé, que
tourmente d'une façon incessante le désir si noble de connaître
la raison première des choses, ne pouvaient se contenter longtemps de prescrire des remèdes sans chercher à se rendre compte
du mécanisme de leur action. Comment agissent les médicaments ? Qu'est-ce que la maladie ? Qu'est-ce que la santé ?
Qu'est-ce que la vie ? Toutes ces questions n'ont pas tardé à se
poser à l'intelligence des médecins, et comme elles touchent à
l'essence même de notre organisation et de notre existence, la
médecine s'est trouvée d'emblée liée à la philosophie et a subi à
travers les âges les mêmes fluctuations que cette science, mère
de toutes les sciences.

Dans un simple Précis de Thérapeutique il ne convient pas de
rechercher à fond quelle influence les doctrines philosophiques
ont exercée sur la médecine ; mais on ne saurait passer sous
silence, dût-on en parler d'une façon très sommaire, l'action que
les doctrines médicales sur la vie, la santé et la maladie ont eue
sur la thérapeutique. Dans le très court exposé qui va suivre,
nous ne nous astreindrons pas à l'ordre chronologique, qui amènerait à des répétitions inévitables, l'esprit humain revenant
après bien des années aux idées qu'il a d'abord acceptées, puis
abandonnées ; nous indiquerons simplement dans un ordre
logique les principales doctrines, celles qui ont eu le plus de
retentissement, celles qui à l'époque de leur vogue ont entraîné
des modifications importantes dans la manière de traiter les
malades ou d'appliquer les remèdes[1].

1º Vitalisme et animisme. — La vie est-elle une force
indépendante et primitive ? Est-elle au contraire une résultante,

---

[1] Voir à ce sujet l'admirable introduction de TROUSSEAU et PIDOUX.
Traité de thérapeutique et de matière médicale, 6ᵉ édition, et l'intéressant article de L. ROYER. *Histoire de la médecine*. Dict. encyclop.
des Sciences médicales.

dépendante des propriétés de nos tissus et du fonctionnement de nos organes qui agissent en vertu des lois chimiques et physiques? Dès les premiers âges de la médecine, les observateurs se sont partagés en deux camps, et on a eu beau accumuler depuis cette époque les observations et les arguments de tout ordre, le procès reste encore pendant; sa solution appartient plutôt au domaine de la conscience qu'à celui de la science : car elle se confond avec l'éternelle dispute des spiritualistes et des matérialistes. Sous le nom de *vitalisme* et d'*animisme* les partisans du principe vital ou de la force vitale ont à plusieurs reprises éloquemment défendu leurs théories, et leur doctrine a atteint son apogée dans l'œuvre de BARTHEZ, qui reste l'impérissable titre de gloire de l'école de Montpellier au xviiie siècle. Thérapeute émérite, BARTHEZ a laissé, sur l'art de guérir, les préceptes les plus remarquables. Mais bien qu'il s'étudie toujours à remonter les forces et à soutenir l'état général, on n'aperçoit pas toujours très clairement le lien qui rattache sa pratique à ses doctrines : car, outre son génie philosophique, il avait des qualités de clinicien de premier ordre, et sans y prendre garde peut-être, puisait-il à plus d'une source les indications de ses traitements.

2° Naturisme. — Sans rien préjuger sur la nature de l'homme et de la maladie, les *naturistes* ont reconnu que, dans bien des cas, les maladies tendaient spontanément à la guérison ; ils ont pensé que la nature (en laissant à ce mot un sens absolument vague) était par elle-même médicatrice et qu'il n'y avait qu'à s'abandonner à ses seules forces. Cette doctrine qui, poussée à l'excès, amène à l'expectation absolue et à l'abolition de la thérapeutique, convenait cependant à un certain nombre d'affections aiguës. C'est au clinicien qu'il appartient de distinguer par un diagnostic impeccable et un pronostic précis, d'une part, les affections qui guérissent toutes seules et dont il évitera de troubler la marche par un traitement perturbateur et, d'autre part, les affections qui, laissées sans traitement, aboutiraient à une terminaison fâcheuse et doivent être rectifiées dans leur évolution par une thérapeutique active.

3ᵒ Doctrines de l'ontogénie et de la spécificité. — Les *ontogénistes, spécifistes, essentialistes* ont considéré les maladies comme des êtres à part, indépendants, et venant se greffer accidentellement sur l'organisme. « Les maladies étant assimilées à des espèces naturelles, on en vient nécessairement à créer des entités morbides qui n'ont avec l'organisme d'autres rapports que ceux de l'acteur avec le théàtre où il joue. Le corps n'est plus guère que le lieu des maladies. » Cette conception pathologique, que les microbiologistes ont tenté de ressusciter de nos jours, arrive directement à des conséquences très importantes et souvent très malheureuses. Les médecins qui l'adoptent n'ont plus en effet qu'à chercher un remède pour chaque maladie, devenue un individu tout à fait distinct ; leur matière médicale ne tarde pas à se composer d'une série de remèdes tous prétendus spécifiques et dont le nom se composera du préfixe *anti* ou de la terminaison *fuge*, combinés avec le nom du mal à combattre (fébrifuges, antisyphilitiques, anticancéreux... etc.). « Empoisonner la maladie comme un être malfaisant, distinct de l'organisme, ne compter que sur le médicament, jamais sur la force médicatrice et se mettre systématiquement à sa place, vouloir tout faire dans l'économie, même la santé, c'est bien l'esprit de cette sorte de guérisseurs. » Trousseau à qui nous empruntons ces citations, critiquait l'empirisme absolu, le spécifisme et la polypharmacie comme les conséquences inévitables de pareilles théories. Les excès de la sérothérapie, qu'il ne connaissait point, montrent aujourd'hui, sous une nouvelle forme, la justesse et la profondeur des vues du grand clinicien français.

4ᵒ Homœopathie. — Un spécifiste d'une autre espèce ce fut Hahnemann, le fondateur de l'*homœopathie*. Pour lui, sans doute, les maladies ne sont pas des êtres à part, elles ne sont au contraire que des ensembles de symptômes, et l'on n'a pas à se préoccuper de leur pathogénie. Tout remède, pris à l'état de santé, est capable de produire certains symptômes morbides ; pris à l'état de maladie, il fera cesser les mêmes symptômes, à la condition qu'ils existent par le fait même de la maladie. « La science du médecin se réduit donc à deux connaissances purement expérimentales : celle de la totalité des symptômes de chaque maladie naturelle et celle de la totalité des symptômes de chaque maladie artificielle et de l'agent médicinal qui produit celle-ci. » Cette doctrine, dont les prémisses ont été maintes fois reconnues erronées à la suite d'épreuves retentissantes, a été combinée par son fondateur avec la théorie toute mystique des doses infinitésimales ; elle semble aujourd'hui délaissée dans la pratique par la plupart de ceux qui s'abritent sous son nom.

Il est regrettable que des exagérations inouïes aient fait perdre de vue des notions d'une véracité incontestée que le premier HAHNEMANN avait formulées. Dire avec lui que « tout médicament produit sur l'homme sain deux effets opposés suivant qu'on le prescrit à petites ou à fortes doses », c'est peut-être trop généraliser, mais c'est en somme reconnaître avec Cl. BERNARD que toute substance qui excite d'abord un nerf peut finir par le paralyser. Dans un récent opuscule sur la constitution de la thérapeutique (1902), M. JOUSSET qui est le représentant le plus autorisé de l'école homœopathique a cherché, non sans succès, à établir les bases d'une entente entre les doctrines qu'on avait cru longtemps inconciliables.

D'un autre côté, l'introduction dans la matière médicale de certains sérums antitoxiques à des doses infinitésimales, les expériences d'ALBERT ROBIN sur les ferments métalliques à la dose de deux dixièmes de milligramme montrent que l'organisme vivant est quelquefois sensible à des quantités quasi impondérables de substances médicamenteuses.

5° Dosimétrie. — On a voulu voir dans la *dosimétrie* de BURGGRAEVE une renaissance ou une transformation de l'homœopathie, ce n'est pas tout à fait exact. Sans doute BURGGRAEVE a trouvé la première idée de sa méthode dans la posologie de HAHNEMANN, mais il a édifié tout son système sur une base philosophique et pathologique que celui-ci aurait au moins partiellement reniée. Il est vitaliste et s'attache incessamment à réconforter l'*incitation vitale ;* il s'occupe presque exclusivement des affections fébriles, et ne leur reconnaissant, au moins à leur origine, *aucune spécificité*, croit les guérir s'il réussit à *juguler la fièvre*, ce qui est la préoccupation constante et presque unique des dosimètres. Pour n'être pas absolument nouveaux, ces trois principes : non-spécificité de la maladie, jugulation de la fièvre, incitation vitale, n'en sont pas d'ailleurs mieux démontrés. Le trait le plus caractéristique, et peut-être le plus vrai de la dosimétrie, c'est qu'elle ne reconnaît pas de doses physiologiques. Les remèdes sont administrés à doses fractionnées et successives jusqu'à production des effets thérapeutiques voulus. Bien que BURGGRAEVE ait eu, même sur ce point, des prédécesseurs, on ne saurait lui contester le mérite d'avoir bien mis en lumière cette manière, généralement très utile et très simple, de prescrire les médicaments.

La dosimétrie n'est pas, à proprement parler, une doctrine médicale ou thérapeutique ; les principes la préoccupent moins que leur application, et cette application consiste à donner des médicaments bien préparés, autant que possible des alcaloïdes, toujours sous forme de granules. Cette préoccupation de faire constamment appel aux mêmes spécialités pharmaceutiques nuit quelquefois à l'éclat des publications dosimétriques.

6° Solidisme et humorisme. — L'interminable querelle des *solidistes* et des *humoristes* pose la question sur un terrain différent. Les premiers peuvent faire remonter leurs doctrines à THEMISON (de Laodicée), élève d'Asclépiade, qui, dès l'antiquité grecque, expliquait toutes les maladies par les variations de la tonicité en plus ou en moins (*strictum*, *laxum*). Plus près de nous, HALLER et CULLEN, en étudiant l'irritabilité, ouvrent la voie à BROWN, le vrai fondateur du solidisme. Tout devient spasme ou atonie, et « le médecin ne doit avoir égard qu'à l'aberration qu'éprouve l'*incitation* afin de la ramener à son état normal ». Frappé surtout par le sentiment de faiblesse qui caractérise presque toutes les maladies, BROWN les attribue à un relâchement de la fibre (diathèse asthénique) et limite sa matière médicale aux seuls agents capables de modifier l'incitation et surtout de la relever. La médecine devenait entre ses mains d'une simplicité extrême.

Adoptant le même principe, mais considérant surtout les réactions violentes, locales ou générales, des affections fébriles, l'école italienne, dont Rasori fut le plus célèbre représentant, croyait que la maladie était, au contraire de l'opinion de Brown, plus souvent attribuable à un excès qu'à un défaut d'incitation. Au lieu de chercher des stimulants, elle s'étudia à appliquer la médication *contro-stimulante*. La dépression des forces dans le traitement de la pneumonie par le tartre stibié à haute dose est restée le type des procédés de cette école. Absolue dans leurs principes, ces deux variétés de l'école solidiste ont abouti souvent à de graves insuccès thérapeutiques.

Bien qu'il ait longuement étudié le rôle des quatre humeurs qu'il reconnaissait dans l'économie (sang, bile, pituite et atrabile), Galien ne fut pas un humoriste exclusif ; mais autour de lui se forma une école qui ne connaissait d'autre physiologie que l'action sur nos organes des humeurs qui les imbibent et d'autre pathologie que les altérations de composition de ces humeurs. Tel fut l'*humorisme*, qui devait aboutir fatalement à la *chimiâtrie*, dont Sylvius de Le Boe (xvii° siècle) fut le promoteur. Les âcretés alcalines ou acides des humeurs sont la cause essentielle des maladies, et tout l'art du médecin consiste à neutraliser ces âcretés ou à forcer l'économie à éliminer les humeurs peccantes. Cette doctrine est le triomphe des médicaments chimiques, des désobstruants, des fondants, des exutoires ; elle multiplie les remèdes, elle aboutit à la polypharmacie.

7° Médecine physiologique. — Au commencement de ce siècle, à un moment où l'esprit médical saturé des discussions dogmatiques du siècle précédent entre les nosologistes de toute variété, se laissait aller à la dérive, un réformateur vint, qui avec un tempérament de polémiste ardent, une conviction profonde et une entraînante éloquence, balaya de sa puissante dialectique toutes les doctrines médicales écloses avant lui : j'ai nommé Broussais. Pour lui, la maladie proprement dite n'existe pas ; elle n'est point un être à part, elle n'est qu'un accident dû aux troubles de nos fonctions. La physiologie explique tout : à l'état normal, elle nous apprend le fonctionnement de nos organes ; à l'état pathologique, elle nous enseigne comment fonctionnent ces mêmes organes accidentellement faussés et dérangés. La vraie médecine doit donc être *physiologique*, et c'est effectivement le nom qu'il donne à sa doctrine. Partant de là, les médications doivent être d'une simplicité excessive ; la thérapeutique devient une simple branche de l'hygiène, et la matière médicale doit être privée d'une foule d'agents plus nuisibles qu'utiles. Broussais est en effet aussi avare que possible de remèdes. Malheureusement parmi les médications qu'il conserve, il fait une place d'honneur à la saignée, et sous son influence, on a tellement abusé des émissions sanguines qu'on y a plus tard renoncé d'une façon systématique et trop absolue.

8° Pasteur. Les microbes. La médecine contemporaine.
— De Broussais à Pasteur, le travail de la médecine s'est dirigé vers autre chose que vers les doctrines. L'admirable découverte de Laennec a orienté les recherches vers les études cliniques et anatomo-pathologiques, et pendant la période moyenne du XIX° siècle, on a porté à un degré de précision inconnu jusqu'alors le diagnostic précis des lésions dont on a minutieusement étudié les moindres signes révélateurs. Mais les questions d'étiologie, de pathogénie et de thérapeutique, sont restées pendant toute cette période dans un oubli relatif. Avec Pasteur, tout va changer. Appliquant à la pathologie le résultat de ses merveilleuses découvertes sur les fermentations, notre immortel savant montre que certaines maladies infectieuses sont dues à la pénétration dans notre organisme de germes animés (microbes, bactéries, bacilles, etc.). Aussitôt une légion de travailleurs, s'élançant sur les traces du maître, a marché de découverte en découverte, d'innovation en innovation, et on a pu croire un moment que la médecine allait devenir une science définitivement assise, exacte, parfaite, aussi précise que la physique, aussi variée que la botanique. Hélas ! ce temps « où il faisait bon vivre quand on s'intéresse aux choses de la médecine » n'a pas duré bien longtemps. En jetant un regard d'ensemble sur l'évolution des idées depuis ces vingt dernières années, on voit sans peine que nous

avons repassé avec la rapidité qui caractérise notre époque par
les mêmes phases, par les mêmes doctrines que nos pères
avaient mis plusieurs siècles à parcourir. Ne sont-ils pas, en
effet, des ontogénistes, des essentialistes, ces médecins qui, dans
chaque maladie, ne voient que le microbe et ne considèrent
l'organisme que comme le bouillon de culture des bactéries ?
Ne sont-ils pas humoristes et chimiâtres, ceux qui expliquent
l'action des germes pathogènes par les toxines que ceux-ci
sécrètent et qui cherchent avec une opiniâtreté infatigable l'antidote de chaque toxine ? Ne sont-ils pas des naturistes, les histologistes et les histochimistes qui, avec une admirable patience
décèlent une à une les défenses de l'organisme et nous montrent
nos globules blancs marchant à l'assaut des bactéries et nos
liquides organiques se chargeant des antitoxines propres à neutraliser les poisons qui nous tuent? Et à côté de toutes ces
recherches qui ont plus spécialement absorbé, ces temps derniers, l'attention médicale, n'est-il pas facile de rattacher au
solidisme les travaux des neuropathologistes sur l'action trophique du système nerveux, et à la médecine physiologique les
études qui nous montrent qu'en tout état de cause, infection
microbienne, intoxication, action exagérée des agents physiques
et même traumatisme, notre corps réagit toujours de la même
façon par un trouble de ses fonctions : congestion, anémie, fièvre,
douleur, hypersécrétion.

Est-ce à dire que l'immense labeur de ces vingt dernières
années soit stérile et qu'il n'ait fait que promener l'esprit médical dans le cercle vicieux qu'avaient déjà parcouru nos pères ?
Telle n'est pas notre pensée. Nous croyons au contraire qu'il a
précisé d'une façon irréfutable bien des points que nos prédécesseurs avaient plutôt devinés que démontrés : sans le vouloir,
sans le savoir peut-être, il a dégagé dans chaque doctrine les
faits exacts qu'elle contenait, a reconnu la part de vérité qu'il
fallait attribuer à chacune d'elles, et bien établi désormais
qu'il ne fallait pas chercher dans un seul principe la pathogénie
des maladies, que leur origine et leur mécanisme étaient
multiples, que c'était une chimère de généraliser à toutes ce
qui était réel pour une seule. Mais ce qu'il faut bien retenir, et

1.

ce que met si excellemment en lumière M. BOUCHARD, c'est
que tous ces travaux n'ont pas renversé le vieil édifice médical,
ils l'ont assaini et embelli. « Quelque importante que soit une
découverte médicale, elle ne déborde pas la médecine, elle peut
y trouver sa place [1]. »

9° Définition de la maladie ; les diathèses. — Pénétrés
de ces notions nouvelles, qui nous font assister à l'entrée dans
notre organisme des germes morbides et à leur évolution, à la
lutte qui s'établit entre eux et nous ; éclairés sur d'autres points
par les recherches récentes de la chimie biologique, qui soulève
peu à peu le voile jusqu'à présent impénétrable des actions chimiques accomplies dans l'intimité de nos tissus, nous nous faisons des maladies aiguës et chroniques une idée plus exacte
que nos prédécesseurs. Les premières, suivant la définition du
professeur BOUCHARD, nous apparaissent comme l'ensemble des
phénomènes que présente l'organisme subissant l'influence de la
cause morbifique et réagissant contre elle. Cette heureuse définition montre la double origine des symptômes, les uns résultant
directement, par action mécanique ou chimique, de la présence
des germes pathogènes, les autres provenant des efforts de la
nature médicatrice pour se débarrasser de ces germes et annihiler
leur poison. Notre conception des maladies chroniques est peut-
être moins claire : on peut les entrevoir cependant comme la
manifestation de désordres variés, survenant dans notre économie sous l'influence d'une modification permanente et presque
définitive de la composition de nos liquides et de nos tissus
organiques. En vertu de l'hérédité, en vertu d'une mauvaise
aération ou d'une mauvaise alimentation, en vertu d'un abus
prolongé des fonctions cérébrales, digestives, musculaires ou
génitales, en vertu aussi d'intoxications prolongées de nature
microbienne, il se produit chez tels ou tels sujets une altération
habituelle des échanges nutritifs. Le taux de la nutrition y
change peu à peu de valeur ; il finit par être définitivement différent du taux normal. Alors est créée la diathèse, laquelle sui-

---

[1] Ch. BOUCHARD, *Les médicaments d'origine animale.* Congrès français de médecine, Bordeaux, 1895.

vant la définition que nous empruntons encore à M. BOUCHARD, est un tempérament morbide qui provoque, prépare et entretient des affections d'ordre différent.

10° Les méthodes thérapeutiques. — Ces notions sommaires de pathologie générale nous permettent d'aborder avec plus de méthode les questions de thérapeutique générale. Toutes les fois que la chose sera possible, le médecin cherchera à faire de la *thérapeutique pathogénique*, c'est-à-dire à mettre en œuvre tous les moyens dont il dispose pour attaquer la cause du mal : antisepsie interne ou externe pour détruire les germes pathogènes, hygiène alimentaire appropriée, restitution à l'organisme des éléments qui lui manquent pour ramener à l'état normal le taux des échanges nutritifs; et si la cause première lui échappe, il cherchera à combattre les troubles de sécrétion ou de circulation, qui sont les causes secondes d'accidents successifs. Mettant à profit ses connaissances sur l'évolution normale des maladies, il fera quelquefois de la *thérapeutique naturiste*, c'est-à-dire qu'il confiera à la nature médicatrice le soin de guérir une maladie, dont la marche est habituellement bonne. Dans le cas où l'issue de la lutte est incertaine il cherchera à imiter la nature en provoquant une de ces crises par lesquelles elle termine quelquefois les affections les plus graves (crises sudorales, urinaires, intestinales, hémorragiques, etc...); il fera alors de la *thérapeutique physiologique*.

Lorsqu'il a tenté de répondre à ces premières indications, le médecin n'a plus alors comme ressources nouvelles que la *thérapeutique symptomatique* : à l'aide d'agents médicamenteux dont il connaît les effets, il combattra la douleur, la fièvre, le délire, la constipation. Cette médication est parfois la seule possible, mais elle doit être souvent dirigée avec une grande prudence. Parmi les symptômes, les uns, nous le savons, sont les conséquences immédiates des actions pathogènes et peuvent être combattus avec toute espèce d'avantages, mais les autres traduisent l'effort curateur de la nature, et il y a peut-être danger d'en empêcher la manifestation. C'est ainsi qu'il est quelquefois fâcheux d'arrêter brusquement un flux intestinal, une sueur abondante, une hémorragie périodique. La suppression de ces phénomènes peut entraîner de graves complications. En général il est d'une mauvaise pratique de vouloir anéantir un à un tous les symptômes d'une maladie : on s'expose à verser dans la polypharmacie, et pour avoir voulu trop vite soulager le malade, à troubler et prolonger l'évolution régulière de son mal.

Enfin, dans bien des cas, on s'adresse à la *thérapeutique empirique*. Ici on emploie le remède, non pas parce qu'il peut anéantir la cause ou provoquer des crises curatrices ou atténuer les symptômes, on l'emploie parce qu'il guérit sans qu'on sache pourquoi. C'est ainsi que l'on administre le mercure dans la syphilis. Ce n'est pas la thérapeutique la plus noble; c'est malheureusement la plus employée dans bien des cas; c'est quelquefois la seule possible, quelquefois la plus utile.

Telles sont les différentes idées qui dirigent le médecin dans ses prescriptions. Il nous faut maintenant aborder l'étude des agents dont il dispose pour atteindre ces divers buts, l'étude de leurs effets sur l'homme sain et sur l'homme malade.

CHAPITRE II

RAPPORTS GÉNÉRAUX DES MÉDICAMENTS
ET DE L'ORGANISME

§ 1. — DÉFINITION DE LA THÉRAPEUTIQUE

La *thérapeutique* comprend l'étude de tous les moyens dont le médecin dispose pour arriver à guérir les maladies ou tout au moins à soulager les malades.

Il faut reconnaître sans tarder que cette définition excessivement compréhensive, dépasse de beaucoup ce que dans la pratique on désigne sous ce nom. La plupart des moyens hygiéniques, dont l'importance est si grande dans le traitement des maladies; la chirurgie tout entière, dont la hardiesse croissante permet aujourd'hui de mettre à découvert et d'extirper des lésions considérées naguère comme inaccessibles, tout cela est en dehors de la thérapeutique, au sens vulgaire du mot ; et tout cela restera en conséquence en dehors de notre sujet. Ainsi restreinte, la thérapeutique, bien vaste encore, comprend l'étude des agents mécaniques, physiques et chimiques, employés dans le traitement des maladies. Les derniers sont les plus importants, ou du moins ceux dont l'usage est le plus commun dans notre pays : ils constituent les médicaments.

1° L'aliment, le médicament, le poison. — La définition de ces termes a été l'objet de longues polémiques. Comment distinguer le médicament du poison avec lequel il offre parfois de malheureuses analogies ? Comment d'autre part différencier certains aliments des médicaments avec lesquels ils offrent une véritable ressemblance ?

RABUTEAU, CLAUDE BERNARD, TROUSSEAU, et bien d'autres que l'on pourrait citer en remontant dans les annales de la Médecine se sont évertués à chercher d'impeccables définitions. Mais il semble qu'on ne puisse sur ce point rien dire de plus simple et de plus juste que les quelques lignes suivantes empruntées à l'ouvrage de M. GUINARD[1].

« L'*aliment* proprement dit est la substance qui après élaboration et assimilation peut faire partie intégrante du protoplasma.

« Le *médicament vrai*, celui que la thérapeutique utilise comme modificateur et agent de guérison, est toute substance qui, par ses affinités chimiques, tend à produire dans le protoplasma des changements d'importance variable, mais toujours passagers et non destructifs.

« Le *poison* proprement dit est l'agent, qui, par action chimique ou imprégnation excessive du protoplasma, modifie profondément les éléments cellulaires et fait entrer leurs constituantes dans des combinaisons nouvelles irréductibles.

« Mais si ces distinctions sont vraies, elles ne signifient pas qu'un aliment ne peut pas servir de médicament, qu'un médi-

---

[1] *Thérapeutique et pharmacodynamie*, p. 134.

cament ne peut pas devenir un poison, et qu'enfin un poison ne pourra jamais être employé comme médicament.

« Tout dépend des conditions et des doses. »

2° Origine des médicaments, topiques, absorption des médicaments. — Les médicaments sont fournis par les trois règnes : animal, végétal et minéral et se présentent sous les aspects les plus variés. Les uns sont utilisés à leur état naturel ; les autres subissent au préalable diverses transformations et n'arrivent au malade qu'après avoir été longuement manipulés par le chimiste, le pharmacien ou l'industriel. Ils peuvent agir quelquefois par leur simple contact avec les surfaces cutanées ou muqueuses, ou du moins spécialement par ce contact : ce sont là des *médicaments topiques*, ceux qui limitent leurs effets au point même de leur application. Mais le plus souvent, ils n'agissent qu'après avoir pénétré dans l'intimité même de l'organisme, s'être mêlés au sang et avoir contracté avec les protoplasmas cellulaires des combinaisons plus ou moins intimes et importantes. L'absorption préalable est alors la condition *sine quâ non* de leur action.

§ 2. — VOIES D'INTRODUCTION DES MÉDICAMENTS

Les substances médicamenteuses peuvent être introduites dans l'organisme par un assez grand nombre de voies, dont la plus commune est assurément le tube digestif, qui leur donne accès soit par l'estomac, soit par le rectum. Toutes les muqueuses peuvent aussi soit accidentellement, soit par suite de diverses combinaisons thérapeutiques, leur servir de porte d'entrée. La peau est également un lieu d'application des plus importants pour un grand nombre de remèdes. Ceux-ci peuvent enfin être portés au contact de plaies plus ou moins profondes, injectés dans des cavités séreuses ou articulaires, être directement introduits dans le système circulatoire. On doit donc étudier comme voies d'administration des substances médicamenteuses :

1° La voie gastro-intestinale ;

2° La voie rectale ;

3° La voie trachéo-bronchique ;
4° Les voies génitales ;
5° Les voies urinaires ;
6° La voie conjonctivale ;
7° La voie cutanée (épiderme corné et corps muqueux) ;
8° La voie hypodermique ;
9° Les plaies et ulcérations ;
10° Les cavités séreuses et synoviales ;
11° Les injections intravasculaires ;
12° La voie cérébro-spinale.

Pour pénétrer par l'une ou l'autre de ces voies, les médicaments doivent être en général dissous ; c'était même là pour les anciens médecins un des points qui les préoccupaient le plus dans la composition de leurs formules. On s'en inquiète moins aujourd'hui pour les raisons suivantes : 1° certains corps insolubles avec nos réactifs se dissolvent très bien dans les liquides de l'organime ; 2° des particules solides, projetées dans l'hypoderme ou pénétrant à travers les interstices cellulaires des muqueuses, peuvent être incorporées aux globules blancs par le mécanisme de la phagocytose, transportées très loin dans l'organisme (CASSAET), et subir ensuite des altérations chimiques qui leur permettent d'agir comme des substances solubles. Enfin il est des cas où l'on recherche d'une façon expresse les corps insolubles pour éviter leur absorption (antisepsie intestinale). Mais ce sont ces circonstances toutes particulières, et le vieil adage : *corpora non agunt, nisi soluta*, doit encore inspirer la plupart de nos formules.

1° Voie gastro-intestinale. — Comme les aliments, les médicaments ne font que traverser la bouche et l'œsophage avec trop de rapidité pour pouvoir y être absorbés : c'est seulement dans l'estomac ou même dans l'intestin grêle que leur absorption est importante. Organe de digestion plutôt que d'absorption, la muqueuse gastrique ne se laisse pas traverser par toutes les substances : l'acide carbonique, l'alcool, le sucre en dissolution la pénètrent facilement, beaucoup d'autres corps et l'eau elle-même trouvent en elle une barrière assez difficile à franchir.

Au contraire la muqueuse de l'intestin grêle est perméable à tous les corps dissous ou émulsionnés.

L'introduction par la voie gastro-intestinale est évidemment la plus commode, la plus naturelle, la plus employée; elle n'est pourtant pas bonne pour tous les remèdes, et présente des inconvénients ou des avantages en rapport avec la plénitude ou la vacuité de l'estomac. Au contact du suc gastrique, certaines substances peuvent être altérées ou décomposées, par exemple les glucosides et les alcalins (voy. médication alcaline). Elles devront être données plus généralement lorsque l'estomac est vide, de façon à éviter cette action chimique et à pouvoir arriver intactes jusqu'au moment de l'absorption intestinale. Dans d'autres cas, le mélange du remède avec la masse alimentaire évitera pour l'estomac des contacts trop directs avec des substances irritantes, sulfate de quinine, salicylate, bromure, etc., que l'on aura tout avantage à faire prendre au moment du repas. Dans un autre ordre d'idées, les substances capables de troubler la digestion : kermès, ipéca, etc., devront être administrées à jeun; celles au contraire qui sont destinées à faciliter la digestion (pepsine, eupeptiques, amers) seront données en même temps que les aliments. Il n'y a donc pas de loi absolue qui prescrive de prendre les remèdes à jeun ou pendant la digestion : l'heure la plus opportune se règle d'après leur action même et d'après les effets chimiques que l'on peut attendre de leur combinaison avec le suc gastrique.

Préparations pharmaceutiques destinées aux voies digestives. — La pharmacie a inventé de nombreux procédés pour faciliter ou régulariser l'introduction des remèdes par la voie gastro-intestinale. Quelle que soit leur origine végétale, minérale ou animale, ils sont rarement présentés au malade sous leur forme naturelle. Ils peuvent être réduits en *poudres* plus ou moins fines ; s'il s'agit de produits végétaux on peut en extraire la partie soluble en les traitant par l'alcool à l'état frais (*alcoolatures*) ou à l'état sec (*teintures*), ou faire évaporer les liquides chargés de leurs principes (*extraits aqueux, alcooliques, éthérés*). Les *énergétènes* sont des sucs de plantes fraîches. Enfin depuis quelques années, on s'ingénie à retirer de chaque médicament végétal ou animal les principes actifs, à composition bien définie, souvent cristallisables qui semblent résumer en eux toute l'activité du médicament (*alcaloïdes*, *glucosides*, etc.).

Ces substances ainsi préparées peuvent être données telles ; mais le plus souvent on les associe à d'autres substances, capables d'en modifier ou d'en masquer le goût souvent désagréable. C'est ainsi que l'on prépare des *sirops*, des *vins*, des *vinaigres*, des *bonbons*, des *pastilles*, des *saccharures*, des *chocolats* médicamenteux. L'ancienne pharmacopée plus riche à ce point de vue que la nouvelle avait multiplié dans le même but les *electuaires*, les *opiats*, les *conserves*, préparations où le sucre et le miel tiennent une large part et qui sont aujourd'hui bien délaissées. Les *potions*, toujours usitées, doivent comprendre au moins trois éléments : la base ou principe actif, le véhicule, qui est en général de l'eau distillée d'une plante médicinale et le correctif qui est un sirop. Mais les anciens praticiens arrivaient à y accumuler plusieurs bases, plusieurs correctifs, plusieurs variétés de véhicules.

Aujourd'hui on recherche surtout les préparations pharmaceutiques où le goût du remède est absolument masqué ou supprimé. Les *pilules*, très anciennement connues, sont formées de poudres ou d'extraits associés à des substances molles, comme les sirops, les extraits, le miel, etc.; on les avale sans les mâcher ; pour mieux assurer l'absence de toute sensation gustative fâcheuse, on peut les entourer d'une mince feuille d'argent ou d'or. Les *granules* sont de petites pilules dont l'excipient est le sucre; c'est sous cette forme commode et précise que les dosimètres arrivent à formuler leurs prescriptions. Les médicaments *granulés* ont une allure un peu différente : composés de substances pulvérulentes et de sucre réunis ensemble par un artifice de préparation, ils sont assez agréables à prendre. Mais leur dosage est tout à fait infidèle. Les *comprimés* sont des pastilles lenticulaires que l'on obtient en comprimant énergiquement au moyen d'appareils spéciaux des poudres médicinales.

Ce qui est le plus souvent prescrit aujourd'hui, ce sont les *cachets* et les *capsules*. Les premiers se composent de deux godets de pain azime, entre lesquels on enferme une poudre médicamenteuse, et les seconds sont des enveloppes ovoïdes de gélatine, dans lesquels on inclut un liquide (huile ou éther). Le malade avale les uns et les autres sans les écraser, avec une gorgée d'eau ou de toute autre boisson : il ignore ainsi absolument le goût du remède qu'il prend. Cachets et capsules s'ouvrent dans l'estomac et laissent alors le médicament en contact avec la muqueuse gastrique. Pour faciliter le ramollissement et l'ouverture des enveloppes gélatineuses il est bon d'avaler en même temps quelques cuillerées d'un liquide un peu chaud.

Lorsqu'on désire qu'une substance agisse directement sur l'intestin, on peut, à l'aide d'un procédé imaginé par UNNA, lui faire traverser l'estomac sans qu'elle soit attaquée par le suc gastrique. Il suffit de la préparer sous forme de pilules et d'envelopper celles-ci, d'une couche de *kératine*. Cette substance formée de rognures de cornes, de tuyaux de plumes d'oies, etc., réduits en poudre et traités par la pepsine et l'acide chlorhydrique résiste absolument à l'action des liquides de l'estomac, mais elle se dissout dans les sucs alcalins de l'intestin, et met ainsi le médicament en liberté dans le point même du tube digestif où l'on désire qu'il exerce son action [1].

Tout récemment l'enrobage au gluten de substances médicamenteuses, incorporées à des résines a donné de bons résultats à BERNHEIM, FUMOUZE-ALBESPEYES et BARDET [2]. Les pilules ainsi constituées traversent l'estomac sans le fatiguer, sans être décomposées par ses sucs et se dissolvent lentement dans l'intestin grêle : ce procédé devrait être recommandé pour l'administration de certains purgatifs et en général des remèdes auxquels on demande une action lente et continue.

2° Voie rectale. — Lorsque la voie buccale est inutilisable, soit parce que le malade a du resserrement des mâchoires, une angine grave avec dysphagie, des vomissements incoercibles, soit pour toute autre cause, c'est la voie rectale que l'on utilise.

---

[1] PHILIPPE, les différents enrobages pilulaires. — 1906.

[2] BARDET, *Revue de thérapeutique*, 15 novembre 1905.

Introduits dans l'intestin à l'aide de *lavements*, les médicaments y sont absorbés, sans avoir à subir l'action des sucs digestifs ; la sécrétion, probablement alcaline, du rectum, n'exerce sur eux qu'une influence médiocre ; leur absorption, et par suite leurs effets, sont plus rapides qu'après l'ingestion stomacale. Il faut avoir la précaution de vider au préalable le rectum par un lavement évacuateur (eau chaude ou eau froide, eau glycérinée, etc.), de manière à éviter tout à la fois le mélange du médicament avec les matières fécales et l'expulsion trop rapide et simultanée de l'un et des autres ; puis le rectum ainsi libéré reçoit alors le lavement médicamenteux, qui doit être aussi peu copieux que possible, 100 grammes, 50 grammes même, et sous ce petit volume le retient facilement. M. CONDAMIN[1] a préconisé l'usage de solutions très fortement concentrées de manière à avoir une dose suffisante de substance active dans 1 centimètre cube de solution et à pouvoir donner les lavements avec une simple seringue de Pravaz armée d'une canule souple et courbe très courte. Cette pratique a l'avantage de causer à l'intestin le minimum de fatigue, et c'est un résultat très appréciable ; car, avec le procédé habituel, le rectum fatigué des manœuvres incessantes qu'il subit ne tarde pas à s'enflammer, devient très intolérant et ne permet pas de prolonger au delà de quelques jours l'usage des lavements médicamenteux.

Les *suppositoires* sont de petits cônes de beurre de cacao auxquels on a incorporé des substances plus ou moins actives (quinine, belladone, opium, etc.), et que l'on introduit dans le rectum. Ils y fondent et la muqueuse absorbe en partie le médicament. On peut aussi les faire avec du suif, de l'agar, un mélange de gélatine et de glycérine. C'est une ressource assez importante quand les malades refusent d'ingérer leurs remèdes.

3° Voie trachéo-bronchique. — Si le tube digestif est le chemin naturel des liquides et des solides que l'on veut faire absorber, les voies respiratoires sont prédestinées à l'introduction des gaz et des substances volatiles. Dégagées par la chaleur,

---

[1] CONDAMIN, *Lyon médical*, 1893.

ces dernières constituent les *fumigations* qui ont été employées de tous temps. Les fumigations de cinabre ont été, à l'époque de la Renaissance, le moyen classique de traiter la syphilis. Dégagées à la température ambiante moyenne de 10 à 20°, elles constituent les *inhalations*, si utilisées aujourd'hui pour l'anesthésie générale (chloroforme, éther, bromure d'éthyle, etc.), et aussi pour obtenir bien d'autres effets nerveux ou vasculaires (camphre, nitrite d'amyle, etc.). Les *vaporisations*, les *pulvérisations* seront étudiées à propos des médicaments qui agissent sur les organes respiratoires, plutôt au point de vue de l'action topique que de l'absorption. La pénétration de toutes ces vapeurs dans la circulation générale est parfaitement démontrée et se réalise par le même mécanisme que celui de la respiration ; elles franchissent l'épithélium pulmonaire au niveau des alvéoles et se dissolvent dans le sérum ou s'incorporent aux globules suivant leurs affinités chimiques. Leur absorption est extrêmement rapide et leurs effets immédiats.

Mais, ce n'est pas seulement aux gaz, c'est aussi aux liquides que les voies respiratoires ouvrent la porte de l'organisme ; ceux-ci, d'ailleurs, ne pénètrent pas alors jusqu'aux alvéoles. Répandus à la surface de l'arbre trachéo-bronchique, au contact de la muqueuse la plus fine et la plus riche en vaisseaux capillaires, ils disparaissent comme de l'eau versée sur le sable sec, absorbés avec une étonnante promptitude (COLIN, BOUCHARD, LÉVI, etc.). Bien que l'introduction de liquides dans la trachée et les bronches ne produise pas toujours les quintes de toux et les spasmes que l'on serait en droit d'attendre, cette voie est peu utilisée. JOUSSET DE BELLESME s'en est cependant servi pour donner à un malade atteint de fièvre pernicieuse comateuse une dose suffisante de quinine ; il fit pénétrer la pointe d'une aiguille de Pravaz entre deux anneaux de la trachée, dans laquelle il instilla lentement le contenu de la seringue ; les effets furent rapides et heureux.

Dans ces dernières années, divers procédés ont été préconisés pour injecter dans la trachée des solutions aqueuses ou huileuses par les voies naturelles ; le plus sûr est celui qui consiste à se servir d'une petite seringue de 10 à 15 centicubes de capacité, armée d'une longue canule courbe que le praticien introduit à travers les lèvres de la glotte sous le controle du miroir laryngien. Au lieu du miroir, on peut guider l'extrémité de la canule jusqu'au vestibule du larynx sur le doigt indicateur gauche enfoncé jusqu'à l'épiglotte. MENDEL[1], maintenant de la main gauche avec une compresse, la langue du malade tirée au dehors, projette simplement à l'aide d'une seringue tenue de la main droite la solution à injecter contre la paroi postérieure du pharynx. Si le malade réussit à ne pas avaler, une partie au moins du liquide descend par son propre poids dans les voies aériennes. Enfin MARANGOS[2] prend un instillateur à boule, comme ceux dont on se sert pour les voies urinaires, le pousse par l'une des narines, jusqu'à ce que la boule dépasse le bord libre du voile du palais, et tandis que le sujet respire librement, injecte goutte à goutte par petits coups de piston intermittents coïncidant à l'inspiration du malade. Ces procédés, dont les uns sont d'une application difficile, les autres infidèles, ne sont pas encore entrés dans la pratique courante.

4° Voies génitales. — Les muqueuses génitales ne sont jamais utilisées comme voie d'introduction des médicaments : elles n'en absorbent pas moins les substances déposées à leur surface et dont on n'attend qu'un effet local. L'urètre de l'homme absorbe avec rapidité ; le vagin absorbe assez lentement à l'état normal ; mais, lorsqu'il est violemment congestionné, après l'accouchement ou après des interventions chirurgicales, il se laisse pénétrer beaucoup plus facilement. De là le nombre si considérable des intoxications mercurielles observées après des injections de sublimé. La position horizontale permanente de la femme dans ces conditions facilite le séjour prolongé de la solution mercurielle dans les culs-de-sac vaginaux.

La muqueuse utérine est dans les mêmes conditions ; les crayons médicamenteux introduits dans la matrice ont parfois provoqué des accidents toxiques.

[1] MENDEL, *Société de l'internat des hôpitaux de Paris.* 22 décembre 1904.

[2] MARANGOS, *Lyon médical* 11 juin 1905.

5° Voies urinaires. — Les physiologistes et les chirurgiens spécialistes ont longuement étudié la question de l'absorption par les voies urinaires, BAZY, TRICOMI admettent l'absorption par la vessie saine ; GUINARD, POUSSON et SIGALAS la nient. Mais tous sont d'accord pour admettre avec CAZENEUVE et LIVON l'absorption par la vessie dont l'épithélium est altéré. Or ce point est le seul qui nous intéresse : la vessie n'est pas en effet un organe dont on se serve pour introduire des médicaments dans l'organisme ; mais il faut savoir que pour elle comme pour l'utérus, les injections qu'on y pratique pour laver on modifier ses parois malades peuvent donner lieu par suite d'une absorption partielle à des effets généraux toxiques ou thérapeutiques.

6° Voie conjonctivale. — La muqueuse oculaire absorbe avec rapidité les solutions déposées à sa surface sous forme de *collyres*. L'atropine, la strychnine en gouttes instillées dans l'œil peuvent produire des phénomènes généraux. Mais il faut noter dans ces cas une double absorption : d'abord par pénétration des substances dans les veines, ensuite par pénétration directe dans les milieux de l'œil. On sait depuis longtemps que l'atropine instillée dans un œil dilate la pupille de celui-ci plus fortement que celle du côté opposé, ce qui implique évidemment une action spéciale sur l'iris du premier. Cette pénétration, dans des circonstances un peu différentes, a été bien mise en lumière par FROMAGET et LAFFAY, qui ont retrouvé dans la chambre antérieure les substances injectées sous la conjonctive, l'iodure de potassium par exemple. Ces faits permettent de comprendre la guérison des panophtalmies et des syphilis oculaires par les injections sous-conjonctivales de cyanure de mercure et de sublimé.

7° Voie cutanée. — La question de l'absorption par la peau est une de celles qui a fait couler le plus d'encre. Elle a été discutée avec passion, elle a provoqué d'innombrables expériences, des recherches qui sont des merveilles d'ingéniosité, et elle n'est pas encore résolue : il semble pourtant que peu à peu les adversaires les plus irréconciliables en apparence tendent enfin à se comprendre et à s'entendre.

Il est entendu que nous ne parlons ici que de la peau saine revêtue de l'épiderme intact. Les cliniciens, attachés surtout aux effets obtenus par l'application sur le tégument des médicaments topiques, sont portés à admettre que la peau laisse pénétrer et même facilement pénétrer toutes ces substances. Les physiologistes, attachés aux méthodes plus rigoureuses de la chimie, et recherchant dans l'urine ou le sang les principes médicamenteux déposés à la surface de la peau sont portés à admettre que rien ne passe. Or, ainsi posée en termes absolus, la question est mal posée; c'est le cas, ou jamais, de faire des distinctions, car jamais elles ne seront plus légitimes. C'est le cas aussi de se garder des généralisations dangereuses, car ce qui est vrai d'une substance peut parfaitement ne pas l'être d'une autre.

Il faut d'abord établir que le principe implicitement admis par les anciens cliniciens était faux et qu'un remède étalé à la surface de l'épiderme peut parfaitement déterminer des effets thérapeutiques généraux, sans qu'il faille admettre pour cela que la peau saine absorbe. Ce remède peut désorganiser l'épiderme et pénétrer par effraction jusqu'à la couche de Malpighi où l'absorption est des plus faciles, il peut dégager des vapeurs qui entrent dans l'organisme par les voies respiratoires, il peut surtout agir par contact sur la surface sensible de la peau et déterminer par voie réflexe des phénomènes de la plus grande importance. Qu'en pratique les choses se passent le plus souvent *comme si la peau absorbait*, cela est tout à fait vrai et doit toujours être présent à la pensée du praticien; mais cela ne résout pas du tout le problème de l'absorption des substances médicamenteuses à travers la peau saine.

a. *Absorption des substances volatiles.* — Une expérience bien ancienne a appris qu'un animal plongé dans l'hydrogène sulfuré, toutes les précautions étant prises pour qu'il ne puisse pas le respirer, n'en mourrait pas moins rapidement empoisonné. Des expériences plus récentes, dont MM. Linossier et Lannois, et après eux MM. Sigalas et Le Strat ont été les principaux auteurs, permettent de généraliser le fait de l'absorption cutanée à tous les gaz, à tous les corps volatils, à tous les médicaments qui dégagent des vapeurs au contact de la peau. Le gaïacol, l'éther, le chloroforme, le salicylate de méthyle, l'iode passent ainsi à travers l'épiderme le plus sain. On a prétendu que ce passage est dû à l'altération des couches épidermiques par ces substances, altération qui permet à celles-ci d'atteindre directement la surface du corps muqueux où l'absorption est facile. Mais il est des cas où la couche cornée n'est nullement altérée, et LINOSSIER fait remarquer que, si les salicylates sont capables de dissocier les cellules épidermiques, l'absorption de ces sels est surtout marquée au moment des premiers contacts et diminue beaucoup lorsque l'on continue à en faire des applications sur les mêmes points dont l'épiderme est de plus en plus bouleversé.

La facilité et l'abondance de cette absorption des vapeurs par la peau sont encore contestées : la réalité ne l'est pas. Le mercure ferait exception à cette loi ; et ses vapeurs, si diffusibles pourtant, ne pourraient pas franchir la barrière tégumentaire. C'est du moins l'opinion de M. MERGET, appuyée sur de nombreuses expériences.

b. *Absorption des liquides.* — L'eau n'est point absorbée par la peau ; l'épiderme et surtout l'enduit sébacé dont il est recouvert l'empêchent de pénétrer dans l'organisme. Aussi les solutions médicamenteuses, à moins d'altérer l'épiderme, glissent-elles sur lui sans influencer en rien l'économie ; c'est ainsi que M. HOMOLLE a pu impunément se baigner dans de l'eau contenant en décoction 1 kilogramme de feuilles de belladone, et que des expériences analogues ont été maintes fois reproduites. On ne retrouve pas dans l'urine les substances appliquées en solutions aqueuses sur la peau. Cependant les choses ne seraient peut-être pas aussi absolument négatives qu'on l'a d'abord admis ; et si la même expérience est répétée à plusieurs reprises chez le même sujet, les résultats se modifient. M. GARRIGOU a observé que les malades qui ont fait une cure de bains salés conservent longtemps après des urines riches en chlorure ; il pense que le sel resté à la surface ou pour mieux dire dans les couches superficielles de la peau est peu à peu pris, puis rejeté par l'organisme : il y aurait dans ce cas imbibition de l'épiderme par l'eau et les substances qu'elle tient en dissolution, et cet épiderme ainsi gonflé de ces substances les laisserait lentement s'écouler dans le torrent circulatoire. Les admirables expériences de M. AUBERT sur l'atropine et la pilocarpine, avec sa méthode des empreintes, viennent à l'appui de ces considérations. Si ce n'est pas l'absorption vraie, s'il est vrai que les remèdes ainsi introduits pénètrent dans le sang en quantité si faible qu'ils sont éliminés avant d'avoir pu produire leurs effets physiologiques habituels, on ne peut nier que la cuirasse épidermique n'ait un petit défaut et que les substances solubles, tout au moins certaines substances solubles, ne finissent à la longue par le trouver : c'est ce que M. GUINARD appelle la *pénétration lente et superficielle des médicaments.*

D'ailleurs, pour aider et compléter cette pénétration lente, les artifices ne manquent pas. Le plus simple consiste dans des frictions prolongées, qui en débarrassant la peau de ses enduits graisseux, en comprimant ses différentes couches, en leur imprimant des mouvements de glissement, activent et augmentent son imbibition. Un autre consiste à enduire la peau, préalablement imbibée de la substance à absorber, d'un liniment à la térébenthine et à l'acide salicylique; ces corps volatils, en traversant les téguments, entraîneraient la première et en faciliteraient l'absorption définitive (DESTOT). Enfin le moyen le meilleur, celui dont l'étude, encore à ses débuts, a déjà provoqué de remarquables travaux (LABATUT, AUBERT, DESTOT), c'est l'électricité. Après l'avoir assez longtemps contesté, on est arrivé à reconnaître que les alcaloïdes et les sels dissous dans l'eau peuvent être absorbés par la peau sous l'influence de l'électricité, grâce à deux mécanismes : la *cataphorèse* ou introduction en bloc d'un corps sans décomposition de ses éléments, et la *diélectrolyse* ou pénétration d'un sel avec décomposition électrolytique de ses éléments. Bien que l'électricité statique puisse être un des facteurs de ces phénomènes, ils relèvent surtout des courants continus. Le bain électrisé par une machine galvanique pouvant donner un courant de 20 milliampères semble jusqu'à présent constituer le meilleur mode d'application; avec ce procédé, des calculs d'acide urique insérés sous la peau de lapins que l'on plongeait dans des bains lithinés ont pu être considérablement réduits de volume ; et chez des sujets dont les mains étaient immergées dans des bains semblables, le lithium a été retrouvé dans l'urine. GARRIGOU insiste avec raison sur les résultats considérables que ces découvertes peuvent amener dans l'hydrothérapie thermo-minérale.

c. *Absorption des corps gras.* — L'absorption des corps gras par la peau est restée le point le plus obscur de cette question si embrouillée. Il serait pourtant du plus haut intérêt de savoir si les pommades peuvent laisser entrer dans l'organisme une partie des substances dont elles sont composées. Il est possible que, mêlées aux enduits sébacés, adhérentes aux poils le long desquels elles peuvent s'insinuer dans les conduits pilaires, émulsionnées avec la sueur jusque dans les orifices sudoripares, elles finissent, comme les solutions aqueuses, par imprégner lentement l'épiderme, et de là diffuser plus loin, mais très faiblement. Tous les corps gras n'ont pas, du reste, les mêmes propriétés : l'axonge et le suif paraissent beaucoup plus aptes à cette pénétration que la vaseline et la lanoline ; l'huile de foie de morue serait relativement absorbable. En pratique, d'ailleurs, les pommades s'appliquent souvent sur des épidermes altérés, qui se comportent tout autrement que l'épiderme sain. J'ai vu l'absorption à la surface d'un érysipèle enduite d'une légère couche de pommade au sublimé à 1/400°, être assez abondante pour que le mercure puisse être décelé dans l'urine. D'un autre côté, les pommades peuvent par leur action irritante altérer légèrement une peau d'abord saine, en amener l'exfoliation ou l'excoriation et ouvrir ainsi à l'absorption des portes qui primitivement n'existaient pas.

d. *Conclusion.* — En définitive, on doit admettre que la peau saine n'absorbe ni l'eau, ni les médicaments en solutions aqueuses, ni les corps gras, mais qu'elle absorbe les vapeurs; que les solutions aqueuses et à un plus faible degré les corps gras peuvent imprégner lentement l'épiderme et se répandre de là, à doses extrêmement faibles, dans tout l'organisme ; que les frictions et l'électricité facilitent dans une large mesure cette pénétration et la rendent plus rapide et plus complète. A côté de cette conclusion théorique et scientifique on doit toujours avoir présentes à l'esprit dans la pratique les considérations suivantes, c'est que les frictions répétées, les érosions de l'épiderme, les altérations cutanées les plus légères peuvent rendre faciles des absorptions réputées improbables et qu'il serait imprudent d'appliquer *larga manu* sur la peau des pommades ou des solutions contenant des doses toxiques.

L'épiderme n'ayant pas sur tous les points la même constitution, toutes les régions du corps ne sont peut-être pas également réfractaires. Les parties velues passent pour être mieux adaptées à la pénétration des corps gras ; il en est de même des grands plis articulaires, et aussi des surfaces plantaires et palmaires, où l'épiderme, dépourvu d'enduit sébacé, est cependant d'une épaisseur considérable.

e. *Méthode endermique.* — La méthode endermique a été presque complètement abandonnée depuis l'invention de la méthode hypodermique. Elle consiste à mettre à nu le corps muqueux de MALPIGHI par l'application d'un vésicatoire, ou, dans les cas pressés, du marteau de MAYOR. L'épiderme corné soulevé par la sérosité est coupé et enlevé, puis sur la surface vive, mise à découvert, on dépose le médicament sous forme de poudre. Ce procédé n'a guère été employé que pour la morphine ; il est assez douloureux et certaines substances, telles que le sulfate de quinine, peuvent causer des désordres assez sérieux et ne doivent pas par conséquent être introduites par cette voie.

8° Voie hypodermique. — PRAVAZ (de Lyon) avait fait construire la seringue bien connue qui a gardé son nom pour injecter dans les anévrismes quelques gouttes de perchlorure de fer. A. WOOD (d'Edimbourg) eut l'idée de se servir de ce même instrument pour injecter sous la peau des solutions médicamenteuses (1853) ; il est le véritable créateur de la méthode hypodermique. Avant lui TABOURIN, vétérinaire à Lyon, LAFFARGUE, médecin à Saint-Émilion (près Bordeaux) avaient eu l'idée d'introduire des médicaments solides sous la peau préalablement incisée. Mais les pratiques hypodermiques n'ont pu réellement se généraliser qu'après l'innovation de Wood. Béhier fut en France le promoteur de cette méthode, qui, depuis quelques années, a pris une extension considérable, grâce à l'opothérapie, à l'usage des sérums antitoxiques et artificiels, à la transformation des vieilles médications antisyphilitiques.

Formé de cavités incomplètes que cloisonnent irrégulièrement des tractus conjonctifs plus ou moins lâches, en rapports intimes quoique peu connus avec les origines des lymphatiques, traversé par un nombre considérable de veinules qui reviennent de la peau, le tissu cellulaire sous-cutané est un merveilleux organe d'absorption. Les solutions injectées dans sa trame pénètrent à la fois dans la circulation lymphatique et dans la circulation sanguine, sans rencontrer de substances qui les modifient et altèrent leur composition. Cinq à dix minutes après l'injection, elles font déjà sentir leurs effets et peuvent commencer à s'éliminer par l'urine. L'absorption est parfois plus rapide encore ; quand un malade reçoit une injection d'éther, l'odeur de ce liquide peut être constatée presque immédiatement dans l'haleine du sujet.

a. *Instruments, aiguilles, seringues.* — Les instruments employés pour ces injections sont extrêmement nombreux : ce sont des seringues ou des appareils à pression d'air, armés d'aiguilles creuses que l'on enfonce à travers la peau jusqu'à l'hypoderme où le liquide pénètre.

Les *aiguilles* étaient autrefois en acier, par conséquent sujettes à se rouiller, et leur calibre capillaire s'obstruait facilement par le dépôt de particules solides provenant des solutions salines employées pour les injections. Le nettoyage en est difficile, la désinfection par le flambage amène facilement la détérioration de l'acier. Aussi préfère-t-on aujourd'hui avec Debove, les aiguilles en *platine iridié*, que l'on peut porter au rouge dans la flamme d'une lampe à alcool sans les abîmer, dont le calibre est ainsi maintenu libre, et qui n'ont d'autre inconvénient que de laisser fléchir et émousser leur pointe par le moindre choc.

Elles se vissent ou s'adaptent à frottement sur l'extrémité

même de la seringue ou sur l'armature métallique d'un tuyau de caoutchouc en rapport avec l'appareil à pression.

Les *seringues*, depuis l'instrument de PRAVAZ, ont été maintes fois modifiées et perfectionnées. A la première, qui contenait exactement un centicube, on en a substitué d'autres plus vastes, de 2, 3, 5, 10 et même 20 centicubes (ROUX). Cette question de volume, très importante dans la pratique, n'est, au fond, qu'une question de détail. Les progrès véritables sont ceux qui ont eu pour effet de rendre le nettoyage des seringues plus facilement et plus complètement réalisable, et, par suite, de permettre d'opérer dans des conditions d'asepsie plus parfaite. C'est ainsi qu'on a construit des seringues toutes en verre, sans monture ni joints (MALASSEZ), des seringues à armature démontable (DEBOVE). Le piston de cuir a été remplacé par de la moelle de sureau (STRAUS), par de l'amiante (DEBOVE), enfin par des rondelles de caoutchouc, que l'on peut à volonté resserrer entre deux disques minces de métal. Gonflées par la pression qu'on leur fait subir, ces rondelles constituent des pistons parfaits, adaptés au calibre du corps de pompe dans lequel elles glissent ; amincies, dès que l'on desserre les disques qui les maintiennent, elles peuvent être facilement retirées de la seringue, lavées, désinfectées (FELIZET). LUER construit des seringues dont le piston est un simple cylindre de verre glissant à frottement doux dans le corps de pompe ; on en fait sur le même type, mais tout en métal. Elles sont faciles à nettoyer et d'un maniement très sûr.

Les appareils à pression d'air destinés à faire pénétrer dans le tissu conjonctif de grandes quantités de liquides seront étudiés avec la médication intraveineuse à laquelle ils sont plus particulièrement consacrés.

b. *Manuel opératoire*. — Rien n'est plus simple que le manuel opératoire d'une injection hypodermique : faire un pli à la peau dans la région choisie, y enfoncer l'aiguille, pousser l'injection et retirer l'aiguille, voilà en quoi consiste cette petite intervention. Si simple qu'elle soit, elle comporte cependant une série de précautions qu'il importe de faire connaître.

α) Le choix de la région est quelquefois déterminé par une

circonstance locale : douleur, anesthésie régionale. Si l'on veut obtenir une action générale par absorption du remède, on choisira de préférence les régions externes des bras et des cuisses, les fesses, la fosse rétro-trochantérienne, l'espace inter-scapulaire, la paroi abdominale. Les avant-bras et les jambes seront à éviter à cause du grand nombre de veines sous-cutanées; la face, à cause de ses nombreux nerfs de sensibilité; la nuque, en raison de la dureté des tissus sous-cutanés.

β) Le champ de cette modeste opération doit être aseptisé avec le même soin que le champ des interventions vraiment chirurgicales ; lavage au sublimé, à l'alcool, au savon. L'instrument doit être stérilisé par l'ébullition, le lavage ou le flambage. On ne doit jamais oublier que la seringue hypodermique est un instrument banal qui sert ou peut servir à de nombreux malades et qui, sans de minutieuses précautions, peut porter de l'un à l'autre des germes pathogènes et provoquer ainsi des abcès, des phlegmons, peut-être des maladies infectieuses générales. Plus que tout autre chose, le liquide à injecter doit être stérile, limpide, exempt de moisissures. La conservation de ces liquides dans des ampoules fermées à la lampe, leur préparation extemporanée à l'aide de *comprimés*, contenant chacun une dose exacte de médicament, sont les meilleurs procédés pour avoir des liquides sûrs.

γ) Le pli à la peau doit comprendre toute l'épaisseur du tégument. Dans certaines régions, comme la fesse, on peut s'en dispenser et enfoncer perpendiculairement l'aiguille. Cette pratique qui rend l'injection un peu moins douloureuse est inacceptable sur les parois thoracique et abdominale.

δ) Enfoncée vivement et d'un seul coup pour éviter la douleur, l'aiguille doit se mouvoir librement dans le tissu sous-cutané, ce dont on s'assure en lui imprimant des mouvements de circumduction autour de son point de pénétration, mouvements impossibles si la pointe s'est arrêtée dans les mailles serrées du derme. Il est cependant un cas où l'on recherche justement cet arrêt, c'est lorsqu'on veut anesthésier la peau avec la cocaïne. Dans d'autres circonstances (injections de sels insolubles de mercure, etc.), on s'efforce, au contraire, de pénétrer jusque dans les masses musculaires. Mais en dehors de ces deux ordres de circonstances, c'est dans le tissu sous-cutané que l'on doit pousser l'injection, et il faut s'assurer que la pointe de l'aiguille y a réellement pénétré et ne l'a point dépassé.

ε) La piqûre d'un filet nerveux provoque d'emblée une vive douleur ; on doit alors retirer l'aiguille et la placer un peu plus loin. La piqûre d'une veine expose à faire sans le vouloir l'injection intraveineuse. Avec certains médicaments, la chose n'a pas d'inconvénient ; avec d'autres, on peut redouter ou des phénomènes graves d'intoxication rapide, ou des phénomènes d'embolie capillaire si l'injection comprend des particules solides (calomel, oxyde jaune) ou des huiles. La plus élémentaire prudence commande alors d'enfoncer l'aiguille seule et d'y ajuster la seringue seulement après avoir constaté qu'aucune gouttelette de sang n'a coulé par le pavillon resté libre.

ζ) L'injection doit toujours être poussée avec lenteur, de façon à laisser au liquide le temps de filtrer doucement d'un espace conjonctif à un autre. Trop vivement projeté le liquide dilacère les lamelles conjonctives, s'accumule en une cavité artificielle en refoulant et en tassant autour de lui les faisceaux conjonctifs : c'est donc un véritable traumatisme, souvent douloureux. La vitesse *optima* de l'écoulement doit être de 3 centimètres cubes par minute.

c. *Effets de l'injection, absorption, accidents.* — Considérée en elle-même et sans tenir compte de la nature du liquide, l'injection hypodermique est à peine douloureuse. La sensation même de la piqûre est aussitôt passée que perçue, et souvent même, après l'opération, il y a une anesthésie passagère de la région (GUBLER). Si le liquide introduit sous la peau est très abondant, il en résulte une tuméfaction très appréciable à la vue, un peu dure et sensible au toucher et qui se dissipe peu à peu, les jours suivants.

Les douleurs qui surviennent sont en rapport avec la nature de la substance injectée. La morphine, l'atropine, la strychnine, la cocaïne n'en provoquent pas ; le sulfate de quinine, l'éther, l'iodure de potassium en déterminent de plus ou moins violentes et durables ; les glycéro-phosphates donnent très souvent une sensation d'engourdissement étendue à tout un membre ou à une vaste région ; le calomel ne laisse d'abord aucune sensation, mais le second ou le troisième jour, on trouve au niveau de la piqûre un *nodus* très gros, hors de proportion avec la quantité de mélange injectée, nodus douloureux, souvent un peu rouge et qui inspire des craintes d'abcès, lesquelles ne se réalisent pas.

Les effets thérapeutiques du médicament se font sentir avec rapidité ; parfois des effets locaux précèdent les effets généraux (action sur les glandes sudoripares de la région, quand on a injecté de l'atropine ou de la pilocarpine, etc.). Ceux-ci sont bientôt à leur maximum, quand la substance employée est soluble ; ils se font attendre plus longtemps, quand il s'agit de substances insolubles ou huileuses. Dans le premier cas, pour le calomel ou l'oxyde jaune de mercure par exemple, il est certain que des particules du remède sont incorporées à des leucocytes et émigrent fort loin dans les ganglions lymphatiques, les séreuses, suivant le mécanisme si bien décrit par Cassaet (*Archives de médecine expérimentale*, 1891). Mais la masse principale subit une sorte d'enkystement au foyer même de l'injection et forme là une réserve médicamenteuse où l'organisme puise, suivant des lois et des transformations qui sont encore à étudier. Pour les huiles, de longues controverses ont eu lieu : on ignore complètement ce qu'il advient dans l'organisme de l'huile de vaseline et des autres huiles minérales. Mais on n'en injecte jamais que de faibles quantités. Au contraire, Gimbert, Burlureaux, Roussel, etc., introduisent sous la peau de très fortes quantités d'huiles végétales ou animales, associées ou non à des principes plus actifs tels que la créosote, le menthol, l'eucalyptol, etc. Daremberg a vu des animaux traités par ces injections de corps gras mourir de péritonite graisseuse ; nombre de physiologistes ont aussi protesté contre cette méthode en s'appuyant sur l'absence dans le tissu cellulaire de tout agent capable d'émulsionner les corps gras. Ces objections, intéressantes en théorie, ne peuvent infirmer le fait des succès thérapeutiques obtenus par les injections hypodermiques de corps gras ; elles doivent seulement rendre prudent dans leur emploi.

Il faut en outre se rappeler que M. PERRON a noté que les régions injectées subissent des modifications qui amènent les tissus à une sclérose très notable. M. BURLUREAUX lui-même a présenté à la Société de dermatologie des malades dont la peau présentait au niveau des injections des modifications très appréciables.

La rapidité d'action, la certitude presque absolue de l'absorption, l'exactitude du dosage, la soustraction du remède aux modifications que pourrait lui faire subir le tube digestif sont les principaux avantages de la méthode hypodermique. Les procédés qu'elle emploie ont aussi, comme toute intervention thérapeutique, leurs accidents et leurs contre-indications.

Les abcès, les phelgmons, les eschares succèdent quelquefois aux piqûres ; le plus souvent ils résultent d'une faute contre l'antisepsie et sont alors imputables au médecin et non à la médication. Mais chez certains malades, ils se produisent malgré les plus minutieuses précautions : le fait n'est pas rare chez les vieux morphinomanes, chez les albuminuriques, etc. L'apparition des accidents septiques dépend alors d'un état spécial du malade ou même d'une région spéciale du malade, car on peut voir les injections hypodermiques provoquer des accidents inflammatoires ou gangréneux dans un territoire déterminé, sur une moitié du corps par exemple et non ailleurs. Les *névroses invétérées*, les *intoxications* de longue date, le *diabète* surtout prédisposent à ces complications très graves et constituent de véritables contre-indications de la médication hypodermique. Le *purpura*, quelle qu'en soit la cause, en tant qu'il est la manifestation d'une fragilité excessive des vaisseaux ou d'une altération profonde du sang, doit faire craindre l'apparition d'un thrombus au niveau des piqûres ; on s'abstiendra donc de traiter hypodermiquement les *hémophiliques*, les malades atteints de pyrexies à *formes hémorragiques*, etc.

Les lésions des nerfs périphériques sont beaucoup plus fréquentes et plus sérieuses qu'on ne le croit. J'ai relevé plusieurs névrites à la suite d'injections d'éther (*Gazette hebdomadaire*, 1885), et plus tard MM. PITRES et VAILLARD ont expérimentalement démontré que plusieurs substances (sublimé, chloroforme, etc.), amenaient le même accident. L'antipyrine est passible du même reproche. D'autres remèdes, tels que la morphine, ne le méritent au contraire jamais. Il n'est pas utile que le nerf soit piqué, la diffusion du liquide autour du filet nerveux suffit pour provoquer cet accident, qui n'est pas le résultat du traumatisme, mais d'un empoisonnement local. Le nerf enflammé dégénère suivant la loi de WALLER et demande ensuite de longues semaines pour se régénérer. Suivant l'importance du cordon nerveux intéressé, les phénomènes observés sont insignifiants ou graves ; ce sont dans ce dernier cas des paralysies sensitives et motrices avec troubles trophiques, auxquelles l'application de courants galvaniques peut faire le plus grand bien.

En dehors des symptômes d'embolie déjà signalés, les accidents généraux imputables aux injections hypodermiques sont très rares. Ils résultent d'une intoxication par une dose trop forte d'un médicament trop vite absorbé et sont en relation avec la nature même de ce médicament.

9° Absorption par les plaies. — L'usage de plus en plus répandu des substances antiseptiques dans le pansement des plaies a mis en lumière l'absorption, d'ailleurs bien connue depuis longtemps, des solutions de continuité de la peau. Ce n'est du reste pas un privilège, mais au contraire un inconvénient de plus. Les antiseptiques sont en effet généralement toxiques, et les plus inoffensifs en apparence peuvent à la longue, par une absorption quotidiennement répétée, finir par causer de véritables empoisonnements : les sels de mercure, l'iodoforme, le bismuth lui-même sont dans ce cas. On reviendra sur ces faits à propos des antiseptiques.

10° Absorption par les séreuses. — Les mêmes réflexions s'appliquent aux injections antiseptiques faites dans les séreuses après évacuation de collections liquides. Seulement il n'est pas démontré que les séreuses enflammées jouissent des mêmes propriétés que les séreuses saines. Celles-ci absorbent avec une facilité et une sûreté qui les fait choisir souvent dans les laboratoires comme lieu d'élection pour y introduire les médicaments. Modifiées par l'inflammation aiguë ou chronique, elles ont pu dans bien des cas absorber en quantité dangereuse l'iode ou le sublimé injectés dans leur cavité ; mais il n'en est pas toujours ainsi, et j'ai pu après trois jours retirer presque toute la teinture d'iode injectée dans une plèvre et qu'un incident opératoire avait empêché de retirer immédiatement. Le malade en avait été quitte pour de fortes douleurs sans symptômes d'empoisonnement. Quoi qu'il en soit, il est sage de se méfier d'une absorption possible, de ne jamais injecter dans ses cavités des substances antiseptiques à dose toxique, et de s'assurer toujours d'un écoulement de retour facile pour les injections les plus anodines, même pour les injections boriquées.

11° La voie intraveineuse. — L'utilisation de la voie veineuse n'a été dans le principe adoptée que pour la transfusion du sang ; au commencement de ce siècle, elle a été préconisée par Scheel ; mais c'est certainement à Oré (de Bordeaux) que revient l'honneur d'avoir compris et hautement proclamé ses avantages (anesthésie par le chloral, traitement de la rage, etc. [1]). Soutenue par Deneffe et Van Vetter, violemment attaquée ensuite, la médication intraveineuse était à peu près retombée dans l'oubli, quand la découverte de l'antisepsie et celle des propriétés thérapeutiques du sérum artificiel ont rapidement refait sa fortune, la première en écartant les plus graves dangers qu'elle présentait, la seconde en multipliant ses indications. Aujourd'hui on a une tendance à en abuser, surtout en Italie, et à se servir de la voie veineuse pour des médicaments qui peuvent être employés tout aussi bien par d'autres voies.

a. *Médicaments injectables.* — Le sang étant le milieu où viennent aboutir tous les produits de l'absorption, il semblerait assez naturel que tous puissent être directement introduits dans le système vasculaire. Il est loin d'en être ainsi : filtrés par l'absorption des autres voies, ils n'arrivent au sang que déjà

---

[1] *Le chloral et la médication intraveineuse*, par Oré. 1877.

dilués et probablement incorporés à l'albumine des plasmas, ce qui les rend inoffensifs. Injectés dans les veines, ils se mélangent directement au sang : aussi ne doit-on les faire pénétrer par cette voie qu'après s'être assuré par des expériences multipliées : 1° qu'ils n'exercent aucune action fâcheuse sur les parois vasculaires ; 2° qu'ils ne déterminent à aucun degré la coagulation du sang et l'altération des globules. Les recherches faites à ce point de vue *in vitro* n'ont qu'une importance secondaire (MAYET). Les études de M. HAYEM sur la solution salée physiologique (7,3 p. 1000) ont montré que les globules toléraient à merveille le mélange du sang avec une solution contenant le chlorure de sodium dans la même proportion que le sérum normal ; elle est le meilleur excipient des remèdes pour les injections intraveineuses. Cette solution est en équilibre osmotique avec les hématies ; elle leur est *isotonique* et l'on sait maintenant combien ces conditions sont importantes pour tous les phénomènes biologiques.

La liste des médicaments injectés dans les veines s'accroît chaque jour : sublimé, fer, arsenic, bicarbonate de soude, etc., mais le plus fréquemment employé est l'eau salée elle-même à la dose physiologique (sérum artificiel).

Il est bon que les liquides à injecter soient portés au bain-marie à la température de 37° à 38°, mais ce n'est pas indispensable. M. LÉPINE a démontré que l'injection intravasculaire de liquides froids n'avait pas d'inconvénients majeurs.

b. *Instruments et manuel opératoire.* — On choisit généralement une veine superficielle au pli du coude ou une des saphènes au niveau des malléoles. La saillie plus ou moins apparente du vaisseau, et par suite la facilité plus ou moins grande de l'opération sont les meilleurs guides pour ce choix. L'intervention est d'ailleurs des plus simples : asepsie absolue du champ opératoire, stérilisation absolue des instruments, des liquides et des mains sont des conditions plus nécessaires ici que partout, en raison du danger plus grand de l'infection. Ces précautions une fois prises, on peut ponctionner d'emblée la veine avec une aiguille ; mais il est plus sûr et plus sage de mettre à nu le vaisseau par une incision superficielle, de passer au-dessous de lui une ligature d'attente, et alors seulement d'y introduire l'aiguille.

Les instruments employés doivent varier suivant l'abondance du liquide que l'on veut introduire. S'il s'agit de petites quantités, une seringue de Pravaz, de Debove, de Roux ou de Dieulafoy suffit, comme pour une injection hypodermique. S'il s'agit de quantités plus abondantes (on peut injecter un litre de sérum artificiel), si par conséquent l'opération doit être longue, il vaut mieux employer d'autres appareils. Une canule en métal, une canule en verre à renflement terminal obliquement coupé (canule d'Olivier) sont préférables aux aiguilles, pour éviter sûrement toute excoriation de la paroi veineuse. Quant aux appareils, on peut encore se servir de seringues ; mais la nécessité de les désamorcer et de les recharger plusieurs fois leur fait préférer les appareils à pression d'air : POTAIN, BURLUREAUX, DUMOUTHIERS, etc. Dans les villes, dans les hôpitaux, on a le choix et le loisir de faire disposer l'instrumentation la plus commode ; mais dans les campagnes, quand les indications sont urgentes, on peut opérer avec la plus extrême facilité de la façon suivante[1] : « un bock laveur émaillé ou mieux en verre, un tube de caoutchouc rouge d'un mètre et demi de long, et une canule en verre représentant le minimum d'instrumentation. C'est tout ce qu'il faut. La canule étant en place, on amorce le tube faisant siphon, on l'ajuste à la canule, et l'injection se fait d'elle-même. »

Elle doit être lente : une pénétration trop rapide amène de la suffocation, de la plénitude thoracique, de la congestion pulmonaire. « On règle la vitesse de pénétration par la hauteur à laquelle le récipient est tenu : en général, il suffira de l'élever à 75 centimètres ou 1 mètre ; si l'on dispose d'un aide intelligent, il peut, en élevant ou en abaissant le flacon, faire varier l'écoulement suivant les désirs de l'opérateur : autrement le récipient est posé sur la tablette du lit, sur un meuble ou pendu au mur (LEJARS). » Il ne faut jamais moins de 20 à 30 minutes pour faire pénétrer 500 grammes.

---

[1] LEJARS. *Le lavage du sang.*

L'injection finie, on retire la canule ; on lie le bout supérieur de la veine avec le fil préalablement passé au-dessous d'elle, et on fait un pansement antiseptique et légèrement compressif.

c. *Avantages et inconvenients.* — Les avantages de la médication intraveineuse sont la rapidité et la sûreté d'action ; de là, dans certains cas de mort imminente, de véritables résurrections. Les inconvénients sont : 1° le danger de faire une plaie, danger que l'antisepsie réduit aujourd'hui à un *minimum* très remarquable, mais qui reste toujours réel ; 2° le danger de provoquer la formation de caillots et de phlébite, soit parce que l'on a commis involontairement quelque faute contre l'antisepsie, soit parce que le malade cachectisé est par lui-même disposé aux thromboses ; l'embolie reste longtemps une menace grave pour le malade traité par la voie veineuse ; 3° le danger de l'introduction de l'air dans les veines. Une petite bulle d'air qui passe dans le sang ne peut pas causer de ravages ; mais, pour peu que la quantité d'air atteigne 5 ou 6 centicubes, la mort subite peut survenir. Avec les seringues, cet accident est possible, mais peu probable ; avec les appareils à pression d'air, il a pu être observé (Lejars) ; avec les appareils à écoulement automatique il est impossible. C'est donc eux que l'on devra toujours préférer à cause de leur simplicité et de leur sécurité.

12° Voie des centres nerveux. — a. *Voie cérébrale.* — Les animaux qui résistent à des doses énormes de certains alcaloïdes, tels que la morphine, peuvent succomber empoisonnés par des doses incomparablement plus faibles, directement injectées dans la substance cérébrale, après une trépanation préalable. D'autre part, Roux et Borrel ont démontré que l'injection directe de l'antitoxine tétanique dans le cerveau est le seul moyen d'arrêter chez le cobaye l'explosion du tétanos, lorsque cette maladie lui a été inoculée. Ce procédé a été employé chez l'homme avec des résultats discutables. On n'a pas assez tenu compte des lésions si minimes qu'elles soient, provoquées ainsi dans la substance cérébrale. Il n'en reste pas moins établi que cette substance constitue une voie nouvelle ouverte à l'introduction des médicaments.

b. *Voie du cul-de-sac lombaire (méthode de Bier).* — Cette

pratique a été imaginée par Corning, Bier, Sicard, et rapidement vulgarisée par Tuffier et Villar. La région dorso-lombaire est lavée et aseptisée comme pour une grande opération chirurgicale. Le malade est couché sur le côté et fortement courbé en avant, et tandis qu'un aide le maintient dans cette position, l'opérateur enfonce vivement une aiguille ou un fin trocart entre la quatrième et la cinquième apophyse épineuse lombaire, non pas sur la ligne médiane, mais a un centimètre à droite environ et dans une direction telle que la pointe de l'instrument doive rejoindre la ligne médiane à une profondeur de 3 à 4 centimètres. L'aiguille doit passer très près de la pointe de l'apophyse. Dès qu'elle a pénétré dans le cul-de-sac arachnoïdien, le liquide céphalo-rachidien s'écoule clair ou mélangé de sang, en bavant ou en jet. On en retire de 2 à 4 et quelquefois même 10 centimètres cubes, puis on injecte lentement 1 ou 2 centimètres cubes d'une solution médicamenteuse stérilisée. Le malade est alors étendu sur le dos. La ponction lombaire qui constitue le premier temps de cette opération est loin d'être toujours inoffensive.

c. *Voie épidurale.* — La dure-mère cranienne est absolument adhérente à la face interne des os du crâne, mais cette adhérence s'arrête au trou occipital ; et entre la dure-mère rachidienne et la face interne du canal vertébral existe un espace rempli par de la graisse, de riches plexus veineux et traversé par les racines nerveuses, c'est l'*espace épidural.* Le cône dure-mérien s'arrête en général au niveau de la deuxième vertèbre sacrée — l'espace épidural se prolonge au contraire jusqu'à la limite inférieure de ce canal. C'est dans cette partie que Cathelin a proposé de l'aborder, créant ainsi à l'introduction des médicaments une voie nouvelle, la *voie épidurale.* La technique de l'injection est assez délicate. Plusieurs positions ont été successivement considérées comme les plus favorables ; la meilleure en réalité semble être le décubitus latéral. Le malade étant ainsi placé, « les doigts de l'opérateur se déplaçant l'un contre l'autre descendent la crête sacrée comme les marches d'un escalier. Le dernier tubercule franchi, le doigt tombe sur une surface brusquement dépressible *où il s'enfonce.* C'est la *fontanelle sacrée,* comme l'a si bien baptisée Cathelin. —

Des deux côtés, on sent les cornes sacrées. Désormais le doigt est en place et ne doit plus bouger. [1] »

Alors avec une aiguille en acier de 6 centimètres de long, d'un calibre de 7 10e de millimètre de large et de 3 millimètres de biseau, aiguille que l'on maintient d'abord dans une direction oblique sur l'horizontale d'environ 25 à 30 centimètres, on ponctionne entre les deux cornes sacrées, puis dès qu'on a eu la sensation de perforer le ligament sacré, comme on crève une peau de tambour, on abaisse l'aiguille jusqu'au niveau des téguments et on l'enfonce en remontant le long de la paroi postérieure du canal sacré. Si elle est bien conduite, elle doit s'enfoncer aisément comme dans un corps mou.

Si la solution est injectée en petite quantité (3 à 5 centimètres cubes), il ne se produit aucun phénomène spécial, mais si on injecte lentement 8, 10 et même jusqu'à 20 centimètres cubes l'expérimentation a montré que le liquide ainsi introduit diffuse dans tout l'espace épidural jusqu'au trou vertébral et les malades ressentent de bas en haut une série de sensations d'engourdissement, de fourmillements, etc., qui traduisent l'ascension du liquide (montée épidurale).

L'introduction des médicaments par cette voie paraît inapplicable à l'anesthésie par la cocaïne ; mais elle donne de précieuses ressources pour l'analgésie des douleurs rachidiennes de nature tabétique ou névralgique, pour atténuer les douleurs de l'accouchement et peut-être même pour faire pénétrer des topiques antiseptiques jusque dans les foyers de carie vertébrale du mal de Pott.

13° Effets différents des médicaments suivant leur voie d'introduction. — Quelle que soit leur voie de pénétration dans l'organisme, les médicaments finissent par arriver dans le sang, et circulent avec lui dans l'appareil vasculaire. Sous quelle forme y arrivent-ils et y circulent-ils ? Questions graves et encore mal résolues. Il est probable que les gaz sont accaparés pas les globules et que les substances solubles restent dans le

---

[1] LACOMBE, *La méthode épidurale*. Thèse de Paris 1902.

plasma. Mais il serait prématuré d'admettre qu'elles y sont à l'état de simples dissolutions. Bien des raisons permettent au contraire de croire qu'elle s'associent sous forme de combinaison chimique avec l'albumine, dont la molécule si complexe se prête à d'innombrables transformations, additions et superpositions, et que c'est sous la forme de composés albumineux qu'elles abordent les cellules des différents organes pour les modifier à leur tour : on peut croire également que pendant leur circulation et jusqu'à leur élimination définitive, elle subissent de la part du sang lui-même ou des organes une série de modifications importantes (oxydations, dédoublements, etc.). Enfin nous verrons que certaines particules solides et même des substances solubles sont incorporées aux leucocytes. Il semble, au premier abord, que la voie d'introduction du médicament soit indifférente, puisqu'en définitive, si le point de départ varie, le point d'arrivée est toujours la même. En réalité, il n'en est pas ainsi. Introduites sous la peau ou directement dans les veines, les substances médicamenteuses arrivent en nature dans le sang et sont ainsi soustraites à l'action des sucs digestifs qui les modifient dans l'estomac ou dans l'intestin et aux altérations nouvelles et inévitables qu'elles subissent en traversant les muqueuses : leur action est plus complète et plus régulière. Par la voie hypodermique, elles sont partiellement recueillies par les lymphatiques qui les charrient jusqu'aux ganglions correspondants, où elles sont arrêtées, élaborées, transformées, présentent alors une activité spéciale et aussi rencontrent les virus qu'elles neutralisent. C'est peut-être à des phénomènes de cet ordre que l'on doit les résultats si remarquables des injections de sels insolubles de mercure dans les tissus sous-cutanés. Injectées dans les veines, les solutions se mélangent directement au sang, dont elles peuvent changer presque instantanément la composition et agissent immédiatement sur la tension intravasculaire. Mais ce qui sépare essentiellement l'absorption par les voies digestives de l'absorption par toute autre voie (injections hypodermiques, intraveineuses, intraséreuses, vaginales, etc.), c'est qu'après la première, les substances doivent traverser le foie, et qu'après la seconde elles n'arrivent que tardivement et très incomplètement à cette glande. Or, depuis les travaux de Schiff, Roger, J. Teissier, on sait que le foie modifie les poisons, qu'il les emmagasine, qu'il les atténue habituellement. De là les différences si considérables qui distinguent les effets du même remède pris par des voies différentes (morphine, chloral, strychnine), effets toujours moindres après l'ingestion. stomacale ou rectale qu'après tout autre mode d'administration. Nous avons vu d'autre part les effets si rapides et si énergiques des inoculations intracérébrales.

Lorsque le médicament est introduit par les voies respiratoires sous forme d'inhalation (éther, chloroforme), il pénètre d'emblée et sans modification dans le système artériel : de là, son action rapide sur toute l'économie et en particulier sur le système nerveux, dont il impressionne immédiatement les centres. Ces variétés dans l'action des remèdes, suivant leur voie d'introduction, ne sont d'ailleurs jamais plus accentuées que pour les corps volatils : prenons par exemple l'éther. Ingéré par la voie buccale, il manifeste surtout son activité en impressionnant la muqueuse gastrique et en excitant quelque peu le système nerveux par le mécanisme du réflexe. En injection hypodermique, il est un puissant stimulant du cœur et s'élimine rapidement par la respiration. En inhalations, il agit comme anesthésique. Pour d'autres substances, ces distinctions sont moins tranchées; mais il est utile de voir par un exemple bien net combien elles peuvent être importantes.

D'ailleurs, bien des obscurites règnent sur cette question, ainsi qu'on le comprendra d'après cette note du professeur Bouchard. « Si l'on fait usage du chloroforme en injection sous-cutanée chez le lapin, même à doses très petites, mais répétées plusieurs jours de suite, la mort peut survenir tardive et inopinée. Même observation pour le chloral et d'autres substances médicamenteuses. Si au lieu d'injecter le chloroforme sous la peau, on l'introduit dans une veine, on produit de l'anesthésie, de l'albuminurie avec hématurie, mais l'animal survit toujours. Le mécanisme de la mort dans le premier cas est encore mystérieux, mais en tout cas cet accident doit nous rendre prudents dans l'emploi réitéré de certaines injections sous-cutanées et explique en partie la nocuité inhérente au procédé d'introduction des substances médicamenteuses dans l'économie par la voie hypodermique. » Il est certain qu'à priori on n'aurait pas pensé que ces substances pouvaient être moins actives après leur introduction directe dans le sang qu'après leur passage dans le tissu conjonctif.

Le plus souvent, dans la pratique, les différences relatives aux voies d'introduction des remèdes se limitent à une question de rapidité d'absorption et à une question d'intensité des effets obtenus. « Par ordre de rapidité décroissante, les voies d'absorption se classent ainsi : muqueuse trachéo-bronchique, tissu conjonctif sous-cutané, muqueuse rectale, muqueuse des premières parties de l'appareil digestif (estomac, intestin) (GUIXARD). Ce même auteur admet que les doses d'un principe actif à administrer par la voie gastro-intestinale peuvent être deux ou trois fois plus fortes que celles qui conviennent pour la voie rectale, sept ou huit fois plus fortes que les doses hypodermiques; quinze ou vingt fois plus considérables que celles qu'on peut introduire dans la trachée. Ces chiffres n'indiquent que des moyennes et varient avec les différentes substances.

§ 3. — ACTION DES MÉDICAMENTS

L'action intime des médicaments sur les tissus et les organes est une action mécanique ou physique, une action physiologique de contact, ou une action chimique.

Les laxatifs huileux qui facilitent le glissement des matières intestinales, les pulvérisations d'éther, ou de chlorure de méthyle qui congèlent les tissus agissent surtout sinon exclusivement, par les phénomènes mécaniques et physiques qu'ils déterminent.

L'ipéca qui fait vomir sans être absorbé, la moutarde qui fait rougir la peau et provoque des réactions vasculaires et nerveuses dans toute l'économie agissent par leur simple contact avec l'épithélium des muqueuses ou avec l'épiderme.

Le plus grand nombre des effets médicamenteux relève de la chimie pure. Ces effets sont quelquefois manifestes, grossiers.

Quand la potasse ou l'acide sulfurique brûlent les tissus, ils agissent simplement en leur prenant les éléments dont ils ont besoin pour satisfaire leurs affinités chimiques. La chose est pourtant plus difficile à expliquer qu'on ne le croirait au premier abord, au moins pour certains caustiques, comme l'acide arsénieux qui brûle les tissus vivants et conserve intacts les tissus morts.

Les échanges chimiques les plus intéressants, comme les plus obscurs, sont ceux qui se passent entre les médicaments absorbés et les cellules. Une fois arrivées dans le sang, dernier terme de l'absorption, ces substances circulent avec lui et vont être offertes avec lui à tous les éléments cellulaires de l'organisme comme l'eau dont on arrose une plante offre à ses racines tous les sels dont elle est chargée. Les cellules qui se laisseront pénétrer par ces substances, accidentellement, anormalement introduites dans le sang, subiront une imprégnation spéciale et passagère ; leur protoplasma aura, au moins pendant un certain temps, une composition différente de sa composition naturelle et fonctionnera, par suite, autrement qu'à l'état normal : c'est là l'action médicamenteuse. Ajoutons que le sang lui-même peut être modifié dans sa composition par le médicament qu'il transporte et qu'il peut en résulter une série d'effets particuliers.

On a pensé jusqu'à ces dernières années que les substances solubles pouvaient seules agir à titre de médicaments internes (*corpora non agunt, nisi soluta*) et on admettait, sans l'avoir directement vérifié, que les remèdes absorbés étaient dissous dans le sang, comme dans une solution aqueuse. Des travaux récents (COHNHEIM, BEREDSKA, STASSANO, ARNOZAN et MONTEL, LOMBARD, J. CARLES [1]) montrent que les choses sont parfois un peu plus compliquées. Quand une substance insoluble comme le calomel, le trisulfure d'arsenic, l'iodoforme, etc., est introduite dans l'organisme, spécialement par voie hypodermique, les leucocytes s'en emparent après l'avoir dissociée et divisée en parcelles minuscules, la charrient dans le sang, sans qu'elle y soit réellement dissoute et paraissent même avoir une certaine ten-

---

[1] CARLES, *Rôle des leucocytes*, Paris, Vigot, 1903.

dance à la porter au niveau des points malades des divers organes.

Des vérifications semblables auraient été faites à l'égard de substances solubles, telles que l'atropine et la strychnine. Si ces constatations se généralisent on conçoit quelle transformation en résultera relativement à nos connaissances sur les mutations des médicaments dans l'économie et leur action thérapeutique.

Ces actions médicamenteuses, considérées d'une façon générale et indépendamment des qualités diverses du malade qui les subit, sont en rapport : 1° avec la composition chimique des remèdes ; 2° avec la composition chimique des cellules ou des groupes de cellules de l'organisme.

1° Action des médicaments suivant leur constitution chimique. — Les sels à acide organique et à base fortement alcaline conservent l'action prédominante de l'acide (acétate d'ammoniaque, tartrate de soude, etc.). Les sels à base métallique (cuivre, fer, mercure, etc.), ont une action où, quel que soit l'acide, la plus grande part appartient au métal. Les alcaloïdes, conservent à peu près leur autonomie, sans que cependant l'acide auquel on les associe habituellement soit absolument dénué d'influence.

Mais ce serait surtout la structure chimique, le groupement moléculaire des éléments qui aurait de l'importance au point de vue des effets physiologiques et thérapeutiques.

Cette notion encore vague il y a quelques années se précise de plus en plus grâce aux travaux récents de KARL, BAUMANN et surtout de BARDET et de POUCHET. Dans un ordre d'idées assez simples, BRISSEMORET a démontré que les drogues végétales, capables de donner en se décomposant de l'*anthraquinone* ou l'un de ses dérivés avaient toujours une action purgative. Le radical *éthyle* C^2H^5 se trouve dans un grand nombre de substances hypnotiques (sulfonal, trional, tétronal, etc.) ; et cette notion a amené à créer par synthèse une diéthyl-malonylurée, le *véronal*, qui est un hypnotique puissant. BARDET a découvert que la présence du groupe méthyle CH^3 dans la chaine d'un corps de la série aromatique impose à ce corps des propriétés analgésiques (acétanilide, cocaïne, antipyrine, pyramidon, etc.). Il a noté ensuite que l'action antithermique d'un grand nombre de substances est déterminée par la présence du groupe amidogène AzH^2 et POUCHET constate en effet la présence dans ces mêmes médicaments de l'azote doué d'une valeur électro-positive.

Comment expliquer de pareils faits ? ALBERT ROBIN les interprète ainsi : les agents médicamenteux se décomposent dans l'organisme, les groupes chimiques qui les constituent se trouvent ainsi mis en liberté et exercent alors sur nos protoplasmas cellulaires l'action qui leur est propre. On conçoit dès lors que la présence de l'un de ces groupes dans un remède finisse toujours par aboutir à cette même action quel que soit ce remède. A d'autres points de vue, GUINARD étudiant la composition des médicaments, a établi ce qu'il a appelé le *principe des analogues*.

« Sans en faire une loi absolue, car en biologie il n'y a rien d'absolu, on peut admettre le principe suivant : un agent médicamenteux ou toxique est d'autant plus actif et a d'autant plus d'influence comme modificateur de la vitalité, de la nutrition et du fonctionnement des éléments organiques, que par sa constitution et son organisation chimiques il a plus d'analogie avec la constitution et l'organisation chimiques de ces éléments. » C'est en vertu de ce principe, que les alcaloïdes végétaux, les leucomaïnes, les ptomaïnes, les sucs organiques de Brown-Séquard, les sérums antitoxiques, les toxalbumines doivent être considérés comme les agents les plus actifs de la matière médicale en thérapeutique ou en toxicologie. Malheureusement ce principe n'explique pas pourquoi cette action s'exerce tantôt dans un sens favorable, tantôt dans un sens désastreux.

2° Actions électives des médicaments. — Un des points les plus curieux à noter dans l'action intime des médicaments, c'est leur action élective sur certains appareils, sur certains groupes cellulaires. Tandis que l'ergot de seigle fait contracter toutes les fibres musculaires lisses, les anesthésiques agissent sur les centres psychiques sensibles et moteurs, la trinitrine excite les vaso-dilatateurs ou paralyse les vaso-constricteurs et la digitale impressionne directement ou indirectement la fibre cardiaque. Cette électivité des médicaments pour tels organes, tels appareils, telles fonctions a frappé depuis longtemps les observateurs, et il est probable qu'elle n'est pas étrangère à la conception d'HAHNEMANN. En effet, suivant la dose à laquelle il est donné, le même remède peut exciter ou paralyser le même organe (CLAUDE BERNARD). On ne s'étonne plus dès lors que le même agent puisse troubler le fonctionnement d'un organe, quand il est administré à un sujet sain et le régulariser quand il est administré à un sujet malade : c'est une question de doses.

Quant à cette électivité elle-même, elle appartient plutôt aux tissus qu'aux médicaments. Ceux-ci circulent avec le sang dans toute l'économie, et les seuls tissus qui en ressentiront les effets seront ceux à qui leur constitution chimique permettra d'entrer en combinaison avec les substances médicamenteuses. Les différents viscères présentent à ce point de vue une inégalité considérable : tandis que dans le foie, les médicaments rencontrent une série de substances qui les arrêtent au passage, les atténuent ou les neutralisent, ils traversent inaperçus une série d'autres organes, et presque tous impressionnent les centres nerveux où chaque groupe cellulaire en reçoit une influence différente. De là les variétés si nombreuses des médicaments nervins (antithermiques, convulsivants, hypnotiques, anesthésiques, vaso-moteurs, etc.). De là, également les différences d'actions si considérables que présentent les remèdes chez l'homme et chez les animaux. Le cerveau rudimentaire de ces derniers est incapable de ressentir les effets que le cerveau humain perçoit au maximum.

3° L'action physiologique des médicaments explique-t-elle leur action thérapeutique? — Actuellement les inconnues existent à foison dans le terrain mal défriché de l'action intime des médicaments. On a pourtant depuis bien longtemps tenté de répondre à cette question : L'action physiologique des médicaments peut-elle expliquer et faire prévoir leur action thérapeutique ? Quelle qu'elle soit. la réponse est prématurée, pour ce double motif que l'action physiologique intime des médicaments est mal connue et que l'on a longtemps ignoré d'une façon absolue la nature intime des maladies. Cela n'a pas empêché les doctrinaires de trancher la question, suivant le sens même de leurs théories. En réalité, jusqu'à plus ample informé, il semble qu'on ne doive pas conclure des expériences physiologiques, même les mieux conduites, à la valeur thérapeutique d'un remède. Il est sans doute de la plus haute importance de savoir quelle est l'électivité d'une substance, si elle impressionne plus spécialement le cœur, le cerveau ou le rein et en quoi elle modifie le fonctionnement normal de tel ou tel viscère. Mais il ne faut pas oublier que la maladie présente les organes aux remèdes avec des éléments nouveaux que ne prévoyait pas la physiologie : ces éléments, ce sera suivant les cas, une modification dans l'état chimique des organes ou des sécrétions, une altération du sang par le défaut de sécrétion d'une glande vasculaire ou par des produits bactériens, une intoxication des tissus par la rétention des déchets de la nutrition. Or, qui peut prévoir comment ces dispositions nouvelles vont modifier les affinités électives des organes pour tels ou tels remèdes. Elles peuvent rester les mêmes, elles peuvent être différentes. Enfin l'action du remède sur l'agent pathogène vivant est impossible à préjuger. On ne devine pas les effets de l'eau sur un incendie en arrosant une pièce de bois qui ne brûle pas ; on ne devine pas davantage l'action du mercure ou de la quinine ou du sérum antidiphtérique en en prescrivant l'usage à des sujets qui n'ont ni syphilis, ni fièvre intermittente, ni diphtérie. Il est, et il sera toujours utile et indispensable de connaître les effets physiologiques des remèdes, parce que, même dans la physiologie pathologique, on retrouve une partie de ces effets ; mais ils diffèrent toujours à l'état de maladie de ce qu'ils étaient à l'état de santé, ils y sont ou atténués ou exagérés ou pervertis, et l'introduction dans le problème de cet élément nouveau, qui est la maladie elle-même, ne permet pas de conclure logiquement des uns aux autres.

En somme, le jugement sans appel de la valeur des ressources thérapeutiques appartient à la clinique. « La physiologie rend

des services, la clinique seule rend des arrêts. » Cette formule
un peu prétentieuse résume assez bien l'état de la question. Quels
sont ces arrêts ? Le premier, c'est que peu, fort peu de remèdes
agissent directement contre les maladies ou contre leurs causes.
Le second, c'est que la plupart agissent en stimulant les fonctions, en modifiant les organes, en mettant en valeur les
défenses de l'organisme.

Les médicaments de la première catégorie sont rares : le
mercure dans la syphilis, la quinine dans la fièvre paludéenne
en sont restés longtemps les seuls exemples ; plus récemment on
a pu y joindre le salicylate de soude dans le rhumatisme articulaire aigu ; plus nouvellement encore, le sérum antidiphtérique est venu brillamment augmenter cette série et faire
espérer que d'autres viendraient à sa suite. Les maladies de
la nutrition, les maladies d'auto-intoxication échappent à ce
genre de remèdes, mais il n'est pas interdit d'espérer et de
rechercher pour chaque infection un remède spécifique. Il faut
en effet très peu de chose pour empêcher la végétation d'un
parasite. Dans le liquide dont il a si patiemment et avec tant
de précision trouvé la formule, RAULIN fait fructifier l'*aspergillus
niger*. Or, si on ajoute à ce liquide $\frac{1}{1\,000\,000}$ de nitrate d'argent, la
végétation cesse ; si le liquide est contenu dans un vase d'ar-
gent, il en serait encore de même. Peut-être existe-t-il, pour
nous aussi, des substances qui, introduites dans notre organisme, même à très faibles doses, y arrêteraient la pullulation
des parasites.

Quant aux médicaments de la seconde catégorie, ce sont eux
qui comprennent presque toute la matière médicale. Sudorifiques, diurétiques, eupeptiques, hypnotiques, anesthésiques,
antithermiques, toniques, antispasmodiques, il serait facile d'en
prolonger la nomenclature. Leur prescription est toujours plus
délicate que celle des agents précédents ; elle suppose que le
médecin a reconnu exactement non seulement le diagnostic de
la maladie, mais les motifs pour lesquels cette maladie ne guérit pas, les fonctions dont la perversion ou l'affaiblissement l'empêche de bien évoluer. Les médicaments administrés dans ces
conditions s'adressent non pas à la maladie, mais à l'organisme

dont ils sont destinés à fortifier les points faibles ou qu'ils débarrassent des toxines qui l'encombrent ; c'est dans leur maniement plus que dans tout autre cas que la thérapeutique, suivant la définition du professeur HAYEM devient réellement l'art de répondre aux indications.

4° Introduction des remèdes nouveaux dans la thérapeutique. — Ce simple exposé laisse entrevoir que, malgré ses richesses apparentes, la matière médicale n'a que des ressources limitées, insuffisantes, incapables trop souvent de satisfaire aux besoins qui la sollicitent. Aussi chaque jour voit-il proposer de nouveaux remèdes. Leur introduction dans la thérapeutique est toujours un fait grave et qui ne peut s'accomplir qu'avec les plus grandes précautions. La publicité qui accueille les moindres innovations est telle aujourd'hui que tout nouveau remède est immédiatement connu de tous les praticiens, de tous les pharmaciens, voire même de tout le public et que son usage se généralise avec une rapidité excessive. On conçoit les dangers qui résulteraient d'un pareil état de choses si ce nouveau remède ne réalisait pas les conditions les plus parfaites d'innocuité et de valeur thérapeutique. M. BOUCHARD a indiqué avec ampleur la méthode suivant laquelle ces conditions doivent être étudiées, comment il faut établir l'équivalent *toxique*, puis l'équivalent *thérapeutique* de la substance à expérimenter. Sans entrer dans des détails que ne comporte pas le cadre de ce Précis, disons seulement qu'elle doit être essayée chez l'animal sain, puis chez l'animal malade, en troisième lieu chez l'homme sain, mais à doses proportionnellement beaucoup plus faibles, enfin et toujours très timidement chez l'homme malade. A ce prix seulement on fera de véritables conquêtes, et on ne s'exposera pas, comme cela arrive si souvent pour des drogues qui nous viennent de l'étranger, à s'enthousiasmer pour des remèdes qui, l'année suivante, sont oubliés, ou à manier sans discernement des médicaments dangereux, dont on exagère les doses et dont trop de malades ont payé l'expérience au lieu de bénéficier de celles qu'on aurait dû faire sur les animaux.

Ces notions, les anciens médecins les connaissaient certainement mieux que nous. Moins instruits en anatomie pathologique, peu éclairés sur l'examen physique des organes, tout à fait ignorants des influences étiologiques et pathogéniques, ils avaient sur la marche et l'évolution des maladies des notions plus complètes et plus précises que nous. Ils savaient décomposer une maladie en ses *éléments morbides* : la congestion, l'inflammation, la fièvre, la douleur, l'adynamie, etc., et contre chacun de ces éléments, ils avaient organisé des ensembles de ressources thérapeutiques, qui constituaient les médications : médication antiphlogistique, contrefluxionnaire, tonique, etc. Grâce à ces distinctions cliniques, ils faisaient de bonne thérapeutique, et ils la faisaient grâce à ces médicaments à action physiologique dont les effets généraux viennent d'être signalés. Ces cadres sont aujourd'hui brisés, et malgré les légitimes tentatives de M. Grasset[1], ils ne semblent pas prêts à être reconstitués.

§ 4. — Variations de l'action des médicaments

Les circonstances qui font varier les effets des remèdes sont très nombreuses ; il est impossible de les énumérer toutes : mais le bref exposé qui va suivre suffira à faire comprendre combien est délicate dans chaque cas la prévision des résultats que l'on peut espérer d'une prescription, même bien faite. Ces circonstances se rapportent naturellement soit au remède lui-même, soit au sujet qui le prend.

1° Variations en rapport avec le médicament. — a. *Qualité*. — La qualité du remède est de la plus haute importance. Il est superflu d'insister sur ce point et de rappeler combien la sophistication si fréquente des médicaments peut entraîner de mécomptes et d'erreurs dans la pratique médicale. En dehors de ce point de vue tout à fait banal, il faut

---

[1] Grasset. *La médication antiphlogistique et antifluxionnaire*, in *Leçons de clinique médicale*. 1898.

rappeler combien est difficile la préparation des médicaments d'origine végétale ou animale et quelles différences d'effets peuvent en résulter. Le degré de maturité des plantes, la saison, la température, la conservation plus ou moins aseptique des produits ont, à divers degrés, des influences que les vieux thérapeutes connaissaient peut-être mieux que nous et qu'ils avaient même exagérées. Il en est de même du pays où la récolte a été faite. Quand il s'agit de produits animaux (sérums, sucs organiques), le problème de la préparation et de la conservation est plus délicat encore : l'âge, le sexe, la vigueur de l'animal qui les fournit ; son pays d'origine, son régime donnent au médicament qu'on retire de lui des qualités éminemment variables.

Il y a quelques années, le désir de se soustraire à ces causes d'incertitude dans l'action des médicaments avait entraîné les médecins à rechercher surtout les alcaloïdes, dont la composition bien définie semble mettre aux mains des praticiens une véritable arme de précision. Cette tendance a trouvé son expression la plus complète dans la doctrine dosimétrique de BURGGRAEVE. Mais il faut avouer que les alcaloïdes que l'on trouve dans le commerce ne sont pas toujours chimiquement purs, que l'on rencontre jusqu'en eux des variations de constitution qui exposent aussi et plus qu'avec les extraits ou autres préparations phamaceutiques à des variations d'effets physiologiques. D'un autre côté, les travaux opothérapiques et sérothérapiques, en rappelant l'attention sur les effets tout spéciaux de la matière vivante en physiologie et en médecine, sont cause que l'on se désintéresse quelque peu de la médication par les alcaloïdes. Certaines substances bien définies restent des conquêtes définitives de la thérapeutique (cocaïne, morphine, quinine, atropine) ; mais les sérums et les sucs organiques, et même un grand nombre de végétaux n'ont pas encore laissé découvrir leurs principes actifs. Même pour ceux que l'on a isolés, il faut savoir qu'entre l'action de l'alcaloïde et celle de la plante qui le donne, il y a souvent des différences considérables, que l'alcaloïde ne représente qu'une partie des principes de la plante, que dans bien des cas le médecin préfère encore recourir à celle-ci qu'à celui-là et que longtemps encore on ne sera pas à l'abri des causes de variations que nous venons de faire connaître.

b. *Dose.* — La question des doses mérite ensuite d'être étudiée. Ce serait une profonde erreur de croire qu'entre l'intensité des effets et la quantité donnée des médicaments, il y a un rapport régulièrement mathématique. Les grandes doses amènent souvent des résultats inverses de ceux des petites (LÉPINE) ; c'est un fait bien connu que le calomel à dose minime est absorbé et produit la salivation, qu'à dose forte il agit comme purgatif; que les accidents d'iodisme se produisent plus facilement avec de petites qu'avec de fortes quantités d'iodures ; que le tartre stibié donné avec persévérance et à grosses doses cesse de faire vomir, etc. L'analyse physiologique démêle quelquefois la raison intime de ces apparentes anomalies: souvent elle est impuissante à les interpréter. Le fractionnement de la dose, l'administration successive du remède divisé permettent de ne jamais dépasser le but, de ne pas donner au sujet une dose que ses conditions spéciales ne lui auraient peut-être pas permis de tolérer; mais elles laissent aussi à l'organisme le temps de s'habituer à cette substance et empêchent parfois d'obtenir les effets intenses qu'on aurait eus, grâce à une dose massive donnée d'emblée. Ces faits seront repris à propos de l'accoutumance.

c. *Incompatibilité, antagonisme, antidotisme.* — C'est une pratique très fréquente d'associer ensemble plusieurs médicaments pour obtenir de chacun d'eux un effet différent, mais utile (sédation de la douleur et de la fièvre, diurèse et purgation, etc.), ou pour corriger par l'un le goût désagréable de l'autre (potions, conserves, etc.). Mais il faut veiller, dans ces associations, à éviter ce qu'on a appelé l'*incompatibilité* et l'*antagonisme*, l'une étant l'opposition des remèdes entre eux au point de vue chimique, l'autre au point de vue thérapeutique. L'incompatibilité de diverses substances entre elles doit être connue; sinon lorsqu'un médecin les associe dans une même formule, la préparation qui résultera de leur mélange pourra ne plus les contenir, mais en revanche en renfermer de nouvelles, sur lesquelles il ne comptait pas. On ne doit pas, par exemple, mettre dans une même potion du perchlorure de fer et du tannin ou des salicylates, l'association de ces corps, amenant la précipitation d'un sel de fer qui a le goût et l'aspect de l'encre. On doit aussi se méfier des mélanges pulvérulents où l'on introduirait du chlorate de potasse, celui-ci pouvant les constituer en mélanges explosibles. L'incompatibilité des remèdes est un accident grossier et facile à déceler, lorsque les remèdes opposés sont associés dans la même préparation ; mais elle peut entraîner des résultats plus graves, lorsque les remèdes sont pris successivement et que leur opposition chimique se manifeste seulement quand ils se rencontrent dans l'organisme (amygdaline et émulsine, calomel et iodure, etc.). L'apparition d'accidents, peut-être graves, souvent douloureux, toujours fâcheux est alors une surprise pour le médecin ignorant de ces difficultés chimiques de l'art de formuler.

L'antagonisme est quelque chose de plus délicat : c'est l'opposition des effets. On ne doit pas donner simultanément un purgatif et un astringent, un vaso-constricteur et un vaso-dilatateur, un diurétique et un remède capable de ralentir la sécrétion urinaire. Ces associations médicamenteuses n'auraient d'autre résultat que de troubler plus ou moins profondément l'organisme et en particulier l'appareil sur lequel se feraient sentir les deux influences inverses. Mais en pareille matière, les nuances sont infinies, et dans maintes circonstances, non seulement on ne redoute pas, mais on recherche même ces antagonismes. Les agents thérapeutiques ont des effets complexes ; à côté des actions utiles que l'on veut réaliser, ils en ont toujours d'autres, indifférentes ou fâcheuses, auxquelles on se résigne quand on croit nécessaire d'avoir les premières. Or, on peut user en même temps de divers agents qui, en concourant au but principal, seront antagonistes au point de vue des effets secondaires. Ainsi, on associera l'opium et la belladone, qui sont tous deux sédatifs de la douleur, mais ont des effets inverses sur les fonctions digestives et cutanées ; chez des sujets déprimés dont le cœur est défaillant, on pourra donner en même temps de la digitale qui ralentit le cœur, de l'acétate d'ammoniaque qui l'accélère, dans le but de stimuler et de renforcer l'organe central de la circulation, sans modifier sensiblement le nombre de ses battements ; des exemples analogues abondent dans la pratique et seraient faciles à citer. Si donc l'incompatibilité est une raison absolue de ne pas associer certains remèdes, il n'en est pas toujours de même de l'antagonisme, l'opposition physiologique de deux agents n'étant jamais complète et pouvant laisser subsister, pouvant même multiplier certains effets communs, qui sont précisément ceux que l'on doit parfois désirer.

Lorsque l'organisme est sous l'influence d'un poison, on peut quelquefois prévenir les effets toxiques, en donnant des médicaments qui neutralisent chimiquement le poison ou en combattent l'action physiologique. Ces médicaments sont les *antidotes* du poison, ce sont des contrepoisons ; suivant la remarque de MANQUAT, ils utilisent à la fois les propriétés de l'incompatibilité et celles de l'antagonisme. L'antidotisme est superficiel, quand la neutralisation du poison a lieu dans les voies digestives elles-mêmes, avant l'absorption : le permanganate de potasse, grâce à son pouvoir oxydant, est un antidote général des produits organiques. L'antidotisme est profond, quand la neutralisation se fait dans le milieu intérieur, dans l'intimité même des organes : la sérothérapie spécifique des maladies infectieuses en est le plus bel exemple.

2° Variations en rapport avec l'état du sujet. — Les différentes conditions physiologiques et pathologiques des sujets soumis à l'usage des médicaments ont à leur tour une influence des plus considérables.

a. *Age*. — En première ligne, il faut citer l'âge. Les enfants ne réagissent pas comme les adultes ; ils sont plus vite impressionnés par les remèdes, mais les éliminent aussi avec une rapidité qui leur permet d'en supporter d'assez fortes doses. Il faut être très ménager chez eux des hypnotiques et des anesthésiques, qui agissent à des doses très légères ; les antithermiques sont au contraire supportés en quantités plus fortes. Il serait téméraire de trop généraliser, mais on peut tenir pour habituelle-

ment vraies, les données du tableau de GAUBIUS. En prenant
pour unité la dose entière, par jour, d'un adulte, on peut donner :

<pre>
Jusqu'à un an . . . . 1/20 à 1/16
D'un an à deux ans. . . . . 1/15 à 1/12
De deux à trois ans, ... 1/8
De trois à quatre ans. 1/6
De quatre à sept ans 1/4
De sept à quatorze ans 1/3
De quatorze à vingt ans 1/2
De vingt à soixante ans. 1
</pre>

Après soixante ans, l'état sénile du rein et des autres émonctoires oblige à baisser progressivement les doses ; il faut d'ail-
leur tenir plus de compte de cet état que du nombre même des
années.

b. *Poids du corps.* — Le poids total du corps a aussi son
importance. Les travaux de M. BOUCHARD sur la notion des
équivalents toxiques ont mis en relief la valeur de ce facteur ;
et sans qu'il soit en pratique nécessaire de peser ses malades, on
se trouvera bien, dans maintes circonstances, de graduer ses
doses sur leur masse corporelle.

c. *Sexe.* — Les femmes reçoivent en général des doses plus
faibles que les hommes, quel que soit le remède prescrit. Pour
certaines substances, hommes et femmes présentent des réactions différentes. MM. FERRÉ et BESTION DE CAMBOULAS ont
exposé au dernier congrès de Montpellier, les différences énormes
que présentent les effets du suc ovarien chez les femelles et les
mâles de certaines espèces. Chez les femmes, la menstruation,
la grossesse et la lactation sont autant d'états qui entraînent
des modifications notables dans l'action des remèdes et constituent des indications ou des contre-indications aussi importantes
que la maladie elle-même.

d. *Menstruation.* — Un assez grand nombre de substances ne
peut être prescrit au cours des époques menstruelles, sans qu'on
s'expose à voir l'hémorragie physiologique s'arrêter (ergotine,
ratanhia, etc.) ou augmenter (sulfate de quinine, etc.). De là, des
difficutés dans le traitement des hémorragies, des congestions,
des fièvres qui surviennent à ce moment. Souvent, il est sage

d'interrompre la médication ; si, au contraire, les incidents pathologiques sont trop importants, on les attaque énergiquement, sans se préoccuper des conséquences de cette thérapeutique sur la fonction utérine. Il est par contre un grand nombre de substances que l'on peut impunément administrer pendant ces périodes (toniques, amers, narcotiques, etc.), et les scrupules des femmes sont à cet égard très exagérés. Néanmoins, dans les médications prolongées, par exemple par les iodures, les phosphates, le fer, etc., il est bon de faire chaque mois des interruptions, et l'hémorragie cataméniale est une excellente occasion de bien établir la régularité périodique de ces interruptions.

e. *Grossesse*. — Plus encore que la menstruation, la grossesse est une épreuve difficile pour les prescriptions thérapeutiques. L'intolérance de l'estomac, la moindre perméabilité du filtre rénal, la tendance du cœur à l'hypertrophie, sont autant de difficultés, dont les unes aboutissent à rendre le médicament inutile, les autres à le rendre plus dangereux, en amenant sa rétention dans l'organisme. Certains remèdes dont l'action abortive est bien connue doivent être évités ; d'autres, inoffensifs en apparence, comme les antithermiques analgésiques, les purgatifs, me semblent cependant redoutables à ce point de vue. Enfin, on ne doit pas oublier que le placenta laisse passer dans le sang fœtal la plupart des produits solubles[1], et que la crainte de nuire à l'enfant doit hanter le praticien. Pour toutes ces raisons, je suis d'avis que, pendant la grossesse, les médications doivent toujours être timides.

f. *Lactation*. — Des difficultés du même genre se rencontrent quand une nourrice est malade, car certains remèdes peuvent troubler la lactation ; certains autres, en s'éliminant avec le lait, peuvent agir sur la santé de l'enfant, souvent même, les deux ordres de faits se produisent à la fois. L'opium, la belladone et les substances de même catégorie sont évidemment à éviter ; le salicylate de soude (RÉMY) et l'antipyrine (FIEUX), pourraient, au contraire, être donnés sans inconvénient. En aucun

---

[1] PLOTTIER. Thèse de Genève, 1897.

cas, et à défaut de documents probants, on ne doit se départir d'une très grande circonspection; la sécrétion lactée est d'une sensibilité parfois excessive; une purgation intempestive peut la troubler d'une façon irrémédiable. Par contre, le lait est un excellent véhicule pour faire absorber à l'enfant des médicaments qu'il élimine; le mercure, les iodures, peuvent lui être administrés ainsi sans troubler ses fonctions digestives, et Mossé[1], en donnant à une nourrice des préparations thyroïdiennes, a pu guérir l'enfant d'un myxœdème au début.

g. *États pathologiques.* — Les causes les plus actives dans les variations des effets des médicaments sont les divers états pathologiques du sujet. Les voies d'absorption, lorsqu'elles sont enflammées ou lésées d'une façon quelconque, laissent pénétrer les substances soit trop rapidement, soit trop lentement, ce qui entraîne des effets imprévus; le tube digestif, dans certaines entérites, peut expulser intactes des capsules et des pilules qu'en l'état sain il eût fait ouvrir, dissociées et absorbées. La peau malade absorbe plus ou moins que dans les conditions normales. Il suffit de signaler ces particularités pour en saisir toute l'importance.

L'influence de l'état des émonctoires sera étudiée plus loin (voy. *Élimination des médicaments*).

Mais c'est la maladie même qui fait le plus varier l'action des remèdes donnés contre elle. La digitale n'est diurétique que lorsque la sécrétion urinaire est tombée au-deesous de son taux normal; les antithermiques ne font baisser manifestement la température que lorsque celle-ci est au-dessus du chiffre normal; la morphine peut être donnée à doses plus fortes aux personnes qui souffrent qu'à celles qui ne souffrent pas, comme si la douleur même était pour elle une sorte d'antidote; la cocaïne anesthésie les muqueuses saines et n'anesthésie pas les muqueuses enflammées. Il serait facile de multiplier de pareils exemples, bien propres à nous démontrer que le médicament trouve dans la maladie même son réactif le plus délicat et le plus sûr. Les cellules modifiées par la maladie, dans leur cons-

---

[1] Mossé, *État actuel de l'opothérapie*, Congrès de Montpellier, 1898.

titution chimique, rencontrent peut-être dans cet état nouveau des affinités électives nouvelles ou plus puissantes pour les médicaments.

h. *Les éruptions médicamenteuses, l'idiosyncrasie.* — Après l'ingestion ou l'application externe d'un remède, il arrive quelquefois, trop souvent même, qu'une série d'incidents surviennent, tout à fait étrangers, en apparence, à l'action de la substance employée. Tel malade éprouvera un accès de gastralgie, tel autre, des phénomènes d'entérite, un troisième, aura de l'angoisse précordiale, pour avoir pris, soit de l'antipyrine, soit un iodure alcalin, soit une substance médicamenteuse quelconque. Les accidents douloureux, spasmodiques ou sécrétoires, succédant à des interventions thérapeutiques habituellement anodines, sont souvent signalés, mais n'ont été l'objet d'aucune description d'ensemble. Il n'en est pas de même des dermatoses, des éruptions médicamenteuses, dont la fréquence, l'intensité et l'importance ont depuis longtemps forcé l'attention des médecins.

Ces éruptions peuvent offrir toutes les variétés que l'on étudie dans les dermatoses de cause interne ou de cause externe. On rencontre, par exemple, des *érythèmes* simulant la scarlatine, et ne différant de cette fièvre éruptive que par leur longue durée, la modération de la fièvre et leurs récidives incessantes chez le sujet qui ne renonce pas à l'usage du remède provocateur; des *roséoles* que leur prédominance aux extrémités permet seule de différencier objectivement, soit de la rougeole, soit des roséoles infectieuses; des associations hybrides d'éléments scarlatiniformes et morbiliformes; des *urticaires*, des *purpuras*, tout à fait analogues aux mêmes éruptions nées d'une autre origine; des *bulles pemphigoïdes*, disséminées sur tout le corps ou localisées à la face; des tubercules et des pustules *d'acné*, analogues et souvent associées à l'acné des jeunes gens, associées aussi à du catarrhe des muqueuses nasale, oculaire et pharyngienne: enfin des *hyperkératoses*, des *taches pigmentaires*.

On a longtemps supposé que certaines formes dermatologiques appartenaient à l'action anormale de certains remèdes déterminés et qu'un clinicien avisé pouvait, à l'inspection d'une de ces éruptions, reconnaître quel médicament avait été ingéré. Il y a une part de vérité dans cette opinion ; il faut convenir que l'acné relève surtout de l'usage des iodures et des bromures ; les roséoles, des balsamiques (copahu en particulier), de la quinine ou de l'antipyrine ; les démangeaisons, du mercure et de l'opium ; les érythèmes scarlatiniformes, du salicylate de soude ; les urticaires, des injections de sérums antitoxiques. Mais il faut reconnaître aussi que ce n'est là, à aucun titre, une équation pathologique ou thérapeutique. Le malade fait lui-même son éruption, et le remède n'est souvent que la cause provocatrice d'une congestion cutanée qui prend telle ou telle forme suivant les prédispositions individuelles du malade. On peut voir ainsi le même malade présenter la même éruption bulleuse ou scarlatiniforme à la suite de l'ingestion de différents remèdes (antipyrine, iodure, etc.), et en sens inverse le même remède provoque des éruptions différentes chez différents malades ; le même sérum antidiphtérique sera la cause dans un cas, d'une roséole, dans un second, d'une urticaire et dans un troisième, ne donnera lieu à aucune espèce d'éruption.

La pathogénie de ces dermatoses a été maintes fois discutée, sans que la pleine lumière ait jamais jailli de tant de discussions. Elle n'est pas en rapport avec la dose du médicament, car on voit de faibles quantités d'iodure de potassium provoquer souvent plus d'accidents que des doses plus fortes chez le même sujet. Elle dépend quelquefois de l'élimination de la substance médicamenteuse par les glandes cutanées (acné, conjonctivite ioduriques). Elle est quelquefois en relation avec une élimination urinaire imparfaite et peut manifester à sa façon l'insuffisance rénale. Elle dépend pour une certaine part, d'un état anormal du chimisme digestif ; car on peut voir des remèdes mieux tolérés, lorsqu'on associe à leur usage les pratiques de l'antisepsie intestinale. Il semble alors que le remède ingéré agissait en troublant au maximum les fermentations de l'estomac et que l'éruption était beaucoup plutôt fonction d'une auto-intoxication par les produits gastriques altérés que d'une vraie intoxication médicamenteuse. L'impureté des remèdes, leurs altérations, leurs mélanges inopportuns peuvent dans un ordre d'idées analogues entrer en ligne de compte. Mais les vraies raisons semblent être, d'une part, la susceptibilité excessive de certains systèmes nerveux (on sait en effet la part de plus en plus importante qu'on accorde à l'élément nerveux dans la pathogénie des dermatoses), d'autre part l'état chimique de nos tissus et de nos humeurs, état variable d'un sujet à l'autre et qui permettra peut-être un jour d'établir, suivant l'heureuse expression du professeur LANDOUZY, le *coefficient des toxicités personnelles*. On le voit, l'obscurité est loin d'être dissipée, mais il semble, en analysant bien les divers éléments pathogéniques dont nous venons de faire la simple énumération que l'on est sur la bonne voie pour arriver à élucider ces conditions de susceptibilité individuelle que les anciens résumaient d'un seul mot : *l'idiosyncrasie*.

Les éruptions médicamenteuses n'ont généralement pas de gravité, et elles disparaissent spontanément peu après la cessation du remède. Elles ne prennent d'importance que dans quelques cas de saturation par les bromures ou par l'arsenic ; ou bien, lorsque la gravité de la maladie qui a demandé l'usage du médicament ne permet pas de le supprimer. C'est au clinicien qu'il appartient alors de mettre en balance les inconvénients du remède et ceux de la maladie, et suivant le cas de renoncer à sa thérapeutique, ou au contraire d'y persévérer malgré les ennuis qu'elle cause, si elle lui semble être la seule ressource, pour enrayer la marche d'un mal dangereux ou mortel.

L'idiosyncrasie ne se manifeste pas seulement par les éruptions médicamenteuses ; elle peut se manifester par des intolérances viscérales de toute variété : vomissements, diarrhée, flux urinaires, délires, sommeils, hallucinations. Malheureusement cette histoire est loin d'être faite.

3° Accoutumance aux médicaments. — Lorsqu'on prend souvent le même remède, les effets obtenus par son usage se modifient peu à peu : aux actions énergiques, excitantes ou sédatives, observées après les premières doses, succèdent des actions beaucoup moins nettes, beaucoup moins précises. Telle substance, qui au début amenait dans l'organisme une perturbation profonde, le laisse désormais aussi indifférent que la plus inerte des poudres ; les réactions nerveuses, vaso-motrices ou trophiques qu'elle provoquait cessent de se produire: il y a *assuétude* ou *accoutumance*.

La notion de ces faits est presque aussi vieille que la médecine. La légende veut que MITHRIDATE, roi de Pont, craignant d'être empoisonné par ses ennemis, se soit prémuni contre leurs tentatives en s'accoutumant d'avance aux substances toxiques. Qu'elle soit vraie ou fausse, elle n'en montre pas moins que l'accoutumance aux poisons était connue de la médecine gréco-romaine. On s'en est longtemps tenu aux faits eux-mêmes, sans chercher à les interpréter. Aujourd'hui la physiologie pathologique s'en est emparée à son tour et cherche à les expliquer à l'aide de la chimie biologique.

L'assuétude n'existe pas pour tous les remèdes ; elle n'a pas du moins été démontrée pour tous, mais elle existe pour la plupart et certainement pour les plus actifs. La morphine, le chloral, l'éther, l'arsenic sont les types des substances, auxquelles le corps s'accoutume : les choses vont vite ou lentement suivant les cas. Un malade atteint de douleurs névralgiques ou autres commence à prendre une dose déterminée de morphine ou de chloral et en éprouve un bien-être manifeste; la souffrance s'apaise et le sommeil vient. Au bout de quelques jours, quelquefois le lendemain, la même dose ne donne plus le même résultat, il faut l'augmenter, la doubler même. Alors s'établit une sorte de lutte aux enchères entre la douleur et le médecin, celui-ci forçant toujours ses doses et la douleur finissant toujours par triompher ; car un moment vient fatalement où, malgré l'accroissement des doses, l'effet narcotique n'apparaît plus : l'accoutumance est telle que l'effet primordial du remède fait absolument défaut. Des effets inverses peuvent même survenir.

Si l'assuétude est une loi de thérapeutique générale, elle n'est pas une loi absolue : les exceptions sont nombreuses. Les uns gardent indéfiniment leur susceptibilité normale à l'égard du même remède et on peut compter d'avance sur ses effets réguliers. Les autres, réfractaires à ce remède garderont jusqu'à leur mort une intolérance toute spéciale : non seulement, ils ne pourront s'accoutumer à telle ou telle substance, mais ils présenteront constamment sous son influence les mêmes accidents gastriques, nerveux ou cutanés qu'ils auront subis lors de sa première dose. L'*idiosyncrasie* s'oppose à l'accoutumance dont elle est pour ainsi dire l'antipode. Les conditions qui règlent ces diverses réactions du sujet à l'égard du remède sont peu ou mal connues. L'âge, le sexe, l'hérédité jouent, à n'en pas douter, un rôle important. Dans une étude importante sur le *chloralose*, M. MARANDON DE MONTHYEL a ouvert une voie nouvelle en montrant que ce composé gardait longtemps ses propriétés thérapeutiques chez les épileptiques, alors qu'il les perdait par une accoutumance rapide dès la troisième ou la quatrième dose chez les simples névropathes ou les aliénés[1]. Chaque maladie, l'état pathologique de chaque organe influe donc sur la production de l'accoutumance ; le fait n'est pas surprenant, mais il est important : et cette notion doit nous prémunir contre des généralisations hâtives. De longues études analytiques sur l'action des remèdes divers dans les diverses maladies devront précéder l'étude même de l'accoutumance, qui n'est encore qu'à ses débuts.

Cette tolérance de l'organisme pour des doses toxiques n'est, comme le remarque judicieusement M. GUIXARD, qu'un bienfait apparent. Le malade accoutumé est en réalité un malade intoxiqué : une foule de troubles divers trahissent la déchéance de l'économie, et malgré la multiplicité de leurs aspects, ces troubles se groupent généralement sous trois chefs principaux : des phénomènes neurasthéniques, des phénomènes dyspeptiques et des réactions anormales à l'égard des médicaments. En s'habituant à l'un de ceux-ci, le sujet a perdu la faculté d'être impressionné par les autres comme doit l'être un sujet sain : il pourra supporter impunément des doses énormes d'un remède et être sensible d'une façon exagérée à des doses minimes d'un autre : la posologie rationnelle ne lui est plus applicable.

Mais ce n'est là encore qu'un des moindres inconvénients de l'accoutumance. Dans bien des cas, l'assuétude a créé pour l'or-

[1] MARANDON DE MONTHYEL, *Revue de médecine*, 1895.

ganisme un nouveau besoin, et un besoin des plus impérieux :
le remède, dont on a pris l'habitude, est devenu indispensable
au fonctionnement de la nutrition qu'il a modifiée. Le malade
en demande et en exige des doses toujours croissantes. De là
ces progressions insensées des quantités de morphine, de chloral,
d'alcool que certaines personnes introduisent journellement
dans leur corps : le désir du remède ou de la substance auxquels
elles se sont adonnées les possède, les poursuit, les harcèle,
sans qu'elles puissent s'y soustraire ; c'est une passion, une
folie, une manie (morphinomanie, éthéromanie, etc.). Et il ne
faut pas voir dans cet état un simple trouble mental, une
déviation de l'état moral, un désir d'échapper par le rêve aux
ennuis de l'existence (CHAMBARD). Ce besoin du poison quotidien
est tellement réel, tellement matériel, que le malheureux possédé
ne vit à peu près qu'à la condition de prendre régulièrement
le breuvage ou l'injection sous-cutanée dont il a l'assuétude. Si
par suite de circonstances diverses, il en est brusquement privé,
de véritables accès de folie, des délires effrayants, des troubles
viscéraux simulant de vrais empoisonnements pourront éclater.
Le delirium tremens chez l'alcoolique privé d'alcool, les troubles
mentaux et les débâcles bilieuses graves chez le morphinomane
privé de morphine en sont des exemples bien connus. La mort
peut résulter de la suppression brusque de ces poisons, devenus
par accoutumance les agents de conservation de l'existence. Pour
guérir les malades, il faut procéder par suppression progressive
et avec une extrême prudence.

Atténuation des effets normaux du remède, intoxication lente
par cette même substance, besoin grandissant et désir maniaque
d'en prendre de plus en plus : telles sont les trois phases que suit
l'accoutumance. Elles ne les parcourt pas toutes chez chaque
malade ou pour chaque médicament ; elle s'arrête fort souvent
à la première, fort souvent aussi à la seconde, n'arrive à la troisième que chez des sujets prédisposés et pour des remèdes spéciaux (les hypnotiques en particulier). Mais il semble qu'en
poussant assez loin les expériences, si la chose était permise, on
pourrait bien facilement en multiplier les cas.

Des faits aussi intéressants mériteraient une interprétation

précise. On peut dire qu'ils réalisent une application particulière de la loi d'adaptation au milieu. Des amibes d'eau douce,
plongées brusquement dans l'eau de mer, ne tardent pas à y
mourir ; mais si on les fait passer successivement dans des
solutions salines, légères d'abord, puis concentrées au même
titre que l'eau de mer, elles s'habituent facilement à ces solutions de plus en plus salées et finissent par vivre dans l'eau de
mer. On pourrait citer bien d'autres exemples qui montrent
aussi bien que le précédent que par des gradations ménagées,
on arrive à faire vivre des êtres dans des milieux qui d'emblée
leur auraient été mortels. Les phénomènes de l'accoutumance,
au moins ceux de la première et de la seconde phase, se rangent
évidemment sous cette loi générale ; mais leur mécanisme
intime n'est pas expliqué par cette généralisation, et les toximanies lui échappent complétement. Il faut donc chercher plus
loin encore.

Dans les études si captivantes qu'il a poursuivies sur la toxicité urinaire, M. Bouchard a montré que l'urine du matin contient des poisons convulsivants et l'urine du soir des poisons
soporifiques. L'homme pendant la veille élabore donc les substances qui l'endormiront le soir ; et pendant le sommeil celles
qui le réveilleront le matin. Il travaille toujours pour modifier
périodiquement l'état dans lequel il se trouve et assurer l'alternance régulière des phases de veille et de sommeil. Le sommeil
artificiel, comme le sommeil naturel ou même plus encore,
peut-il provoquer la fabrication par l'organisme des substances
excitantes ? S'il en est ainsi, de longues insomnies doivent forcément suivre les sommeils dus à des agents thérapeutiques, et
l'on conçoit assez bien que les doses de plus en plus fortes de
narcotiques deviennent nécessaires pour contre-balancer les
poisons convulsivants dont ils ont eux-mêmes déterminé la
fabrication. Mais ce n'est là qu'une hypothèse, cette hypothèse
n'est même applicable qu'aux hypnotiques, elle ne suffit pas à
rendre compte de toutes les accoutumances.

La solution du problème sera probablement donnée par les
études de toxinothérapie qui ont si profondément révolutionné
les doctrines médicales. Quand on inocule à un animal des

4.

doses progressives de toxines bactériennes, de toxines diphtériques par exemple, l'animal réagit contre cet empoisonnement en fabriquant des substances antitoxiques que l'on n'a pas encore isolées, mais que l'on sait exister dans le sérum de son sang (voy. *Bactériothérapie*) ; aux poisons qu'on lui injecte, l'animal oppose donc des contrepoisons. Il est probable que l'organisme se comporte de même pour les médicaments, quels qu'ils soient, et les lois qui président à ses défenses sont les mêmes, quand l'agent toxique ou médicamenteux lui est administré dans un but thérapeutique, que lorsqu'il vient d'une fermentation microbienne. Si cette hypothèse est exacte, on doit trouver dans le sang d'un animal empoisonné le contrepoison de la substance toxique ; et le sérum de cet animal injecté à un autre sujet empoisonné de la même façon doit combattre ou atténuer les accidents. Or, bien que peu d'expériences aient été tentées à ce sujet, on en a cependant pratiqué un certain nombre qui paraissent confirmatives (expériences avec la ricine, injections à un homme atteint de délirium tremens, de sérum de chien alcoolisé, par le Dr TOULOUSE). Il y a là évidemment un beau champ à exploiter pour la médecine expérimentale et peut-être même pour la thérapeutique pratique. Mais en attendant cet heureux résultat, ces premières tentatives vont nous donner l'explication de l'accoutumance. Mis en contact avec un remède, l'organisme produit des substances antitoxiques, et un moment arrive certainement où ces substances prédominent dans l'économie et y persistent après l'élimination ou la neutralisation du remède. On conçoit très bien alors que les nouvelles doses qui vont être ingérées n'agissent que très incomplètement puisque dès leur introduction dans le sang, elles se trouvent en conflit avec des antidotes qui vont les décomposer ou tout au moins annihiler leurs effets : de là, la nécessité inéluctable de doses progressives pour obtenir le résultat thérapeutique désiré.

Les toximanies peuvent aussi s'expliquer du même coup. Les substances antitoxiques circulant dans le sang ne sont peut-être pas des contrepoisons chimiques, c'est-à-dire des agents aptes à décomposer chimiquement le remède ; ce sont plutôt des substances capables de produire des effets physiologiques

inverses, excitants, si le remède a été déprimant, vaso-dilata-
trices, si le remède a été vaso-constricteur, etc.; sécrétées avec
une abondance excessive à mesure qu'ont progressé les doses du
médicament, elles arrivent à saturer l'organisme et le fatiguent
au point que le malade n'a plus de repos qu'en revenant encore
et toujours à son maudit médicament. De là, ces manies de
morphine, d'éther, d'alcool, etc.; de là, les accidents si graves
qui surviennent par la suppression brusque du remède, parce
que l'organisme se trouve alors livré sans antidote aux substances qu'il a fabriquées en excès, qu'il fabrique encore et dont
il finit par être sursaturé.

Pour finir par une conclusion pratique ces trop longues considérations, notons qu'il est toujours sage en traitant une maladie de donner d'emblée une dose suffisante. Si l'on s'attache
au début à des quantités minimes de remède, quand on attein-
dra la dose normale, l'organisme déjà en réaction contre le
médicament n'en subira plus qu'une impression insuffisante, et
le mal qui aurait pu être efficacement combattu finira par
triompher. Beaucoup de cas de paludisme doivent leur chronicité à ce qu'ils ont été mal attaqués à l'origine. D'ailleurs les
microbes, les microzoaires qui nous envahissent sont sans
doute, comme nous, soumis aux lois de l'accoutumance. Combattus avec des doses trop faibles d'antiseptiques, non seulement ils ne succombent pas, mais ils se trouvent par la suite
mieux armés pour résister aux doses plus fortes, et grâce à la
timidité ou à la maladresse du médecin, finissent par rester
maîtres du champ de bataille de l'organisme.

4° Accumulation. — A l'accoutumance on oppose un phénomène d'ordre inverse, l'accumulation. « Celle-ci existe quand,
la dose restant la même, mais étant répétée plusieurs jours de
suite, l'action devient de plus en plus intense. Ce fait s'explique
par la persistance d'action des premières doses pendant que de
nouvelles doses sont ingérées. L'accumulation d'action est surtout importante pour la digitale, l'arsenic, le mercure, le plomb,
dont les effets persistent au delà de l'intervalle qu'on laisse
entre l'ingestion de nouvelles doses. » (MANQUAT.) Ainsi quand

on administre à un cardiaque pendant plusieurs jours consécutifs une même quantité de digitale, on peut voir le pouls se ralentir progressivement. Continuer le remède quand le nombre des pulsations est tombé à 60 ou 50 par minute, c'est exposer le malade à de terribles accidents ; et même quand on l'a cessé, n'est-on pas sûr immédiatement de l'y avoir soustrait, les doses accumulées pouvant prolonger leurs effets pendant quelques jours encore.

L'accumulation est le contraire de l'accoutumance ; cependant les deux phénomènes semblent pouvoir se combiner dans une certaine mesure. Pour la digitale que nous avons prise en exemple, on peut voir en effet se produire le fait suivant : un malade en est saturé au point qu'on redoute chez lui les effets de l'accumulation ; on suspend le remède ; puis quelque temps après, la faiblesse du pouls, la tachycardie semblent redemander de nouvelles doses du même remède. On le prescrit encore ; mais cette fois les effets de renforcement du cœur et de diurèse qui avaient été si brillants la première fois sont bien moins accusés. Le progrès de la dégénérescence du myocarde est dans certains cas la cause de l'insuffisance de l'action du remède ; mais dans d'autres il y a incontestablement une part à faire à l'accoutumance.

§ 5. — ÉLIMINATION DES MÉDICAMENTS

Les médicaments, composés de substances qui entrent dans la composition chimique normale de nos tissus, peuvent s'incorporer dans nos cellules au même titre que les substances alimentaires et leur destinée devient celle de nos protoplasmas normaux. Les médicaments composés de substances normalement étrangères à notre organisme finissent toujours par être rejetés au dehors : c'est le phénomène de l'*élimination*.

1° État des médicaments à leur sortie de l'organisme. — Quelques-uns sortent de l'organisme dans l'état même où ils y sont entrés, et sans avoir subi de transformations : c'est le petit nombre. On se demande, d'ailleurs, quelle a pu en pareil cas être leur action. La plupart subissent une série de combinaisons chimiques soit dans les voies d'absorption, soit dans le sang, soit dans le foie, soit dans les cellules qui ont présenté pour eux des affinités électives : ils sont dédoublés, oxydés ou réduits, et c'est justement à ce travail chimique qu'ils doivent leurs effets. Ces remèdes quittent donc l'organisme à un état différent de celui qu'ils présentaient à leur entrée : la différence est quelquefois légère (chloral, acide urochloralique) ; elle est quelquefois plus considérable (morphine, oxydimorphine) ; il s'agit d'autres fois d'une véritable métamorphose (acide benzoïque, acide hippurique) et même en certains cas d'une destruction absolue (sulfonal). Le remède décomposé en ses éléments constituants, ceux-ci sortent par les voies d'élimination confondus avec les déchets normaux de la nutrition, et sans qu'on puisse discerner leur véritable origine.

2º Durée et rapidité de l'élimination. — Gubler avait posé en principe que les substances s'éliminaient d'autant plus vite qu'elles étaient plus étrangères à la composition chimique normale de nos tissus ; les sels de potasse, par exemple, sont rejetés plus rapidement que les sels de soude. Mais quand on voit des corps comme le plomb, l'arsenic, le mercure, séjourner indéfiniment dans l'organisme, on est amené à admettre que le principe de Gubler souffre de nombreuses exceptions. Il faut tenir compte alors de la répétition et de la durée de l'absorption ; car, dans ces cas, l'accoutumance s'établit, et elle se traduit non seulement par la diminution des effets habituels des remèdes, mais aussi par une accumulation indéfinie dans certains points de l'organisme, en particulier le foie, le cerveau et les os. Aussi la durée du séjour des médicaments dans l'organisme est-elle des plus variables : les premières doses commencent à s'éliminer quelques minutes après leur absorption ; pour les suivantes, le départ est déjà retardé ; dans les intoxications chroniques, l'élimination peut être assez ralentie pour devenir inférieure à l'absorption.

3º Voies d'élimination. — Les voies d'élimination sont

la peau, les muqueuses et les glandes pourvues d'un conduit excréteur, c'est-à-dire l'ensemble des points par où le corps se met en contact avec le monde extérieur. La peau élimine par les glandes sébacées diverses substances grasses, les iodures, les bromures, le borax ; par les glandes sudoripares, diverses ptomaïnes et des acides gras volatils.

Les glandes du tube digestif comptent parmi les organes éliminateurs les plus actifs ; il est assez curieux de voir les mêmes muqueuses être préposées à la fois à l'absorption et à l'élimination. Le fer est rejeté presque en totalité par la muqueuse du gros intestin ; la morphine est éliminée par les glandes de l'estomac, même quand elle a été donnée en injections hypodermiques ; le chlorate de potasse est éliminé par les glandes salivaires. On a fait observer que ces substances ainsi restituées à la cavité digestive pouvaient être reprises par une absorption nouvelle et jouer ainsi, sinon indéfiniment, du moins longtemps, leur rôle thérapeutique. Ces résorptions sont fort possibles, probables même : mais à l'époque où LAUDER BRUNTON, l'un des premiers, y a insisté, on ignorait que l'organisme neutralise les poisons ; aujourd'hui on serait plus porté à admettre que les médicaments, au moment où les glandes les éliminent dans l'estomac ou dans l'intestin, ont déjà subi des modifications chimiques qui leur interdisent de produire à nouveau leurs effets habituels. Les mêmes réflexions s'appliquent au foie, qui élimine avec la bile une série de substances (métaux, salicylates, etc.) et au pancréas dont l'action est moins étudiée à ce point de vue. Les voies respiratoires sont réservées à l'élimination des produits volatils (éther, chloroforme) qui s'échappent avec l'acide carbonique de la respiration ; il en est de même d'une partie des essences balsamiques (térébenthine, eucalyptol). Cependant BINET (Genève) a constaté que le copahu, le cubèbe, le camphre, le menthol ne passaient en aucune façon par les voies respiratoires et qu'il ne fallait compter à cet égard sur le poumon que d'une façon tout à fait accessoire.

L'appareil génital a été peu étudié comme appareil d'élimination : il n'est pas impossible que la muqueuse utérine serve de passage à quelques balsamiques, et peut-être le sang des règles se charge-t-il quelquefois de principes médicamenteux. Mais les documents manquent sur ce point. Annexe à la fois de la peau au point de vue anatomique et du système génital au point de vue physiologique, la glande mammaire est un organe important d'élimination ; un très grand nombre de substances ingérées par les nourrices peut se retrouver dans le lait. Leur passage à travers cette glande présente un double intérêt, au point de vue des modifications qu'il peut imprimer à la sécrétion lactée et de l'action possible sur le nourrisson. Sur le premier point, chaque remède a une action différente, et il est imprudent de généraliser ; quant au second, il n'est pas impossible d'agir sur la santé de l'enfant en faisant prendre des médicaments à sa nourrice, et ceux-ci semblent ne s'éliminer avec le lait qu'en assez minime quantité pour ne jamais avoir d'influence toxique sur le nourrisson (antipyrine, salicylates, etc.) : cependant cette question mériterait d'être remise à l'étude.

L'organe éliminateur par excellence est le rein : c'est par lui que sortent la plupart des substances étrangères à l'organisme, ingérées dans un but thérapeutique. Quelquefois il est le seul par où elles s'échappent ; lorsque d'autres organes participent à l'élimination, il en garde presque toujours pour sa part 90 à 95 p. 100. Leur présence dans l'urine peut être souvent décelée par des réactifs extrêmement simples.

4° Lésions des organes éliminateurs. — Les médicaments, en s'éliminant, peuvent causer des désordres dans les organes qu'ils traversent ; inversement, les lésions préalables de ces organes peuvent empêcher ou retarder l'élimination : ce sont là des considérations que la médecine ne doit jamais perdre de vue. Ainsi l'acné pustuleuse est souvent le fait des iodures et des bromures qui enflamment au passage les glandes sébacées ; et bien que la pathogénie en soit très complexe, il est certain qu'un mécanisme analogue concourt à la production de bien des éruptions médicamenteuses. Du côté des voies urinaires, les cystites cantharidiennes, les néphrites produites par l'acide phénique, etc., sont connues depuis longtemps : il est bien naturel que ces organes soient plus que d'autres, exposés à l'action irritante des remèdes. Ceux-ci circulent avec le sang, plus ou moins dilués, et chaque organe en particulier peut n'être en contact qu'avec une très faible partie du remède absorbé : mais la quantité presque totale de celui-ci doit passer par les reins, qui de ce fait en ressentiront beaucoup plus vivement l'influence, même en tenant compte de son atténuation et de ses modifications pendant ses pérégrinations dans l'organisme. Ces néphrites, à début insidieux, et qui peuvent agir si fâcheusement sur l'évolution de la maladie qu'elles compliquent, se développent avec une facilité particulière dans les fièvres infectieuses : cette notion doit rendre très circonspect le praticien, qui veut employer des remèdes actifs au cours des pyrexies.

Si une inflammation aiguë ou chronique a bouleversé l'épithélium ou le tissu conjonctif du rein l'élimination des remèdes cesse de s'effectuer dans des conditions normales. M. Bouchard a montré depuis longtemps que dans le mal de Bright, les médicaments retenus dans l'économie s'y accumulent avec rapidité et que, dans ces circonstances, les doses les plus usuelles deviennent toxiques, par suite de la continuité de leur action (calomel morphine, pilocarpine). M. Bard a par contre démontré que dans la néphrite épithéliale, le bleu de méthylène s'éliminait plus vite qu'à l'état normal. Mais ce fait spécial ne suffit pas à infirmer l'opinion de M. Bouchard sur le danger des médicaments actifs chez les urémiques.

CHAPITRE III

DIVISION DE L'ÉTUDE DES MÉDICAMENTS

On ne peut se faire une idée juste de l'action générale des remèdes, qu'en essayant de se rendre compte d'une façon exacte de l'état de l'organisme en proie à la maladie. Or, sans remonter à l'origine même des choses, sans revenir aux questions de philosophie médicale dont nous avons plus haut esquissé

la trame, on reconnaît facilement que les maladies trouvent leur point de départ dans l'une des trois conditions suivantes :

1° Altération dans la composition chimique de nos liquides,
de nos tissus et de nos organes ;

2° Introduction dans l'économie d'un principe nuisible :
germe vivant, poison organique ou poison minéral ;

3° Excès ou défaut de fonctionnement d'un organe.

Ces trois conditions peuvent se combiner entre elles ou exister isolément ; elles peuvent succéder les unes aux autres, s'en-
gendrer réciproquement, mais au début des maladies, on trouve
toujours au moins l'une d'elles. Sans verser dans la chimiatrie,
on peut affirmer que les diverses parties de notre corps doivent présenter une composition chimique définie, en dehors de
laquelle la maladie éclatera. Qu'une alimentation mal réglée
ait introduit dans l'économie trop peu de chlorures ou trop de
glycoses, il en résultera dans le premier cas une anémie spéciale
accompagnée de troubles digestifs, dans le second un état bien
connu, la glycémie, bientôt suivie de glycosurie. Contrairement
à ce que croyaient nos prédécesseurs, la physiologie nous
apprend aujourd'hui que nos organes savent transformer en
glycose ou en graisse les aliments albuminoïdes, mais quoique
l'usine animale soit plus habile à fabriquer certains corps complexes qu'on ne le pensait autrefois, si l'apport des matériaux
primitifs, soufre, phosphore, chlorure, azote, est insuffisant,
il est de toute évidence, qu'elle ne peut créer les corps simples
qui lui manquent. De là, par un enchaînement inévitable, des
altérations de composition chimique, des altérations de structure et des maladies. L'apport excessif des matériaux même
utiles a, par un mécanisme inverse, des conséquences analogues.

L'introduction dans l'organisme de substances délétères a fait
l'objet des recherches les plus merveilleuses depuis les travaux
de PASTEUR. Les anciens connaissaient les poisons minéraux et
les poisons d'origine végétale ; sous le nom de miasmes et de
virus, ils avaient soupçonné plutôt qu'étudié les poisons animés,
les germes vivants que nous sommes aujourd'hui fiers de bien

connaître. Les microbes, qui infectent nos tissus et nos humeurs, les poisons qu'ils sécrètent constituent une série de causes des plus importantes en pathologie, puisque c'est d'elles que relève, au point de vue étiologique, la longue catégorie des maladies infectieuses, pyrexies, fièvres éruptives, etc.

Enfin, dans un grand nombre de cas, le mal débute par des troubles fonctionnels. Excès de travail cérébral, passions ou préoccupations qui surmènent le système nerveux, excès de fatigue musculaire, excès de table, excès de coït, voilà, dans bien des cas, l'origine presque volontaire de bien des maux. D'autres fois, c'est par hérédité qu'un sujet se trouve porteur d'un organe dont le fonctionnement est exagéré, insuffisant ou perverti : chez l'un, ce sera le corps thyroïde qui, de génération en génération sera déformé et dégénéré; chez un autre, le cœur sera ou débile ou excitable, ou malformé ou hypertrophié, comme il l'a été chez ses ascendants; dans telle autre famille, on verra le foie et les reins mal remplir leur office, dès les premières années de la vie et manifester peu à peu leur insuffisance, sans qu'aucun incident permette d'établir le jour précis où ils ont commencé à être malades. Dans ces conditions, la maladie primitivement locale ne tarde pas à devenir générale, et, grâce aux rapports multiples qui existent entre chaque organe et la nutrition de tout le corps, le mal étend bientôt ses ravages bien au delà du point d'abord intéressé. Sans parler des actions nerveuses ou vasculaires qu'une lésion limitée peut ainsi exercer à distance, nous savons, depuis les travaux plus récents sur la sécrétion interne des glandes, que des lésions très restreintes peuvent empêcher la fabrication de principes utiles ou s'opposer à la destruction de matières nuisibles (voy. le chapitre des *Médications organiques*), et ramener ainsi l'organisme à l'une des deux conditions pathogènes que nous venons d'indiquer : défaut dans la composition chimique de nos éléments ou introduction dans leur intimité de substances délétères.

A ces trois ordres de déterminisme pathogénique correspondent trois séries de médicaments : les premiers restituent à l'économie les principes qui lui manquent, médicaments *com-*

plémentaires ou de *nutrition ;* les seconds tendent à la destruction directe ou indirecte des principes étrangers à l'organisme, qui y ont indûment pénétré ou y sont indûment retenus, médicaments *antitoxiques* et *antiseptiques ;* les derniers enfin ont une action élective sur un organe ou une fonction déterminée (purgatifs, diurétiques, anesthésiques) : médicaments *physiologiques.* C'est dans cet ordre que nous les étudierons.

En divisant ainsi en trois catégories les ressources que nous offre la matière médicale, nous n'avons nullement la prétention d'en faire une classification. Les tentatives faites dans ce sens ont toujours échoué, et ces insuccès sont faciles à comprendre. Si on divise les médicaments d'après leur origine, d'après leurs propriétés physiques ou botaniques, on perd complètement de vue le malade, les effets du remède et la guérison, but suprême de la médecine : la thérapeutique devient une annexe des sciences accessoires.

Si on prend pour *critérium* de la classification un des effets produits par le remède : relèvement des forces, anesthésie, révulsion, on s'expose à des erreurs plus graves encore. Mandataire souvent infidèle au but que nous le chargeons d'atteindre, le médicament, une fois entré dans l'organisme, exerce simultanément plusieurs actions, les unes utiles, les autres fâcheuses. L'opium prescrit pour calmer des douleurs amènera une constipation opiniâtre ; la pilocarpine, donnée comme sudorifique, exerce sur le cœur une influence perturbatrice. Il faut alors faire reparaître les mêmes substances dans deux ou trois catégories différentes d'une même classification, ce qui est la ruine de la logique, ou les passer sous silence dans une ou deux de celles où elles devraient figurer, ce qui est une omission. Une classification, au sens philosophique du mot, est donc actuellement impossible en thérapeutique, et en catégorisant les médicaments en trois séries, comme nous l'avons fait, nous avons cherché simplement un ordre d'exposition qui fût plus intéressant que l'ordre alphabétique, qui permît de grouper ensemble les agents ayant entre eux certaines analogies d'action et qui en facilitât l'étude. Mais nous ne nous dissimulons pas que cette division est, en somme, assez artificielle et qu'il serait possible de mettre plusieurs remèdes à un autre rang que celui où nous les avons inscrits.

En dehors de ces trois grandes catégories, nous aurons à étudier dans des chapitres spéciaux : 1° La *Révulsion ;* 2° les *agents physiques* et *mécaniques.* La révulsion comprend non seulement des médicaments spéciaux, mais des procédés particuliers, à l'aide desquels elle cherche à déplacer les localisations morbides ; elle a tenu et elle tient encore dans la médecine pratique un rang si élevé qu'on ne saurait sans omission grave lui refuser une place à part dans un ouvrage comme celui-ci. Si la révulsion peut presque à elle seule résumer la thérapeutique du passé, les agents physiques et mécaniques comprennent peut-être la plus grande partie de celle de l'avenir. Quoique introduits d'hier dans la médecine, ils y font sentir de plus en plus leur influence ; il est légitime de le reconnaître et indispensable de les bien étudier.

DEUXIÈME PARTIE

THÉRAPEUTIQUE DES MALADIES DE LA NUTRITION

CHAPITRE PREMIER

LA NUTRITION EN GÉNÉRAL

La nutrition [1] est l'acte essentiel de la vie végétative. Emprunter des substances au monde extérieur, les assimiler à sa propre substance après une élaboration plus ou moins compliquée, rejeter au dehors celles qui sont usées et devenues inutiles, tel est le rôle auquel sont immédiatement adaptées toutes les fonctions de notre organisme en dehors de celles qui doivent assurer la vie de relation et la perpétuité de l'espèce.

§ 1. — IDÉE ANCIENNE DE LA NUTRITION

Ce mouvement de la nutrition a été jusqu'à ces dernières années jugé plus simple qu'il ne l'est en réalité. Voici en effet comment on le comprenait dans ses grandes lignes. Le sang, liquide nourricier par excellence, distribue à tous les organes, grâce à la circulation, les matériaux dont ils ont besoin pour se renouveler peu à peu ; chaque jour, dans l'appareil digestif chargé, avec ses annexes, de la transformation des aliments, il puise les éléments nécessaires à l'entretien de l'organisme ; et, par la respiration ainsi que par la sécrétion urinaire il se débar-

---

[1] Ce chapitre reproduit en partie quelques pages écrites par l'auteur au début du *Traité de thérapeutique appliquée* d'A. ROBIN.

rasse régulièrement des déchets de la nutrition. Le mécanisme intime de l'assimilation reste inconnu, mais on sait bien ou on croit savoir que l'organisme animal n'est pas capable de fabriquer les principes immédiats ternaires ou quaternaires, qui lui sont indispensables : il doit les trouver tout faits ou à peu près tout faits dans les aliments qu'il ingère et se borne à leur faire subir quelques modifications de second ordre. LIEBIG consacre ces théories en établissant deux catégories d'aliments : les uns, azotés et plastiques, destinés à s'incorporer réellement à nos tissus, les autres, ternaires et respiratoires, destinés à assurer par leur combustion le maintien de la chaleur animale. Le phénomène intime en effet auquel aboutit, en dernière analyse, le mouvement nutritif est toujours une combustion : l'eau, l'acide carbonique et l'urée qu'éliminent les poumons et les reins, représentent le dernier terme de l'oxydation des substances hydrocarbonées et azotées : c'est sous cette forme que l'animal, qui n'est apte qu'à détruire, va restituer au monde inorganique les matériaux qu'il a reçus.

§ 2. — LA NUTRITION, D'APRÈS LA MÉDECINE MODERNE

Cette conception de la nutrition, vraie dans ses faits principaux, renferme plusieurs erreurs et présente plusieurs omissions ; elle a dû être sur bien des points rectifiée, et, malheureusement aussi, compliquée par des recherches plus récentes.

Le premier fait sur lequel on doit insister, c'est l'intervention toujours active du système nerveux, que l'on avait primitivement laissé de côté. Les cellules qui composent nos tissus ne sont pas en effet, de simples corpuscules inanimés, puisant dans le sang les éléments qui leur conviennent au gré de leurs affinités chimiques ; elles trouvent dans le système nerveux un régulateur vigilant, qui non seulement fait varier la quantité de sang qui les baigne, grâce au mécanisme de la constriction et de la dilatation vasculaires, mais encore qui incite ou modère leurs activités nutritives. Cette influence, difficile à démontrer quand elle est normale, devient manifeste quand elle se pervertit ou s'exagère dans certaines maladies : mais comment pourrait-il exister des lésions trophiques consécutives à certaines affections du système nerveux, s'il n'y avait pas des actions trophiques relevant absolument de la physiologie ?

L'école de la Salpêtrière et tant d'autres travailleurs, en accumulant sur ces faits les documents les plus instructifs, ont commencé à enlever à la nutrition le caractère trop exclusivement chimique qui lui avait été assigné.

« Chez l'animal, chaque cellule jouit de sa vie autonome, mais contribue aussi à la vie d'ensemble, et se nourrit souvent des *produits élaborés par des cellules différentes*, c'est ce qui fait la complication du problème de la vie animale. » (A. GAUTHIER, *la Chimie de la cellule vivante*, p. 32.) Ce point si remarquablement mis en lumière dans l'ouvrage que nous citons avait complètement échappé à nos prédécesseurs : le sang était pour eux le seul intermédiaire entre les produits assimilables de la digestion et les éléments cellulaires, et le fait de ces organes, travaillant à préparer les matériaux pour d'autres organes ou tenant en réserve des substances ultérieurement utilisables, leur était totalement inconnu. Cela venait en grande partie de ce qu'ils n'avaient pas étudié le rôle si important des glandes vasculaires sanguines, et de ce qu'ils avaient cru que la fonction des glandes à canaux excréteurs se bornait à la sécrétion du liquide circulant dans ces conduits. Les travaux de CLAUDE BERNARD, sur la glycogénie hépatique, d'ADDISON sur la maladie bronzée, de BROWN-SÉQUARD sur la sécrétion interne des glandes, la série des découvertes si intéressantes sur les propriétés du corps thyroïde et le myxœdème, sur le rôle du pancréas dans le diabète maigre, ont transformé cette partie de la physiologie.

Un grand nombre d'organes versent incessamment dans le sang veineux, en même temps que les résidus de leur nutrition, des substances encore mal connues, plutôt soupçonnées quelquefois que réellement démontrées, et dont le rôle est des plus complexes. Les unes sont destinées à être assimilées par d'autres organes, d'autres à être brûlées, d'autres peut-être enfin à neutraliser ou à détruire des éléments devenus nuisibles à l'animal.

La solidarité de tous les organes apparaît ainsi plus intime et plus étroite : des organes, réputés presque inutiles et dédaignés par les médecins, deviennent les agents les plus importants de la conservation de la santé et même de l'intelligence, et des maladies restées mystérieuses ou incurables commencent à être éclairées dans leur pathogénie et combattues avec succès.

Un troisième point où les idées anciennes ont dû être modifiées, c'est celui de la prétendue incapacité de l'organisme animal pour la transformation des principes immédiats de l'alimentation les uns dans les autres. Le fait était démontré et reconnu pour la transformation des matières amylacées en sucre (DUMAS, BOUSSINGAULT, LIEBIG), et FLOURENS avait engraissé un ours du Jardin des Plantes en le nourrissant uniquement de pain. Mais on a cru longtemps que les substances quaternaires que nous absorbons devaient rester telles dans notre organisme. Il semble que ce soit une erreur. « S'il est aujourd'hui reconnu comme certain qu'une partie des sucres et des graisses de l'économie, peut-être même des matières albuminoïdes, provient *directement* des matériaux de même espèce fournis par l'alimentation, il est impossible de méconnaître aussi qu'une partie de ces substances : glycogène, glycose, corps gras, etc., lorsqu'elles apparaissent dans nos cellules, concurremment avec l'urée, les composés amidés et l'acide carbonique, ne provienne directement du dédoublement des albuminoïdes du protoplasma qui sécrète pour ainsi dire ces substances au fur et à mesure qu'il fonctionne[1]. »

La célèbre expérience de PETTENKOFER et VOIT, voyant des chiens nourris exclusivement de viande former cependant de la graisse, le fait si vulgaire des diabétiques continuant à fabriquer du sucre en abondance malgré une alimentation exclusivement carnée, suffisent à démontrer le fait. Comme tout organisme animal, l'homme est incapable de faire avec les éléments qui les composent la synthèse des albuminoïdes, mais il peut transformer les uns dans les autres les principes

---

[1] A. GAUTIER, *loc., cit.* p. 85.

azotés et tirer d'eux des substances grasses ou sucrées. C'est grâce à cette propriété qu'il peut à l'état normal conserver identique la constitution chimique et par suite histologique de ses cellules, en restant jusqu'à un certain point, indépendant de la variation des aliments qu'il ingère. Si au contraire, les propriétés nutritives de ses éléments anatomiques viennent à être troublées, alors l'équilibre peut être rompu, et les composés ternaires seront fabriqués en quantité insuffisante ou exagérée, suivant certaines circonstances (émaciation, obésité, glycosurie).

Sur un quatrième point, la théorie générale de la nutrition a été bouleversée. Dans ses admirables études sur les fermentations, PASTEUR a montré que certains micro-organismes avaient besoin d'air pour se nourrir et pour vivre, mais que d'autres, au contraire, pouvaient parfaitement se passer de l'oxygène de l'air, et à la nutrition aérobie des uns il a opposé la nutrition *anaérobie* des autres. Cette double condition de vie se retrouve dans les éléments anatomiques des animaux et de l'homme. LAVOISIER avait assimilé la respiration à une combustion ; après lui, on avait compris que la combustion se faisait, non dans les poumons mais dans tous les organes, et les oxydations étaient restées le type unique de la nutrition intime des cellules. Un fait pourtant aurait dû frapper les physiologistes, c'est que la quantité d'oxygène trouvée dans les excrétions, dépasse d'un cinquième environ la quantité d'oxygène empruntée à l'air inspiré[1]. D'où peut donc venir l'excès d'oxygène des produits éliminés? Il vient, par la nutrition anaérobie des protoplasmes, de la réduction de certains corps azotés, et les leucomaïnes, matières réduites, témoignent de la justesse de cette assertion. La chimie de la cellule vivante relève donc à la fois d'un double travail d'oxydation et de fermentation, et, s'il faut en croire l'éminent professeur de chimie : « La partie vraiment active et vivante de nos cellules, le noyau et le protoplasma, fonctionne, à l'abri de l'oxygène à la façon des microbes anaérobies, et ce n'est que secondairement, à l'extérieur pour ainsi

[1] A. GAUTIER, *Gaz. hebd.*, 1er juillet 1881.

5.

dire de la cellule et aux dépens de ses produits, que se passent les phénomènes de combustion qui fournissent à l'animal la majeure partie de sa chaleur et de son énergie » (*loc. cit.*, p. 4).

Enfin il est un dernier point sur lequel les travaux de Schiff, de Roger, de Bouchard, ont été de véritables révélations : la toxicité de certains organes à l'état normal et le pouvoir anti-toxique de certains autres. « L'intestin est un véritable labo-ratoire de poisons » : son contenu injecté à très faible dose dans les veines d'un animal détermine rapidement la mort ; les extraits d'un grand nombre de glandes sont aussi des poisons très actifs. Comment se fait-il donc que, chargés de poisons à un aussi haut degré, nous réussissions à vivre ? C'est que pour plu-sieurs, des barrières épithéliales efficaces s'opposent à leur entrée dans la circulation, et que, d'autres en traversant tel ou tel organe, y rencontrent des substances qui les neutralisent ou les détruisent. Le foie est antitoxique pour les poisons de l'intestin, le corps thyroïde pour les substances mal connues qui infiltrent les membres myxœdémateux, les capsules surrénales pour les déchets qui résultent du fonctionnement musculaire. Cette notion aussi précieuse ne doit jamais être perdue de vue, quand on veut essayer quelque médicament d'origine animale (opothé-rapie, sérothérapie).

Grâce à ces nouvelles conquêtes de la chimie organique et de la physiologie, le problème de la nutrition est devenu singuliè-rement plus complexe. Les grandes fonctions des appareils digestif, circulatoire, respiratoire, sécrétoire, gardent toujours leur rôle prépondérant et conservateur ; mais à côté d'elles prennent place des fonctions nouvelles (sécrétion interne des glandes, travail fermentatif aboutissant à la transformation des matériaux organiques), les unes, appartenant à certains organes spéciaux, les autres, pouvant être considérées comme des pro-priétés communes à tous les éléments cellulaires ; et enfin, dominant ce mécanisme compliqué, apparaît le système nerveux véritable régulateur de la vie végétative, en même temps qu'il est l'organe essentiel de la vie de relation ; le système nerveux qui, dirigeant à lui seul les fonctions les plus diverses maintient l'unité et l'indépendance de l'organisme à travers les vicissitudes chimiques les plus difficiles et préside aux plus obscures comme aux plus brillantes manifestations de la vie.

§ 3. — Les médicaments et les agents qui modifient la nutrition

Les phénomènes primordiaux de la nutrition étant ainsi établis, on comprend que toute substance alimentaire ou médicamenteuse introduite dans l'organisme peut et doit faire sentir son influence sur elle; qu'il en est de même de toute action physique ou mécanique, impressionnant le système nerveux et excitant ses fonctions sensitives ou motrices. La nutrition ne peut pas ne pas ressentir le contre-coup immédiat ou éloigné de tout ce qui a une influence sur un point même limité de l'organisme. Mais pour ne pas s'égarer dans des spéculations trop hasardeuses, il convient de réserver à l'étude des médicaments nervins celle de tous les agents qui ne modifient la nutrition que par l'intermédiaire du système nerveux et de limiter l'étude des médicaments proprement dits de la nutrition aux trois catégories suivantes : 1º les régimes alimentaires; 2º les médicaments dont la substance composante existe normalement dans l'économie ; 3º les sucs organiques.

1º Par les *régimes*, le médecin introduit dans le corps du malade les aliments qui conviennent, il écarte ceux qui nuisent à une maladie déterminée. Il préside, par sa prescription, au renouvellement cellulaire, et il lui appartient, par un régime bien fait, de modifier profondément la trame de nos tissus. Si, comme on le croyait naguère, l'animal n'avait pas le pouvoir de transformer les uns dans les autres, les principes immédiats de l'alimentation, s'il ne pouvait pas faire de la graisse et du sucre avec des albuminoïdes, le pouvoir du thérapeute serait certainement plus absolu ; il deviendrait le maître de la chimie de nos organes. Mais l'animal a, en ces matières, plus de puissance qu'on ne l'avait pensé ; et ce privilège, malheureux en quelques circonstances, déjoue les régimes les mieux combinés; c'est ainsi qu'on a beau priver un sujet de graisse ou de sucre, il pourra n'en pas moins rester obèse ou diabétique. De pareils faits montrent que l'influence des régimes est quelquefois limitée ; nous verrons que, dans bien d'autres cas, elle est des plus heureuses, et que les prescriptions alimentaires sont par leur importance au premier rang de celles que doit formuler le praticien.

2° Parmi les médicaments les plus anciennement connus, figurent le fer, le soufre, les alcalins, les chlorures : plus récemment on a employé le phosphore, l'oxygène, l'iode. Or, la chimie a démontré que ces corps sont des éléments normaux dans la composition de nos tissus : le fer, dans l'hémoglobine, le soufre, dans les téguments et les viscères, l'iode, dans le corps thyroïde, etc. Dans les maladies, il peut arriver que ces éléments soient en excès ou en défaut, que l'alimentation n'en introduise pas une quantité suffisante, que l'absorption en soit incomplète, qu'une médication intempestive en introduise trop ; il peut arriver surtout, que par suite d'un vice intime et profond de la nutrition, ou sous l'influence d'agents thérapeutiques, nos cellules perdent avec excès ces matériaux indispensables à leur fonctionnement normal. Connus depuis longtemps pour le fer, plus récemment pour le phosphore, ces troubles commencent à être bien étudiés, pour la plupart des corps minéraux qui entrent dans la constitution de nos tissus, grâce aux puissantes études de M. A. ROBIN sur les médicaments déminéralisateurs, grâce aux travaux si originaux de VIDAL, ACHARD et tant d'autres sur la rétention chlorurée. Ces corps minéraux forment une classe toute naturelle de remèdes de la nutrition : on les a souvent divisés en accélérateurs ou en ralentissants de la nutrition, on a considéré quelques-uns d'entre eux comme des altérants. Ces dénominations supposent que le mouvement normal de la nutrition est mieux connu qu'il ne l'est en réalité, elles entraînent avec elles l'acceptation de doctrines et de faits qui ne sont pas très démontrés ; il est plus sage de s'en abstenir dans un traité aussi élémentaire que celui-ci.

L'arsenic contracte facilement avec plusieurs de nos tissus des combinaisons relativement stables ; mais ce n'était que par un artifice de raisonnements que nous avions pu dans notre première édition l'assimiler aux vrais médicaments de la nutrition. Depuis que les études de M. A. GAUTIER (décembre 1899) ont démontré la présence normale de l'arsenic dans plusieurs de nos organes, ce métalloïde trouve parmi ces médicaments une place tout à fait légitime.

Les *eaux minérales*, dont les puissantes actions thérapeutiques ont été utilisées depuis des siècles, doivent leur vertu justement à la présence dans leur constitution de ces mêmes corps : fer, soufre, arsenic, chlorures, alcalins, etc. Leur étude suivra logiquement celle de ces médicaments.

3° Enfin on a vu que nos organes se nourrissent et s'entretiennent aux dépens de substances formées dans d'autres organes, en particulier dans les glandes et surtout dans les glandes vasculaires sanguines. Lorsque ces substances font défaut, il appartient à la thérapeutique de les restituer à l'organisme en les empruntant à des glandes d'animaux sains : l'étude de ces médications organiques (*opothérapie* de LANDOUZY) formera le dernier chapitre des médicaments de la nutrition.

CHAPITRE II

LE RÉGIME ALIMENTAIRE DANS LES MALADIES

La nature et la quantité des aliments ont dans le traitement des maladies une importance de premier ordre. L'adage de CELSE n'a pas vieilli : *optimum remedium est cibus opportune datus.* Il y a quelques années, sous l'influence des idées de LIEBIG et des travaux qui avaient suivi la publication de ses ouvrages, on croyait ou on paraissait croire que tous les aliments se réduisaient dans l'estomac et dans l'intestin à un très petit nombre de principes immédiats, peptone et glycose par exemple, prêts pour l'absorption et passant tels quels dans la circulation. En poussant à l'extrême cette simplification, on en serait arrivé à penser qu'il est indifférent de prendre du lait, de la viande ou des œufs, les corps albuminoïdes de ces différents mets aboutissant en définitive à donner de la peptone. Cette indifférence à l'égard des diverses variétés de peptones qu'on commençait cependant à connaître, était telle que P. BERT écrivait en 1872 : « Je passe sous silence les différences peu importantes des peptones venant de diverses origines[1]. »

Or c'est s'abuser étrangement que de traiter avec dédain ces origines diverses. La molécule d'albumine est d'une complexité telle que nous nous en faisons difficilement une idée, même approximative ; elle est associée à des métalloïdes, soufre ou phosphore, en quantités variables ; et pour ce qui concerne leur évolution dans l'organisme, les albuminoïdes digérés et absorbés gardent jusque dans leur assimilation intime à nos tissus, jusque dans leur désassimilation, des différences d'action et sans doute de composition, quelquefois très légères, quelquefois très considérables, dont la chimie biologique nous apprendra de mieux en mieux à tenir compte. La persistance des effets des sérums et des sucs organiques, malgré l'action des sucs digestifs, les différences d'aspect et de composition de l'urine suivant la nature des aliments azotés pris au repas, sont des exemples choisis entre mille pour bien faire comprendre l'importance de l'assertion suivante : en fait de régime alimentaire, toute généralisation est fausse et aboutit à des erreurs thérapeutiques. Déterminer les régimes en s'appuyant uniquement sur la classification des aliments en azotés, gras et hydrocarbonés, constitue une simplification fort commode, mais fort dangereuse, et il faut de toute nécessité étudier séparément l'action de chacune des innombrables substances qui servent à notre nourriture : viandes de bœuf, de mouton, de porc, volaille, œufs, lait, légumes, poissons, etc. Un traité de physiologie véritablement humaine, qui exposerait les qualités nutritives et digestives de chacune d'elles serait un ouvrage précieux ; mais ce traité est encore à faire.

L'homme adulte perd, à l'état normal, par ses excrétions, 21 grammes d'azote et 230 grammes de carbone (P. BERT). Il est

[1] Art. Digestion, *Dict. de médecine et de chirurgie pratiques*.

donc utile qu'il retrouve dans sa ration d'entretien l'équivalent
de ce qu'il perd ; s'il se nourrit insuffisamment, il dépérit et
subit peu à peu les atteintes de ce mal dont les degrés sont
infiniment nombreux et qu'on appelle la misère physiologique :
si la privation est absolue, c'est l'inanition et la mort en une
douzaine de jours. Ces données très exactes, pour l'état sain, ne
sont pas exactement applicables à l'état pathologique. La présence ou l'absence de la fièvre permet d'établir deux séries de
cas bien distincts.

ARTICLE PREMIER

LE RÉGIME DANS LA FIÈVRE, LA DIÈTE

Pendant les fièvres longues, l'homme peut supporter très longtemps la privation d'aliments solides, mais non de boissons.
Autrefois, on maintenait, à tort du reste, les typhiques à une
diète absolue : un adulte sain qui n'aurait pris pendant le même
temps que les boissons permises à ces fébricitants serait infail-
liblement mort de faim. La même mésaventure arrivait peut-
être, pour le même motif, à quelques-uns de ces pauvres malades,
mais plusieurs guérissaient, et l'expérience clinique, parfaitement concluante à cet égard, permet d'affirmer que la nutrition
se fait tout différemment à l'état normal et dans la fièvre.

Dans ce dernier cas, quelle que soit la cause de la pyrexie, le
malade, pour peu que son mal ait quelques jours de durée, maigrit ; ses masses musculaires s'amincissent, sa graisse se fond,
ses réserves de glycogène s'épuisent, il dépense toutes ses
réserves et toutes ses ressources organiques ; mais il supporte
cette déperdition mieux que l'homme sain. En constatant ce
fait, d'une part, en reconnaissant, d'autre part, que le fébricitant
qui mange, augmente sa fièvre et ajoute presque fatalement des
troubles digestifs à ceux de son propre mal, les anciens avaient
été amenés à conseiller une diète sévère (le mot de diète étant
pris ici dans le sens de privation d'aliments, sens qui ne répond
pas à sa signification étymologique) ; mais au lieu de rester

fidèle au précepte hippocratique qui considère comme un égal danger de ne pas assez ou de trop nourrir les fiévreux, ils avaient poussé à l'exagération, surtout depuis Broussais, la prescription du jeûne.

Actuellement, la pratique, qui est généralement considérée comme la meilleure, consiste à ne défendre aux fébricitants que les aliments solides, à leur donner des boissons en abondance, à les nourrir de liquides alimentaires d'un choix déterminé. Il est entendu que cette prescription se modifie suivant la violence et surtout suivant la durée de la fièvre. La privation de solides se justifie par la diminution des sucs digestifs capables de les digérer, par le défaut d'appétit qui en est la conséquence, par les indigestions qui succèdent aux tentatives inopportunes d'alimentation. Le pouvoir antitoxique du foie, le pouvoir éliminateur du rein qui sont diminués dans la fièvre, donnent des raisons nouvelles de restreindre la nourriture qui introduit toujours avec elle, plus ou moins de toxines, ou du moins de faire parmi nos mets usuels une sélection des plus sévères.

La prescription de boissons alimentaires se justifie par la nécessité de ne pas laisser tomber le malade dans l'inanition. Il appartient au médecin de reconnaître le moment où les effets de celle-ci se joignent à ceux de la maladie infectieuse, ou plutôt de ne pas attendre ce moment, et de le prévenir en faisant ingérer des liquides nutritifs, de digestion facile, d'une toxicité aussi faible que possible.

Enfin l'usage des boissons abondantes se recommande parce que, l'eau absorbée par la muqueuse digestive s'élimine forcément par les émonctoires naturels, qu'elle entraîne les déchets organiques et les toxines microbiennes. En faisant boire, non seulement on augmente la quantité d'eau de l'urine, mais aussi celle des matériaux solides ; on opère un petit lavage du sang, dans des conditions tout à fait physiologiques ; on contribue à désintoxiquer le malade, et comme dans toute infection, les effets des toxines microbiennes sont doublés par ceux de l'auto-intoxication, on contribue ainsi à la guérison. La nature médicatrice a toujours mis les médecins sur la bonne voie en donnant au fiévreux une soif ardente, et en leur permettant d'observer que cette soif est un symptôme normal, et même un symptôme de bon augure ; elle est la manifestation d'un organisme qui sait utiliser toutes ses défenses.

Ces principes étant établis, on peut donc borner le régime du fébricitant aux tisanes, au lait, aux boissons alcooliques et au bouillon. On y joindra dans quelques cas, et avec certains artifices, la viande et les œufs ; mais les graisses, les sauces, les fritures, les farineux, les poissons, etc., en seront écartés.

1° Les tisanes. — Les tisanes, qui tenaient une si large place dans la vieille thérapeutique, sont aujourd'hui bien dédaignées. On donne ce nom aux boissons que l'on prépare par macération, par infusion ou par décoction de diverses plantes (feuilles, fleurs ou racines). Quoique leur cercle d'action soit assez restreint, il ne faut cependant pas les traiter avec dédain, car elles agissent par quatre facteurs différents : 1° la substance végétale employée; 2° l'eau ; 3° la température; 4° le sucre dont on les additionne habituellement. Ajoutons enfin que les tisanes faites par décoction ou infusion sont *ipso facto stérilisées*, et n'introduisent ainsi aucun microbe contrairement aux boissons glacées dont on abuse assez souvent. — 1° La *substance utilisée* est extrêmement variable ; elle l'était du moins autrefois, à une époque où toute ordonnance qui ne prescrivait pas une ou plusieurs tisanes était réputée incomplète. Cette substance est quelquefois très active, plus souvent insignifiante ; chacune de ces plantes sera étudiée au chapitre qui lui convient le mieux. — 2° L'*eau* qui doit être éliminée par les reins ou la peau, entraine avec elle des toxines ; en outre, elle calme la soif des malades. Ce rôle est absolument utile; il ne faut pourtant pas l'exagérer, et sous prétexte de laver le sang des malades, les gorger de boissons qu'ils absorbent avec peine et qui distendent inutilement leur estomac. Sur ce modeste terrain, comme en toutes choses, il y a des limites qu'il faut savoir ne pas dépasser : le plus sage est de donner assez fréquemment à boire et par petites quantités. — 3° La *température* de la tisane est assez importante : les boissons fraiches sont diurétiques, les boissons chaudes sont diaphorétiques. Les unes et les autres tendent au même but de dépuration par des voies différentes ; on choisira les premières ou les secondes d'après la nature du mal et le caractère du malade. Les affections bronchiques se trouvent mieux des boissons tièdes : les infections. qui amènent la sécheresse de la langue, se trouvent mieux quelquefois des froides. Les sensations du malade sont en cette matière le meilleur des guides ; il faut n'avoir jamais vu le bien-être d'un fébricitant dont la bouche vient d'être humectée par quelques gorgées de liquide, tiède ou frais, selon ses goûts, pour mépriser l'influence thérapeutique, bien faible, mais tout au moins inoffensive des tisanes. — 4° Enfin le *sucre* qu'on y ajoute a sa part d'action. Il facilite, dit-on, l'expectoration ; il masque le goût des médicaments désagréables ; il facilite les contractions intestinales, ce qui en fait rejeter l'emploi dans les diarrhées, où l'on prescrit plus volontiers les liquides acidulés ; il est diurétique. Son rôle serait peut-être même plus élevé : la glycose est un agent antiseptique pour le bacille de LOEFFLER. Peut-être le sucre de canne a-t-il aussi un rôle antimicrobien. Il faut enfin tenir compte de sa valeur nutritive de plus en plus appréciée : dans les fièvres violentes, le sucre est quelquefois le seul aliment que l'on puisse sans difficultés et sans inconvénients faire tolérer par les malades. Il est insuffisant sans doute, mais il masque encore assez bien la privation de tout autre aliment.

2° Le lait. — Le lait est prescrit à beaucoup de fiévreux et à juste titre. Le lait très pur et très riche est pour certains sujets d'une digestion difficile : il faut alors le donner écrémé ou le couper d'eau alcaline (Vals ou Vichy), ou d'une eau bouillie (orge, chiendent, graine de lin, fleurs pectorales, stigmates de maïs, etc.). La digestion de ses parties nutritives s'opère évidemment moins bien qu'à l'état normal ; mais elle s'opère encore assez bien pour contribuer à soutenir les forces du malade. Le lait est en outre la boisson et l'aliment de choix, quand il y a avec la fièvre, coïncidence d'entérite ou d'albuminurie ; il introduit dans l'économie le minimum de toxines qu'un aliment peut y introduire et ne met ainsi que très peu à contribution les fonctions antitoxiques du foie, circonstance précieuse lorsque cet organe est lui-même infecté. Il est diurétique, favorise la sortie par le rein des poisons microbiens et n'exerce par lui-même aucune action nocive sur le parenchyme de cette glande. En outre de tous ces motifs d'ordre théorique, l'expérience journalière démontre que dans la plupart des fièvres, le lait est un breuvage utile aux malades, bien toléré par l'estomac, et qu'il y a tout intérêt à prescrire. Cela ne veut pas dire d'ailleurs qu'il faut l'imposer obstinément aux sujets qui ne le digèrent pas, qui ont pour lui une répugnance insurmontable ou dans les voies digestives desquels il fermente de façon si fâcheuse qu'il provoque de véritables empoisonnements. En pareille matière l'entêtement serait coupable et dangereux ; ces questions seront d'ailleurs reprises ultérieurement.

3° Le bouillon. — Le bouillon a subi, au point de vue de sa réputation, de singulières vicissitudes. Il a été jadis considéré par les médecins comme la nourriture par excellence des fiévreux et des convalescents, et les meilleurs praticiens ne dédaignaient pas d'entrer dans les plus minutieux détails sur le choix des viandes et des légumes dont on devait le composer. Plus tard, les chimistes n'ayant trouvé dans un litre du meilleur bouillon que 25 grammes de résidu sec, dont 15 seulement sont assimilables, mais passent en grande partie dans l'urine (BOUCHARDAT), on se hâta de proclamer que ce n'était guère plus nourrissant que de l'eau claire. Enfin, de nos jours, on a découvert dans le bouillon pas mal de toxines, on a déclaré que c'était une *solution de poisons*, et on a voulu le proscrire du traitement des pyrexies. Indispensable, inutile, dangereux, telles sont les trois qualités qu'on lui a successivement attribuées : elles sont vraies toutes trois, suivant les circonstances.

Riche en sels minéraux (chlorure de sodium, phosphates, potasse) dont il renferme 10 grammes par litre, le bouillon répare excellemment les pertes minérales que les malades subissent dans tant de pyrexies, dans la fièvre typhoïde en particulier (*inanition minérale* de ROBIN) ; excitant de la sécrétion gastrique, il maintient par ses qualités peptogéniques (SCHIFF) le fonctionnement de l'estomac ; enfin, grâce aux albuminoïdes qu'il contient, en faible quantité sans doute, mais à un état où l'absorption s'en opère presque sans travail digestif, il contribue au maintien de la nutrition chez des sujets disposés par leur état fébrile à résister à l'inanition. Il est ainsi dans bien des cas, sinon indispensable, au moins très utile. Pauvre en substances azotées, totalement dépourvu d'hydrocarbones, il ne saurait à lui seul suffire à l'alimentation, et le malade qu'on voudrait nourrir uniquement de bouillon serait, à la longue, condamné à la mort par inanition : il est donc, sinon inutile, du moins insuffisant. Enfin l'abus du bouillon, des bouillons concentrés surtout, peut, chez les sujets dont le foie et les reins sont malades, introduire dans l'organisme des toxines qui ne sont ni neutralisées ni éliminées, du sel que l'urine élimine avec peine, et devient ainsi réellement dangereux. Chaque cas comporte donc des indications différentes, et la prescription du bouillon doit être discutée avec le même soin que celle des remèdes plus compliqués. Le bouillon de veau et de volaille, avec addition de nombreux légumes (carottes, navets, épinards, etc.), conviendra aux estomacs délicats ou délabrés et aux intestins constipés ; de même, le *thé de bœuf*, préparé avec la viande hachée et l'eau bouillante comme le thé. Les bouillons forts, concentrés par une longue ébullition, le *bouillon américain*, préparé par le chauffage au bain-marie, en vase clos, pendant six à huit heures, de viande hachée sans eau, sera prescrit aux sujets débilités, dont la fièvre traine en longueur, que l'adynamie menace, mais dont les reins sont normaux. Ils seront par contre, interdits dans les hépatites et les néphrites infectieuses.

4° L'alcool, le vin, les boissons alcooliques. — Il ne sera question en ce moment que de l'usage et des effets de l'alcool et des boissons alcooliques dans les maladies aiguës. Il y a une cinquantaine d'années, la question ne se serait même pas posée : toute boisson fermentée était sévèrement proscrite du régime des fébricitants, et le vin était permis seulement dans la convalescence : au moment où triomphait la médication spoliatrice et dépressive, caractérisée par l'usage immodéré de la saignée, on ne pouvait songer à relever simultanément les forces du malade par des excitants. Considérant la plupart des pyrexies comme des maladies où prédomine l'asthénie, Todd (1860), réagissant contre les idées de ses contemporains, préconisa l'usage des stimulants, et rien ne lui parut plus propre que l'alcool à relever les forces de ses malades. Il institua donc la médication alcoolique, donnant par jour jusqu'à 400 et 500 grammes de ce liquide, qu'il administrait par doses successives, fractionnées et diluées, et faisant remarquer avec justesse qu'il y a une différence considérable entre cette manière de procéder et l'ingestion en une ou deux fois de quantités d'alcool représentant le total de ces doses successives. Béhier se fit en France le propagateur des idées du médecin anglais et institua ces potions alcooliques dont on a dès lors tant usé et abusé sous le nom de potion de Todd. Les succès justifièrent d'abord cette pratique ; puis, comme toujours, on s'aperçut que l'alcool n'est pas une panacée et qu'il ne peut être indifféremment prescrit à tout malade. On ne peut pas dire qu'il y ait eu une réaction contre la médication par l'alcool ; mais peu à peu on l'a administré avec plus de parcimonie. De remède quasi héroïque qu'il avait été pendant quelque temps, il est devenu un simple tonique ; et maintenant il rentre dans la série des boissons qu'à titre de régime on doit conseiller ou défendre aux fébricitants.

5° Absorption et rôle de l'alcool. — Les raisons théoriques qu'on avait mises en avant pour expliquer ses effets n'ont pas toutes une très grande valeur. Si une partie de l'alcool est déjà tranformée dans les voies digestives, une partie semble aussi être absorbée en nature, et agit surtout sur le foie, le cœur et le système vasculaire, et le cerveau. Quand l'ingestion d'alcool a été considérable, une certaine quantité peut même s'échapper encore intacte avec l'urine, ayant ainsi traversé l'économie, sans avoir subi aucune combinaison chimique, mais non sans avoir irrité les divers protoplasmas cellulaires. L'élimination en nature par les voies respiratoires, admise par les uns, est contestée par les autres, qui font observer que l'odeur de l'haleine chez les buveurs peut provenir en partie du contenu de l'estomac et qu'elle doit être rapportée plutôt aux essences annexées à l'alcool qu'à l'alcool lui-même. Quoi qu'il en soit, à un moment donné, plus ou moins d'alcool circule dans le sang ; les partisans des doctrines de Liebig pensent que l'oxygène du sang doit, en présence d'un corps avide d'oxygène comme l'alcool, se combiner avec lui, donnant ainsi de l'eau et de l'acide carbonique. Cette combustion entretiendrait ainsi la chaleur, sans usure des organes. Une telle conception de la chaleur animale est sûrement erronée : c'est par le fonctionnement intime de ses protoplasmas que le corps doit entretenir son calorique, et ce n'est que dans des circonstances toutes spéciales, toujours très graves et toujours éphémères qu'il peut se contenter d'une chaleur artificielle, empruntée à d'autres sources que la combustion de ses propres éléments : ces circonstances constituent d'ailleurs une des meilleures indications de la médication alcoolique, et nous y reviendrons dans un instant. Quand à cette oxydation de l'alcool dans le sang, si tant est qu'elle soit réelle, elle serait une raison de ne pas user de ce remède dans la fièvre avec hyperthermie ; car il est alors parfaitement inutile et dangereux d'augmenter artificiellement les sources de chaleur ; et il vaut mieux économiser l'oxygène du sang, qui ne suffit pas à brûler les déchets organiques toujours si abondants et si toxiques dans les pyrexies. La pratique sur ce point va se montrer en parfait accord avec la théorie.

D'ailleurs ce n'est plus comme élément de combustion qu'on a aujourd'hui recours à l'alcool, c'est comme agent d'excitation du système nerveux. Rien n'est plus propre en effet à remonter la stimulation nerveuse défaillante qu'un breuvage fermenté : il semble même qu'il ne soit pas indispensable que l'absorption ait déjà porté l'alcool jusqu'au contact de la substance grise cérébrale ou bulbaire, pour que les effets en deviennent manifestes. Ils sont souvent tellement prompts qu'on doit les expliquer par le simple contact de l'alcool avec la muqueuse digestive et par les excitations réflexes qui en sont la conséquence immédiate : le retour de l'activité, de la chaleur, de la vie suit en effet de très près, dans beaucoup de cas, l'ingestion de l'alcool.

Enfin on ne saurait passer sous silence les travaux américains, récemment étudiés en France par Duclaux et qui montrent que l'alcool a ou peut avoir une valeur alimentaire indiscutable.

6° Indications de l'alcool. — Ces préliminaires théoriques une fois posés, et sans y attacher plus d'importance qu'il ne convient, voici ce qu'enseigne la pratique. La fièvre n'est pas par elle-même une indication à l'emploi de l'alcool; l'usage de cette boisson dans les maladies aiguës doit être en rapport avec les facteurs suivants : 1° le collapsus et l'adynamie; 2° la nature de la pyrexie et de ses complications; 3° le délire alcoolique et les habitudes antérieures du malade au point de vue des boissons.

a. *Collapsus et adynamie*. — Quelle que soit la maladie, s'il survient de l'algidité et du collapsus, il faut sans tarder faire ingérer de l'alcool, à dose assez forte et assez concentrée. Effets de stimulation, effets de combustion respiratoire s'unissent alors pour relever le malade, et l'on peut voir s'opérer alors de véritables résurrections au cours d'une broncho-pneumonie, d'un choléra algide, du stade de frisson de la fièvre paludéenne, etc. L'indication de réchauffer le corps et de remonter les forces prime tout; l'alcool la remplit merveilleusement, et n'exclut d'ailleurs aucun des moyens qui peuvent répondre au même but : injections d'éther, applications de bouillottes, etc. Ce sont d'ailleurs des états qui ne peuvent pas durer longtemps; ils aboutissent soit à une amélioration rapide, soit à la mort; mais tant qu'ils durent, l'alcool peut être administré.

L'adynamie n'est point le collapsus; cette prostration des forces, cette sécheresse des muqueuses, cette rapidité et cette faiblesse du pouls, cette obnubilation cérébrale qui caractérisent l'adynamie, dans les fièvres, s'accommodent très bien de températures hyperthermiques (40, 40°,5, etc.). Donner alors de l'alcool à doses massives comme dans le collapsus serait imprudent; le cœur pouvant ne pas supporter une excitation trop brusque et trop intense; mais de petites doses d'alcool très dilué sont évidemment utiles et maintiennent ou prolongent les forces défaillantes des malades, donnant à des médications plus spéciales le temps d'agir (bains, injections de sérum, etc.).

b. *Nature de la pyrexie*. — La nature de la maladie, le diagnostic exact de la pyrexie doivent être pris en grande considération. Les *broncho-pneumonies* sont certainement les affections qui se trouvent le mieux de l'alcool. Est-ce parce que ce remède provoque une amplitude plus grande des mouvements respiratoires? Est-ce parce que les essences qui s'éliminent par la respiration exercent sur les agents infectieux qui encombrent le poumon une influence antiseptique? On l'ignore; mais le fait clinique est certain; et c'est dans ces cas plus que dans tout autre que l'on a pu prescrire avec avantage l'usage de l'alcool. Ce qui est vrai des broncho-pneumonies où le sujet est toujours infecté et déprimé et a besoin d'un puissant stimulant, l'est beaucoup moins des *pneumonies* où, malgré les succès de Todd, on hésite à donner de fortes doses d'alcool.

La *fièvre typhoïde* n'en bénéficie pas au même degré; c'est là surtout qu'il importe de bien étudier son malade et de ne pas prescrire aveuglément le remède. Si le sujet est très faible, si l'entérite est modérée, si le rein fonctionne bien, l'alcool est utile. Mais s'il y a une forte excitation cérébrale sans alcoolisme antérieur, si l'urine contient beaucoup d'albumine et des cylindres, s'il y a en un mot une néphrite infectieuse, il faut renoncer à cette médication.

Les *fièvres éruptives* ne se trouvent pas bien dans leurs formes normales de l'usage de l'alcool. Elles représentent le type achevé de la réaction régulière de l'organisme contre les germes pathogènes; elles sont, dans leurs formes normales, je le répète encore, le triomphe de la nature médicatrice, de la médecine expectante. Un purgatif donné mal à propos, un antithermique inutile, peuvent gravement en troubler le cours; il en est de même d'une forte dose d'alcool. Par contre, si la forme est anormale, s'il y a précisément de l'adynamie ou du collapsus, l'alcool peut faire merveille; mais il s'adresse alors à l'indication symptomatique et non à la maladie elle-même.

Dans le *rhumatisme articulaire aigu*, il est aussi fâcheux que tout autre excitant cérébral et doit être évité au même titre. Au contraire, l'*érysipèle*, la *diphtérie*, la *pyohémie*, maladies essentiellement hyposthénisantes, réclament fréquemment de l'alcool. JACCOUD a eu plus de succès dans l'érysipèle avec le vin de quinquina qu'avec tout autre médication. Dans la diphtérie, le pronostic se règle en partie sur le degré de conservation des forces et de l'appétit : tant que le malade peut ingérer des aliments liquides et un peu d'alcool, si le larynx reste perméable, il ne faut pas désespérer. La *grippe*, où l'asthénie est si prompte et parfois si durable, a des convalescences plus courtes et plus franches chez les malades qui ont pris de l'alcool au cours de l'affection.

La fièvre de la *tuberculose* se comporte différemment, suivant les malades, en présence de l'alcool. Dans la forme aiguë, asphyxique ou typhique, la marche du mal est tellement inexorable qu'on ne peut noter aucune influence de la médication alcoolique. Mais, dans la fièvre parfois si longue qui accompagne les cas d'acuité moyenne, à côté de malades que l'alcool excite, agite, maintient manifestement dans l'insomnie, on en voit d'autres qui ne peuvent prolonger leur existence qu'avec son aide ; on est étonné de la quantité d'eau-de-vie, de rhum ou de vin que peuvent ingérer de jeunes tuberculeux, habitués jusqu'alors à une sobriété excessive ; ceux-là ne peuvent être impunément privés de ce remède ; il faut le leur laisser à la dose qui leur convient ; on aurait même vu, dans quelques cas en apparence désespérés, la guérison survenir par suite de cette médication. Il n'y a pas encore de signe qui permette de prévoir quelle sera la réaction d'un malade ; il faut tâtonner et régler sa ligne de conduite suivant le résultat des premiers essais.

3º Mais au-dessus de toutes ces indications, se place comme la plus importante celle qui est relative au délire alcoolique et aux habitudes antérieures du malade. Un grand nombre d'infections aiguës troublent directement le fonctionnement du cerveau et provoquent le délire. Mais dans beaucoup de cas, ce délire, au lieu d'être purement infectieux, n'est que la manifestation d'une intoxication alcoolique chronique. Ce délire alcoolique, ce *delirium tremens*, peut éclater sous mille influences

occasionnelles différentes ; il peut venir après des excès de boisson ; il peut surtout se développer quand le sujet est brusquement privé de son excitant quotidien. Dans ce cas, les deux
meilleurs remèdes qu'on puisse lui opposer et qu'on peut d'ailleurs
associer, sont : l'alcool et l'opium. Donnés à doses suffisantes,
ils amènent presque toujours une sédation de la crise, et sont
du plus grand secours quand un fébricitant est pris de cette
forme de délire. Le diagnostic pathogénique de l'excitation
cérébrale est alors de la plus haute importance ; car si le médecin prenait pour un effet de l'alcoolisme, un délire qui serait
purement infectieux, qui dépendrait par exemple d'une méningite pneumococcique ou rhumatismale, l'opium et l'alcool pourraient être non pas seulement inutiles, mais funestes.

Cette efficacité de l'alcool chez les alcooliques délirants amène
tout naturellement à rechercher son influence chez les sujets
qui sans être alcooliques en font cependant un usage quotidien.
Les nuances sont infinies : depuis l'homme qui se contente à
ses repas d'un peu d'eau rougie jusqu'au travailleur des chais
de Bordeaux ou de Bourgogne qui boit facilement sans s'enivrer
cinq à six bouteilles de vin par jour, en passant par le négociant qui absorbe régulièrement à chaque repas une bouteille de
vin pur, et par l'ouvrier qui prend à jeun un grand verre de
vin blanc alcoolisé, les différents degrés dans l'ordre desquels
on pourrait classer les buveurs sont aussi nombreux que les
buveurs eux-mêmes. Or étant donné ce que nous savons sur
l'accoutumance aux substances toxiques, sur la sédation par
l'alcool des désordres cérébraux produits par l'alcoolisme, il
est impossible, même en dehors de tout délire, de ne pas tenir
compte dans le régime du fiévreux de ses habitudes de boisson.
C'est dans ma pratique la règle que je suis : après avoir rempli
ou écarté les indications relatives à l'état de collapsus ou
d'adynamie, à la nature de l'infection, je consulte le malade
sur la quantité et la qualité des boissons alcooliques qu'il ingère
chaque jour à l'état de santé ; et s'il n'existe aucune contre-
indication tenant à l'état de l'estomac, de la fièvre, etc., je
l'engage à prendre les mêmes boissons pendant sa maladie, mais
en quantité beaucoup moindre. Je me suis généralement bien

trouvé de cette pratique. Donner de l'eau-de-vie, du rhum, même à des doses modérées à un enfant, à une femme âgée habituée à la sobriété, c'est déterminer chez eux une excitation dangereuse ; priver absolument d'alcool un adulte vigoureux, habitué à boire sec, même sans faire d'excès, c'est le prédisposer à l'adynamie.

Quand la convalescence est arrivée, on continue à suivre la même indication, et les forces reviendront d'autant plus vite que par un sage régime, on les aura ménagées et entretenues pendant la période aiguë de la maladie.

Au cours de ces différentes phases, l'alcool doit être soigneusement dosé. Le fractionnement des doses, la dilution de l'alcool sont de première importance ; il faut éviter de donner en une seule fois de fortes quantités et imiter la pratique de Todd qui rationnait l'eau-de-vie à ses malades, par heure, par demi-heure et même par quart d'heure. Il donnait en moyenne de 150 à 200 grammes par jour et dans les cas très graves allait jusqu'à 400 et même 600 grammes. En France, on a toujours été beaucoup plus discret. Il n'y a du reste pas de dose fixe : le degré d'accoutumance du malade, le caractère plus ou moins urgent des indications feront varier dans de larges limites la quantité à prescrire.

Ce sont les mêmes circonstances qui devront être prises en considération pour le choix de l'alcool et du degré de dilution. L'alcool de vin est toujours préférable ; mais on n'en trouve guère dans le commerce ; aussi le codex de 1884 ne précise plus l'origine de l'alcool à employer dans les préparations pharmaceutiques. On se sert généralement de l'*alcool bon goût*, c'est-à-dire l'alcool éthylique débarrassé des alcools supérieurs. Faut-il obtenir un effet réactionnel et rapide, on prescrira de petites doses de cette liqueur pure ou à peine étendue d'un peu d'eau sucrée. Pour des effets plus lents, on diluera dans une plus grande quantité d'eau ou on éloignera les doses. Veut-on le donner à titre de simple aliment, on ajoutera de l'eau-de-vie ou du rhum (une cuillère à café par tasse) à du lait, breuvage excellent pour les typhiques. Dans bien des cas, tenant compte des habitudes et de l'âge des malades, on prescrira des boissons alcooliques naturelles ou artificielles : les différents vins constituent de précieuses ressources : le malaga, le madère, les vins liquoreux de l'Espagne, de l'Italie et de la Grèce remontent vigoureusement les organismes débilités ; le champagne frappé soutient les forces des malades, dont l'estomac intolérant repousse toute autre boisson ; les vins de Médoc, les vins austères de Bordeaux, suivant l'expression de FONSSAGRIVES, grâce à leur heureuse composition chimique, sont pour nombre de malades adynamiques un stimulant et un aliment ; donnés purs ou mélangés d'eau, ils sont souvent la dernière ressource de tuberculeux qui ne peuvent supporter d'autres remèdes et dont ils prolongent manifestement l'existence ; les vins blancs liquoreux (Sauterne) ou secs, dont le goût est exquis, sont trop excitants pour être conseillés dans les pyrexies. Les bières, les cidres peuvent aussi être permis aux malades qui les aiment.

7° Limites de la durée de la diète. — L'état des voies digestives peut quelquefois commander la diète absolue, la privation absolue d'aliments solides ou liquides. En tant que fièvre infectieuse, aucune pyrexie ne doit provoquer une prescription aussi rigoureuse : les tisanes, le lait, le bouillon et l'alcool, avec les réserves et les précautions qui viennent d'être indiquées, doivent constituer le régime alimentaire des fièvres. Pendant les premiers jours, on doit se borner à ces boissons, et si la maladie s'annonce comme devant être courte, on peut attendre la défervescence pour recommencer à nourrir le malade. Si elle dure plus de six à huit jours, et qu'il ne s'agisse pas d'une fièvre typhoïde, on peut sans inconvénient ajouter au bouillon un peu de tapioca ou telle autre pâte alimentaire, on permettra quelques œufs sans pain ; mais j'ai observé qu'il valait mieux, autant que possible, ne recommencer les aliments solides que lorsque la fièvre était tout à fait tombée et que l'urine avait perdu la couleur et les caractères de l'urine fébrile. Les typhiques peuvent et doivent supporter jusqu'à la convalescence le régime liquide.

Quand il s'agit d'érysipèle à répétition, de diphtérie, de grippe prolongée, on s'exposerait à voir péricliter son malade si on ne lui permettait pas quelques aliments azotés sous forme d'œufs délayés dans le lait ou le bouillon, de poudre ou de jus de viande (voy. plus bas).

Dans la fièvre continue des tuberculeux, après une période de demi-diète, il faut en arriver à laisser manger le malade sans tenir compte de son état fébrile ; on l'engagera à ne pas se fier à sa répugnance instinctive pour sa nourriture et à s'alimenter plus qu'à l'état normal. Mais les formes franchement aiguës contre-indiquent le plus souvent la suralimentation dont il va être question plus bas.

En un mot, comme toute prescription, la diète doit être modifiée non seulement suivant la nature du mal, mais suivant ses formes, ses complications, sa durée, les habitudes du malade, son âge, ses forces.

ARTICLE II

LES RÉGIMES DANS LES MALADIES CHRONIQUES

§ 1. — PROPRIÉTÉS THÉRAPEUTIQUES
DES DIVERSES SUBSTANCES ALIMENTAIRES

Dans les maladies aiguës, le régime alimentaire n'a d'autre rôle que de permettre au malade de vivre, de maintenir ses forces assez longtemps pour laisser à la nature ou aux remèdes le temps de détruire l'infection. Dans les maladies chroniques, il a un rôle plus élevé et plus compliqué ; il doit non seulement assurer la vie du malade, mais il est par lui-même un remède ; dans certains cas, parce qu'on a écarté de sa composition tout ce qui pourrait entretenir la maladie, dans d'autres, parce qu'il introduit dans l'économie des agents qui modifient le mal dans le sens de la guérison.

A) LE RÉGIME LACTÉ

1º Composition chimique du lait. — Le lait est avec l'œuf le seul aliment parfait. De même que l'œuf en se transformant en oiseau donne la preuve qu'il contenait tous les corps chimiquement nécessaires pour former un animal complet, de même le lait, seul aliment du nouveau-né pendant plusieurs mois, suffit à sa croissance et à son développement. Ce n'est pas, du reste, une raison absolue pour qu'il suffise à la nutrition de l'adulte ; car le nouveau-né apporte en venant au monde des réserves de plusieurs substances, de fer en particulier, qui sont épuisées chez l'adulte. S'il contient tout ce qui est indispensable à la nutrition, il ne possède pas tous ces éléments dans la proportion voulue. D'après les physiologistes, la ration d'entretien [1] de l'adulte doit comprendre 125 à 130 grammes de matières azotées, 100 grammes de graisse, 300 grammes d'hydrocarbures. Or, un litre de lait possède 40 grammes des premières, 40 grammes des secondes et 50 grammes des troisièmes. En prenant quatre litres de lait chaque jour, ce qui est une dose que peu de malades réussissent à atteindre sauf exceptions, un adulte introduit donc dans son organisme la quantité normale d'azote, une quantité exagérée de corps gras, une quantité tout à fait insuffisante d'hydrocarbures. Pour arriver au chiffre normal de ceux-ci, il devrait aller jusqu'à 6 litres, même jusqu'à 8 litres d'après certains médecins ; ce qui est à peu près impossible au moins pendant plusieurs jours. En pratique, le malade, soumis à l'usage exclusif du lait, ne prend donc pas la dose normale de corps hydrocarbonés ; s'il reste dans l'inaction, s'il est malade au lit ou à la chambre, il peut encore supporter assez longtemps cette privation incomplète, mais s'il veut vaquer à ses travaux, faire de la dépense organique pour le travail en même temps que pour sa nutrition, l'équilibre est très vite rompu, l'amaigrissement survient, et le régime du lait devient un régime d'*inanition*. Il en est de même à la longue même pour le sujet qui reste au repos : « Au bout de plusieur, jours, il y a une diminution sensible de poids, on voit se perdre

---

[1] Ces chiffres n'ont rien d'absolu ; ils ne peuvent exprimer qu'une moyenne. « La ration d'entretien est éminemment variable d'un organisme à l'autre ». LINOSSIER (*Soc. de thérap.* 24 déc. 1902). BARDET établit également que la dose de quatre litres est très exagérée.

une quantité considérable d'azote, c'est-à-dire d'urée, aux dépens du corps, et c'est pourquoi les forces musculaires s'affaiblissent[1]. » Il y a longtemps d'ailleurs que Bischof, Voit et Ranke, Sée ont démontré que, lorsque la dépense de l'organisme en carbone n'est pas couverte par l'alimentation en même temps que celle en azote, la dénutrition survient, et ceci s'applique, on le verra plus bas, aux régimes exclusivement azotés.

La pauvreté du lait en fer se traduit à la longue par une anémie avec pâleur et bouffissure du visage, à laquelle on a instinctivement remédié dans bien des cas en éteignant dans le lait prêt à être absorbé une lame de fer rouge. La pauvreté en chlorures, sur laquelle peu d'auteurs insistent (lait de vache 1gr,5 p. 1000), a pour premier effet de diminuer le chiffre des chlorures de l'urine (2 à 4 p. 1000 au lieu de 8 à 9 grammes), ce qui n'est pas en soi extraordinaire. Mais il est évident que peu à peu le suc gastrique ne trouve pas dans l'alimentation exclusivement lactée, les sels nécessaires pour reconstituer ses chlorures et son acide chlorhydrique, et que le malade, qui a été soumis à ce régime pendant plusieurs semaines, est devenu presque nécessairement un hypochlorhydrique. Sans connaître ces questions, bien des malades salent légèrement leur lait pour le mieux digérer.

2° Effets physiologiques. — Ces quelques considérations suffisent à montrer que le régime lacté ne saurait être un régime ni définitif ni indéfini : pour être prolongé au delà de deux ou de trois semaines chez l'adulte, il doit être mitigé. En établissant cette vérité, et en réagissant contre l'abus qu'on en faisait, G. Sée, Talamon, Vergely, Grandmaison, ont rendu un véritable service. Mais, comme prescription temporaire, le régime lacté absolu peut être meilleur que tout autre remède : il peut seul, dans bien des cas, sauver les malades d'une mort imminente, les guérir ensuite, grâce aux deux résultats qui caractérisent son action physiologique : il est *diurétique et anti-*

---

[1] Rondot, *Le régime lacté*, Biblioth. Charcot-Debove.

toxique. « L'absorption du lait détermine une diurèse assez rapide, qui parait tenir à la fois à l'action de sa lactose et de son eau de constitution ; les urines sont plus abondantes que la quantité de liquide ingérée ; elles contiennent en proportion normale la plupart des éléments essentiels qu'on y rencontre habituellement ; aussi, lorsque leur sécrétion s'accroit jusqu'à près de 3 litres, cette action prolongée entraîne une dénutrition, contre laquelle on doit toujours se mettre en garde et qu'on recherche, au contraire, dans les cas où cette déperdition répond à l'indication d'activer l'élimination de ces éléments, et en particulier de l'azote (ROXDOT). » Ces quelques lignes suffisent pour bien faire saisir l'importance du lait comme diurétique ; ajoutons cependant qu'il est assez rare, sauf au moment des crises, de voir la quantité d'urine dépasser celle du lait, et que cette différence ne se maintient jamais très longtemps.

En augmentant la sécrétion urinaire, le lait élimine une quantité considérable de toxines et combat à merveille les auto-intoxications d'origine intestinale ou autre. Mais en outre, il introduit dans le tube digestif moins de substances toxiques que tout autre aliment, il possède une *force retardatrice* sur la putréfaction des albuminoïdes et la formation des produits de décomposition dans l'intestin. Il est donc directement antitoxique ; et se trouve en mesure de combattre les affections où la muqueuse intestinale et le parenchyme hépatique malades n'opposent plus qu'une barrière insuffisante aux poisons de l'organisme. Au double titre de diurétique et d'antitoxique, le lait est véritablement un remède précieux.

3° Choix du lait. — On peut employer le lait de différents animaux : ceux de la chèvre, de l'ânesse et de la jument ont une vieille réputation, assez justifiée, du reste, dans le traitement de la tuberculose, et il est assez curieux de voir l'empirisme de nos pères d'accord avec l'expérimentation des physiologistes d'aujourd'hui, qui reconnaissent ces trois animaux comme beaucoup plus difficilement tuberculisables que les vaches. Il ne serait pas impossible que leur lait transmît des propriétés immunisantes. Il est rare que ces laits constituent à eux seuls

le régime d'un malade; ils sont plus souvent pris à titre d'adjuvant, pour rompre par un léger changement de goût la monotonie du régime, habituellement constitué par le seul lait de
vache. Laits de chèvre, d'ânesse ou de jument peuvent être pris
crus; celui de vache doit être avalé après ébullition ou pasteurisation. La crainte de transmission de la tuberculose est la
seule raison de cette pratique; mais bien que le lait cru soit de
digestion plus facile, cette crainte très légitime domine toute
autre considération. Si, par exception, on disposait d'une vache,
démontrée saine par une injection de tuberculine et soustraite
à toute possibilité de contagion, il serait permis d'user de son
lait cru.

4° Température, correctifs. — Le lait sera froid, tiède ou
chaud, suivant les préférences du sujet et l'état des voies digestives. Il peut être additionné d'eaux alcalines naturelles, d'eau
de chaux ou de bicarbonate de soude pour faciliter la digestion;
de café, d'un peu de rhum, d'essence de menthe, de kirsch, de
caramel, pour atténuer le dégoût qu'il inspire aux malades. Car,
même chez ceux qui l'aiment au début, son usage exclusif finit
par causer une répugnance invincible qui oblige à en cesser
l'emploi. Il y aurait danger à sucrer chaque tasse, mais il est
permis de le faire de temps en temps.

5° Quantité. — La quantité normale qu'il faut prendre
étant de 3 à 4 litres, on peut, pendant les seize heures de veille,
faire boire toutes les deux heures un tiers de litre. Quelques
malades préfèrent espacer les doses et les prendre plus fortes.
Le médecin imposera difficilement sa volonté, et quoi qu'il fasse
le malade finit par agir à sa guise. Bien rares sont ceux qui
prennent régulièrement trois ou quatre litres par jour. Au bout
d'une quinzaine de jours, trois semaines, un mois au plus, le
dégoût survient, dégoût que rien ne surmonte, et il faut arriver
à un régime mitigé, sous peine de voir le patient complètement
rebelle se livrer aux fantaisies les plus dangereuses. Au lieu
d'être employé à l'état *nature*, le lait peut subir diverses manipulations qui changent sa constitution et sa valeur thérapeutique.

6° Lait écrémé. — Dans les maladies du foie, les résultats du régime lacté, souvent peu satisfaisants avec le lait pur, deviennent très remarquables avec le lait écrémé. On peut se servir pour le préparer d'une écrémeuse mécanique. Malheureusement après cette manœuvre il s'altère avec la plus grande facilité.

Le lait écrémé est encore utilisé dans certaines dyspepsies, dans les maladies du pancréas et des ganglions mésentériques, dans le diabète (régime de DONKIN).

7° Lait concentré. — « En soumettant le lait à l'action d'une température de 52° dans le vide, on obtient un produit semi-fluide dont les éléments essentiels ne subissent aucune altération et qui se réduit considérablement par la perte d'une bonne partie de son eau. On l'additionne de 75 grammes de sucre par litre. Et pour l'utiliser dans l'alimentation, il suffit de lui restituer l'eau dont on l'a privé en le délayant dans ce liquide (RONDOT). » Cette préparation dont les enfants sont souvent très friands permet l'usage du lait dans les régions éloignées de tout centre d'élevage ; la grande quantité de sucre qu'elle renferme peut causer quelques inconvénients ; le lait bien stérilisé et bien conservé, dont l'usage est si précieux dans quelques affections digestives lui sera certainement préféré.

8° Petit-lait. — En coagulant la caséine et le beurre par un peu d'acide citrique versé dans du lait bouillant et en filtrant on obtient un liquide qui ne contient que de l'eau, la lactose, les sels et quelques matières protéiques : c'est le petit-lait. Ce n'est plus sous cette forme un aliment, mais c'est un vrai remède, possédant toutes propriétés diurétiques du lait, opérant un véritable lavage des voies urinaires, fort utile dans la goutte et la gravelle et amenant la résolution des engorgements ganglionnaires chez les enfants strumeux. Son usage serait aussi à recommander dans les états morbides gastro-intestinaux, avec congestion du foie et de la rate. Très populaire autrefois comme dépuratif, le petit-lait longtemps abandonné reprend aujourd'hui faveur et se donne dans les stations où le grand air et une saine hygiène ajoutent sans doute à son efficacité.

« On prend d'abord à jeun une première dose de 150 à 200 grammes que l'on fait suivre d'une promenade d'un quart d'heure ; on la renouvelle au bout d'une demi-heure, en augmentant chaque jour de façon à absorber quatre ou cinq verres dans la journée (Rondot).

9° Laits caillés et laits aigris. — Nous verrons à propos de l'hygiène des voies digestives que dans des cas fort graves et assez nombreux, le lait peut devenir un véritable poison. Soit qu'il ait subi un commencement de fermentation avant d'être ingéré, soit plus fréquemment qu'il rencontre dans les voies digestives du sujet des liquides pathologiques, des coli-bacilles en état de virulence. Les ferments nuisibles, restés d'une mauvaise digestion antérieure, il se décompose rapidement, est rejeté par vomissement ou par diarrhée ; et si le malade continue à en prendre chaque dose nouvelle de lait est comme un nouveau toxique qui finit par entraîner la mort.

L'usage des laits coagulés ou aigris peut prévenir en partie ces graves inconvénients. Quelques variétés étaient déjà connues et utilisées, d'autres ont été importées des pays étrangers. Il semble que l'acide lactique soit dans beaucoup d'entre eux le principe actif, auquel ces laits doivent leurs effets et leur réputation, que METCHNIKOW a consacrés avec sa grande autorité.

Les principales de ces préparations sont : le *koumys*, le *képhir*, le *galazime*, le *caillé*, le *lait caillé bulgare* et le *babeurre*.

a. *Koumys*. — On donne ce nom à du lait de jument qui a subi une double fermentation dont le résultat est de précipiter la caséine et de dégager de l'alcool et de l'acide carbonique. Cette fermentation s'obtient en ajoutant au lait de la farine, du millet, de la levure, ou plus simplement du koumys desséché. Le vrai koumys vient de Russie ; on en fabrique en France avec du lait de vache mêlé de lait d'ânesse. Boisson gazeuse et alcoolique à 2 p. 100, le koumys a eu la réputation de guérir la phtisie ; les conditions climatériques des steppes ont eu sans doute plus de part que lui à ses succès. Il peut être conseillé aux alcooliques chez lesquels on croit devoir prescrire le lait et dont l'estomac ne pourrait pas le digérer. Il faut éviter de le donner au moment des repas.

b. *Képhir*. — C'est encore un produit russe obtenu par les Tartares du Caucase, en ajoutant quatre cuillerées de graines de képhir (champignon q .i pousse à de très hautes altitudes) à un litre de lait frais non écrémé. La fermentation qui se produit doit être surveillée ; au bout de trois jours elle donne un liquide assez fortement alcoolique (8 p. 1000) mais qui a perdu une grande partie de sa lactose, de sa caséine et de son beurre. Il s'y est développé de l'acide lactique (4. p. 1000). Moins nourrissant que le lait, le képhir est excellent pour l'estomac dont il calme les douleurs et les vomissements : il agit bien aussi dans les entérites de l'enfance, et aurait, d'après les médecins russes, les meilleurs effets dans le traitement de la phtisie pulmonaire.

On donne d'abord un verre chaque jour : puis par une progression régulière, on arrive à faire prendre au malade trois ou quatre bouteilles par vingt-quatre heures. Il est bon de le faire tiédir au bain-marie ou au soleil, de le prendre par petites doses souvent répétées, de ne pas le prendre moins de deux heures avant les repas.

c. *Galazyme*. — En ajoutant au lait 10 grammes de sucre et 4 grammes de levure haute de grain pour un litre, on obtient un lait fermenté, chargé de CO_2 et contenant 1 p. 100 d'alcool. Ce *lait de champagne* peu agréable est assez bien supporté par les alcooliques : on en prend de un à quatre verres par jour. Malgré les efforts de M. DUJARDIN-BEAUMETZ, son usage ne s'est pas généralisé.

d. *Caillé*. — Dans certaines campagnes, on prépare sous ce nom une sorte de crème, constituée par du lait dont on a obtenu la coagulation à l'aide d'un estomac de brebis. Cet aliment ainsi digéré artificiellement et qui représente pour le lait ce que la peptone est pour la viande, convient à beaucoup de dyspeptiques.

e. *Lait caillé bulgare (yaourth* ou *yoghourt*). — On le prépare de la façon suivante : faire bouillir jusqu'à réduction au 2 3, en remuant très fréquemment, verser alors dans des récipients qu'on laisse refroidir jusqu'à 50° environ, introduire alors le ferment spécial (*maya*) à raison de 2 centicubes par litre de lait réduit, recouvrir d'une étoffe de laine épaisse qui maintient la température pendant cinq heures. Le lait est alors caillé et prêt pour la consommation.

La préparation qui est d'un usage courant en Orient, semble réussir médiocrement en Europe. De la maya, METCHNIKOW a retiré des microbes de fermentation lactique qui permettraient non seulement de faire aigrir le lait à point, mais s'acclimateraient dans l'intestin et en modifieraient la flore de la façon la plus favorable.

· L'usage de ce lait améliorerait l'état des voies digestives, diminuerait notablement la quantité des éthers sulfo-conjugués de l'urine et serait dans beaucoup de maladies chroniques rénales ou intestinales un aliment-médicament de choix.

f. *Babeurre*. — On désigne sous ce nom le lait aigri dont on a séparé le beurre. La préparation comprend trois temps : la fermentation, qui est une fermentation lactique naturelle obtenue en laissant aigrir un lait cru de bonne qualité (MÉRY et GUILLEMOT), le barattage, pour précipiter et séparer le beurre, qui doit se faire à feu doux d'abord, puis à feu vif avec agitation constante à l'aide d'un fouet à crème. Ce lait de beurre doit être avant la cuisson additionné de 10 grammes de farine de riz par litre. On arrive rapidement à faire prendre à un enfant une quantité de babeurre égale à celle du lait qu'il devrait prendre en rapport avec son poids et son âge. Cet aliment serait très bon pour certaines entérites infantiles ; mais AUSSET en a eu des résultats déplorables.

Tous ces laits fermentés peuvent avoir des effets utiles, mais il me semble que nos connaissances sur la fermentation du lait sont encore trop peu précises et trop peu répandues pour qu'on puisse les accepter dans la pratique. Quand leur préparation sera aussi simple, aussi régulière que celle du vinaigre ou de la bière, on pourra les utiliser ; jusqu'à ce moment, en dehors des circonstances spéciales où des hommes compétents fabriquent eux-mêmes ces breuvages, nous conseillons de s'en abstenir :

un lait mal fermenté devient trop facilement un lait toxique pour que la prescription des laits aigris devienne banale.

10° Laits stérilisés. — Aussi tandis que, d'un côté, on s'ingénie à faire fermenter le lait d'une façon heureuse, d'un autre côté on cherche à le priver de toute action microbienne, tout en cherchant à offrir aux malades et particulièrement aux enfants un lait qui se rapproche autant que possible de la composition normale du lait de femme.

a. *Lait stérilisé*. — La différence de composition du lait de femme et du lait de vache quotidiennement employé pour le suppléer est connue depuis longtemps. Depuis longtemps aussi, on sait que le lait de vache ne se digère bien chez l'enfant qu'à la condition d'être coupé d'eau en quantité variable. Mais il résulte de là des inconvénients que Soxhlet[1] résume ainsi : « Si un enfant au sein, de huit à neuf semaines, consomme par jour d'après les données de E. Pfeiffer, 900 grammes de lait de femme et qu'un enfant du même âge élevé au biberon consomme la même quantité d'un mélange composé d'un quart de lait de vache et de trois quarts d'eau, le premier recevra 20^{gr},6 d'albumine, tandis que le second n'en aura que 8 ; l'enfant au sein recevra 113 grammes de substances nutritives, l'autre n'en aura que 20. Il faudrait pour satisfaire à l'alimentation en albumine que l'enfant prît 2.250 grammes ou en tenant compte des substances solides 3.600 grammes de lait ainsi additionné d'eau au lieu de 900 grammes de lait de femme ! » L'alimentation au lait de vache, indépendamment des troubles digestifs auxquels elle expose, ne remplace donc que très imparfaitement l'allaitement naturel. Aussi s'est-on ingénié à inventer divers artifices capables de rapprocher autant que possible les deux modes d'alimentation[2].

---

[1] Soxhlet. *La chimie dans l'alimentation de la petite enfance*, Revue générale des sciences. 1894.

[2] La composition comparative des laits de femme et de vache est la suivante :

	Eau.	Caséine.	Lactose.	Beurre.	Sels.
Lait de femme.	871 p. 1 000	26	60	40	3
— de vache.	872 —	35	50	36	7

On a cru résoudre le problème par l'invention du *lait stérilisé* : lait pur, non additionné d'eau, stérilisé au bain-marie et employé dans les vingt-quatre heures qui suivent la traite (SOXHLET, BUDIN). Mais cette boisson, que les enfants acceptent d'abord avec plaisir, finit souvent, malgré son asepsie absolue, par provoquer des troubles digestifs qui nécessitent le recours à une bonne nourrice ; et si l'usage en est longtemps poursuivi, on a pu voir survenir chez les enfants des troubles dyscrasiques rappelant le scorbut (NETTER) et que l'on désigne aujourd'hui sous le nom de maladie de BARLOW. La cause de ces graves phénomènes est mal connue.

b. *Laits humanisé et maternisé.* — Pour éviter ces inconvénients, VIGIER [1] a inventé le *lait humanisé*, et GAERTNER le *lait maternisé*. Trop riche en caséine, le lait de vache, dans le procédé de VIGIER, est divisé en deux parties : à l'une d'elles il enlève la crème qu'il remet dans la première, puis la caséine qu'il fait coaguler et qu'il rejette ; il mélange alors les deux parties d'abord séparées et obtient ainsi un liquide qui ne diffère du lait de femme que par une richesse un peu moins grande en beurre et en lactose. GAERTNER, par des manœuvres purement mécaniques, BACKHAUS, par des digestions artificielles, arrivent d'une façon assez compliquée à donner au lait de vache une composition très rapprochée de celle du lait de femme. L'un et l'autre sont unanimes à affirmer que le lait doit être maternisé dans la demi-heure qui suit la traite et utilisé dans les vingt-quatre heures qui suivent sa fabrication. En Allemagne on fabrique déjà industriellement les laits de GAERTNER et de BACKHAUS ; les premières tentatives d'allaitement par ces breuvages paraissent satisfaisantes, l'avenir se prononcera sur leur valeur définitive.

11° Plasmon. — Du lait écrémé, la chimie a retiré une substance albuminoïde nommée plasmon, qui contient 72gr,5 p. 100 d'albumine, presque entièrement assimilable. Ce produit étudié par A. GAUTIER serait un excellent aliment pour les *diabétiques*,

---

[1] Voy. HENRI DE ROTHSCHILD, *Des laits dits maternisés*, Revue générale des sciences, juin 1897.

les *dyspeptiques* et même pour les nouveau-nés (TITTEL). L'addition de 1 p. 100 de NaCl facilite la digestion.

B) LES VIANDES, LE RÉGIME CARNÉ

La consommation de la viande s'est beaucoup développée depuis le commencement de ce siècle : son régime s'est répandu même dans les campagnes, quoique la majorité des habitants s'y nourrisse beaucoup plutôt de végétaux. Les viandes communément employées sont très nombreuses : *viandes rouges* (bœuf, mouton, porc) ; *viandes blanches* (poulet, veau, agneau), auxquelles on ajoute communément les cervelles et les ris ; *viandes noires* (lièvre, chevreuil, sanglier, bécasse, etc.). Ces dernières ont plutôt un rôle toxique que thérapeutique : les animaux qui les fournissent sont en général tués à la chasse après un assez long surmenage qui laisse leurs muscles pleins de leucomaïnes : ils ne sont admis à être mangés qu'après une longue attente qui leur donne la saveur faisandée, si appréciée des amateurs, mais qui n'est en réalité qu'un avant-goût de la putréfaction. Aussi, ne peut-on les tolérer qu'à la condition d'avoir un intestin et un foie de parfait fonctionnement, sinon on est exposé aux divers accidents du botulisme. Le gibier, sauf le perdreau, le gibier surtout faisandé doit donc être exclu de tous les régimes, sauf de ceux où il s'agit de relever un appétit languissant ; mais il agit alors comme excitant gastrique, et non comme agent de nutrition. La viande de porc présente **un** peu les mêmes défauts que les divers gibiers ; et ce n'est pas sans motif que Moïse l'avait interdite à son peuple : mais elle est facile à digérer. Les viandes de conserve et les confits ont aussi les mêmes dangers de toxicité ; mais il faut reconnaitre que ces inconvénients, tout réels qu'ils soient, sont en somme assez exceptionnels et se rencontrent seulement lorsqu'une grande quantité de produits altérés s'est déjà formée dans ces viandes ou qu'elles sont ingérées par des sujets particulièrement disposés et sensibles à ce genre d'intoxication.

1° Préparation. — Les viandes, dites de boucherie (bœuf, mouton, veau, agneau) auxquelles il faut ajouter celle de cheval, dont les qualités alibiles sont très développées, sont celles dont l'usage est le plus habituel. Elles sont prises généralement cuites, grillées, rôties, braisées ou bouillies. Le bouilli est certainement moins nourrissant que le rôti ; mais il n'est pas aussi insignifiant qu'on veut bien le dire ; il a été longtemps le seul mode de préparation de la viande dans l'armée française, dont les soldats, avec ce régime modeste, étaient loin de dépérir. Le bœuf, le mouton et le cheval peuvent être mangés crus : la digestion en est alors plus facile. Mais, comme ces viandes crues sont râpées ou pulpées, toujours dans un état de division extrême, il est possible que cette plus grande facilité soit due à cette division même plutôt qu'à l'absence de cuisson. Elles ont l'inconvénient d'introduire dans l'organisme vivant les parasites dont elles peuvent être infectées : le tænia, souvent, la tuberculose quelquefois. La chair du mouton ou du cheval est à ce point de vue préférable à celle du bœuf. Malgré ces graves objections à leur emploi, elles ont tant d'avantages au point de vue de leur importance nutritive, du peu de résidu qu'elles laissent et de leur excellente action sur les diarrhées chroniques, qu'on doit souvent les prescrire. FUSTER (de Montpellier) a fait leur éloge et avec raison : c'est avec elles, à la dose de 100, 150, 200, 300 grammes, qu'il a traité un grand nombre de phtisiques. Les malades ont coutume d'ingérer la viande crue sous forme de boulettes, saupoudrées de sucre ou de sel, ou dans du bouillon gras ou maigre. Pour la rendre plus appétissante, on peut l'arroser d'un peu de rhum. TROUSSEAU la faisait accepter aux enfants et aux femmes en la mélangeant à la confiture de groseille ou à la conserve de roses (*conserve de Damas*).

2° Effets physiologiques. — Riches en matières albuminoïdes (mouton 220 p. 1 000, bœuf 174, poulet 196) les viandes se caractérisent, au point de vue de la nutrition, par l'augmentation considérable du chiffre de l'urée dans les urines qui suivent leur digestion. Cet accroissement est surtout sensible, lorsque l'usage de la viande succède à un régime spoliateur ou exclusivement lacté, et le temps qui s'écoule entre le premier repas de viande et l'élévation du chiffre de l'urée mesure le degré de la perméabilité rénale (expériences de KORNBLAUM). On avait pensé que la viande était surtout nécessaire aux hommes employés à des travaux pénibles ; il semblait naturel que la chair musculaire des animaux dût fournir à l'économie les matériaux nécessaires à la réparation des muscles épuisés par des contractions répétées. En réalité, il n'en est pas ainsi : d'une part la fatigue musculaire n'augmente pas toujours d'une manière très sensible le chiffre de l'urée, le muscle en action brûlant plutôt ses matériaux hydrocarbonés que ses matériaux protéiques ; d'autre part, l'observation quotidienne montre que les manœuvres, les terrassiers, les paysans surtout se contentent plus facilement d'une nourriture végétale, tandis que les citadins, les travailleurs de la pensée, les hommes enfiévrés par les exigences de la vie contemporaine sont affamés de viande et ne trouvent qu'avec elle les matériaux nécessaires à la reconstitution de leur système nerveux épuisé par un fonctionnement exagéré. Aussi l'alimentation carnée est-elle un des meilleurs régimes à opposer à la neurasthénie : elle est également indispensable aux convalescents des maladies aiguës, chez lesquels la fièvre a incomplètement brûlé et rendu inutilisable une proportion excessive de principes azotés. Les maladies où il y a de longues suppurations sont de celles où la viande doit être donnée en abondance.

La pauvreté de la chair musculaire en hydrocarbones fait que la viande, comme le lait et pour les mêmes raisons, ne peut constituer à elle seule pendant longtemps l'élément unique de l'homme sain ou malade, et qu'il ne peut y avoir de sujets exclusivement *créophages*. Elle donne d'autre part la raison pour laquelle les viandes sont les aliments de choix des malades qui ont abusé du sucre et des fécules et dont le foie est devenu inhabile à retenir, sous forme de glycogène, l'excès de matières hydrocarbonées provenant de l'alimentation usuelle (diabète).

D'autre part il est certain que l'abus de la viande, surtout lorsqu'il s'ajoute au défaut d'exercice musculaire, à l'usage des boissons spiritueuses, à la vie dans l'air contaminé des villes est un des principaux facteurs de la diathèse urique et des maladies par ralentissement de la nutrition.

Enfin il ne faut pas oublier que MM. BARDET et LINOSSIER[1] ont récemment établi qu'un très grand nombre d'hommes mangeaient trop ; et l'on sait d'autre part que l'usage de la viande augmente régulièrement la quantité de sulfo-éthers de l'urine, signe certain d'intoxication[2].

3° Jus de viande, poudres, peptones, somatose. — Lorsque l'estomac fatigué ou surmené refuse de digérer la viande, on a cherché pour elle comme pour le lait des procédés qui la rendent plus acceptable aux malades et en facilitent l'absorption. Quelques-uns sont fort ingénieux, comme par exemple l'association de la viande crue râpée à des bonbons ou à des crèmes glacées; mais ils sont d'un usage très restreint, parfois impossible. On emploie plus généralement les *jus de viande*, les *poudres de viande*, et les *peptones*. Pour préparer le jus de viande, il faut saisir par un feu vif une tranche de bœuf, de cheval ou de mouton mise sur un gril; puis lorsque la surface est cuite, mais le milieu encore saignant, on la divise en menus morceaux que l'on écrase à l'aide d'une presse spéciale. Le jus qui s'écoule est prêt à être consommé soit en nature, soit mêlé à du bouillon gras ou du bouillon maigre. On peut en prendre de deux à dix grandes cuillerées par jour. Les malades l'acceptent généralement sans répugnance, quelquefois même avec appétit; les médecins doutent souvent de ses propriétés nutritives. On ne saurait nier cependant que ce soit un aliment utile, qui en raison de sa forme liquide peut être toléré par les malades fiévreux, à un moment où ils ne pourraient supporter aucune espèce de nourriture solide.

Les *poudres de viande* se préparent en desséchant la viande à l'étuve au-dessous de 100° ; les morceaux déjà très menus sont réduits en poudre fine par des hâchoirs spéciaux, par des moulins à dents serrées, ou par tout autre procédé. Ces poudres

---

[1] *Soc. de thérapeutique*, 1902.
[2] COMBE. *Le traitement de l'entérite muco-membraneuse*, 1905.

ont généralement une odeur un peu forte, assez désagréable; mais elles sont d'une extrême digestibilité, ne contiennent que les parties utiles de la viande, peuvent être délayées dans tel liquide qui plaît aux malades ou enveloppées dans du pain azyme : elles peuvent être employées pour le gavage dans la suralimentation. En les introduisant dans la thérapeutique, DEBOVE a rendu un véritable service : à poids égal, elles sont quatre à cinq fois plus nourrissantes que la viande.

Elles ne présentent aucun danger au point de vue du tænia ou des maladies transmissibles. La sophistication n'a pas manqué de les imiter en leur substituant des poudres végétales; le microscope décèle facilement la fraude : les grains de poudre de viande présentent toujours la striation caractéristique des fibres musculaires.

Dose : 25 à 400 grammes par jour, en deux, trois ou quatre repas.

Enfin, lorsque l'estomac se refuse à digérer la viande ou qu'il est impossible de nourrir le malade par les voies normales et qu'on est obligé de recourir à l'alimentation par le rectum, on se sert de *peptones*. Dans la digestion normale, les albuminoïdes sont transformés par le suc gastrique ou par le suc pancréatique en peptones. On n'est pas bien fixé sur la composition chimique de ces corps et sur leurs rapports exacts avec les albuminoïdes dont ils dérivent; on sait seulement que cette transmutation ne s'opère pas d'un seul trait, qu'entre l'albuminoïde à digérer et la peptone prête pour l'absorption, il y a une série d'états intermédiaires (propeptone, métapeptone, parapeptone, etc.), dont la constitution exacte est difficile à préciser. On a cherché à faire artificiellement ce travail digestif et à fournir au malade des substances qu'il n'ait plus besoin de digérer, qu'il ait seulement à absorber. Pour cela, en maintenant six heures dans une étuve à 50°, 5 litres d'eau acidulée à 1 p. 100 avec HCl, contenant 25 grammes de *pepsine extractive* et dans laquelle on a délayé 1000 grammes de viande de bœuf bien râpée, on finit par obtenir un produit présentant quelques-unes des réactions de la peptone, quelques-unes aussi de la propeptone. C'est ce produit, soit à l'état liquide et sirupeux, soit à l'état sec et pulvérulent, que l'on donne aux malades.

Il est certain que ce composé est facilement absorbé, après ingestion par les voies naturelles ; que le rectum l'absorbe réellement et que c'est seulement avec cette substance que les lavements alimentaires réussissent à soutenir les malades. Mais il est non moins certain qu'on ne peut en donner des quantités assez considérables pour qu'elles suffisent à elles seules aux besoins de la nutrition ; que ces peptones se décomposent avec une extrême facilité, que les selles des malades nourris par les lavements à la peptone ont une odeur particulièrement fétide, indice certain d'un commencement de putréfaction. Les choses ne sont donc pas aussi simples que la théorie l'indique : le travail de la digestion n'est pas supprimé, il est seulement simplifié. Telles qu'elles sont, les peptones n'en constituent pas moins une ressource précieuse dans certains cas où, sans elles, l'alimentation serait impossible ou insuffisante.

Doses : Peptones liquides, 4 cuillerées par jour dans du vin ou du bouillon. — Peptone sèche, 50 centigrammes à 1 gramme, en cachets, cinq à dix par jour. — Lavements : eau, 200 grammes ; peptone sèche, 10 grammes ; laudanum de Sydenham, V gouttes ; de un à quatre lavements semblables chaque jour.

On a récemment proposé sous le nom de *somatose,* une préparation contenant 76 p. 100 d'albumose extraite de la viande et 24 p. 100 de peptone. Poudre jaune finement granuleuse, sans odeur, sans saveur désagréable, la somatose serait un produit recommandable indiqué dans les mêmes circonstances que les peptones.

4° Zomothérapie. — Richet et Héricourt, dont les beaux travaux ont ouvert la voie à la sérothérapie, ont étudié récemment chez le chien tuberculeux, les effets de la viande crue et spécialement du suc de viande lavée. 2 kilogrammes de viande de bœuf séchée sont mis en macération pendant 3 heures dans un litre d'eau. La masse pressée donne 1.500 grammes environ d'un suc très rouge (ζωμός, suc), qui aurait chez cet animal les effets curatifs les plus remarquables. En est-il de même chez l'homme ? Les observations sont jusqu'à présent assez contradictoires. Il est possible que ce suc musculaire ait des propriétés véritablement antibacillaires. Mais il arrive aussi que le tube digestif de l'homme moins tolérant que celui du chien, animal souvent habitué à manger des aliments en décomposition, est fâcheusement impressionné par ce suc et qu'il en résulte parfois de véritables indigestions. — Aussi Cassaet, dont les études avec Saux sur la toxicité des macérations de viande sont si intéressantes, a-t-il raison de dire qu'on ne doit jamais soumettre un malade à l'alimentation carnée exclusive sans être préalablement fixé sur son état de sécrétion gastrique[1].

Le nombre des produits similaires ou comparables (jus, extraits, viandes liquides, etc.) est d'ailleurs considérable et fournit un bon contingent aux réclames toujours variées des journaux médicaux ou politiques.

C) LES CORPS GRAS

Les graisses jouent un rôle des plus importants dans la physiologie normale et pathologique; à l'état de santé, elles existent dans le système nerveux dont elles constituent une partie des plus utiles (myéline), mais surtout elles s'accumulent en couches plus ou moins épaisses dans le tissu conjonctif sous-cutané (tissu adipeux), le long des vaisseaux, dans les épiploons, etc. Ranvier admet en outre que beaucoup d'éléments anatomiques en renferment à l'état larvé. A l'état pathologique, dans les cachexies, la graisse disparaît de l'hypoderme et l'on voit en même temps plusieurs viscères présenter un état gras par suite de la dégénérescence de leurs éléments nobles.

Dans nos tissus, les corps gras se présentent sous les formes suivantes : graisses neutres (lécithine, lanoline), savons, glycérine, acides gras, cholestérine.

D'où viennent les graisses de l'organisme ? Il est naturel de penser qu'elles viennent des corps gras de l'alimentation, et en effet plusieurs expérimentateurs ont constaté de véritables analo-

---

[1] Société anatomique de Bordeaux. 1901.

gies entre les propriétés physiques du pannicule adipeux de certains animaux (fusibilité, viscosité, conductibilité, etc.) et celles des graisses spéciales dont ils avaient nourri ces animaux. Mais chez l'homme, il y a une grande différence de composition chimique entre les beurres et les huiles alimentaires d'une part, et d'autre part la graisse qui enveloppe nos organes. La différence est moins accentuée s'il s'agit des graisses d'oie et de porc, si communément utilisées par de nombreuses populations. Mais que d'obèses n'ont jamais fait usage ni de l'une ni de l'autre. L'observation quotidienne nous apprend d'ailleurs que les sujets les plus gras se nourrissent souvent de féculents et de sucre, qui représentent certainement les éléments originels les plus fréquents de la graisse animale. EBSTEIN est même allé plus loin ; s'appuyant sur les expériences de PETTENKOFFER et sur des travaux personnels, il admet que la graisse est un produit de la transformation des albuminoïdes et que par suite le traitement de l'obésité comporte avant tout la privation de la viande.

L'origine de la graisse animale reste donc entourée d'une certaine obscurité. Ce que l'on sait surtout, c'est que les corps gras sous une forme quelconque : beurre, huiles végétales, huiles de poissons, graisses animales forment une part importante et nécessaire de l'alimentation de tous les peuples ; c'est que, émulsionnés dans l'intestin par le suc pancréatique et la bile, ils sont accaparés par les leucocytes et transportés par les chylifères dans les ganglions lymphatiques. Là, on perd leurs traces directes, mais on sait qu'ils interviennent activement dans l'entretien de la chaleur animale, les forces musculaires et de la vigueur intellectuelle.

Les huiles et la glycérine ont en outre une action spéciale sur les fonctions digestives et hépatiques, qui sera étudiée plus bas (t. II, chap. I).

L'élimination des graisses de l'organisme est intéressante à étudier. La petite quantité de corps gras, qui est expulsée du corps par la matière sébacée, le lait et quelquefois la sueur ne suffit pas à expliquer la disparition de ces énormes masses graisseuses que l'on voit quelquefois fondre pour ainsi dire dans le cas de fièvre violente et tant soit peu prolongée. Il est clair

que dans ces cas la graisse a été décomposée en eau et en acide
carbonique et a été éliminée sous cette double forme; il est probable que dans la santé cette mutation chimique s'opère aussi
bien que dans les cas de fièvre. Quelles sont les phases diverses
de cette transformation? les graisses en s'oxydant forment-elles
du glycose ou des corps analogues? M. HANRIOT les a recherchés
mais n'a pu les découvrir. Il est cependant très vraisemblable
que chez certains diabétiques, les choses se passent ainsi.

D) L'HUILE DE FOIE DE MORUE

Il y a soixante ans environ que ce produit a pris place dans
la thérapeutique usuelle et est devenu très vite populaire. Cette
huile se retire du foie des morues (*gadus morrhua*) et présente
trois variétés principales : 1° l'huile *blonde* ou *demi-brune*,
couleur d'ambre brûlé, de saveur et d'odeur désagréables, qui
s'écoule spontanément ou sous une faible pression des foies
entassés dans les tonneaux ; 2° l'huile *blanche*, très légèrement
jaune, privée par des préparations spéciales de sa couleur et de
son odeur, et peut être aussi de ses effets thérapeutiques au
moins en partie; 3° l'huile *brune*, extraite par l'ébullition des
foies, substance de couleur très foncée, d'odeur repoussante, difficilement utilisable. Les sophistications de l'huile de foie de
morue sont très nombreuses.

1° Composition chimique. — D'après BUKHEIM, l'huile de
foie de morue contient des glycéridés, en particulier de l'oléine,
des acides gras en liberté (acides oléique, palmitique, stéarique),
une petite quantité d'iode (0.02 p. 100), de brome, de triméthy-
lamine, des quantités notables de soufre et de phosphore. La
présence des éléments de la bile signalée par NAUMANN est contestée. GAUTIER et MOURGUES y ont découvert six alcaloïdes (bu-
tylamine, amylamine, hexylamine, hydrolupidine, aselline,
morrhuine) qui seraient d'après SOULIER, de vraies leucomaïnes
toxiques. Sa densité — 0.930 est supérieure à celle des huiles
végétales ; son pouvoir d'osmose à travers les membranes animales est relativement considérable.

Grâce à cette dernière propriété, elle est absorbée assez facilement par la muqueuse intestinale ; son assimilation est aussi plus complète, car on peut en prolonger l'usage beaucoup plus longtemps qu'on ne peut le faire pour toute huile végétale. LASSAR a prétendu qu'elle pouvait être absorbée par la peau ; et même elle a pu être introduite par la voie hypodermique.

2° Effets physiologiques. — Le mode d'action de cette substance a été diversement interprété, et l'on n'est point encore d'accord sur ce point. Il est certain qu'elle agit comme aliment gras ; mais ses transformations au sein de l'organisme nous échappent, et on ne peut considérer que comme une hypothèse l'opinion de VOIT qui admet que l'huile de foie de morue contribue à la réparation des tissus albuminoïdes. Le phosphore, le soufre, et les autres métalloïdes qu'elle renferme doivent avoir une part dans ses effets généraux. Enfin il est certain que, produit obtenu par écoulement spontané d'une glande, elle doit contenir, sous une forme que nous ignorons encore, plusieurs des principes de la sécrétion interne de cette glande, et par conséquent se rattacher aux médicaments opothérapiques (voy. ch. v). Il y a là un point de vue qui devait forcément échapper aux anciens thérapeutes, mais qu'on ne saurait manquer d'indiquer depuis les travaux de BROWN-SÉQUARD.

L'huile de foie de morue provoque souvent un dégoût insurmontable ; d'autres fois encore de la diarrhée. Ces divers incidents, causes d'une inappétence de plus en plus marquée, obligent à en suspendre l'emploi : la perte de l'appétit est en effet pour les malades un accident trop grave que compensent très insuffisamment les bons effets du remède. Par contre, il n'est pas rare de rencontrer des enfants qui, après avoir surmonté leur première répugnance, le prennent avec une grande facilité, même avec plaisir et voient leur appétit augmenter.

3° Indications thérapeutiques. — L'huile de foie de morue a été spécialement prescrite dans la tuberculose pulmonaire, la scrofule et le rachitisme.

a. Il est incontestable que, pour beaucoup de *poitrinaires*, elle est un aliment de premier ordre : elle facilite chez eux l'assimilation à tel point que leur poids augmente d'une quantité supérieure au poids de l'huile ingérée. S'ils peuvent la supporter sans perdre leur appétit, ils trouvent en elle un secours précieux pour la conservation et la réparation de leurs forces, pour la guérison de leurs lésions. On a objecté que, malgré l'usage de plus en plus répandu de l'huile de foie de morue, la mortalité par phtisie n'avait pas été abaissée : le fait est malheureusement vrai. Le traitement de cette terrible maladie ne consiste pas dans l'administration d'un seul remède si bon qu'il soit. L'aération et le repos sont les facteurs essentiels ; mais à titre d'adjuvant, l'huile de foie de morue occupe un rang fort honorable dans la longue série des remèdes proposés.

La fièvre est une contre-indication à son emploi, quoique Pidoux ait prétendu le contraire. Les sécrétions digestives sont trop profondément modifiées par l'état fébrile pour permettre l'absorption et l'utilisation du médicament, qui ne pourrait qu'accroître en pareil cas les difficultés de l'alimentation. La dégénérescence et la surcharge graisseuse du foie sont aussi des contre-indications, et cependant, au nom de l'opothérapie, ne seraient-elles pas par elles-mêmes des raisons de recourir à ce remède ? La véritable contre-indication est dans ce cas, comme dans les autres, la difficulté de la digérer.

L'huile de foie de morue convient surtout aux premières périodes de la phtisie, à celles où le mal est encore curable. Plus tard elle ne rend que de médiocres services.

b. La *scrofule* n'est plus aujourd'hui qu'une dépendance de la tuberculose, mais une dépendance encore bien distincte. D'une part en effet les tuberculoses locales qui la constituent (adénites, caries, lupus) sont toujours pauvres en bacilles, et, d'autre part, les lésions pulmonaires qui l'accompagnent quelquefois ont une évolution lente et peuvent rester de longues années à l'état latent. Mieux encore que la tuberculose pulmonaire, elle se trouve bien de l'huile de foie de morue. Celle-ci est indispensable aux malades atteints d'adénites cervicales ou trachéobronchiques ; c'est elle qui assure les succès opératoires, après les interventions chirurgicales dans les caries, les tumeurs blanches et les lupus, interventions souvent indispensables. mais vouées sans son secours à de lamentables échecs, à des rechutes incessantes. Les incidents prodromiques de la scrofule (impétigo, ozène, otorrhée, eczéma sec, etc.) sont aussi justiciables d'un traitement local favorisé par l'action générale de l'huile de foie de morue.

c. Dans le *rachitisme*, elle n'a pas l'action énergique et spécifique du phosphore ; elle n'en a pas non plus les inconvénients. Les enfants qui sont atteints de ce mal doivent faire un long usage de ce remède, qui avec la cure d'air, la médication chlorurée sodique et un bon régime amène souvent des guérisons inespérées. Il serait utile aussi dans l'ostéomalacie.

d. En dehors de ces trois affections, l'*amaigrissement extrême*, la *misère physiologique*, l'*héméralopie épidémique*, la *convalescence des bronchites*, des *pleurésies*, des *grippes* demandent au moins passagèrement l'usage de l'huile de foie de morue.

e. A l'extérieur, elle a été employée en applications, en frictions dans la *lèpre* et dans certaines *dermatoses*, plus habituellement traitées par l'huile de cade.

4° Modes d'administration et doses. — C'est en général au moment du repas qu'il convient de la prendre ; les aliments ingérés immédiatement après, un potage chaud, un bonbon acidulé en enlèvent rapidement le goût et en favorisent la digestion.

De nombreux artifices ont été imaginés pour en faciliter l'ingestion aux enfants ou aux personnes délicates ; les plus habituels consistent : 1° à anesthésier légèrement la bouche par une pastille de menthe ou un gargarisme au menthol ; 2° à associer à l'huile quelques gouttes d'éther, d'essence d'anis, etc., ou du sirop de quinquina en quantité égale ; 3° à se servir d'une cuiller très effilée, qui porte le liquide d'emblée jusqu'à l'isthme du gosier ; 4° à verser l'huile au fond d'un verre conique que l'on remplit ensuite de bière mousseuse ; l'huile se place entre la mousse et la bière, et est avalée sans se faire sentir ; 5° à l'enfermer dans des capsules de gélatine ; mais celles-ci doivent être prises en trop grand nombre si l'on veut arriver à une dose raisonnable ; 6° à l'introduire par le tube de Fauché. Tous ces procédés sont très acceptables. Le praticien choisira celui qui s'adapte le mieux aux circonstances.

L'huile de foie de morue sera donnée seulement pendant la saison froide, d'octobre à avril. La chaleur est défavorable à sa bonne digestion. Pendant cette longue période, il faudra tous les mois faire des interruptions de cinq à dix jours.

Deux à quatre cuillerées par jour sont les doses habituelles, c'est-à-dire 20 à 30 grammes. On a été plus loin, 100 grammes ; et même trop loin, 300 grammes. Prescrire ces doses, c'est vouloir provoquer une diarrhée excessive, et même des accidents toxiques, si une trop forte quantité d'huile est absorbée. L'huile de foie de morue peut servir de véhicule ou être associée à de nombreux remèdes : iode, créosote, phosphore, etc.

5° Succédanés. — On a cherché à la remplacer par l'*huile de foie de raie* ou de *foie de squale*, par l'*huile de pied de bœuf*, par la *lipanine*, qui est une huile d'olive où 6 p. 100 des acides gras sont séparés de la glycérine. Ces divers produits n'ont eu que des succès très relatifs. Pour les estomacs qui ne supportent pas l'huile de foie de morue, les succédanés sont les *sardines à l'huile* et le *beurre*.

E) LES ŒUFS

Le blanc de l'œuf est constitué par le mélange de deux albumines, dont l'une ressemble à la sérine, mais en diffère assez cependant pour être expulsée en nature à travers le rein si elle est injectée dans le sang ou dans le tissu cellulaire sous-cutané. Le jaune est une émulsion de corps gras, et en particulier de lécithine dans un liquide albumineux. Ces notions vont nous aider à comprendre l'importance du rôle nutritif des œufs et les diverses circonstances qui en contre-indiquent l'emploi. Lorsque le tube digestif fonctionne bien, les albumines de l'œuf régulièrement peptonisées sont des principes nutritifs excellents et répondent aux mêmes usages que les viandes. Lorsque le tube digestif fonctionne mal, ces mêmes albumines peuvent être absorbées à l'état de peptonisation imparfaite et provoquer une albuminurie transitoire. Si l'œuf est ingéré cru, son albumine peut être absorbée presque sans modification, même par un intestin normal, et amener alors de l'albuminurie, comme si elle avait été injectée dans un vaisseau. Enfin, si l'œuf n'est pas frais, la digestion développe des renvois à odeur sulfureuse.

De ces faits il résulte que l'on ne donnera aux malades ni des œufs crus, dont l'absorption est trop facile, ni des œufs durs dont la digestion est trop difficile, mais bien des œufs à la coque ou brouillés ; qu'on ne leur donnera que des œufs très frais ; qu'on les évitera absolument dans les albuminuries aiguës et dans l'urémie ; que dans les néphrites chroniques on ne les permettra qu'à ceux dont le tube digestif est intact et assuré d'un fonctionnement normal.

F) LES POISSONS ET LES ANIMAUX MARINS

Les poissons, les mollusques et les crustacés sont d'excellents aliments qui au point de vue de leur composition peuvent soutenir la comparaison avec les viandes réputées les plus riches. Tandis en effet que le bœuf rôti contient 3 1 2 p. 100 d'azote, la morue salée en donne 5,02 ; les sardines à l'huile 6 ; la carpe 3 1 2, les huîtres 2,13 ; le homard 2,93. La proportion de carbone est plus forte dans les aliments marins, celle de la graisse est à peine égale. (PAYEN. *Les substances alimentaires.*) Aussi, poissons, mollusques constituent-ils de précieuses ressources pour les estomacs faibles, les convalescents, les débilités. Mais ils ont un double inconvénient, qui oblige à restreindre énormément leur emploi. D'abord, un grand nombre de sujets sains ou malades ne peuvent les digérer qu'avec difficulté et au prix de poussées d'eczéma, d'acné ou d'urticaire. Ensuite, ils provoquent quelquefois, surtout lorsqu'il s'agit de crustacés ou d'œufs de poissons, des indigestions graves suivies de véritables empoisonnements. Ces divers accidents tiennent probablement à la présence dans ces substances de parasites végétaux ou de toxines nouvellement formées à la faveur d'un début d'altéra-

tion. Parasites et toxines sont absorbés, favorisent le développement des microbes qui peuvent exister à l'état non virulent dans
l'estomac ou l'intestin ; de là, des vomissements, des entérites,
les divers accidents du botulisme. Tous ces aliments, venus des
eaux douces ou de la mer, doivent donc être mangés dans un
état de fraîcheur absolue, ou conservés par des procédés irré-
prochables. C'est ainsi que le même malade qui à Paris ou au
centre de la France ne pourra sans inconvénient manger certains poissons, les digérera sans le moindre inconvénient aux
bords de la mer, là où l'on peut les jeter pour ainsi dire vivants
dans la poêle. Il faudra en outre se rappeler que les idiosyncrasies qui s'opposent à leur digestion régulière sont extrêmement
nombreuses.

G) LES VÉGÉTAUX

Quoi qu'on en puisse penser, les végétaux constituent des aliments excellents et qui, associés d'une façon opportune au lait
et aux œufs, suffisent parfaitement à la nutrition. Comme si
l'expérience des siècles, qui nous montre les travailleurs des
campagnes uniquement soumis à ce régime et constituant une
race vigoureuse et prolifique, n'avait aucune valeur, on a prétendu sur la foi d'analyses chimiques et de considérations
physiologiques plus ou moins exactes, que la viande était indispensable et était seule capable de fournir à l'homme la ration
d'azote dont il a besoin. On revient aujourd'hui de cette exagération ; tandis que d'une part, la richesse des céréales et des
légumineuses en phosphates est actuellement bien reconnue, des
analyses plus précises montrent qu'elles sont, à poids égal,
presque aussi riches en azote que les meilleures viandes (VOGT,
SOULIER). Les chiffres suivants en font foi :

Viande de bœuf.	Matières albuminoïdes.	174 p. 1000
— de mouton.	— —	220 —
— de poulet.	— —	196 —
Lentilles.	— —	264 —
Pois.	— —	223 —
Farine de froment.	— —	127 —
Pain de froment.	— —	89 —
Pommes de terre.	— —	13 —

Ainsi, les végétaux constituent une bonne alimentation, et s'ils sont moins estimés que le bœuf et le mouton, c'est que leur faible densité par rapport à ces viandes ne permet de les utiliser que sous un volume relativement excessif (de là parfois des troubles dyspeptiques), et qu'ils sont assez pauvres en substances grasses. En revanche, la grande abondance de leurs hydrocarbures leur donne, au point de vue alimentaire, des caractères tout à fait spéciaux. Sous l'action de la salive, du suc pancréatique et du suc intestinal, les principes féculents très abondants qu'ils contiennent (500 p. 1000 environ pour la plupart), se transforment en dextrine, puis en glycose. Les sucres, quels qu'ils soient, que l'on utilise pour l'alimentation (sucre de canne, miel, glycose, sucres de fruits, lactose, etc.), arrivent plus ou moins directement à un même état. Chaque repas verse donc dans la circulation porte une certaine quantité de glycose, qui se fixe dans le foie sous forme de glycogène et que cette glande retransforme de nouveau en glycose et verse dans la circulation générale au fur et à mesure des besoins de la nutrition. Si le foie fonctionne mal, s'il ne retient pas à son passage le glycose qui lui arrive par le réseau porte ou si, circonstance plus grave, il transforme en glycose les matières albuminoïdes de l'alimentation ou de l'économie, il est clair que les matières hydrocarbonées doivent être restreintes ou même tout à fait bannies du régime alimentaire. Le mécanisme intime de ces importantes dystrophies qui constituent le diabète sucré, a été expliqué de plus de dix façons différentes, mais quelle que soit l'explication, elle aboutit dans la pratique à la suppression, dans le régime, des mets féculents ou sucrés; les diverses prescriptions qui en découlent seront étudiées plus bas.

Au point de vue pratique, on divise les végétaux utilisés dans l'alimentation en légumes verts ou frais et en légumes secs ou farineux. Les premiers, riches en eau, en cellulose et en chlorophylle, ont peu de valeur nutritive; les seconds, riches en amidon, en albuminoïdes et en phosphates, ont une importance plus considérable, mais les uns et les autres, beaucoup plus laxatifs que les viandes, ont sur celles-ci l'avantage énorme de n'être point toxiques. Tandis en effet que la viande, même fraîche, contient toujours des produits de dénutrition musculaire (acide sarcolactique, créatine, tyrosine, etc.), et en outre, quand elle est déjà un peu *passée*, des ptomaïnes de putréfaction, les végétaux ne présentent rien de pareil, et leur usage s'impose ainsi, à la place de la diète carnée, dans la plupart des maladies d'intoxication. L'acide oxalique de certains d'entre eux (oseille, cacao) les fait redouter dans la gravelle.

Les fruits, agréables au goût, mais tout à fait pauvres en éléments nutritifs, sauf le sucre, n'ont d'autre rôle à jouer que celui d'exciter l'appétit et de faciliter la digestion. Ils sont souvent rafraîchissants et diurétiques. Ils doivent toujours être mûrs et frais. Sous le nom de *cure de raisin*, on prescrit souvent en automne l'ingestion quotidienne de une à dix livres de raisins frais dont il faut rejeter la peau et les pépins. Cette cure, qui doit se faire le matin à jeun, et pendant laquelle le malade usera de la plus grande sobriété, est excellente dans certaines dyspepsies, et chez les arthritiques qui ont des tendances aux congestions ou à l'obésité. CARLES explique l'heureuse influence des raisins dans la diathèse acide par le bitartrate de potasse qu'ils renferment. Ce sel acide se transforme en effet en carbonate de potasse, sel alcalin qui vient mettre le bon ordre dans l'excès d'acidité. Les raisins secs seraient à ce point de vue aussi utilisables que les raisins frais.

§ 2. — DES RÉGIMES À OPPOSER AUX DIVERSES MALADIES

Les propriétés physiologiques et thérapeutiques des aliments étant connues, le devoir du clinicien est de combiner ces aliments pour en faire des régimes propres à combattre les maladies. C'est l'étude de ces combinaisons qui va faire l'objet des paragraphes suivants.

A) LES RÉGIMES DANS LA TUBERCULOSE

Le régime alimentaire est devenu, avec la cure d'air et de repos, la base du traitement de la tuberculose pulmonaire. Tant qu'un phtisique mange bien, le pronostic reste bon: s'il cesse

de manger, le dépérissement marche avec rapidité, et la mort
survient hâtivement du double fait de l'inanition et de l'infection. Depuis longtemps, frappés de ce fait, les médecins avaient
cherché à exciter l'appétit de leurs malades par des eupeptiques, par des combinaisons culinaires, etc., mais sans obtenir
grand succès. FUSTER a obtenu de grands avantages en donnant
chaque jour à ses malades de 100 à 300 grammes de viande
crue, associée à une potion contenant 100 grammes d'alcool et
300 grammes d'eau. Mais les plus beaux succès sont dus à la
suralimentation, d'après le procédé de DEBOVE. Le savant professeur de la Faculté de Paris a observé que l'appétit et le pouvoir digestif, qui semblent marcher de pair à l'état de santé,
peuvent être dissociés à l'état de maladie, et qu'un phtisique
tout à fait anorexique peut avoir un estomac qui digère très
bien. Partant de ces principes, il institue le gavage des tuberculeux ; un tube de caoutchouc introduit dans l'estomac permet,
avec ou sans lavage préalable, d'y faire pénétrer un mélange de
2 litres de lait, 200 grammes de poudre de viande et quatre à
six ou même dix œufs. Cette énorme quantité d'aliments est
répartie en deux ou trois repas. Le plus souvent, les mêmes
sujets qui refusaient tout aliment, qui présentaient de l'intolérance gastrique, non seulement digèrent très bien la nourriture
ainsi introduite, mais voient même leur appétit se réveiller.
Une fièvre continue, très vive, une diarrhée profuse sont à peu
près les seules contre-indications. Sous l'influence de cette suralimentation, l'embonpoint reparaît, les forces augmentent, le
poids s'accroît ; on pourrait même constater quelquefois l'amélioration des lésions locales. Trop souvent, ces heureux symptômes ne sont que passagers ; mais n'est-ce pas beaucoup
d'obtenir une trêve de quelque durée dans cette impitoyable
maladie ?

B) LES RÉGIMES DANS LE DIABÈTE SUCRÉ

Nulle affection n'a été plus que le diabète sucré l'objet de
théories pathogéniques et d'essais thérapeutiques. Les remèdes
et les régimes les plus dissemblables lui ont été appliqués, et il

n'en est pas un qui ne compte à son actif des succès toujours publiés et des échecs souvent restés dans l'ombre. Il est certain aujourd'hui que le diabète répond à une pathogénie multiple, et que les divers cas viennent chacun de causes diverses. Sans entrer dans la recherche de ces causes intimes, il semble qu'au point de vue de la glycosurie pure, on puisse établir différents degrés de gravité. Les cas les plus bénins, guérissent par la suppression de tout aliment sucré dans la nourriture. Dans d'autres plus graves, la disparition du sucre urinaire exige la privation des féculents; dans les plus sérieux, la glycosurie persiste malgré le régime le plus exclusivement azoté. Si dans les premiers degrés, il ne s'agit que d'une glycosurie alimentaire exagérée, dans les derniers il est bien clair que l'organisme fabrique du sucre aux dépens des matières albuminoïdes de la nutrition, et c'est à coup sûr alors une maladie dont le processus intime est différent des deux premiers cas, et autrement plus grave.

Quoi qu'il en soit, en présence d'un diabète, la conduite à tenir au début est assez simple : il s'agit d'éliminer du régime tout ce qui est sucré : sucre en nature, miel, confitures, gâteaux, fruits, betteraves, carottes, etc. On aura bien souvent par cette seule prescription d'heureuses surprises : le sucre urinaire du malade baissera toujours, il disparaîtra même tout à fait quelquefois. Il ne faudra pas pour cela croire le malade absolument hors d'affaire; le foie qui laisse impunément passer tant de sucre sans l'emmagasiner est un foie dont la fonction glycogénique est en souffrance, et ce même foie pourra plus tard présenter des altérations plus graves.

1° Régimes de Cantani et de Bouchardat. — Si la glycosurie représente non seulement le produit des sucres de l'alimentation, mais aussi le produit des féculents, la situation devient plus préoccupante; les régimes doivent être plus sévères encore; les praticiens adoptent tantôt celui de CANTANI, tantôt celui de BOUCHARDAT. Le premier est le plus radical et théoriquement le meilleur, il consiste dans la suppression absolue de tout ce qui n'est pas azoté : le malade est nourri exclusivement de viande et de graisse (saindoux pancréatinisé) ; il ne boit que de l'eau pure de l'eau saturée de CO_2 et un peu d'alcool dilué. Pain, légumes, farineux sont rigoureusement interdits. Des succès incontestables sont dus à ce régime. Mais il faut bien savoir qu'on ne peut le tolérer indéfiniment ; une satiété insurmontable, des troubles gastriques, enfin l'amaigrissement résultant de l'insuffisance des hydrocarbones obligent à l'interrompre. S'il ne guérit pas le diabète en quelques semaines, on est amené forcément à y renoncer.

En France, on préfère prescrire le régime institué par Bouchardat, et qui, sauf certaines modifications, est resté le régime classique des diabétiques. L'ensemble de cette prescription est basé sur l'exclusion des fécules et des sucres et comprend une série d'aliments permis et une série d'aliments défendus :

a. *Aliments défendus.* — Sucres, pâtisserie, confitures, miel, fruits (surtout les plus doux tels que figues, raisins, prunes, etc.) ; betteraves, carottes ; *lait*, bière, vin de Champagne, liqueurs ; — fécules, légumes secs (haricots, pois, lentilles) ; pommes de terre, pâtes alimentaires, châtaignes, pain commun.

b. *Aliments permis.* — Pain de gluten, viandes de toute espèce, poissons, cèpes et champignons, œufs, beurre, fromages, légumes frais, salades, amandes, noix, noisettes, olives, vin de Bordeaux (1 litre par jour), thé, café, cacao, alcool.

De sages prescriptions hygiéniques (exercice au grand air, calme d'esprit, absence de fatigues morales, de colères et d'émotions) complètent ce régime qui donne en général de bons résultats, mais auquel il convient de faire les réserves suivantes : 1° Bouchardat encourage chez les diabétiques l'usage trop libéral de l'alcool et du vin ; tous les contemporains sont d'accord pour en restreindre l'emploi. — 2° Il est sage de faire un choix parmi les viandes, de n'accepter que les plus saines et d'éviter par exemple le gibier faisandé ainsi que les mollusques dont la richesse en toxines ne peut qu'être fâcheuse au foie. — 3° Le nom de pain de gluten est un terme très général, qu'on ne saurait accepter sans préciser : il ne répond pas à une formule unique de fabrication.

2° Pain de gluten, de soya, de légumine, d'amandes. — Quand on opère sur une petite quantité de farine, il est facile de séparer l'amidon du gluten et d'isoler à l'état presque pur cette substance azotée. Mais industriellement la chose est à peu près impossible : le gluten, employé à la confection des pains diabétiques est toujours mêlé de substance amylacée. Dans une étude sur ces questions, CARLES a démontré que le meilleur de ces pains contient encore 19 p. 100 d'amidon, que le gluten n'y atteint pas 50 p. 100 même après dessiccation et que dans beaucoup de cas les proportions sont encore moins favorables.

Le choix du pain à prescrire est donc de la plus haute importance : certaines marques industrielles sont excellentes, d'autres sont à rejeter ; avant de se décider, le médecin devra faire faire des analyses sur les échantillons soumis à son appréciation. Pour ma part, je n'ai vu d'amélioration sérieuse par le régime de BOUCHARDAT que chez les malades privés de pain commun et nourris de pain de gluten bien choisi.

Au lieu de pain de gluten, on a proposé l'usage du pain de *soya* et de *légumine*. « Le soya ou soja, *soja hispida* ou *glycine hispida* (Légumineuses) est originaire de la Chine et du Japon. On le cultive aujourd'hui en Autriche. Le fruit est une gousse de 8 à 10 centimètres de long sur 2 à 3 de large, dont les fruits présentent cette particularité de contenir très peu de substances amylacées et sucrées (6,40 p. 100) et une quantité considérable de matières azotées (36,67 p. 100). » (MANQUAT). Avec la farine de soya déshuilée, on fabrique un pain analogue au pain de seigle, et qui à la dose de 250 grammes par jour se digère facilement. Il semble agir comme le pain de gluten au point de vue du diabète.

La *légumine*, principe azoté soluble des végétaux, s'emploie sous forme de biscottes et peut remplacer le pain de gluten ou le pain de soya : à défaut d'autre mérite, elle a celui d'interrompre la monotonie du régime, ce qui n'est pas à dédaigner chez les diabétiques, toujours las d'observer leurs prescriptions.

À l'aide d'*amandes*, on fabrique un pain contenant moins de 1 p. 100 d'hydratés de carbone et plus de 24 p. 100 de matières azotées, pain qui présente ainsi théoriquement des qualités tout à fait appréciables pour les diabétiques. La pratique se prononcera bientôt sur les résultats obtenus par cette heureuse innovation.

La difficulté de trouver des pains de gluten réalisant de bonnes conditions, le prix élevé de ces pains ou des préparations précédentes ont engagé à leur chercher des succédanés beaucoup plus simples.

3° Aliments discutés : pain grillé, pommes de terre. fruits, lait. — On a préconisé le pain ordinaire grillé et la croûte de pain ; l'un et l'autre se digèrent mieux que la mie de pain ; mais cet avantage, réel au point de vue de la digestion, ne paraît pas donner un grand bénéfice au point de vue de la glycosurie. La pomme de terre renferme deux fois moins d'hydrates de carbone que le pain ; mais elle contient presque autant de sels surtout de sels à base de potasse, et deux fois plus d'eau. En donnant aux diabétiques un poids de pommes de terre cuites au four ou à l'étouffée trois fois supérieur à la ration ordinaire de pain que l'on supprime complètement, Mossé a obtenu une diminution notable de la soif, de la polyurie et de la glycosurie ainsi que le relèvement des forces. Il a noté cette heureuse influence surtout dans les complications chirurgicales, et l'attribue à ces sels de potasse dont l'ingestion constituerait une véritable médication alcaline.

Dans une étude sur le traitement diététique du diabète (*Semaine médicale*, 5 octobre 1898). Lépine reconnaît que certains fruits, tels que l'orange et l'abricot, sont moins riches qu'on ne le croit en hydrates de carbone et en permet l'usage.

La question du lait divise assez profondément les médecins : les uns avec Bouchardat le proscrivent complètement par la crainte très légitime que la lactose ne se change en glycose : les autres le permettent, et même avec Donkin vont jusqu'à conseiller le régime lacté absolu. Le problème est encore obscur : chez certains diabétiques, le lait en nature augmente incontestablement la glycosurie ; la caséine donnée isolément produit d'ailleurs le même effet (Lépine. Kulz) ; d'autre part. Donkin prescrit le lait écrémé. Avant de prendre parti, il faut donc reprendre les observations, voir d'un côté quelles étaient les circonstances cliniques, d'un autre côté quelles préparations avait subies le lait ; il y aurait le plus grand intérêt pratique à être fixé sur ces points.

4° Résultats du régime. — Les résultats obtenus par l'observation exacte des prescriptions alimentaires que nous venons d'indiquer et de discuter sont les suivants : le plus souvent, dès les premiers jours, on voit la glycosurie et la polyurie diminuer dans de très fortes proportions. En même temps, les **autres** symptômes du diabète et même ses complications s'améliorent : l'asthénie diminue, le caractère se modifie favorablement, les diabétides génitales évoluent vers la guérison. Dans quelques cas heureux, le diabète guérit lui-même et le rôle du médecin est alors de permettre le retour progressif à une alimentation commune, en commençant par quelques farineux (riz, pain de son, etc.), par quelques fruits peu sucrés (pommes), **mais en** faisant des analyses fréquentes pour revenir à un régime sévère dès que le sucre reparaît dans l'urine. Car rien n'est plus fréquent que les récidives. La plupart du temps d'ailleurs, le diabète ne guérit pas : après avoir amené le chiffre de la glycose urinaire à un degré peu élevé (8, 10, 12 grammes par litre), l'observation la plus stricte du régime le plus sévère ne **peut** rien obtenir de plus : alors, commence entre le médecin et le malade une lutte incessante, où les deux partis doivent s'habituer aux concessions réciproques. Si le premier maintient intégralement ses prescriptions initiales, ou bien le malade envahi par la satiété repousse tout régime, prend avec l'ardeur que l'on met à manger le fruit défendu des aliments riches en fécules et en sucre et ne tarde pas, épuisé et amaigri par la polyurie, la soif et l'autophagie, à courir aux pires complications, **en particulier à la tuberculose**. — Ou bien, docile aux ordonnances, il se restreint aux aliments qui lui sont permis. Mais alors l'inappétence survient, il maigrit par une sorte d'inanition volontaire ou consentie, et, chose plus grave encore, saturé des produits d'une alimentation trop exclusivement carnée, il s'achemine peu à peu vers l'acétonémie et le coma diabétique. Le médecin habile devra donc, avec un soin jaloux, surveiller son malade, consulter souvent l'analyse urinaire, mais ne pas s'hypnotiser devant ses résultats bons ou mauvais, être indulgent pour le régime, lorsque la dénutrition est menaçante, quand bien même la glycosurie est à un taux élevé, être plus sévère au contraire si le dépérissement lui semble résulter de l'abus des féculents ou du sucre. L'analyse patiente des circonstances diverses de chaque cas et beaucoup de tâtonnements lui permettront de diriger son malade à travers tant d'écueils et de lui faire faire sans trop d'avaries la difficile traversée de sa carrière de diabétique. Si dans toutes ces péripéties, le rein diabétique devient peu à peu un rein brightique et si une forte albuminurie se substitue à la glycosurie, le régime lacté s'impose dans les mêmes conditions que pour les néphrites vulgaires.

Il est enfin des cas de diabète grave où le régime le plus absolument azoté ne fait pas diminuer la glycosurie : ce sont des diabètes vulgaires arrivés au terme de leur évolution ou des diabètes primitivement maigres (pancréatiques). L'évolution est telle que le malade fait du sucre avec les matières azotées de l'alimentation, même avec ses propres matériaux albuminoïdes, et que rien, pas même l'inanition (NAUNYN), n'arrête la glycosurie. Quand une épreuve suffisante du régime carné a été concluante à cet égard, il faut, au bout de quinze à vingt jours, se hâter de l'interrompre sous peine d'aboutir hâtivement à l'acétonémie, donner au malade ce qu'il digère le mieux, et le traiter par les soins hygiéniques et les prescriptions médicamenteuses appropriées au diabète (bromure, glycérine, alcalins, etc.).

Si l'on veut apprécier à l'avance la valeur du régime, on ne saurait avoir de meilleur guide d'après LINOSSIER que l'analyse comparative des urines du matin et de celles de la journée. « Chez ceux qui n'ont pas ou presque pas de sucre dans l'urine à jeun, vous pouvez prédire l'excellent effet du régime antidiabétique. Chez ceux dont les urines du jeûne, tout en renfermant une proportion de sucre appréciable en contiennent moitié moins que celles de la digestion, le régime aura un effet heureux, mais qui n'ira peut-être pas jusqu'à la disparition complète du sucre.

Enfin dans les cas plus rares où il n'y a pas de différence appréciable entre la richesse en sucre des deux urines, *a fortiori* quand l'urine de la digestion contient moins de sucre que l'urine du jeûne, le régime strict n'aura qu'un résultat médiocre, peut-être mauvais » [1].

5° Régime de During. — Les différents régimes qui viennent d'être énumérés sont loin d'épuiser la liste de ceux qui ont été proposés ; on ne saurait les indiquer tous. Mais il n'est pas possible de passer sous silence celui de DURING (de Hambourg) ; d'après ce médecin, non seulement les féculents ne doivent pas être défendus, ils doivent être conseillés ; outre de la viande rôtie ou bouillie, des légumes frais et quelques fruits, le malade prendra chaque jour environ 120 grammes de céréales. Mais celles-ci (riz, semoule, gruaux, orge perlée) auront macéré dans l'eau toute une nuit et seront cuites à feu doux pendant plusieurs heures. Les corps gras par contre, sauf le beurre frais, au second déjeuner, sont sévèrement proscrits. L'idée inspiratrice de cette diététique est que le diabète procède d'une mauvaise utilisation du sucre par suite d'entraves respiratoires, et d'une mauvaise élaboration de ces sucres par suite de difficultés digestives. Le régime indiqué et des soins culinaires spéciaux remédient à cette dernière défectuosité ; une bonne hygiène et l'hydrothérapie répondent à la première. L'expérience clinique n'a pas encore sanctionné cette doctrine. Il est à noter que la quantité des aliments est très rigoureusement précisée par DURING et que la tendance générale des médecins est actuellement de limiter cette quantité et de ne pas permettre aux diabétiques de suivre à l'aveugle leurs appétits boulimiques.

Ces considérations trouvent un appui important dans les considérations que MM. DASTRE et LAUFER viennent de développer devant l'Académie des sciences. D'après ces observations, les diabétiques pourraient utiliser une quantité d'hydrate de carbone (féculents ou sucre) variable pour chacun d'eux, mais pos-

[1] LINOSSIER. *Journal du praticien*, 1902, p. 373.

sible à déterminer. Si dans la ration quotidienne, on diminue les albumines et les graisses, on peut relever du simple au double la quantité d'hydrocarbones utilisés. Ce sont donc les corps gras et les viandes qu'il conviendrait de restreindre dans l'alimentation du diabétique, dont le régime ne devrait différer de celui de l'homme normal que par la quantité et non par la qualité. Ces notions renversent de fond en comble tout ce que l'on enseignait depuis Bouchardat sur la pathogénie et le traitement du diabète. Elles sont trop récentes pour qu'il soit encore possible de les contrôler et de les critiquer. Disons seulement qu'elles ne nous paraissent nullement invraisemblables.

6° Médicaments destructeurs du sucre ; jambul, levure de bière. — Pour éviter l'introduction de trop grandes quantités de sucre dans l'organisme, on a eu l'idée de modifier par divers agents l'élaboration de cette substance dans les voies digestives : 1° le fruit sec du *jambul* (syzygium Jambolanum, Myrtacées) est une sorte de petite olive, qu'on réduit en poudre, ou dont on tire un extrait. Hildebrandt croit que cet extrait atténue l'action de la salive et du pancréas sur l'amidon. En le faisant ingérer aux malades, on diminuerait donc la quantité de sucre qu'ils feraient avec leurs aliments ; Dujardin-Beaumetz est assez sceptique à cet égard. Le jambul s'emploie à la dose de 3 à 4 grammes en six ou huit cachets ; il n'est pas toxique ; 2° dans un but un peu analogue, M. Cassaet a employé la *levure de bière* : 3 cuillerées par jour, soit environ 50 grammes, mêlées à une demi-bouteille de bière, à prendre aux repas. Quelques troubles digestifs (éructations gazeuses, chaleur épigastrique, diarrhée fétide) signalent le début du traitement. Mais bientôt l'accoutumance s'établit, et sans suivre de régime spécial, les malades voient leurs forces et leur poids augmenter, leur appétit renaître, la glycosurie diminuer. L'usage de la levure a été continué de quatre à six semaines chez plusieurs malades. « Il est possible qu'elle agisse en tant que ferment figuré, en détruisant dans l'estomac la plus grande partie des matières hydrocarbonées, qui ne peuvent plus ainsi surcharger le torrent circulatoire et surprendre le foie ; ou que par son ferment soluble, elle élabore les aliments et les présente sous une forme telle qu'une fois absorbés, ils puissent être complètement utilisés[1]. »

7° Succédanés du sucre alimentaire. — Quelques diabétiques ne peuvent se résigner à la privation du sucre. On a imaginé de remplacer le sucre par plusieurs substances, de saveur sucrée, mais de composition chimique toute différente. La *saccharine* de FAHLBERG est la plus connue de ces substances, dont le nombre s'accroît d'ailleurs sans cesse (*diabétine dulcine*, etc.) Obtenue par une préparation compliquée qui consiste essentiellement à traiter le toluol par l'acide sulfurique (SOULIER), c'est une poudre blanche, amorphe, cristallisable, peu soluble, inoffensive, d'après MM. ABELOUS et MOSSO tout à fait propre à provoquer des dyspepsies, d'après M. WORMS, et qui, en réalité, comme l'acide salicylique dont elle se rapproche, est bien tolérée quand le rein est sain, et dangereuse quand il est altéré ; 5 centigrammes suffisent à sucrer une tasse de tisane ; on doit prendre en même temps la même quantité de bicarbonate de soude, et ne pas en user plus de deux à trois fois par jour. Les diabétiques dont le rein est menacé feront sagement de s'en abstenir.

C) LES RÉGIMES DANS L'OBÉSITÉ

Le traitement de l'obésité a été tenté autrefois par divers médicaments, le vinaigre scillitique et les savons entre autres. Aujourd'hui, on peut administrer avec plus ou moins de succès l'iode, les iodures, les préparations thyroïdiennes. Mais les cures les plus rationnelles, outre une bonne hygiène au point de vue de l'exercice et de l'aération, outre l'usage régulier des purgatifs salins et en particulier du sulfate de soude, se font par le régime.

[1] CASSAET. Congrès de médecine de Bordeaux. 1895, p. 912. La levure de bière, dont l'emploi s'est beaucoup développé au cours de ces derniers temps sera complètement étudiée dans le tome II.

On admet généralement que les boissons abondantes favorisent l'engraissement. M. Debove, à l'aide d'expériences très patientes faites sur une hystérique, puis sur lui-même et sur un de ses élèves, a montré qu'il n'en était pas toujours ainsi. M. Robin a repris des expériences semblables et a établi que les boissons abondantes augmentent les oxydations et pourraient être utiles aux obèses qui éliminent peu d'urée, tandis que le régime sec conviendrait mieux aux obèses, qui en excrètent beaucoup. Ces expériences fort intéressantes semblent poser le problème à faux, parce qu'elles ont porté sur des sujets sains ou maigres. Or, ce qu'il importe de savoir, ce n'est pas si l'eau fait engraisser un sujet maigre, c'est de savoir, si elle augmente l'obésité d'un sujet gras, d'un sujet dont les conditions d'assimilation et d'élimination ne sont évidemment pas les mêmes que celles du précédent. Or, cette expérience n'a pas été faite, mais à son défaut, l'observation clinique peut répondre que les obèses sont presque tous de grands buveurs d'eau, de bière, d'alcool ou de vin, et que la première chose à faire quand on veut les traiter, c'est de restreindre énormément la quantité de liquides qu'ils ingèrent. Cette préoccupation se retrouve d'ailleurs dans les différents régimes qui ont été préconisés contre l'obésité et dont nous allons emprunter les indications détaillées à l'excellent article de Legendre, dans le *Traité de Médecine* (t. I, p. 375).

1° Régime de Harvey-Banting. — Voici le régime que suivit Banting, négociant de Londres, soigné par le Dr Harvey.

« Déjeuner (9 heures du matin) avec 5 ou 6 onces (155 à 186 grammes) de bœuf, mouton, rognons, poisson grillé, lard fumé ou de viande froide quelconque, sauf porc ou veau, une grande tasse de thé ou de café, sans sucre, sans lait, un peu de biscuit ou 1 once (31 grammes) de pain grillé (drytoast); en tout 6 onces (186 grammes) de nourriture solide, 9 onces (279 grammes) de liquide.

« Dîner (2 heures du soir) avec 5 ou 6 onces (155 à 186 grammes) de poisson quelconque, excepté saumon, hareng ou anguille, ou un même poids de viande quelconque, excepté porc et veau, ou légume quelconque, excepté pomme de terre, panais, bette-rave, navet, carotte, 1 once (31 grammes) de pain grillé, **du** fruit, un pudding non sucré, de la volaille ou du gibier, et deux ou trois verres de bon vin rouge, xérès ou madère ; champagne, porto et bière sont défendus ; en tout 10 ou 12 onces (310 à 372 grammes) de nourriture solide et 10 onces (310 grammes) de liquide.

« Thé (6 heures du soir) avec 2 ou 3 onces (62 à 93 grammes) de fruit cuit, un échaudé (rusk) ou deux et une tasse de thé sans lait, sans sucre ; en tout, de 2 à 4 onces (62 à 124 grammes) de nourriture solide et 9 onces (279 grammes) de liquide.

« Souper (9 heures du soir) avec 3 ou 4 onces (93 à 124 grammes) de viande ou de poisson, comme à dîner, un verre ou deux de vin rouge ou de xérès coupé avec de l'eau : en tout 4 onces (124 grammes) de nourriture solide et 7 onces (217 grammes) de liquide.

« A l'heure du coucher, au besoin un grog au genièvre de whisky ou d'eau-de-vie sans sucre ou un verre ou deux de vin rouge ou de xérès. »

2° Régime d'Ebstein. — Ebstein indique en détail, à peu près ainsi, le régime qui convient à un adulte :

Par jour ne faire que trois repas :

a. *Déjeuner* : Une grande tasse de thé noir (environ 250 centi-mètres cubes), sans lait ni sucre, 50 grammes de pain blanc ou de pain de ménage grillé, et beaucoup de beurre. Ce déjeuner se fera, en été, entre 6 heures et 6 heures et demie, en hiver vers 7 heures et demie.

b. *Dîner* (entre 2 heures et 2 heures et demie). Une soupe (contenant souvent de la moelle osseuse) ; de 120 à 180 grammes de viande grasse soit rôtie, soit bouillie, et préparée avec une sauce grasse. Légumes en proportion modérée, donner surtout la préférence aux légumineuses, mais user aussi des diverses espèces de choux ; par contre, s'abstenir de pommes de terre et de navets en raison du sucre que contiennent ces substances alimentaires. Salade ou fruits secs sans sucre. Pour le dessert, des fruits frais ; comme boisson, de deux à trois verres de vin léger. Aussitôt après ce repas, une grande tasse de thé noir sans lait ni sucre ;

c. *Souper* (entre 7 heures et demie et 8 heures). En hiver régulièrement, en été, de temps à autre une grande tasse de thé noir sans lait ni sucre, un œuf, et en variant, du rôti gras, du jambon, du cervelas, du poisson fumé ou frais, 30 grammes de pain blanc avec beaucoup de beurre, parfois un peu de fromage ou des fruits frais.

Il est bien entendu ajoute EBSTEIN, que les sujets obèses doivent non seulement introduire dans leur alimentation des substances grasses, mais en ingérer une quantité relativement considérable ; aussi convient-il de leur recommander le bon beurre, la viande grasse, la sauce grasse, les jambons gras, les poissons gras, les pâtés de foie gras, etc. Par contre, on proscrira les hydrocarbures et les substances qui en contiennent : pommes de terre, farineux, gâteaux, sucre, lait, bière, eau-de-vie, champagne, etc.

3° Régime de J. Œrtel. — OERTEL s'est proposé de traiter par son régime deux catégories de malades, les obèses atteints de cardiopathies primitives ou secondaires et les obèses simples. L'alimentation doit varier suivant que les troubles sont causés par des lésions organiques des appareils circulatoire et respiratoire, ou seulement par l'embonpoint et la surcharge graisseuse du cœur. Tandis que les malades de la première catégorie seront obligés de se soumettre à un régime sévère pendant toute leur vie, ceux de la seconde pourront au contraire, obtenir quelques concessions quand leur obésité sera enrayée.

Voici le régime d'OERTEL :

Le matin, une tasse de café ou de thé avec un peu de lait, 75 grammes de pain.

A midi, 100 grammes de soupe, 200 grammes de bœuf bouilli ou rôti, veau, gibier ou volaille pas trop grasse ; salade ou légumes à volonté, ou encore du poisson préparé avec peu de graisse ; 25 grammes de pain ; de temps en temps 100 grammes au plus de gâteaux. Comme dessert, 100 ou 200 grammes de fruits, frais de préférence. On fera bien à midi de s'abstenir de boissons ; dans les grandes chaleurs, et si l'on n'a pas de fruits, on pourra prendre de un sixième à un quart de litre de vin léger.

Dans l'après-midi même quantité de café ou de thé, avec un sixième d'eau tout au plus : exceptionnellement 25 grammes de pain.

Le soir, un ou deux œufs à la coque : 150 grammes de viande 25 grammes de pain ; quelquefois un peu de fromage, de salade ou de fruit. Comme boisson régulièrement un sixième ou un quart de litre de vin et, s'il est nécessaire, un huitième de litre d'eau.

C'est une règle de ne jamais permettre une grande quantité de liquides pour un repas, mais de fractionner la quantité permise pour une journée. L'ingestion de l'eau est toujours mieux supportée dans les aliments qu'en boisson, parce que, dans le premier cas, elle arrive par petites quantités à la fois dans le système vasculaire, et les pertes viennent bientôt rétablir l'équilibre.

Les malades qui, après avoir été atteints d'obésité simple, sont guéris, peuvent augmenter les liquides : à midi, un ou deux verres de vin, et le soir une demi-bouteille de vin et un quart de litre d'eau. La bière sera exceptionnellement permise (1 demi-litre ou 1 litre par jour), à condition de surveiller le poids du sujet, et d'établir avec soin l'équivalent de graisse dans son alimentation, mais on l'abandonnera dès que les symptômes d'obésité se montreront à nouveau.

4° Régime de Vogel. — Premier déjeuner : du café sans sucre ni lait, du pain grillé ou du biscuit sans beurre.

Second déjeuner : deux œufs à la coque, du jambon cru et maigre ou un peu de viande maigre, une tasse de thé ou un verre de vin aigrelet.

Diner : une assiette de soupe légère, de la viande maigre, soit bouillie, soit rôtie : quelques pommes de terre, un peu de pain, des légumes verts ou de la compote. Pour l'après-midi, du café noir. Le soir, du bouillon ou du thé, de la viande froide, du jambon maigre, des œufs à la coque, de la salade et un peu de pain.

5° Régime de G. Sée [1]. — « Le régime physiologique comprend 120 à 130 grammes de principes azotés, provenant de 250 à 300 grammes de chair musculaire ou d'albuminoïdes, de 80 à 120 grammes de graisses neutres, plus 250 grammes d'hydrocarbures fournis par 400 ou 500 grammes de fécule ou de sucre ; ces proportions doivent être modifiées de façon que les substances musculo-albumineuses ne dépassent pas sensiblement la ration normale, car la viande en excès, en se dédoublant formerait elle-même la graisse : les corps gras faciles à digérer peuvent sans inconvénient être utilisés à la dose de 60 ou 90 grammes ; les hydrocarbures seront réduits au minimum : quand aux aliments herbacés ils ne contiennent rien de nutritif.

« Les boissons, loin d'être supprimées, seront augmentées pour faciliter la digestion stomacale et activer la nutrition générale ; mais il faut supprimer les liquides alcooliques, la bière surtout, ainsi que les eaux minérales, comme usage habituel. Elles seront remplacées par des liquides caféïques, et surtout par les infusions (chaudes autant que possible) de thé.

« Les exercices musculaires, quels qu'ils soient, s'imposent à l'obèse. »

6° Régime de Schwenninger. — Sept heures du matin, une côtelette de mouton ou du veau, ou un morceau de sole, grand comme la paume de la main avec une même quantité de pain sans beurre.

Huit heures, une tasse de thé avec du sucre.

Dix heures et demie, un demi-petit pain fourré de viande ou de saucisse.

Midi, pas de potages, ni de pommes de terre. Deux verres de vin blanc, légumes verts, viande, œufs, fromage, orange.

Quatre heures du soir, thé avec du sucre.

Sept heures, petit pain avec fromage.

Neuf heures, viande froide, œufs, salade, etc.. *ad libitum* deux verres de vin et même plus.

Dujardin-Beaumetz, analysant et critiquant ces divers régimes

---

[1] Sée (G.) *Du régime alimentaire*, Médecine clinique, t. V. 1887.

fait remarquer que dans tous les cas *le régime imposé aux obèses est toujours un régime insuffisant*. Il suffit pour s'en convaincre de consulter le tableau suivant :

	Matières albuminoïdes.	Matières grasses.	Matières hydrocarbonées.
Voit	118	40	150
Harvey.	170	10	80
Ebstein.	100	85	50
OErtel	155-179	25-40	70-100
Ration normale. . . .	124	55	435

M. Dujardin-Beaumetz ajoute : « Je commence par examiner avec grand soin le malade qui réclame mes soins pour la cure de l'obésité, je constate s'il n'existe chez lui aucun vice organique qui explique ou complique cette obésité ; car, comme l'a fort bien fait remarquer Bouchard, dans un très grand nombre de cas, la polysarcie constitue une maladie secondaire. J'examine avec une grande attention le cœur et la circulation ; la dégénérescence graisseuse du cœur est, en effet, une complication qu'on retrouve souvent chez les obèses, et cette dégénérescence doit modifier dans une certaine mesure la rigueur de nos prescriptions. Une fois tous ces points acquis et après avoir vérifié l'intégrité des organes, je prescris le régime suivant :

7° Régime de Dujardin-Beaumetz. — « Pour les boissons, ou le malade boit à ses repas ou il s'engage à ne prendre aucune boisson pendant ces mêmes repas. Dans le premier cas, je limite la quantité de liquide à un verre et demi, c'est-à-dire 300 grammes. Cette boisson se composera de vin rouge ou blanc coupé avec une eau alcaline (eau de Vals, eau de Vichy). Dans le second cas, le malade peut boire plus abondamment, mais, comme le veut Schwenninger, deux heures après avoir mangé ; la boisson se compose alors de thé léger sans sucre. Je proscris absolument les vins liquoreux, les liqueurs, les eaux-de-vie et la bière. J'autorise dans certains cas le malade à prendre un peu de café noir à la fin du déjeuner.

« Pour les aliments, je repousse les aliments trop aqueux, tels que la soupe ; j'autorise les œufs, le poisson, les viandes, les légumes verts et les fruits, mais je réduis à leur minimum les féculents.

« Pour le pain, j'ordonne surtout un pain léger et dont la croûte forme la plus grande partie, de manière à avoir un pain volumineux sous un poids réel très léger ; la forme de pain dont je veux parler constitue ce pain en flûte que l'on vend sous le nom de flûte de Peters. Défense absolue de la pâtisserie.

« J'exige que le malade pèse avec grand soin tous ses aliments et qu'il se tienne rigoureusement dans les poids que je vais fixer.

« Premier déjeuner à 8 heures : 25 grammes de pain ; 50 grammes de viande froide (jambon ou autre) : 200 grammes de thé léger sans sucre. Deuxième déjeuner, midi : 50 grammes de pain ; 100 grammes de viande ou de ragoût ou deux œufs (l'œuf privé de sa coque pèse 45 à 50 grammes) ; 100 grammes de légumes verts : salade : 15 grammes de fromage ; fruits à discrétion. Dîner, à 7 heures, pas de soupe : 50 grammes de pain ; 100 grammes de viande ou de ragoût ; 100 grammes de légumes verts ; salade ; 15 grammes de fromage ; fruits à discrétion. »

8° Traitement de Bouchard. — En s'appuyant sur une série d'arguments cliniques et pathogéniques, du plus haut intérêt, M. Bouchard arrive à traiter ainsi les obèses. Au début, une *réduction énergique*, pendant vingt jours. Le malade ne prend que 1.250 grammes de lait et cinq œufs répartis en cinq repas chaque jour. Aucun autre aliment, aucune autre boisson. Ce régime, assez dur à supporter, qui provoque une assez forte constipation, amène un notable amaigrissement et la disparition de plusieurs des infirmités de l'obèse (hyperhidrose, catarrhe, séborrhée, etc.). Cette période terminée, on remet pendant plusieurs semaines l'obèse à une alimentation variée, tout en réglant avec parcimonie la quantité des boissons et des mets.

9° Traitement de Bergonié. — Il s'applique aux obèses sans lésions, aux obèses cardiaques et consiste à diminuer autant que possible les recettes énergétiques tout en augmentant les dépenses.

Pour cela le sujet est soumis au régime alimentaire suivant : le matin une tasse de thé; à midi un repas dont le menu est laissé au choix du sujet, mais d'où sont exclus les aliments riches en calories, tels que les graisses et le sucre pur; pour lequel sont recommandés les légumes verts, les fruits et le thé léger, sans sucre, en boisson. Le repas du soir d'où viennent la plus grande partie des réserves et l'accumulation de la graisse favorisées par le repos de la nuit, est *totalement supprimé*. Le sujet ne se met pas à table et évite d'assister au repas des siens. Il prend tard dans la soirée du thé léger, ou tout autre infusion à son choix, et un fruit : orange ou pomme.

Voilà pour les recettes. Les dépenses énergétiques consistent en dépenses de travail mécanique et dépenses de chaleur. D'après Bergonié, la marche est une mauvaise forme de travail pour l'obèse dont le poids fatigue vite les surfaces articulaires, et provoque des douleurs et des œdèmes. La forme de travail qu'il préconise est la bicyclette ou mieux le *tricycle sur piste en plein air*. L'exercice est *court*, de cinq minutes au début à vingt minutes au plus; mais il est *intense*, violent même si possible : le sujet y emploie toutes ses forces. Il est fait deux fois par jour, aux heures les moins chaudes en été.

À cet exercice volontaire s'ajoute *un exercice électriquement provoqué* sous forme de bain électrique général ou mieux de bain faradique à quatre cellules. Le sujet bien assis et peu vêtu plonge ses jambes et ses bras dans quatre récipients remplis d'eau où arrive un courant faradique rythmé et ondulé. Des contractions rythmées, sans secousses et générales de la plupart des muscles de l'organisme, s'en suivent, involontaires et indolores. La durée de la séance varie de vingt à quarante-cinq minutes, elle est quotidienne. C'est de la partie mécanique du traitement le point le plus important chez les cardiaques et les déprimés.

Voilà pour la dépense mécanique. La dépense de chaleur doit être augmentée le plus possible. Un *vêtement rationnellement prescrit* est l'un de ses facteurs essentiels. D'autre part, pendant son exercice volontaire, aussi bien que pendant l'exercice électriquement provoqué, le sujet doit favoriser la déperdition de chaleur. C'est l'air circulant à travers un vêtement léger et très perméable qui la lui enlève pendant l'exercice volontaire, c'est l'eau maintenue à la température de 25° qui agit de même pendant l'exercice électriquement provoqué. Les longues ablutions générales, toutes les pratiques hydrothérapiques, sauf le bain chaud, sont recommandées, en particulier, le tub tiède avec friction par le malade lui-même, après chaque exercice volontaire, est prescrit. L'amaigrissement est plus rapide en hiver qu'en été.

En résumé : régime alimentaire caractérisé par la suppression complète du repas du soir ; exercice à tricycle et électriquement provoqué ; vêtement surveillé et dissipation de la chaleur produite par tous les moyens, telles sont les bases absolument physiques de ce traitement dont les succès m'ont paru tout à fait remarquables.

10° Résumé. — Lequel de ces régimes convient-il de choisir ? Celui d'Ebstein doit être mis à part, et tant que l'expérience n'aura pas prononcé à son égard, il ne sera tenté qu'après l'échec des autres. Ceux-ci ont tous des traits communs : la réduction des boissons et des aliments ; ils comptent tous des succès à leur actif, à la condition que les malades persévèrent. Or, c'est là malheureusement ce qui manque le plus. Au début du traitement l'amaigrissement est notable, bientôt il s'arrête. Alors les obèses ne veulent plus se soumettre à des privations dont ils ne constatent plus la récompense immédiate dans la diminution rapide de leurs infirmités. Aussi il est bon de varier un peu la prescription : en faisant succéder les uns aux autres ces divers régimes, on leur fait prendre patience plus facilement et on arrive ainsi à les guérir. Malheureusement, même après guérison, il faut continuer ; car rien n'est plus fréquent que les récidives.

D) LES RÉGIMES DANS LA GOUTTE ET LES GRAVELLES

Il suffit de connaître l'étiologie de la goutte pour connaître aussi le régime qui convient à cette maladie. L'excès d'alimentation azotée combiné avec le défaut d'exercice et avec le surmenage intellectuel est un des principaux facteurs de cette affection : les viandes ne seront donc données aux goutteux qu'avec parcimonie, les viandes faisandées seront sévèrement proscrites. On ne donnera un régime plus tonique que dans les cas où l'anémie et l'asthénie menaceront le malade. Les spiritueux seront aussi éliminés.

Les mêmes principes seront appliqués au traitement de la goutte aiguë. « En dehors de certaines circonstances, une diète sévère est de rigueur. Mais comme l'appétit est parfois remarquablement conservé, il n'est pas toujours facile d'obtenir l'exécution de cette prescription. L'expérience m'a montré que souvent les accès se prolongent au delà du terme ordinaire par ce seul fait qu'on n'a pas suffisamment tenu compte de l'utilité de la diète. Aussi, bon nombre de goutteux m'ont appris que leurs accès avaient généralement duré plusieurs semaines, toutes les fois qu'on leur avait permis l'usage des substances animales, tandis qu'habituellement la maladie ne se prolongeait pas au delà de quelques jours, lorsque le régime alimentaire avait été convenablement réglé. » (GARROD, *La Goutte*, édition française, p. 399.) Le malade sera donc soumis à l'usage des boissons délayantes ; décoctions d'orge, de gruau ou de pain grillé, du thé faible et des aliments farineux : pain, arrow-root, sagou, tapioca, etc. Quand la détente est produite, on permettra le thé de bœuf, puis le poisson blanc, enfin la volaille et la viande tendre. Le vin est souvent un agent provocateur de la goutte : la bière sera proscrite plus sévèrement encore.

PFEIFFER et MENDELSOHN ont de la pathogénie de la goutte une idée différente : ils croient que l'acide urique vient des nucléines de l'organisme, et qu'il est en rapport plutôt avec l'ingestion des sucres et des fécules qu'avec celle des aliments azotés. Aussi présentent-ils un régime tout à fait à rebours du régime classique. L'expérience ne s'est pas encore prononcée sur la valeur de leurs doctrines. Elle aura aussi à juger la valeur des cures au *jus de citron frais*, récemment préconisés en Allemagne aussi bien dans la goutte aiguë que dans la goutte chronique et qui comprennent l'ingestion du suc d'un nombre croissant, puis décroissant, de citrons pendant dix-huit jours ; il faudrait arriver vers le dixième jour à 25 de ces fruits.

La gravelle urique et la gravelle oxalique sont des complications fréquentes, ou pour mieux dire, des manifestations fréquentes de la goutte. Aussi demandent-elles le même régime : les féculents, plutôt en purées qu'en grains ; les légumes frais bien cuits, sauf l'oseille ; les fruits, pourvu qu'ils ne soient pas trop acides, seront autorisés ; les viandes seront prises avec modération, pourvu que le malade fasse un exercice suffisant. Le cacao, le thé, les épinards particulièrement riches en acide oxalique seront tout à fait interdits dans la gravelle oxalique.

Au lieu de résulter d'un trouble de la nutrition générale, comme les précédentes, la lithiase phosphatique est le plus souvent sous la dépendance d'une inflammation des voies urinaires : vessie ou bassinet. Le régime ne comporte alors aucune autre indication spéciale que celle d'éviter les aliments riches en toxines, dont les déchets en s'éliminant par ces voies augmentent les lésions.

La lithiase biliaire peut, comme la gravelle urique, être une manifestation goutteuse. elle indique alors le même régime : mais elle est beaucoup plus souvent la conséquence d'une cholécystite infectieuse, suite éloignée d'une fievre typhoïde ou d'une autre pyrexie ; et dans ce cas la désinfection des voies biliaires par le calomel ou les salicylates est bien plus importante que le régime.

E) LES RÉGIMES DANS LES DERMATOSES

Nulle série d'affections plus que les dermatoses n'est visiblement influencée par le régime. Bien que toutes ne relèvent pas du même vice originel de la nutrition, elles demanderont à peu près toutes l'exclusion des aliments à toxines très développées (gibiers faisandés, mollusques, poissons de mer, crustacés) qui provoquent toujours de petites intoxications ; des aliments salés (charcuterie, salades, viandes conservées, etc.), qui diminuent l'alcalinité normale des humeurs ; des aliments excitants (condiments, truffes, liqueurs, vins, etc.), qui troublent plus ou moins profondément les fonctions trophiques du système nerveux. C'est seulement au prix d'un régime sévère qu'on les verra céder au traitement local, aux applications de pommade, aux pansements. Souvent, le régime seul suffit pour guérir l'*acné pustuleuse* de la face, chez les jeunes sujets, à la condition de maintenir la région malade dans l'asepsie et d'avoir assez de patience pour attendre la guérison pendant quelques mois. Souvent dans l'*urticaire*, les poussées n'éclatent que lorsque le sujet a fait un écart de régime. Dans bien des cas, malgré un traitement médicamenteux des plus sages, malgré un régime des plus rigoureux, des dermatoses graves, comme des *psoriasis* invétérés, des *eczémas* rebelles persistent indéfiniment: les malades cependant restent fidèles à la prescription du médecin, l'expérience leur ayant appris que toute infraction amène un redoublement de prurit. Quelques cas graves d'*eczéma* très aigu, de *dermatite exfoliatrice aiguë*, de maladie de DUHRING, etc., commandent expressément la suppression du vin, et même le régime lacté intégral.

Enfin, nulle part plus que dans les dermatoses l'idiosyncrasie ne se donne carrière : on peut relever les faits les plus bizarres : chez l'un, les fraises: chez l'autre, les glaces; chez celui-ci, la vanille provoquent constamment des éruptions : ce sont là, choses imprévues, mais dont il est sage de tenir compte dans l'étude de chaque cas.

F) LES RÉGIMES DANS LES MALADIES DU CŒUR ET DES VAISSEAUX

Les maladies du cœur et des artères sont très directement influencées par le régime alimentaire, puisque c'est de lui que dépendent en partie la quantité et la qualité du sang qui circule dans les vaisseaux. Un point sur lequel tout le monde est d'accord, c'est qu'il convient d'éviter les boissons alcooliques, les aliments fermentés, les viandes faisandées, en un mot, tout ce qui est excitant et tout ce qui est toxique, de manière à irriter le moins possible la paroi interne des artères et à éviter cette hypertension active, prélude de l'artério-sclérose. Il est également entendu que les cardiopathes devront peu manger le soir, de manière à éviter le travail digestif dans la position horizontale, position qui fatigue le cœur. Mais pour le reste les médecins se divisent en deux camps : les uns avec OERTEL préconisent le régime sec, les autres avec HUCHARD recommandent le lait : l'antagonisme n'est pas aussi radical qu'il le paraît : chacun de ces régimes correspond à des indications différentes. Quand la cardiopathie se complique, comme il arrive si souvent, de dyspnée toxique, le lait est l'aliment de choix, parce que seul, il peut ouvrir le rein, éliminer les toxines et faciliter le travail du cœur en faisant donner les émonctoires. Mais si le cœur est graisseux, si le rein mal irrigué ne peut plus suffire à ses fonctions, il peut y avoir danger à s'obstiner dans le régime lacté : j'ai vu un hyposystolique qui, prenant par jour trois litres de lait, n'urinait environ qu'un litre et augmentait d'un kilogramme par vingt-quatre heures, et cet accroissement de poids était dû, non pas à un embonpoint progressif, mais à un œdème dont l'augmentation quotidienne correspondait au lait non éliminé. Dans de pareils cas, c'est au régime sec qu'il faudra recourir : donner peu de liquides pour que les vaisseaux se désemplissent peu à peu, pour que la masse du sang diminue (cure de réduction). On verrait souvent, d'après OERTEL, la diurèse augmenter, pendant les premiers jours du régime sec. Le médecin suédois compose ce régime surtout avec des aliments albuminoïdes; c'est aller un peu loin : le régime lacté mixte sera évidemment préférable, c'est celui qui convient le mieux à l'hypertension artérielle avec dégénérescence du myocarde. Cette indication de réduire la quantité du sang dans les maladies artérielles est d'ailleurs bien anciennement connue; c'est d'elle que s'était inspiré VALSALVA en préconisant contre les anévrysmes de l'aorte des saignées multiples et une diète rigoureuse pour affaiblir le malade au point qu'il ne puisse soulever le bras au-dessus du lit. On a depuis longtemps renoncé à ces exagérations dangereuses.

G) LES RÉGIMES DANS LES MALADIES DES REINS

On a abusé du lait dans l'albuminurie. Les indications en sont aujourd'hui mieux posées. Dans les *néphrites aiguës infec-*

tieuses, dans la *néphrite a frigore*, dans les prodromes de *l'éclampsie puerpérale*, le lait est la condition *sine qua non* de la guérison et c'est à ces cas que s'applique tout spécialement le mot de CHRESTIEN : « Le lait ou la mort. » Il est nécessaire que le malade soit soumis à l'usage du lait; il est surtout important qu'il ne prenne pas autre chose. Le lait sera administré par petites doses fréquemment répétées. Si le sujet est jeune et n'a pas de tare personnelle ou héréditaire, il guérira souvent ; les analyses souvent répétées ne tarderont pas à signaler la diminution, puis la disparition de l'albumine. Le régime lacté sera ainsi maintenu trois ou quatre semaines s'il le faut ; puis quand l'albuminurie aura cessé, on reviendra très progressivement, très lentement à un régime mixte (potages au lait, œufs au lait, œufs à la coque sans pain, potages maigres) puis à un régime commun, d'où les aliments riches en toxines seront longtemps exclus.

Si au bout d'un mois l'albuminurie persiste, il ne faut pas renoncer à l'espoir de la guérison (j'ai vu des néphrites post-varicelliques guérir après quatre et six mois), mais il faut renoncer au régime lacté absolu. S'obstiner à soumettre le malade à cette diète, c'est l'exposer à un dépérissement fatal, à une dénutrition dont le rein lui-même finirait par souffrir. On instituera donc pendant longtemps le régime lacté mixte, avec les aliments que nous venons d'indiquer, en y ajoutant même des viandes blanches, des légumes frais, des purées. Mais les viandes rouges, les poissons, les mets fermentés seront proscrits. Dans les cas plus sérieux, le malade ne fera qu'un repas au milieu du jour, et prendra du lait le matin et le soir. Dans les cas plus bénins, il fera deux repas, celui du soir plus léger. Un pareil régime sera continué longtemps sans inconvénient.

Dans les *néphrites chroniques* de toutes variétés, qu'il s'agisse d'albuminurie cyclique, d'albuminurie minima, de mal de Bright confirmé, le régime sera mixte dans les périodes calmes de la maladie et le lait sera réservé, comme diète exclusive, aux périodes d'insuffisance rénale et d'intoxication urémique. Pour prescrire le régime lacté pur, on ne s'inquiétera donc pas du chiffre de l'albuminurie, mais de la quantité de l'urine, du chiffre de l'urée, au besoin de la toxicité urinaire ; et tant que ces facteurs seront normaux, on se bornera au régime mixte. Si le malade est particulièrement faible, on pourra même permettre de temps en temps de la viande rouge. A une époque où l'on considérait la potasse comme l'agent possible des intoxications urémiques j'avais fait établir un tableau des aliments d'après leur teneur en potasse, et je ne permettais à mes brightiques que les aliments pauvres en cette substance, mais je ne crois pas avoir obtenu de résultat sérieux.

Quelle que soit la variété d'albuminurie, le double principe qui doit guider le médecin consiste : 1° à maintenir les forces du malade par un régime suffisant; 2° à donner au rein aussi peu de travail que possible, en évitant les aliments toxiques, en restreignant l'alimentation azotée, en supprimant les boissons alcooliques en se rappelant que la toxicité urinaire marche de pair avec la toxicité intestinale.

La nocivité des chlorures dans les affections rénales a été bien établie par des travaux récents ; le régime déchloruré, ses indications et ses résultats seront spécialement étudiés à propos du chlorure de sodium.

II) LES RÉGIMES DANS LES MALADIES DU FOIE

LINOSSIER, dans un substantiel rapport à la Société de Thérapeutique (1904), a étudié avec soin cette question. Il établit que, quelle que soit l'affection hépatique que l'on veut traiter, qu'il y ait insuffisance ou excès ou perversion du fonctionnement de la glande (*hypo*, *hyper* ou *dyshépatie*), le régime à prescrire est le même. Modération dans la quantité, boissons assez abondante si l'estomac les tolère, voilà les deux premiers principes. L'alimentation sera surtout antitoxique, par conséquent le malade prendra peu de viande rouge, le maigre de jambon lui sera permis. Il prendra beaucoup de lait, des œufs frais même s'il y a des calculs dans la vésicule; il évitera autant que possible les corps gras, prendra du beurre cru de préférence au beurre cuit qui s'émulsionne plus difficilement, usera avec avantage des légumes frais de digestion facile (petits pois,

9.

haricots verts, asperges, artichauts, salades cuites, carottes), se privera des légumes de digestion difficile (choux, navets, raves, radis). On lui donnera des fruits frais, on lui défendra l'alcool et même le vin. Dans les cas graves le régime lacté absolu sera de rigueur.

I) LES RÉGIMES DANS LA NEURASTHÉNIE ET L'HYSTÉRIE

L'engouement de nos contemporains pour les sports les plus violents a fait oublier à tous, même aux médecins, les sages préceptes de la diététique hippocratique, et on s'est laissé aller à prescrire aux névrosés les exercices physiques et l'entrainement musculaire. De telles pratiques ne sont bonnes que pour les convalescents ou les gens déjà guéris ; elles sont fâcheuses pour les malades. Weir MITCHELL a montré que dans la santé parfaite, il doit y avoir autour des muscles une couche normale de tissu adipeux et que *neurasthéniques* et *hystériques* maigres devaient avant tout autre traitement être justiciables de la diététique. Il les soumet donc à un traitement assez complexe, comprenant en première ligne l'isolement, puis le repos absolu au lit, l'électricité faradique et le massage, mais comprenant comme élément essentiel l'alimentation et même la suralimentation. Après quelques jours de régime lacté, il prescrit une nourriture de plus en plus riche, arrivant progressivement à trois repas complets, deux litres de lait et une livre de viande de bœuf crue. En hiver, il donne en outre l'huile de foie de morue. Cette restauration du sang, de la graisse organique, cette réparation régulière du système nerveux par la suralimentation est tout à fait d'accord avec ce que l'urologie nous apprend sur la dénutrition des névropathes. Combinée avec les autres parties du traitement de W. MITCHELL, elle a donné les plus brillants succès.

J) LES RÉGIMES DANS LES MALADIES DES VOIES DIGESTIVES

1° Du régime au point de vue de la nutrition et de la digestion. — Au point de vue de la nutrition générale, le problème du régime consiste à faire absorber au malade sa ration d'entretien ; au point de vue des affections gastro-intestinales, il consiste à ne faire ingérer que des aliments de quantité et de qualité telles que leur digestion puisse s'effectuer sans aggraver ces maladies. Les deux buts qu'il faut ainsi viser pour arriver à la guérison sont souvent opposés l'un à l'autre. Tandis en effet, que la nutrition réclame chaque jour les matériaux dont elle a besoin pour réparer ses pertes et même pour entretenir en bon état les voies digestives, celles-ci lésées ou fonctionnellement troublées demanderaient pour guérir un repos plus ou moins prolongé, c'est-à-dire la diète absolue ou relative. La question des prescriptions alimentaires est alors parfois d'une difficulté considérable ; dans les cas légers, elle pourra se borner à la prohibition de certains mets spécialement fâcheux pour le malade ; dans des cas plus graves ou plus violents, elle ira jusqu'à ne permettre qu'un ou deux aliments spécialement choisis, ou même jusqu'à les interdire tous, et à soutenir les forces du malade par l'alimentation extra-buccale, tentatives récentes qui méritent d'être poursuivies.

2° Le chimisme stomacal. — Pendant longtemps, l'estomac réputé capricieux, était laissé à peu près seul juge de ce qui lui convenait. À force de tâtonnements les médecins étudiaient pour chacun de leurs dyspeptiques les aliments qui paraissaient lui convenir le mieux, et en composaient à son usage un régime approprié. On était arrivé, à l'aide de cette méthode trop simpliste, à formuler quelques préceptes généraux, mais très vagues, sur l'alimentation dans les maladies gastro-intestinales. Les progrès considérables, faits dans l'étude des digestions normales et pathologiques par l'invention des *repas d'épreuve*, ont fait espérer pendant quelque temps que l'on était sur la voie d'un immense progrès thérapeutique. Divisés en *hypochlorhydriques, hyperchlorhydriques simples*, et *hyperchlorhydriques avec hypersécrétion permanente*, les dyspeptiques n'avaient plus qu'à recevoir de leur médecin une liste d'aliments adaptés à l'état chimique de leur suc gastrique et, fidèles au régime composé devaient guérir rapidement. Mais HAYEM a bientôt montré que si l'acide chlorhydrique HCl est un facteur important, il n'est pas le seul, et sa division des *hyperpepsies* et des *hypopepsies* a commencé à jeter un certain trouble dans la question si heureusement simplifiée. Lui-même a insisté ultérieurement sur l'importance des lésions de canalisation et sur la fréquence des sténoses pyloriques et sous-valériennes. BOURGET a montré que sous l'influence des troubles fonctionnels de la neurasthénie, le même estomac pouvait être tantôt hyper et tantôt hypochlorhydrique. En conséquence, les conquêtes, que nous avaient fait espérer les protagonistes du chimisme stomacal, sont encore pour la plupart à l'état de projets. De tous ces travaux, il est cependant resté quelques résultats qu'il importe de résumer.

3° Aliments fermentés. — Tout dyspeptique doit être privé d'aliments fermentés. On a prétendu que certaines fermentations constituaient une sorte de digestion et que les aliments ainsi préparés pouvaient mieux que d'autres se prêter à l'absorption. C'est une exagération évidente. L'estomac malade est un lieu de pullulation pour les microbes, et il est parfaitement inutile de venir y introduire par surcroit les toxines de la putréfaction. Donc on interdira aux malades les gibiers faisandés, les conserves souvent riches en toxines, les confits, les poissons facilement altérables (saumon, raie, etc.).

4° Féculents. — Les *féculents*, les farineux, suivant l'expression vulgaire, sont mauvais aux dyspeptiques pour deux raisons. La première, c'est qu'ayant besoin de subir l'action des diastases, ils sont mal digérés dans les milieux acides, qu'il s'agisse d'acide chlorhydrique ou d'acides organiques ; et comme souvent l'acidité exagérée du chyme suffit, après le passage du contenu gastrique dans le duodénum à neutraliser l'alcalinité des sucs intestinaux (LINOSSIER), ces féculents mal élaborés dans l'estomac continuent à être mal élaborés plus bas. De là sans doute le développement excessif des gaz chez les sujets qui en consomment une trop forte quantité. Cet inconvénient est commun à tous les féculents, quels qu'ils soient, et quel que soit leur mode de préparation culinaire (légumes en grains, purées, pâtes, etc.). Mais sous forme de grains, ils en présentent un second. Cette enveloppe dont ils sont revêtus est particulièrement indigeste : elle résiste assez bien aux sucs digestifs pour que plusieurs grains (lentilles, pois) s'ils n'ont pas été mastiqués, soient rejetés intacts avec les matières fécales, après avoir imposé à tout le tractus intestinal un travail absolument inutile. Rappelons à ce sujet que tout tégument animal, ou végétal, est indigeste ; destiné à protéger les corps qu'il enveloppe contre le monde extérieur, il résiste aussi aux sucs digestifs : la peau des fruits, les écailles de poissons, la peau de poulet, etc., seront absolument interdites dans les dyspepsies, et dans la convalescence des gastro-entérites aiguës (indigestion, appendicite, dysenterie, etc.).

Mais les farineux donnés sous forme de pâtes alimentaires ou de farines (tapioca, semoule, nouilles, arrow-root, etc.) échappent à la plupart de ces inconvénients et sont une précieuse ressource dans le traitement des entérites. Ils n'exigent qu'une activité intestinale limitée, constituant une alimentation anti-putride par excellence, réussissant à modifier d'une façon favorable la flore bactérienne de l'intestin (COMBE). Fournissant peu à peu et jusque dans les dernières parties de l'intestin les acides lactique et succinique, ils exercent une action véritablement antiseptique et préviennent la putréfaction si facile des substances azotées, à la condition d'être ingérées en quantité cinq fois plus grande que celle-ci, au point de vue du poids. De là l'importance que COMBE leur a donnée dans le traitement de *l'entérite muco-membraneuse.*

5° Légumes frais. — Les légumes frais (haricots verts, épinards, choux, carottes, etc.), riches en cellulose, pauvres en éléments nutritifs, sont inutiles à la plupart des dyspeptiques, mais non nuisibles. Lorsqu'ils sont bien cuits et bien hachés, ils ne fatiguent nullement l'estomac et forment de petites masses de corps étrangers qui excitent légèrement les parois de l'intestin dont ils provoquent les mouvements vermiculaires : à ce titre ils ont un avantage incontestable chez les *constipés.*

6° Œufs. — Les œufs sont une précieuse ressource pour les estomacs malades. On rencontre bien çà et là quelques personnes qui éprouvent à leur endroit de la répugnance, j'ai vu une jeune femme qui les vomissait à peine avalés : mais ce sont des exceptions. Ils devront être pris très frais, peu cuits, pas durs. Leur abus, en raison de la grande quantité de corps gras que renferme le jaune, peut amener un peu de fatigue du foie. Enfin il ne faut pas oublier que le blanc d'œuf est un bon remède contre la diarrhée et qu'une alimentation trop régulièrement riche en œufs finirait par entraîner de la constipation.

7° Viandes. — Les viandes sont très bien digérées par les hyperchlorhydriques. L'abus d'une alimentation carnée peut entretenir et aggraver le mal ; mais indirectement, et sans provoquer de crises douloureuses ni de vomissements. Au contraire, l'ingestion de viande rouge, parfois même de viande crue peut calmer les douleurs gastriques qui se prolongent chez eux quatre et cinq heures après les repas. Chez les hypochlorhydriques, chez les hypopeptiques, la viande sera au contraire une cause de souffrance, ne trouvant pas dans l'estomac l'HCl nécessaire à sa dissociation et à sa dissolution, passant trop rapidement dans l'intestin où les sucs vont encore lui faire défaut, elle trouble tout l'appareil digestif. Dans le cancer de l'estomac, la difficulté de digérer la viande est un des premiers symptômes, et au bout de quelque temps le dégoût éprouvé par les malades est caractéristique. Leur imposer le régime carné serait les condamner à une sorte de supplice, car ils arrivent à ne plus pouvoir avaler un morceau de viande ; ce serait aussi provoquer à plaisir des vomissements et des fermentations gastriques graves.

8° Lait, ses indications. — Chez eux, le lait est le dernier aliment utilisable ; l'expérience a montré que dans leur suc gastrique insuffisant le ferment lab était l'élément qui persistait le plus longtemps. Le lait constituera donc la nourriture qui les soutiendra pendant leurs derniers jours, jusqu'au moment où les progrès du mal le rendront indigeste à son tour et où le malade succombera autant à l'inanition qu'à l'intoxication. C'est encore l'aliment qui convient le mieux dans *l'ulcère de l'estomac,* dans l'*hyperchlorhydrie grave* ; on l'a alors accusé de produire la dilatation de l'estomac et de distendre fâcheusement les bords de l'ulcère. Sans doute, si le malade avalait d'un seul trait, les trois ou quatre litres qu'il doit prendre en un jour, le reproche serait justifié ; mais un tiers de litre pris toutes les deux heures et n'arrivant dans l'estomac que lorsque le précédent l'a déjà quitté me paraît tout à fait incapable de produire cette ectasie.

Antiseptique, antitoxique suffisamment nutritif, le lait peut à lui seul constituer l'alimentation dans un grand nombre de lésions graves de l'estomac. Sous son influence, les lésions, si elles sont curables, pourront guérir toutes seules ; si elles sont incurables, elles se développeront avec plus de lenteur. Le seul inconvénient, c'est que le malade a une mauvaise haleine et qu'il souffre souvent d'une constipation opiniâtre, nécessitant l'emploi fréquent de laxatifs ou de lavements.

Le lait convient encore à un grand nombre d'affections aiguës ou chroniques du tube digestif : *embarras gastrique, hémorragie intestinale, ulcérations intestinales, dysenterie,* etc. Il leur permet d'évoluer et de guérir, en imposant aux organes le moindre travail possible, et en évitant ainsi les complications immédiates (péritonite, perforations, etc.), ou éloignées (néphrites toxi-infectieuses), auxquelles elles exposent le sujet. Mais il ne faut pas croire que le lait n'ait pas, dans certains cas, comme tout remède, ses contre-indications et ses dangers.

9° Ses contre-indications. la diète hydrique. — La première, la plus importante, celle qu'il ne faut pas méconnaître, sous peine de laisser rapidement mourir ses malades, c'est la *gastro-entérite infantile,* c'est le *choléra infantile.* Il arrive quelquefois que des petits enfants ont la diarrhée parce qu'ils tètent trop ou trop souvent, c'est de l'entérite par surmenage intestinal ; il suffit d'espacer les tétées (deux heures et demie à trois heures) et d'en limiter la durée pour qu'ils guérissent promptement. Il arrive plus souvent que les enfants dépérissent et ont des vomissements et de la diarrhée, parce qu'on leur donne du mauvais lait : un changement de nourrice, s'ils sont nourris au sein ; une application plus stricte des règles de la stérilisation, si on use du biberon; l'addition au lait d'eau bouillie ou d'eau alcaline, si celui-ci est trop riche en beurre peuvent encore suffire dans ces divers cas à enrayer le mal. Mais lorsque l'enfant a une selle verte et fétide presque aussitôt après l'ingestion de son lait; surtout lorsqu'après l'avoir pris, il le vomit aigri et coagulé sous forme de caillots de fromage blanc nageant dans un liquide jaune clair à odeur rance, c'est qu'alors on est au début d'une gastro-entérite aiguë grave, au début de cette affection qui, en été, fauche tant de bébés, le choléra infantile. Dans ces conditions le *lait doit être immédiatement et absolument proscrit*, et l'enfant est mis à la diète hydrique. Il n'importe pas alors que le lait soit bon ou mauvais: tout lait est également toxique pour l'enfant qui a dans son estomac des ferments butyriques ou autres, capables de le faire presque instantanément tourner. S'obstiner à continuer l'alimentation lactée, c'est vouer le pauvre petit à une mort certaine, et cela est malheureusement arrivé et arrive encore trop souvent. La situation en effet est angoissante. Épuisé par les vomissements et la diarrhée, l'enfant est inerte, sans force, il a faim et prend avec plaisir ce qu'on lui offre; la mère et l'entourage plus inquiets de la faiblesse que de tout autre symptôme, ne rêvent que de restaurer les forces de l'enfant par l'alimentation, et lui redonnant du lait raniment les fermentations stomacales dont les conséquences (vomissements, selles, auto-intoxications) vont redoubler. Le médecin doit être ferme, s'il veut faire son devoir: il en sera souvent récompensé, car souvent il sauvera son malade. En effet, l'enfant étant mis à la *diète hydrique*, c'est-à-dire ne prenant que de l'eau alcaline (eau de Vals) en petite quantité, cesse peu à peu de vomir; les selles deviennent plus rares et moins abondantes, le ballonnement s'affaisse, les forces reviennent. Il y a alors pour le médecin un moment difficile : le besoin de nourriture reparaît, l'enfant réclame par ses cris sa nourrice ou son biberon : et il est de toute évidence qu'il ne faut pas, surtout chez un tout petit bébé, prolonger trop longtemps la diète. Or, avant de reprendre le lait, il faut que l'estomac soit complètement vide de liquides fermentés et acides, et en dehors du lavage de l'estomac qu'il faut d'ailleurs pratiquer quelquefois, on n'a aucun moyen de s'en assurer. L'eau albumineuse, le bouillon de poule très léger, au besoin les injections hypodermiques de sérum artificiel soutiendront pendant quelques heures encore les forces de l'enfant; et c'est quand il aura passé une journée entière sans vomissements, une demi-journée sans selles diarrhéiques, que l'on se décidera à reprendre timidement le lait, qu'il faudra alors choisir de qualité supérieure. Suivant le mode d'allaitement adopté, on permettra une tétée de deux ou trois minutes, ou bien on donnera une ou deux cuillerées de lait stérilisé, additionné d'une quantité double d'eau de Vals. Si cette première tentative réussit bien, on recommence au bout de trois ou quatre heures, et l'on revient très progressivement, très graduellement, à l'alimentation normale; si elle échoue, il faut encore prolonger la diète hydrique. Ce serait de la présomption de croire que l'on sauve ainsi tous les enfants, mais il est certain que sans cette hygiène spéciale, ils ont grande chance de ne pas se sauver. Les bains, chauds ou frais, suivant les circonstances, l'usage de quelques rares remèdes appropriés, les cataplasmes abdominaux, etc., complètent le traitement.

Cette dyspepsie spéciale, qui fait du lait un vrai poison n'est pas le privilège exclusif de la première enfance; elle se rencontre aussi chez certains sujets dont le suc gastrique, par suite d'idiosyncrasie, est inapte à digérer ce liquide; chez de vieux dilatés, dont l'estomac est devenu un foyer de fermentations anormales, etc. Dans tous les cas, il faut savoir ne pas être entêté. Si justifiée qu'ait pu paraître la prescription du lait, si le malade le vomit changé en petit-lait et en fromage, c'est que son estomac est absolument incapable de le digérer au moins provisoirement; il faut alors prescrire un autre régime.

Le lait est encore contre-indiqué dans certaines affections intestinales, en particulier dans l'*entérite muco-membraneuse* à l'état aigu. Il ne s'agit ici que du lait pur; car associé aux farineux, il constitue au contraire un des éléments importants des régimes à opposer à cette maladie.

10° Boisson. dyspepsie des liquides. — La question des boissons est aussi importante que celle des aliments. Depuis longtemps, les médecins avaient reconnu des cas où elles étaient particulièrement indigestes : *dyspepsie des liquides*. Reprenant cette idée avec ses beaux travaux sur la dilatation de l'estomac, Bouchard a dans sa pratique fixé à deux verres la quantité de liquide qu'il est permis d'ingérer à chaque repas. Ce n'est là évidemment qu'une moyenne : il faut en pratique tenir compte de la température extérieure et surtout de la capacité digestive de chaque malade. Mais la limitation de la quantité des boissons doit faire l'objet de prescriptions précises. Quant à leur qualité, elle est aussi à considérer. L'alcool et les liqueurs seront sévèrement interdits. Le vin rouge a été ces temps derniers très fortement incriminé ; il est certain qu'il est mauvais aux hyperchlorhydriques dont il augmente les crises douloureuses et les phénomènes toxiques ou réflexes ; mais chez beaucoup de sujets à estomac atone, chez beaucoup de convalescents affaiblis, il est encore et restera un stimulant précieux et le vrai restaurateur des forces. Il est de la plus haute importance qu'il soit vieux, bon et naturel, et le malade le prendra pur ou coupé d'eau suivant ses habitudes, toujours en quantité modérée. Le vin blanc, plus excitant, peut-être plus diurétique, ne convient pas aux gens nerveux. Le vin de Champagne dont on abuse aujourd'hui est véritablement trop excitant. Cependant, à l'état frappé, doublement anesthésique en raison de sa température et de son acide carbonique, il constitue une ressource précieuse pour les estomacs intolérants dans les cas de gastralgie purement nerveuse ou de vomissements d'ordre réflexe (pelvi-péritonite, salpingite, etc.). La bière et le cidre sont souvent acceptés par les estomacs qui refusent le vin.

Il est imprudent en pareille matière de procéder par aphorismes, et de dire à l'avance : en tel cas on permettra le vin, ou la bière, ou le cidre ; en tel autre, on les défendra. En mettant à part les gastrites ulcéreuses, où le lait seul doit être permis, on fera bien de mettre sa prescription en harmonie avec les habitudes, les antécédents du malade et avec les résultats que donnera chez lui l'observation journalière.

11° Quantité des aliments. — Elle doit être autant que possible réduite à la ration d'entretien (Linossier). Le principe est bon, mais difficile à appliquer. En pratique, on ne pourra guère se guider sur l'appétit des malades, exagéré chez les uns, insuffisant chez les autres. D'un autre côté, le rapport entre la quantité de nourriture ingérée et la quantité de substance alibile utilisée est tellement variable, surtout chez les dyspeptiques, qu'on s'exposerait à de grandes illusions en pesant les aliments. La conservation de l'embonpoint et des forces reste encore le meilleur criterium pour juger si le malade est suffisamment nourri.

12º Nombre des repas. — L'habitude, variable suivant les pays et les races, a fixé à trois ou quatre le nombre des repas quotidiens. Dans les dyspepsies bénignes, on pourra permettre au malade de se conformer à ces usages; dans les cas plus graves, on exigera qu'il les modifie. Souvent, il y a intérêt à réduire, à supprimer même le repas du soir, dont la digestion, faite la nuit, trouble le sommeil; souvent on devra réduire le nombre des repas à deux (10 heures du matin et 5 heures du soir), de manière à laisser entre eux sept heures d'intervalle et à ne recommencer à remplir l'estomac, que lorsqu'il a évacué dans le duodénum le chyme du premier repas et s'est reposé de ce travail. Dans d'autres circonstances, les malades seront au contraire invités à faire par jour cinq, six, sept repas extrêmement légers, composés simplement d'un ou deux œufs, d'un potage avec jus de viande, d'une crème ou d'un bol de lait, etc. Ce mode de procéder conviendra temporairement aux personnes affaiblies dont les organes épuisés par l'anémie, la neurasthénie et la dyspepsie réclament à chaque instant du réconfort.

13º Division des aliments. — La mastication est souvent mal faite par des gens qui ont de mauvaises dents, qui ont la déplorable habitude de manger vite ou auxquels des occupations trop pressantes laissent à peine le temps nécessaire aux repas. L'estomac doit suppléer à ce défaut de division des aliments, et il y arrive en exagérant ses mouvements péristaltiques et anti-péristaltiques et en sécrétant un supplément de suc acide (hyperchlorhydrie de défense). Il est d'une importance capitale d'éviter pareil désordre : le dyspeptique ne devra introduire dans son estomac que des aliments parfaitement divisés. Si sa dentition est bonne, on exigera qu'il mâche bien et longtemps; si elle est mauvaise, on la fera soigner ou remplacer par des pièces artificielles: si la force lui manque, on ne lui servira que des viandes coupées en menus morceaux ou hachées. Un grand nombre d'instruments ont été inventés à cet usage, hache-viandes, couteaux à quatre lames, moulins à viande, etc.); ou bien on le nourrira de poudres de viandes, de jus de viandes, de poudres de légumes, de purées, etc. Sous cette forme, le brassage des aliments s'exécute avec facilité par l'estomac, le suc gastrique imprègne rapidement toute la masse alimentaire ; la digestion s'accomplit mieux, plus complètement et sans fatigue, et l'on évite ce grave inconvénient d'introduire dans le tube digestif de gros fragments de viande ou de légumes qui quelquefois franchissent le pylore au prix de vives douleurs, qui d'autres fois traversent intacts le tractus intestinal et sont encore tout à fait reconnaissables au milieu des matières fécales (lientérie).

Dans un très grand nombre de cas, le régime doit se composer uniquement de liquides alimentaires : lait, bouillon, jus de viande, œufs délayés dans le lait ou le bouillon. Cette prescription est nécessaire dans les entérites aiguës, où son oubli entraine souvent des diarrhées interminables et des rechutes fréquentes, dans les ulcérations intestinales de toute espèce, lorsque l'amélioration permet de cesser le régime lacté absolu.

14° Cuisson, viande crue. — La cuisson des aliments a pour premier effet de les stériliser, pourvu qu'elle soit portée à un degré assez élevé et dure assez longtemps. Elle semble rendre plus difficile la digestion de la viande, qui à l'état de crudité est mieux et plus vite prête pour l'absorption que le bouilli et le rôti. La viande crue pulpée et présentée sous forme de pâte ou de boulettes, est souvent le meilleur remède à opposer aux entérites subaiguës et chroniques des enfants. Par l'excitation de bon aloi qu'elle détermine dans l'estomac, par le peu de résidu qu'elle laisse, par le peu de travail qu'elle donne à l'intestin, par l'action toute spéciale de son suc, véritable sérum (RICHET et HÉRICOURT) elle est souvent un remède héroïque. 150 à 200 grammes de viande crue, répartie en six ou huit petits repas, nourrissent et guérissent les enfants à l'exclusion de tout autre aliment et de tout autre remède. Ils ont généralement pour elle beaucoup de goût, sans même qu'on ait recours à des mélanges avec le sucre en poudre ou les confitures.

Les légumes cuits à l'eau se gonflent, s'hydratent; leurs tractus celluleux déjà dissociés par le hachage, achèvent de se ramollir par l'ébullition; cette imbibition fait éclater les parois cellulosiques des grains d'amidon et les rend plus attaquables. Il en est de même pour les fruits. Les végétaux crus sont donc beaucoup plus indigestes.

Quant aux procédés de cuisson, qui sont assez variés. il faut aussi les bien connaitre. Si l'ébullition enlève aux aliments une partie notable de leur saveur, c'est elle qui facilite le plus le travail digestif. Le grillage et le rôtissage s'appliquent surtout aux viandes et aux poissons et sont d'excellents moyens. Les fritures, en enrobant les aliments coupés en petits morceaux dans une couche d'huile, de beurre ou de graisse. les protègent trop bien contre l'action du suc gastrique et sont en général à éviter pour les estomacs délicats.

15° Température des aliments. — Les boissons froides ou glacées, les crèmes glacées excitent les sécrétions gastriques et aident sûrement à la digestion des repas copieux. Leur abus ou leur usage, si l'on n'y est pas accoutumé, peut troubler la digestion intestinale, entrainer de la diarrhée. et même arrêter les règles chez les jeunes filles. D'un autre côté, les aliments très chauds ont une action excitante à peu près analogue ; à la fin d'un repas, une tasse d'infusion très chaude (38 à 39°) facilite l'évacuation de l'estomac et a en outre un effet décongestionnant sur la muqueuse stomacale. Ce n'est donc pas une mauvaise habitude de prendre au dessert une boisson chaude (thé. café, camomille. etc.). Mais l'usage prolongé des *ingesta* brûlants n'est pas sans inconvénient ; je lui attribue une part importante dans la production de certains *pyrosis*, que j'ai vu guérir par la seule précaution de ne prendre que des aliments, non pas glacés, mais simplement froids. On sait d'ailleurs que le rôti froid a une bonne réputation en Allemagne pour le traitement des dyspepsies.

16° Condiments. — La question des condiments est des plus importantes. Le sel ne doit être ni trop abondant ni proscrit complètement; ce point sera étudié dans un prochain chapitre. Le poivre, le poivre de Cayenne, le piment, le vinaigre, le citron, etc., ont de réels avantages chez les sujets à sécrétion insuffisante; ils excitent la muqueuse stomacale et quelques-uns par leur acidité suppléent au défaut d'HCl. Mais on ne doit jamais en faire abus; car on arriverait à donner aux glandes peptiques l'habitude de ne travailler que sous l'influence d'un excitant artificiel. Les condiments doivent être prohibés chez les hyperchlorhydriques.

17° Toxines relatives. — Enfin, on devra toujours tenir compte de la personnalité du sujet, de ses susceptibilités, de ce qu'on pourrait appeler son coefficient de capacité digestive. Rien de plus sensé n'a été dit à ce sujet que la note lue par M. Linossier à la Société de Thérapeutique (1900). La composition chimique de nos humeurs et de nos tissus, quoique restant chez tous fondamentalement la même, présente chez chacun de nous des nuances variables presque à l'infini. Ce qui cause, dans un cas donné, la toxicité d'un aliment généralement inoffensif ou sain, tel que les fraises, la viande, les petits pois, c'est la combinaison qu'il effectue dans l'estomac ou l'intestin avec des sucs d'une constitution particulière à l'individu. Cet aliment n'est certes pas un poison pour tout le monde, il l'est pour ce malade; il ne contient pas de *toxines vraies*, mais il contient des *toxines relatives*. Il faut donc reconnaître que l'expérience personnelle que chaque malade a de son estomac, que les observations faites par le médecin sur le sujet lui-même doivent dicter en dernier appel les prescriptions diététiques.

18° Évacuations intestinales. — La régularité des selles est toujours à surveiller. Leur trop grande fréquence, la diarrhée, conséquence d'une entérite, appellent un traitement particulier. Leur rareté et la dessiccation des matières intestinales, la constipation, fréquente chez des sujets bien portants en apparence, ne sont pas toujours suffisamment combattues, ou combattues par les armes appropriées. Quelquefois, la constipation est le résultat de l'hyperchlorhydrie ; elle sera alors traitée par les prescriptions qui s'adressent à l'estomac. Quelquefois elle est le résultat d'une vie trop sédentaire (magistrats, employés de bureau, etc.); ou de mauvaises habitudes (paresse, rétention volontaire, etc.); la suppression de la cause, autant que cela est possible, est alors le meilleur remède. Le plus souvent, elle provient d'un régime mal combiné, où les aliments carnés et pauvres en résidus tiennent trop de place : le lait lui-même, pris en excès, les œufs en trop grande quantité la favorisent. Il est nécessaire de la combattre par l'usage régulier de potages aux herbes, de purées de légumes secs, de mets préparés à l'huile, de légumes frais et de fruits; le *pain de son* (3/4 de farine, 1/4 de son), le *pain complet*, fait avec le produit de la mouture du grain de blé entier, le *pain de seigle*, sont justement renommés pour leurs propriétés laxatives.

19° Régimes de Leube. — Si importantes que soient les données précédentes, elles sont insuffisantes pour permettre au médecin de régler sa conduite dans un cas donné. LEUBE à qui l'on doit tant d'indications précieuses, a résumé en quatre tableaux le régime à prescrire suivant la gravité des dyspepsies. Il ne faut pas les accepter à la lettre, mais ils peuvent être utilisés fort souvent.

RÉGIMES DE LEUBE[1].

Premier régime.	Œufs crus.
Bouillon.	Biscuits.
Viande dissoute (par l'ébullition	Gâteaux anglais sans sucre.
dans la marmite de Papin).	Eau.
Lait.	Eaux gazeuses naturelles.

[1] LEUBE, cité par MATHIEU, *Thérapeutique des maladies de l'estomac et de l'intestin*, p. 52.

Deuxième régime.

Cervelle de veau bouillie.
Riz de veau bouilli.
Poulet bouilli (jeune, sans la peau).
Pigeon bouilli.
Potage au tapioca.
OEufs à la neige.

Troisième régime.

Bœuf, jambon crus, finement hachés.
Beefsteak cuit superficiellement.

Filet en pulpe.
Purée de pommes de terre.
Pain blanc rassis.
Café et thé au lait.

Quatrième régime.

Poule et pigeon, veau rôtis.
Chevreuil, perdreau rôtis.
Rosbif froid.
Saumon cuit à l'eau.
Épinards hachés, asperges.
Pommes cuites à la vapeur.
Vin blanc, vin rouge très étendus.

20° Régimes de Combe. — Si les régimes de LEUBE conviennent aux dyspepsies, ceux de COMBE[1] s'appliquent au traitement de l'*entérite muco-membraneuse*. Le premier convient aux cas les plus aigus, et dans les formes graves, les potages doivent être seulement *cuits à l'eau*; plus tard ils se feront au lait. Le second s'applique aux entérites déjà améliorées mais présentant encore des poussées aiguës avec forte auto-intoxication intestinale. Le troisième est celui des entérites refroidies, suivant l'expression de COMBE, il doit être maintenu environ pendant six mois, après lesquels on arrivera successivement et en suivant l'amélioration, aux régimes IV et V. Il faut noter avec soin le conseil très précis de ne pas boire aux repas solides, de ne pas manger aux repas liquides.

RÉGIMES DE COMBE

I. — *Régime des potages.*

7 h. 1/2. Potage.
10 h.   Potage, eau d'Evian.
12 h. 1/2. Potage.
3 h. 1/2 Potage, eau d'Evian.
7 h.   Potage.
10 h.   Evian.
Nuit.   Evian.

II. — *Régime farineux sans viande.*

7 h. 1/2. Déjeuner :
Potage épais (Knorr, Maggi, farine lactée) cuit à l'eau ou au lait. Longuets, biscottes, Beurre frais à moins de contre-indication (pyrosis, diarrhée).

[1] COMBE, *Traitement de l'entérite muco-membraneuse.* Paris, J.-B Baillère, 1905.

8 à 9 h. Repos étendu sur le lit.

10 h. Farine lactée à l'eau ou au lait.

Ne pas manger.

12 h. 1/2. Lunch.

1 à 2 jaunes d'œuf (cru ou mollet). Pâtes alimentaires avec beurre frais. Puddings. Biscottes ou longuets. Beurre frais.

Ne pas boire.

1 à 2 h. Repos sur le lit sans dormir.

3 h. 1/2 Goûter :

Farine lactée à l'eau ou au lait. Eau d'Évian.

Ne pas manger.

7 h. Dîner :

1 à 2 jaunes d'œuf. Pâtes alimentaires, Puddings Biscottes ou longuets. Beurre frais.

Ne pas boire.

8 à 9 h. Repos sur le lit sans dormir.

10 h. Infusion (camomille, menthe, fenouil ou anis, tilleul, fleur d'oranger, etc.). Eau d'Évian.

III. — *Régime farineux avec viande.*

7 h. 1/2. Déjeuner :

Potages à l'eau ou au lait. Jambon d'York (50 gr.). Longuets ou zwiebacks. Beurre frais.

8 à 9 h. Repos étendu sur un lit.

10 h. Cacao à l'avoine ou café Kneipp au lait suivant les cas.

Ne pas manger.

12 h. 1/2. Lunch.

Viandes grillées ou rôties sans jus ni sauce (50 gr.). 1 à 2 jaunes d'œufs frais. Pâtes alimentaires ou riz. Purée de pommes de terre ou au four.

Puddings. Myrtilles au jus ou en compote. Longuets ou biscottes. Beurre frais.

Ne pas boire.

1 h. 1/2 à 2 h. 1/2. Repos sur un lit sans dormir.

4 h. Goûter :

Café Kneipp
Cacao avoine
Eau d'Évian

{ suivant les cas.

Ne pas manger :

7 h. 1/2. Dîner.

Viandes rôties ou grillées, chaudes ou froides (50 gr.). Pâtes alimentaires. Purée de pommes de terre ou au four. Puddings. Myrtilles au jus. Longuets ou biscottes. Beurre frais.

Ne pas boire. Manger moins qu'au lunch.

8 h. 1/2 à 9 h. 1/2. Repos sur le lit.

10 h. Infusions (camomille, tilleul, anis, menthe, etc.).

IV. — *Régime lacto-farineux avec légumineuses.*

7 h. 1/2. Déjeuner :

Thé de Chine
Cacao à l'avoine
Jambon d'York (50 gr.). Longuets, zwiebach. Beurre frais.

{ au choix

8 h. à 8 h. 45. Repos.

10 h. Café Kneipp.

Ne pas manger.

12 h. 1/2. Lunch.
 Viandes grillées ou rôties, 1
 à 2 jaunes d'œuf. Pâtes
 alimentaires. Purées de
 légumineuses ou purées de
 pommes de terre au choix.
 Puddings. Crèmes cuites
 ou en petits pots, myr-
 tilles au jus ou en com-
 pote, au choix. Longuets
 et biscottes Beurre frais.
Ne pas boire.

1 h. 1/2 à 2 h. 1/2. Repos.

4 h. Goûter :
 Café Kneipp
 Cacao avoine   } au choix.
 Thé léger
Ne pas manger.

7 h. 1/2. Dîner :
 Poisson très frais (truite,
 sole, merlan), bouilli à
 l'eau salée.
 Viandes rôties ou grillées.
 Pâtes alimentaires. Purée
 de légumineuses. Pud-
 dings.
 Myrtilles
 Crèmes cuites   } au choix.
 Longuets et biscottes.
Ne pas boire.

8 à 9 h. Repos sur le lit.

10 h. Infusion.

V. — *Régime complet.*

7 h. 1/2. Déjeuner :
 Thé de Chine
 Cacao à l'avoi-
 ne.   } suivant
 Café au lait   } les cas.
 Kneipp.

Jambon d'York   } 50 gr.
Viande froide   } au choix.
Longuets ou pain grillé.
Beurre frais.

8 h. à 8 h. 1/2. Repos étendu.

10 h. Repos étendu.

12 h. 1/2. Lunch.
 Jaunes d'œufs frais. Poissons
 au court-bouillon. Viandes
 grillées ou rôties au choix.
 Pâtes alimentaires. Purées
 légumineuses au choix.
 Purées de légumes verts.
 Puddings
 Crèmes cuites   } au
 Purée de fruits } choix.
 Longuets ou pain grillé.
 Beurre frais, Boisson, 50 à
 100 grammes.

1 h. 1/2 à 2 h. Repos étendu.

4 h. Goûter.
 Café au lait Kneipp. Thé lé-
 ger, au choix. Biscuits secs
 (Marie-Albert, Palmers).

7 h. 1/2. Dîner :
 Comme à midi, Œufs à la
 coque ou brouillés, Vian-
 des rôties, Poisson, bouillis
 avec beurre frais. Au choix.
 Pâtes alimentaires
 Purées légumineu-   } au
 ses.   } choix.
 Puddings
 Crèmes cuites   } au
 Purées de fruits   } choix.
 cuits.
 Pain grillé, Beurre frais, Bois-
 son, 50 à 100 grammes.

8 h. 1/2 à 9 h. Repos étendu.

10 h. Infusion.

21° Diète absolue. — Dans l'*indigestion*, dans les *empoisonnements*, par les acides ou toute autre substance corrosive, dans

quelques *entérites suraiguës*, dans les *péritonites aiguës*, dans les *plaies de l'intestin* et de l'estomac, dans les *hématémèses*, il est souvent nécessaire de priver le sujet de tout aliment et de toute boisson. La diète absolue n'est alors le plus souvent qu'une prescription temporaire et occasionnelle.

Mais elle peut s'imposer pour un temps relativement long dans deux autres ordres de circonstances : d'abord quand il y a une impossibilité matérielle à faire pénétrer les ingesta dans l'estomac : *rétrécissements de l'œsophage* ou du *pharynx*, ou bien quand l'estomac devenu absolument intolérant rejette indigérés tous les aliments qu'on a pu y introduire, *rétrécissement du pylore*, *vomissements incoercibles*, etc.

Si la lésion gastrique est curable, le repos complet accordé à l'estomac contribue à la guérison. Si elle est incurable, il épargne au malade les souffrances intolérables qui précèdent les vomissements. Seulement la diète absolue, la privation absolue d'aliments et de boissons ne peut constituer qu'une prescription temporaire. Si la lésion qui l'a commandée persiste, il faut subvenir à la nutrition du malade ou bien par une opération chirurgicale (*gastrostomie*, *gastro-entérostomie*, *jéjunostomie*, etc.) qui permet aux aliments d'éviter l'obstacle constitué par cette lésion, ou bien à l'aide d'un des procédés d'alimentation extra-buccale que nous allons étudier.

22° Alimentation extra-buccale. — Elle peut se faire par deux voies : la voie rectale et la voie sous-cutanée.

A. Voie rectale. — La notion précise du pouvoir absorbant du rectum pour les diverses substances nutritives devrait être la base de ces procédés thérapeutiques, mais cette notion fait défaut. Les peptones, peut-être le bouillon, quoique de valeur bien discutable (voy. t. I, p. 91 et p. 113) sont ici des aliments de choix. Le lait est très communément employé, à tort à mon sens. Il n'est bon qu'à fermenter fâcheusement, mais il est certainement incapable de livrer à l'absorption rectale ses globules de beurre; et quant à son sucre, qui est tout à fait apte à traverser la paroi muqueuse, ne serait-il pas plus simple de se servir tout simplement d'une solution de lactose, ou même de glycose. Les œufs ne sont bons qu'à lier entre eux les aliments constitutifs du lavement alimentaire.

Pour suppléer au défaut d'élaboration des aliments par le suc rectal, on a imaginé d'ajouter à ceux-ci des fragments tout hachés d'un pancréas frais. L'idée est ingénieuse et facilement réalisable ; mais il faut encore ici se méfier de la putréfaction qui attend souvent dans le rectum les lavements les mieux combinés. Si la chose n'était pas trop compliquée, il vaudrait mieux se servir de la solution filtrée d'une digestion artificielle de viande ou d'albumine (150 à 200 gr.), faite à l'aide d'un pancréas de veau.

a. *Formules de lavements alimentaires.* — 1° Les formules les plus usuelles de lavements alimentaires sont les suivants :

> Jaune d'œuf, n° 1.
> Peptone sèche, 2 cuillerées.
> Laudanum de Sydenham, V gouttes.
> Eau, bouillon dégraissé ou lait écrémé, 100 à 150 gr.

Le laudanum est utile pour prévenir les contractions du rectum ; quelques médecins ajoutent encore soit 50 centigrammes de bicarbonate de soude, soit 1 gramme de chlorure de sodium.

2° Broyer un pancréas de bœuf dans un mortier, avec de l'eau à 37° ; filtrer, mêler intimement avec de la viande crue râpée et avec un jaune d'œuf ; maintenir deux heures à 37° et injecter dans le rectum (MAYET).

b. *Technique.* — La technique est la suivante. Chaque matin, le malade prendra un grand lavement évacuateur, et aussitôt après il recevra un premier lavement nutritif qu'il gardera le plus longtemps possible ; dans le courant de la journée, il recevra deux ou trois autres lavements nutritifs, précédés ou non de lavements évacuateurs, suivant les circonstances.

Les résultats obtenus sont d'abord satisfaisants : l'amaigrissement cesse de progresser, le sujet se sent plus vigoureux. Mais bientôt des phénomènes de rectite incommodent le malade au point de rendre impossible la continuation du traitement et la fétidité des selles fait redouter qu'il ne s'intoxique. S'il échappe à ce double inconvénient, il peut, pendant dix à quinze jours au plus, vivre de ce procédé anormal ; mais après ce délai, la cachexie un moment enrayée reprend sa marche destructive. Si la maladie primitive était incurable (cancer, tuberculose), le malheureux patient n'a plus qu'à mourir ; mais si elle était curable, elle a pu, pendant ce délai, faire vers la guérison des progrès assez notables pour permettre le retour à une diététique normale.

Il est entendu que l'intégrité de la muqueuse rectale est la condition *sine qua non* de l'application des lavements nutritifs.

B. ALIMENTATION SOUS-CUTANÉE. — Enfin, lorsque l'œsophage est fermé ou l'estomac intolérant, lorsque, en même temps, le rectum enflammé refuse de conserver les lavements alimentaires, on s'est demandé s'il ne serait pas possible de prolonger la vie des malades par *l'alimentation sous-cutanée*. LEUBE, VOIT, FORNACE, MICHALI, LENOIR, LABORDE ont multiplié les expériences sur ce sujet. Il en résulte que l'injection hypodermique de substances albuminoïdes est fâcheuse au point de vue du rein et de l'état général ; que les solutions de dextrose et de lévulose semblent assimilables, tandis que les sucres de canne et de lait injectés sous la peau s'éliminent rapidement avec l'urine ; que les huiles, et en particulier les huiles végétales, amènent un arrêt ou un ralentissement de l'émaciation. On pourrait donc à la rigueur trouver dans ces notions les ressources nécessaires pour prolonger quelques jours la survie de malheureux malades, ressources bien précaires et qui, tout compte fait, ne valent peut-être pas le simple sérum artificiel.

CHAPITRE III

LES MÉDICAMENTS SPÉCIAUX DE LA NUTRITION

§ 1. — FER ET SES COMPOSÉS

Très étudié autrefois, très décrié plus récemment, le fer est redevenu de mode ces dernières années et a de nouveau sollicité l'attention des physiologistes et des médecins.

10.

1° Fer organique normal. — Il fait partie intégrante de notre organisme, et existe dans les globules rouges du sang où il constitue un des éléments essentiels de l'hémoglobine. Il y existe sans doute à l'état de combinaison organique, car il n'est pas décelé par les réactifs qui révèlent habituellement sa présence dans les composés inorganiques. Hayem, dans son beau livre sur le *sang* et ses *altérations*, a calculé que le chiffre total du fer contenu dans le sang est d'environ 3 gr. 50.

Ce n'est pas seulement ce liquide qui contient du fer. Ce métal se retrouve, sinon en abondance, au moins en quantité très appréciable, dans le foie, la rate, la moelle osseuse, c'est-à-dire dans l'appareil hématopoïétique : on le trouve encore dans les sécrétions du foie, du pancréas et de l'estomac ; enfin, en quantité infinitésimale, dans l'urine et même la sueur.

2° Rôle du fer dans l'organisme. — Ces faits d'ordre purement chimique et matériel sont acceptés de tous. Le désaccord commence quand il s'agit de saisir le rôle du fer et son évolution dans l'organisme. L'hémoglobine fixe l'oxygène de l'air inspiré et le transporte ensuite dans l'intimité de nos tissus ; mais quel est le mécanisme intime du phénomène ? On ne saurait encore le dire. Ce que l'on peut affirmer, c'est que l'hémoglobine est l'agent indispensable de cette fixation, que le fer est un élément nécessaire, sans lequel l'hémoglobine perd ses propriétés, et que la capacité absorbante du sang pour l'oxygène est en raison directe de sa richesse en hémoglobine. L'hémoglobine est différente suivant les espèces animales ; pour chaque espèce elle forme un composé parfaitement défini.

Comme toute combinaison chimique organisée et vivante, l'hémoglobine doit se renouveler : celle qui existe dans notre sang à un moment déterminé s'use et se décompose par son fonctionnement même et doit être remplacée en quantité égale par une hémoglobine nouvelle. Il faut donc trouver dans notre organisme quelle est la porte d'entrée et quelle est la porte de sortie du fer. Chez l'adulte à l'état normal, c'est avec les aliments que le métal est apporté. Dans des analyses bien souvent reproduites, plus souvent peut-être reproduites que contrôlées, Boussingault a démontré que la ration journalière du soldat français contenait environ 6 centigrammes de fer, et cette minime proportion semble suffisante pour réparer les pertes dues à l'usure quotidienne. Rapprochant ce fait de la présence du fer dans les organes ou les liquides dans lesquels sa présence a été signalée, on a pu penser que le fer s'accumulait dans le foie (comme le fait le sucre sous forme de glycogène) pour y être repris au fur et à mesure des besoins de l'organisme et reconstituer incessamment l'hémoglobine. Celle-ci, en se détruisant, s'éliminerait par le suc pancréatique, le suc intestinal et surtout la bile dont elle formerait en repassant par le foie la matière colorante. Mais ce n'est là qu'une vue de l'esprit, fort ingénieuse, mais point démontrée. Le rôle de la rate reste obscur dans cette théorie. Pour M. Dastre, le fer existe dans le foie en proportions définies, il y remplirait un rôle d'oxydation et ne serait point là seulement à l'état de réserve. Le seul point démontré, c'est que le métal s'élimine normalement par les voies digestives. Car des animaux, nourris de substances soigneusement privées de fer, sont devenus anémiques, en continuant à rendre pendant les premiers temps de l'expérience des matières fécales contenant encore ce métal. L'élimination par l'urine paraît accessoire et insignifiante.

Obscure dans l'organisme de l'adulte, l'évolution du fer est plus obscure et plus curieuse encore chez le nouveau-né. Le lait maternel, qui va pendant plusieurs mois constituer son unique aliment, est d'une pauvreté excessive au point de vue ferrugineux. Or, pendant cette même période, l'enfant va croître, son sang se doublera, se triplera en quantité, renouvellera et accroitra son hémoglobine, sans qu'il soit possible, chiffres en mains, de justifier cette surproduction par la quantité de fer que lui fournit l'allaitement. Il faut donc croire avec Bunge, à qui l'on doit ces recherches, que le jeune enfant a quelque part une réserve de fer; et cette solution est un argument en faveur de la théorie de l'emmagasinement dans le foie, sans en être une preuve irréfutable. Allant plus loin, Bunge pense que, suivant les lois mystérieuses de sa future fécondité, la jeune fille, au moment de la puberté, commence elle-même à faire des réserves de fer, en prévision des enfants qu'elle aura plus tard, et que les troubles occasionnés par ce travail expliquent la pathogénie de la chlorose.

3° La chlorose. — Dans cette maladie en effet un des éléments essentiels est la pauvreté du sang en globules, et comme l'a vu justement HAYEM, la pauvreté des globules en hémoglobine. La pathogénie de cette anémie spéciale est mal connue : elle peut se rattacher directement à la puberté, comme le croit BUNGE, ou encore provenir de l'insuffisance d'absorption du fer alimentaire par un estomac et un intestin dyspeptiques; ou enfin être due à une véritable intoxication par rétention du sang menstruel chez les aménorrhéiques. Toutes ces explications, et d'autres encore, sont vraisemblables. Mais quelle que soit la vraie, le fer fait défaut, et il en résulte des troubles de respiration et d'oxydation très importants, troubles qui pourraient persister même après la suppression de la cause, si l'on ne renouvelait pas activement la provision du fer de l'organisme.

Insuffisant dans la chlorose, ce corps existe-t-il quelquefois en trop grande abondance? Y a-t-il des maladies par excès comme il y en a par défaut de fer? Elles ne semblent pas exister, en dehors de certains abus médicamenteux dont nous aurons à parler plus bas.

4° Absorption des composés ferrugineux. — La quantité de métal contenue dans nos aliments est tellement minime que si l'on juge utile d'augmenter le fer de l'organisme, il faut absolument le donner sous une autre forme et administrer soit du fer en nature, soit des composés ferrugineux. Mais ici une question se pose immédiatement : ce fer médicamenteux est-il absorbé? De longues polémiques ont été échangées et suffiraient à remplir plus d'un volume. Le principal argument des adversaires de l'absorption est que l'on trouve dans les matières fécales autant de fer qu'on en a fait prendre au sujet ou à l'animal, argument spécieux, car nous savons que même un animal privé de fer en élimine par la bile. Il est donc fort possible que le fer médicamenteux ingéré soit absorbé, circule dans l'organisme et s'élimine enfin avec les fèces, de telle façon qu'on en trouve à la sortie autant qu'à l'entrée, sans que l'on puisse affirmer pour cela qu'il n'a pas franchi à un moment donné la muqueuse intestinale. D'ailleurs en étudiant le contenu de l'intestin sur différents points du tractus, WILD a trouvé que dans l'iléon et le jéjunum il y avait toujours moins de fer que dans le cæcum et le côlon; GAUB a constaté qu'après ingestion de ce métal, la muqueuse du duodénum était incrustée de particules ferrugineuses qui l'avaient à moitié franchie et étaient prêtes à tomber dans la circulation; enfin il en a relevé des traces abondantes dans le canal thoracique, preuve indiscutable de son absorption par le chylifère central des villosités intestinales. Que l'absorption du fer médicamenteux soit difficile, lente, fâcheuse même pour l'intestin, qu'on a représenté comme cautérisé par cette substance, c'est possible, quoique le tableau soit bien poussé au noir; mais elle existe, le fait est indéniable.

Peut-on admettre avec BUNGE que le fer médicamenteux n'a d'autre rôle que de s'emparer du gaz sulfhydrique produit dans l'intestin, de le précipiter sous forme de sulfure et de libérer ainsi le fer alimentaire qui pourrait s'absorber! Cette explication du rôle du fer réduit à n'être plus qu'une sorte d'agent d'antisepsie intestinale, est réellement subtile, et ne rend pas compte de l'imprégnation de la muqueuse si bien vue dans les expériences de GAUB.

Quel que soit le composé ferrugineux introduit dans l'estomac, il semble avéré qu'à la suite de transformations, le fer est absorbé sous forme de composé organique, albuminate de fer. Le protoxyde et les protosels de fer se prêtent mieux à cette combinaison, et la pratique apprend en effet que ce sont les préparations le plus facilement utilisables.

Une fois entré dans la circulation, le fer va s'accumuler très probablement dans le foie, la rate et la moelle osseuse. A quel moment et par quelles combinaisons devient-il de l'hémoglobine ? C'est là un des mystères de l'hématopoïèse. Plus tard, quand les globules se renouvellent ou se détruisent, le fer est éliminé soit par la bile, soit à travers la muqueuse intestinale à la faveur de l'exode des leucocytes (diapédèse); quoi qu'il en soit, on le retrouve dans les fèces.

5° Effets physiologiques. — Ses effets sur l'organisme varient suivant la préparation employée et suivant l'état du sujet qui en fait usage. Il irrite incontestablement l'estomac, et TROUSSEAU et PIDOUX recherchaient quelquefois cette action, en choisissant les composés de fer dont l'absorption est la plus difficile. Il est certain que le fer excite la sécrétion gastrique, ce qui est avantageux chez les hypochlorhydriques et les anachlorhydriques, mais ce qui est très fâcheux chez les hyperchlorhydriques. De là sans doute les gastralgies si douloureuses observées à la suite d'un usage trop prolongé de ce remède. La constipation opiniâtre est l'état habituel des personnes soumises à cette médication, à moins que certaines préparations insolubles ne finissent par constituer de vrais corps étrangers qui irritent la muqueuse intestinale et provoquent la diarrhée.

La saveur des préparations ferrugineuses est styptique et astringente. Sous leur influence les dents noircissent.

La température ne s'élève pas (HAYEM). La tendance aux congestions a été signalée, puis niée. Il semble en réalité que l'usage de certaines eaux naturellement ferrugineuses (FORGES) provoque une sorte de pléthore accidentelle. Les composés pharmaceutiques n'ont pas la même action, sauf sur les hémorragies cataméniales qui sont assez rarement augmentées par leur usage, mais dont la coloration est beaucoup plus accentuée.

Le fer exciterait les fonctions génitales.

6° Usages thérapeutiques. — On pourrait penser *a priori* que le fer est indispensable dans toutes les anémies, et en particulier dans celles qui succèdent aux grandes hémorragies. Il n'en est pas ainsi. Après une forte perte de sang, l'hémoglobine est en quantité insuffisante, mais l'organisme conserve une réserve de fer pour la reconstituer et les globules qui vont naître n'ont aucune tendance à se détruire. Voilà pourquoi les anémies par hémorragies peuvent guérir sans les ferrugineux;

ces composés peuvent en pareils cas être utiles, ils ne sont pas nécessaires.

Il en est de même dans les *anémies des convalescences*, et souvent alors l'obligation de ménager l'estomac et de réserver les forces de cet organe pour la digestion des aliments plutôt que pour celle des remèdes amène à surseoir à l'emploi de ces derniers. Dans l'*anémie syphilitique*, dans l'*anémie palustre*, le fer peut trouver sa place, mais les effets temporaires qu'il produit sont incessamment contre-balancés par l'action persistante de la cause pathogène, et c'est à celle-ci que devra avant tout s'adresser le médecin par les remèdes spécifiques (mercure, quinine, etc.). On peut d'ailleurs quelquefois associer ou alterner les uns et les autres.

L'*anémie tuberculeuse*, prétuberculeuse même, a été le sujet de bien des discussions. Doit-on donner du fer aux tuberculeux, ou le leur refuser ? Il est certain que les premiers effets du remède sont heureux : la pâleur diminue, les forces s'accroissent, l'appétit augmente. Mais il arrive souvent qu'une hémorragie abondante vient brusquement faire cesser l'illusion et qu'à partir de ce moment la tuberculose se développe avec rapidité. C'est là le jugement porté par Trousseau et le fer ne s'est pas relevé sur le point de cette condamnation, malgré quelques protestations isolées. J'ai vu pour ma part un jeune homme, atteint d'une anémie très suspecte, avec submatité au sommet gauche, qui a eu de petits-crachements de sang tout le temps que sa famille, malgré mes conseils, s'est obstinée à lui donner du fer. Ils n'ont cessé qu'avec la suppression du remède et n'ont pas reparu. L'emploi du fer semble donc dangereux dans l'anémie tuberculeuse.

Il ne faut pas cependant pousser à l'excès cette proscription. Depuis de longues années, le fer a été prescrit avec succès dans la *scrofule*, sous forme particulièrement d'iodure de fer. Sous son influence bienfaisante, bien des malades ont vu diminuer leurs adénopathies cervicales, se régulariser la circulation lymphatique, la face perdre sa bouffissure spéciale, en un mot la maladie s'améliorer, et cela sans aucun effet fâcheux, du côté de la circulation pulmonaire. Or, nous savons aujourd'hui que ces

lésions scrofuleuses ne sont en réalité que des lésions tuberculeuses ; seulement elles sont pauvres en bacilles et peut-être
moins virulentes que les tubercules pulmonaires. Ceci s'applique
également aux lupus et aux tuberculoses osseuses (mal de Pott,
tumeurs blanches, etc.). C'est donc la tuberculose pulmonaire,
et non la tuberculose en général ; c'est la tuberculose riche en
bacilles virulents et non la tuberculose à bacilles rares, qui se
trouverait mal de la médication ferrugineuse. Ces données, qui
reposent uniquement sur des faits cliniques, auraient besoin du
contrôle de l'expérimentation.

Le fer a été autrefois conseillé dans l'*albuminurie des jeunes fille s*
dans ce que nous appellerions aujourd'hui le chloro-brightism e,
et paraît y donner d'heureux résultats. Dans les *cachexies chroniques* (cancers, intoxications d'origine rénale, intoxication s
professionnelles), il a des effets utiles, mais bien restreints au
regard de l'influence sans cesse aggravée de la cause pathogène
de ces anémies. On peut cependant le donner à la condition
expresse de surveiller l'état des fonctions digestives et de le cesser dès qu'elles commencent à péricliter. Dans l'*anémie saturnine*, il a été administré avec plus d'avantages, peut-être, parce
qu'en même temps on soustrait le malade aux causes d'empoisonnement, peut-être aussi parce que le fer s'élimine en quantité appréciable par la peau et facilite ainsi la sortie du plomb
par la même voie (?) (DUMOULIN, de Gand).

L'*anémie pernicieuse progressive* est améliorée par le fer, seulement dans les premières périodes. Mais c'est avant toutes
choses, dans la *chlorose* que le fer trouve son emploi. « Il en
est le médicament par excellence, et en quelque sorte le spécifique. » (HAYEM.) Dans cette affection, le sang est pauvre en globules, et les globules pauvres en hémoglobine. Le fer la guérit
en deux temps : dans une première phase, les hématies se multiplient ; dans la seconde, elles reprennent progressivement leur
taux normal d'hémoglobine. Les pertes de l'organisme en matériaux ferrugineux sont tellement considérables qu'il ne paraît
guère possible de guérir cette maladie sans le secours de cette
médication.

Sans entrer dans les détails du traitement complet de la chlorose, il faut ajouter que le régime et l'hygiène sont d'une haute importance : air pur, et au besoin inhalations d'oxygène, absence de surmenage, de fatigue et même repos complet, alimentation simple et saine et d'où l'on supprimera tous les excitants (liqueurs, vin pur, etc.), surveillance exacte des fonctions digestives, telles sont les prescriptions qui devront en général compléter la médication ferrugineuse.

7° Effets spéciaux de certains composés ferrugineux. — En dehors de leurs propriétés communes à tous les sels de fer, certains composés ont une action spéciale, c'est le perchlorure de fer, le tartrate ferrico-potassique et l'hydrate de peroxyde de fer.

Le *perchlorure de fer* à très faible dose coagule le sang extrait des vaisseaux. Cette propriété, connue depuis longtemps, l'a fait utiliser comme agent hémostatique. Tout à fait insuffisant quand il s'agit d'une hémorragie par un gros vaisseau, le perchlorure arrête facilement les hémorragies capillaires, de là, la popularité de son usage pour combattre les épistaxis, les hémorragies buccales, etc. De là son emploi trop fréquent par les pharmaciens appelés à donner les premiers secours en cas de blessure. Si l'écoulement sanguin s'arrête, cet avantage que bien d'autres moyens auraient pu obtenir est compensé par de graves inconvénients : coagulation des substances albuminoïdes et même mortification de la surface des plaies, impossibilité de la réunion par première intention, par suite, suppurations prolongées, cicatrices, etc. Dans les cas où le perchlorure serait porté au contact d'une veine ouverte, le caillot formé dans le vaisseau pourrait devenir migrateur et causer la mort par embolie (MANQUAT). Cet agent doit être rejeté du traitement topique des hémorragies traumatiques et employé avec discrétion dans les hémorragies des muqueuses. Dans certains cas de cancers ulcérés, il constitue pourtant une ressource qu'on ne doit pas dédaigner.

Les solutions de ce sel ont été à diverses reprises conseillées en applications sur les fausses membranes diphtériques adhérentes; leur usage à ce point de vue est abandonné.

On a voulu utiliser à l'intérieur les propriétés hémostatiques du perchlorure. Bien que dans l'estomac il se transforme rapidement en protochlorure, peut-être agit-il sur les hémorragies de la muqueuse gastrique. Mais on comprend mal son action sur les hémoptysies, les métrorragies, etc. PETER a raillé les médecins qui l'emploient, sans prouver pourtant que ce soit un remède inutile. Son efficacité paraît d'ailleurs inférieure à celle de l'ergotine et d'autres hémostatiques.

On a récemment préconisé en Allemagne quelques préparations nouvelles, comme succédanées du perchlorure de fer : la *ferripyrine*, combinaison de perchlorure de fer et d'antipyrine (Fe^2Cl^3, $3C^{20}H^{12}Az''$), et la *ferrostyptine*, dont la composition semble assez peu précise. Ce sont des poudres solubles dans l'eau, qu'elles colorent en rouge ou en brun, qui ont des propriétés locales hémostatiques, qui tachent moins le linge et donnent des coagula moins noirs que ceux du perchlorure, mais dont les avantages réels, au point de vue de la cicatrisation des plaies, sont encore à démontrer.

L'*hydrate de peroxyde de fer* a été conseillé dans les empoisonnements par l'arsenic.

Le *tartrate ferrico-potassique* est un bon topique pour une affection devenue heureusement bien rare, la pourriture d'hôpital, et pour les chancres mous et les bubons consécutifs ; mais d'autres topiques lui sont très supérieurs.

Le *sulfate de fer*, jadis employé en pommade contre l'érysipèle par VELPEAU (1840), utilisé aussi en injections urétrales contre les vieilles blennorragies, ne sert plus guère que comme désinfectant. Encore les taches qu'il laisse sur le linge lui font préférer d'autres agents. Les Anglais aiment à l'associer par parties égales à l'aloès.

8° Choix d'une préparation ferrugineuse. — La préférence à accorder à certaines préparations de fer, la défaveur qu'on a jetée sur d'autres ont fait l'objet de longues polémiques. Il est certain que le choix n'est pas indifférent ; mais il ne peut toujours être guidé par des raisons suffisantes.

Le fer en nature (*fer réduit, fer porphyrisé, limaille de fer*) est souvent mal toléré par l'estomac, et doit être prescrit à des doses extrêmement élevées par rapport à la faible absorption que l'on peut obtenir. Il ne devient utilisable qu'après l'action des sucs digestifs, et il vaut mieux donner d'emblée des composés ferrugineux. Ceux-ci seront des sels ferriques ou des sels ferreux, seront solubles ou insolubles, à acides minéraux ou à acides organiques, triple sujet de discussions qui n'ont pas encore été épuisées. Parmi les protosels, le protoxalate a les sympathies de M. HAYEM; d'autres préfèrent le protochlorure : l'iodure de fer, qui, à ses propriétés générales de composé ferrugineux joint une partie de celles des composés iodiques, est très recommandé chez les strumeux et les lymphatiques; le lactate, le citrate de fer ont aussi leurs partisans.

La notion désormais acquise que le fer est absorbé sous forme de composé albumineux a donné l'idée de prescrire des préparations d'*albuminate* et de *peptonate de fer*, toutes prêtes pour ainsi dire pour l'absorption. Rien ne démontre que ces composés pharmaceutiques, d'ailleurs peu stables, réalisent exactement la formule du fer absorbable; mais ils sont bien tolérés et donnent de bons résultats. Entrant plus loin dans cette voie, on a cherché à faire pénétrer le fer dans l'organisme, non seulement sous forme organique, mais même sous forme organisée. M. VIAUD[1], constatant que le fer est si intimement combiné aux végétaux qu'il est à peine décelable par les réactifs ordinaires, conseille d'augmenter par des arrosages à l'eau rouilleuse la quantité de métal qu'ils contiennent, et pense que certaines graines, les *lentilles* surtout, ainsi cultivées seraient de précieux agents de médication ferrugineuse. Enfin, on a préconisé le fer animalisé en retirant du sang de bœuf ou de mouton de l'*hémoglobine*. Cette substance peu riche en fer n'a pas donné les résultats espérés, d'abord, parce qu'elle s'altère facilement dans l'intestin, et en second lieu, parce que chaque espèce animale, ayant son hémoglobine spéciale, celle que nous empruntons aux ruminants ne peut être directement assimilée par notre organisme. L'*hémol* et l'*hémogallol* (KOBERT), combi-

---

[1] VIAUD, *Le fer végétal*, Bull. gén. de thérap., 1897.

naisons de zinc et de pyrogallol avec le sang des animaux à sang chaud, sont encore peu étudiées. Les combinaisons ayant pour base la substance ferrugineuse du foie (*ferratine*) ou du jaune de l'œuf (*ferrovitellinate* de GROPPLER) ont besoin, avant d'être définitivement acceptées, du contrôle de l'expérience. Il en est de même de tentatives ingénieuses pour métalliser les huîtres et s'en servir au même titre que des lentilles préconisées par M. VIAUD. La *moelle osseuse* crue, dont l'action sera étudiée dans les chapitres de l'opothérapie, doit peut-être une partie de ses propriétés à sa teneur en fer.

9° Préparations et doses. — Le fer et ses préparations peuvent être administrés sous forme de poudre en paquets, en cachets; de pilules, de sirops, de vins, d'électuaires, etc. On l'associe souvent à de la rhubarbe, qui combat la tendance à la constipation; l'association au quinquina, bonne en théorie, a été assez vivement critiquée. Mais il faut éviter, en effet, surtout dans les préparations liquides, de mêler au fer des substances contenant du tannin, lequel amène de fâcheux précipités.

1° *Limaille de fer, fer porphyrisé et fer réduit par l'hydrogène,* 5 à 30 centigrammes en paquets, pilules, cachets ou tablettes de chocolat.

2° *Sous-carbonate de fer* safran de mars apéritif, 10 à 50 centigrammes.

3° *Peroxyde de fer hydraté ou gélatineux,* contrepoison de l'arsenic, doit être employé récemment préparé (Soulier), 2 à 3 cuillerées à bouche.

4° *Protoxalate de fer,* 10 à 30 centigrammes en paquets, pilules, cachets.

5° *Protochlorure de fer.* 10 à 30 centigrammes en pilules. Préparation bonne, mais très altérable.

6° *Perchlorure de fer.* Solution à 30° (Baumé. X à XL gouttes dans de l'eau sucrée. Solution 1 10 pour applications externes.

7° *Tartrate ferrico-potassique.* 0,50. La teinture de mars tartrisée est une solution aqueuse à 1 5. — éviter les mélanges avec l'alcool, à l'extérieur, solution à 1 2 p. 100.

8° *Fer dialysé.* Comme le remarque Soulier « ce n'est pas un liquide ayant traversé la membrane dialysante, mais c'est précisément la partie de la préparation qui n'a pas dialysé ». V à X gouttes dans de l'eau.

9° *Iodure de fer*. Sirop, 10 centigrammes par cuillerée, 1 à 4 cuillerées par jour.

10° *Carbonate de fer*, 10 à 50 centigrammes. Pilules de Blaud et de Vallet.

11° *Sulfate de fer*, 0,05 à 0.20 en pilules, avec une dose égale d'aloès.

12° *Lactate de fer*, 10 centigrammes à 1 gramme. Sirop et pilules.

13° *Ferripyprine* et *ferrostypline* 0,30 par jour en potion.

14° *Glycéro-phosphate de fer*. 0,30 à 0,60, en pilules ou en cachets (insolubles).

15° *Arséniate de fer* (insoluble). Pilules de Biett, contenant chacune 0.003, une seule par jour.

16° *Albuminate de fer*. 50 centigrammes. Solution.

17° *Ferratine, ferrovitellinate*.

18° *Hémoglobine*, 50 centigrammes à 2 grammes. Cachets. sirop. vin.

19° *Eaux minérales ferrugineuses* (voir au chapitre des Eaux minérales).

10° Voie hypodermique. — On a tenté d'administrer le fer par voie intraveineuse, au moins au point de vue expérimental : les injections hypodermiques ont été utilisées dans la pratique (JACOBI. GLOEVECKE. LÉPINE).

Les albuminates doivent être rejetés à cause de leur peu de stabilité : les peptonates peuvent à la rigueur être injectés dans l'hypoderme, mais leur pénétration directe dans une veine serait fâcheuse à cause de la peptone qu'ils renferment. Le glycérophosphate de fer est insoluble : les seuls composés réellement utilisables sont le citrate de fer et le citrate de fer ammoniacal, prescrits suivant les formules suivantes :

        1° Citrate de fer . . . .   50 centigr. à 1 gramme
           Eau bouillie . . . .   q. s. pour 10 cent. cubes
        2° Citrate de fer ammoniacal .   0,50
           Eau stérilisée . . . .   10 grammes.

Injecter sous la peau ou dans le tissu musculaire un centimètre cube, après avoir réchauffé la solution à 35° environ.

« Au delà de ce degré de concentration, les solutions sont trop douloureuses, il faut donc rejeter toute formule à 2 et 3 grammes pour 10 centimètres cubes[1]. » M. Lépine préfère même des solutions beaucoup plus faibles, à 3 ou 4 p. 100.

§ 2. — Chlorure de sodium

1° Historique. — Depuis quelques années, le chlorure de sodium a été au point de vue thérapeutique, l'objet de multiples travaux qui ont absolument transformé les notions que l'on possédait. On a de tout temps été frappé par l'abondance du sel dans nos tissus et nos humeurs, mais on en est resté long-temps, pour apprécier le rôle physiologique de ce corps, à la conception de Liebig sur laquelle nous reviendrons tout à l'heure. Plus récemment les travaux de Hayem, de Jolyet, de Dastre et Loye, prenant pour point de départ la fixité du chiffre de NaCl dans le sang, aboutissaient à l'utilisation thérapeutique du sérum artificiel ; et Quinton arrivait par des études de biologie transcendante à considérer l'eau de mer comme le milieu organique primitif et comme un des agents thérapeutiques les plus actifs. D'un autre côté, les expériences et les observations de Winter, Richet, Widal, Achard, Loeper, etc., sur les effets osmotiques du chlorure de sodium, nous apprenaient les inconvénients de l'hyperchloruration de l'organisme et les indications de la médication déchlorurée. Ainsi s'est établi un double courant d'études : les unes, visant le rôle essentiel du sel marin dans la nutrition, les autres, visant les résultats fâcheux de l'abus de ce même sel dans le régime alimentaire ; les unes et les autres également légitimes et fructueuses et dont le rapide exposé va nous montrer les résultats heureux de l'association toujours si désirable du laboratoire et de la clinique.

2° Rôle physiologique du chlorure de sodium. — Ce sel est un aliment essentiel du sang, de la lymphe, de la salive, de la sueur, de l'urine, de tous les liquides de l'organisme. Il est si

---

[1] Maurange, *Gaz. hebd. de méd. et chirurgie*. 1896, p. 1126.

intimement lié à la constitution de nos plasmas que QUINTON[1] a pu considérer ce fait comme une preuve de l'origine marine des espèces animales. Abondant dans les liquides, il manque dans les éléments figurés, dans les globules sanguins en particulier, où il est remplacé par le chlorure de potassium ; ce contraste a été maintes fois signalé.

Le poids total de NaCl dans l'organisme est d'environ 200 grammes. Sa proportion dans le sérum sanguin est de $7^{gr},3$ p. 1000, ainsi que l'a établi HAYEM qui a composé d'après cette donnée son sérum artificiel. Cette proportion est constante, quelles que soient les variations du régime. La raison première de cette fixité de composition nous échappe ; mais on sait aujourd'hui qu'elle est une des conditions de la régularité de notre nutrition. Car d'une part dans une solution plus ou moins salée que le sérum physiologique, les hématies s'altèrent très rapidement. D'autre part, le sang devant se maintenir à un degré fixe de salure et par suite à un degré fixe de tension osmotique, il en résulte les faits suivants : si une quantité de NaCl est absorbée, l'excès du sel devra être immédiatement éliminé ou passer dans les espaces lymphatiques; si au contraire, le sang tend à s'appauvrir de chlorures, une action aspiratrice sera exercée sur le sel contenu dans les liquides existant en dehors du système circulatoire. Ainsi se trouve vérifiée et complétée l'hypothèse de LIEBIG[2] qui assimilait « le système vasculaire à une sorte de pompe, fonctionnant sans robinets, sans soupapes, sans pression mécanique ». Le chlorure de sodium est en définitive le régulateur des échanges osmotiques dans nos tissus et nos vaisseaux. Ce rôle, obscur malgré son importance, dans les conditions normales, devient plus manifeste dans certaines circonstances pathologiques, qui vont être étudiées plus bas.

En dehors de cette fonction primordiale, NaCl en a d'autres. D'abord il est l'agent nécessaire de la formation de l'acide chlorhydrique du suc gastrique; puis il exerce dans les tissus où il est emmagasiné une fonction antitoxique, encore mal élucidée

---

[1] QUINTON. L'eau de mer, milieu organique, 1904

[2] LIEBIG, cité par Nothnagel et Rossback. trad. française, p. 56.

mais réelle. En même temps qu'il protège les cellules dans une certaine mesure contre l'invasion des microbes, il les protège contre celle de certains médicaments qui deviennent d'autant plus actifs que l'organisme est moins saturé de sel. MM. Ch. Richet et Lesné ont montré que « la diminution du sel dans l'alimentation augmente l'appétit des cellules pour le bromure » et que le régime hypochloruré exalte les effets thérapeutiques de ce remède.

3° Introduction des chlorures dans l'organisme. — Le chlorure de sodium est le seul principe minéral que nous ingérions en nature. Alors que les phosphates, les sulfates, les ferrugineux, etc., pénètrent dans l'organisme combinés avec les divers aliments animaux ou végétaux, l'homme ajoute du sel directement à sa nourriture. La proportion de NaCl contenue naturellement dans celle-ci serait insuffisante pour notre économie.

Le besoin de sel marin est un des plus impérieux, et il n'est guère possible d'arriver à s'en priver d'une façon absolue. Mais il est très variable dans son intensité et se modifie d'une façon très nette suivant le régime. Il est beaucoup plus développé chez les herbivores que chez les carnivores. Cela tient à la richesse en potasse des végétaux ; car on sait, depuis les travaux de Bunge que la potasse exagère l'élimination du chlorure de sodium ; et l'organisme spolié d'une partie de son sel par les aliments végétaux chargés de potasse, cherche naturellement une compensation dans l'addition au régime d'une forte quantité de sel.

Cette quantité n'a évidemment rien de fixe. Car elle varie non seulement en raison de la nature des aliments ingérés, mais aussi en raison des habitudes de chaque sujet, des habitudes du milieu où il vit, de ses goûts, du fonctionnement plus ou moins imparfait de ses organes ; elle est en moyenne de 10 à 15 grammes par jour pour un sujet vivant dans les conditions ordinaires de notre vie contemporaine.

4° Élimination du chlorure de sodium. — C'est l'urine qui élimine presque en totalité le sel marin que l'organisme cesse d'utiliser. La sueur en contient des quantités insignifiantes : et quant aux matières fécales, elles n'en renferment à l'état physiologique, que des proportions insignifiantes : $0^{gr}.10$ à $0^{gr}.20$ environ (WIDAL). Ce fait est intéressant à noter, étant donnée l'abondance des chlorures dans le suc gastrique et ne peut s'expliquer que par la résorption de ces sels le long du tractus intestinal pendant le travail digestif. Mais s'il survient de la diarrhée les choses changent : M. JAVAL a vu les matières fécales contenir jusqu'à $4^{gr}.64$ de NaCl et même dans un cas d'entérite tuberculeuse jusqu'à $9^{gr}.50$. Chez ce malade qui présentait en même temps une néphrite, la déchloruration fécale était plus forte que la déchloruration urinaire.

Sauf exception, celle-ci n'en reste pas moins la grande voie d'élimination. Elle présente un rapport évident d'abord avec la quantité de NaCl ingérée avec les aliments, ensuite avec l'élimination de l'urée, ce qui montre bien que le sel marin a une action sur l'activité des échanges organiques, sur la nutrition. Les chiffres donnés comme normaux ont quelque peu varié : en général celui des chlorures représente un peu plus de la moitié de celui de l'urée : environ 10 à 15 grammes pour 18 à 25.

5° Variations de la quantité de sel dans l'organisme. — Les conditions normales étant ainsi exposées, que se passe-t-il quand la quantité des chlorures vient à varier en moins ou en plus, non pas dans le sang où elle doit rester constante mais dans l'organisme. Ces variations peuvent tenir à deux ordres de causes : NaCl peut diminuer dans l'organisme par insuffisance d'ingestion ou par excès d'élimination ; il peut y augmenter par excès d'ingestion ou par insuffisance d'élimination. Voyons ce qui se passe dans ces différents cas.

a. *Insuffisance du sel alimentaire.* — L'insuffisance du sel alimentaire produit assez rapidement de graves désordres. Chez un animal absolument privé de sel, l'albuminurie éclate et les tissus se décomposent avant même que le sang perde son taux normal de chlorure. De pareils accidents sont rares, mais ils doivent être bien connus des praticiens, qui seraient tentés de pousser à outrance la médication déchlorurée. Ces considérations ne s'appliquent qu'à l'adulte : car l'enfant à la mamelle qui ne trouve dans le lait maternel que 26 centigrammes de NaCl par litre n'en présente pas moins un développement tout à fait actif.

b. *Déminéralisation chlorurée* — Certains états pathologiques s'accompagnent d'une hyperchlorurie manifeste. Il ne s'agit le plus souvent que d'une crise chlorurique, succédant à une rétention plus ou moins prolongée du sel dans les tissus, ainsi qu'on l'observe au décours de la pneumonie franche, peut être même dans la période de résorption des épanchements pleurétiques, et qui a alors pour résultat de ramener à l'état normal le chiffre des chlorures de l'économie. Mais dans une série d'études intéressantes, M. Micheleau[1], a montré qu'il y avait, au cours des pleurésies tuberculeuses, une véritable déperdition de chlorures. Cette déminéralisation comparable à celle que A. Robin a si bien dévoilée au point de vue du phosphore et du soufre dans plusieurs infections et intoxications, mérite d'être à l'avenir recherchée avec le plus grand soin. Elle peut constituer une indication très nette de la médication chlorurée, et se rencontrera vraisemblablement dans des cachexies diverses où on ne la soupçonne pas aujourd'hui. Elle est peut-être un des phénomènes les plus intéressants de la prétuberculose.

c. *Abus du sel dans l'alimentation.* — La question du sel est des plus importantes dans le traitement des dyspepsies. La physiologie expérimentale et l'observation de chaque jour apprennent que le sel à doses modérées augmente l'abondance et l'acidité du suc gastrique, et facilite la digestion; elles apprennent qu'à doses plus fortes, il cause des malaises, qu'à doses plus fortes encore, il arrête la digestion et provoque des vomissements. Il existe, pour le sel comme pour toute autre substance, des conditions d'accoutumance qui permettent à certaines personnes d'en ingérer des quantités considérables sans malaise immédiat. Mais à la longue il semble que cet

---

[1] Micheleau, *Hyperchlorurie dans les affections tuberculeuses.* Thèse de Bordeaux, 1899. *Hyperchlorurie et pleurésie tuberculeuse.* Archives générales de médecine, 1905.

excès de sel serve à fabriquer des quantités trop considérables d'acide chlorhydrique gastrique et amène peu à peu les sujets qui en font abus, soit à l'hyperchlorhydrie simple, soit à l'hypersécrétion permanente. Plusieurs malades m'ont assuré avoir fait abus de sel ou de salaisons et se sont bien trouvés de restreindre ou de supprimer ce condiment. Au début, le rein élimine suffisamment le chlorure de sodium absorbé ; mais, plus tard, il n'en est plus ainsi ; il y a alors un contraste saisissant entre la richesse du liquide stomacal et la pauvreté de l'urine en éléments chlorurés. Le régime lacté doit peut-être une part de son efficacité dans ces maladies au faible chiffre de ses chlorures. Mais s'il est trop longtemps continué, il en résulte fatalement une véritable spoliation de l'organisme au point de vue des chlorures ; l'urine n'en contient plus que 2 ou 3 grammes par litre, et les glandes gastriques ne trouvent plus les éléments d'une sécrétion normale d'HCl. On voit alors souvent les malades arriver d'instinct à saler leur lait, et c'est seulement par cet artifice que, la gastrite étant bien guérie, on peut reconstituer un suc normal capable de digérer les aliments azotés. La dose est des plus difficiles à déterminer, et on agit beaucoup plus par tâtonnements que par données arithmétiques précises.

d. *Rétention chlorurée.* — Lorsque les reins sont malades, un des troubles fonctionnels les plus importants qui se produisent, c'est l'insuffisance de l'élimination de NaCl, insuffisance qui est presque toujours associée à celle de l'urée, mais qui peut en être distincte et qui en reste indépendante au point de vue de ses variations et de son degré. Cet abaissement du chiffre des chlorures qui peuvent tomber à 10, 8, 6, 4, 3 grammes alors que le régime alimentaire non modifié continue à introduire dans l'économie des quantités quotidiennes de 12 à 15 grammes de sel entraîne les conséquences suivantes. Ce sel qui ne peut plus filtrer à travers l'épithélium rénal et qui ne peut rester dans le sang au-dessus du chiffre normal de 7,3 p. 1000 passe dans les espaces lymphatiques et il n'y reste dissous qu'à la condition d'attirer à lui une notable quantité de sérosité. Ce n'est pas encore l'œdème, mais c'est le *préœdème* qui se traduit par une augmentation rapide du poids du malade. Quand cet accroissement de poids atteint 5 à 6 kilogrammes, la tolérance de ces tissus pour l'hydratation a atteint sa limite, les hydropisies se constituent : œdèmes, anasarques, épanchements dans les séreuses, etc. Le rein lui-même est le premier à souffrir de cette infiltration qui l'intéresse au même titre que les autres organes : car RATHERY et CASTAIGNE ont démontré que si l'épithélium rénal se conservait bien dans une solution saline isotonique, il s'altérait rapidement dans une solution de titre différent. Alors l'albumine augmente et la néphrite s'aggrave par le fait des désordres qu'elle a elle-même provoquée.

Ces importantes notions sur la pathogénie des œdèmes dans le mal de Bright sont dues à une série de travaux de MM. WINTER, HALLION, CARRION, RICHET, ACHARD, LOEPER, et surtout WIDAL et font l'honneur de l'école clinique de Paris. Elles ont été unanimement acceptées. Leur importance est facile à saisir. S'il est vrai que la rétention des chlorures est le fait primordial dans la production des hydropisies brightiques, il doit suffire de supprimer le sel dans l'alimentation pour voir ces hydropisies disparaître. Nous verrons dans un instant que la clinique a justifié dans une large mesure les prévisions de la théorie.

Les hydropisies des cirrhotiques et des cardiaques sont aussi influencées par la quantité de sel qui circule dans l'organisme ; mais, chez ces malades l'extravasation du sérum est réglée par tant d'autres influences toxiques ou mécaniques que la question des chlorures n'a chez eux qu'une importance secondaire.

D'ailleurs, il faut l'avouer, bien des données du problème nous échappent encore. A côté des cas où NaCl est retenu dans l'économie par le fait d'une lésion rénale et qui sont justiciables des doctrines de WIDAL, ACHARD, il est une série d'autres cas pathologiques qui échappent absolument à ces doctrines : ce sont, par exemple, les *pneumonies*, certaines *fièvres typhoïdes*, etc., dans lesquelles, en dehors de toute insuffisance rénale, on voit l'élimination des chlorures tomber à un taux insignifiant (2 grammes et même 0^{gr}.50 par litre, quelquefois moins par vingt-quatre heures), et dans lesquelles cependant on ne cons-

tate ni hydropisies, ni œdème, ni même aucun symptôme de
prœdème. La rétention chlorurée ne se fait pas alors dans les
espaces lymphatiques ou conjonctifs, elle semble être intrapro-
toplasmique ; peut-être est-elle un mode de défense de l'organisme qui garderait ses chlorures pour s'en servir comme
d'agents antiseptiques ou antitoxiques. Quoi qu'il en soit, le
mécanisme de cette *rétention sèche* est encore obscur, et ses conséquences sont toutes différentes de la rétention par altération
rénale.

6° Applications thérapeutiques. — Les développements qui
précèdent nous permettent maintenant d'aboutir aux conclusions thérapeutiques nécessaires, et de rechercher les indications
et les contre-indications du sel marin dans diverses maladies.
Tout naturellement les cas d'*anémie chlorurée*, les cas de déminéralisation chlorurique seront traités par la médication chlorurée ; les maladies où il y a excès ou rétention des chlorures
demanderont au contraire une médication déchlorurée. Dans la
première catégorie nous rencontrons avant tout la *scrofule*, les
anémies prétuberculeuses, les *pleurésies tuberculeuses*, peut-être
même les *dyspepsies avec anachlorhydrie*: dans la seconde, les
hydropisies d'origine rénale avec grosse albuminurie, les hydropisies d'origine hépatique ou cardiaque, les *dyspepsies hyperchlorhydriques*. Au point de vue purement théorique, tout cela est
d'une conception facile : les difficultés et les incertitudes commencent avec la technique et la mise en pratique de ces indications.

7° Médication chlorurée. — a. *Ingestion du sel marin.* — Le
procédé le plus simple consiste à donner du sel en nature ou des
aliments naturellement riches en sel. Il y a bien longtemps que
POTAIN prescrivait régulièrement aux prétuberculeux une petite
quantité de NaCl. 0gr.50 dans une potion avec addition de NaI
et NaBr, et AMÉDÉE LATOUR proposait de leur donner du lait salé
ou le lait d'une chèvre dont la nourriture aurait été artificiellement salée. Les coquillages, les huitres, etc., lorsque le malade
les digère, sont aussi recommandés. Le praticien se souviendra de

ces notions, au grand avantage de ses malades, se rappelant avec ROMMALÆRE que la pauvreté de l'organisme en chlorures est une condition favorable à la pullulation du bacille de Koch.

b. *Ingestion d'eau de mer.* — L'usage de l'eau de mer à l'intérieur n'est pas très répandu. Depuis les travaux de QUINTON sur le plasma physiologique, me rappelant que les sucs organiques ont la même efficacité après ingestion stomacale qu'après injection hypodermique, j'ai donné à plusieurs de mes malades des doses quotidiennes d'eau de mer d'Arcachon variant de 100 à 200 grammes. Le premier effet est franchement purgatif; mais au bout de quelques jours, surtout si les résultats doivent être favorables, le tube digestif s'accommode très bien de ce breuvage et fonctionne normalement. On voit alors survenir de la céphalée, puis le relèvement des forces, l'augmentation de l'appétit, la modification des crachats, comme après l'injection souscutanée. Les mêmes effets congestifs peuvent aussi être constatés (J. CARLES, *Province médicale,* 1905). Nous y reviendrons à propos de la médication par le sérum de QUINTON.

c. *Air marin.* — Les propriétés toniques de l'air marin sont connues de tout temps. Mais sont-elles dues au chlorure de sodium? C'est un point qui ne semble pas facile à démontrer. La saveur salée que l'on perçoit en passant la langue sur les lèvres, lorsqu'on est au bord de la mer ou sur un navire, est la preuve évidente que l'air véhicule des particules salines enlevées probablement par les vents à la crête des vagues. Mais les analyses les plus soigneuses faites dans les conditions les plus favorables, n'ont jamais pu démontrer la présence de plus de $0^{gr},002$ par mètre cube d'air (A. GAUTIER, DUPHIL). La respiration de cet air si faiblement salé peut-elle être considérée comme un des procédés de la médication chlorurée? Nous posons la question sans la résoudre, faisant observer d'une part que la pureté de l'air marin, les conditions de lumière et de ventilation que l'on trouve au bord de la mer sont des facteurs importants au point de vue de la tonification et du relèvement des forces; d'autre part que le simple séjour sur les plages océaniennes est chez quelques sujets susceptible de produire les mêmes effets congestifs que les injections hypodermiques d'eau salée.

d. *Eaux chlorurée sodiques*. — L'action si puissante des eaux chlorurées sodiques sera étudiée au chapitre des Eaux minérales.

f. *Injections hypodermiques de solutions salines*. — L'injection hypodermique du chlorure de sodium a été réalisée par JOLYET, puis par HAYEM et leurs imitateurs, le jour où ils ont inventé la médication par les sérums artificiels. Quant à l'eau de mer elle-même, administrée pour la première fois par la voie sous-cutanée par BONNAL (d'Arcachon), elle n'a pris droit de cité dans la thérapeutique courante que le jour où QUINTON a donné à cette méthode une base précise par ses remarquables expériences. Mais la composition si complexe de l'eau de mer d'un côté, et d'un autre côté la part qu'il faut faire dans les résultats observés à l'injection hypodermique considérée en elle-même compliquent tellement les données du problème thérapeutique, qu'il ne serait pas logique de faire honneur au seul chlorure de sodium des succès obtenus, et qu'il vaut mieux renvoyer l'étude de cette partie de la médication chlorurée au chapitre des sérums artificiels.

8° **Médication déchlorurée**. — a. *Indications*. — Le traitement de certaines maladies par la déchloruration est le résultat direct des travaux de WIDAL, d'ACHARD et de leur école. La véritable indication de cette médication, celle qui correspond idéalement à la théorie, c'est l'*hydropisie brightique* ; et en réalité, chez un sujet atteint de néphrite aiguë ou chronique, avec rétention chlorurée, avec anasarque et épanchements dans les séreuses, la suppression des chlorures dans l'alimentation produit de véritables merveilles : la diurèse augmente, l'albuminurie diminue, les hydropisies s'écoulent avec le flux urinaire, le malade est transformé. Revient-on à un régime chloruré, le tableau clinique s'assombrit à nouveau, et tous les phénomènes fâcheux qui s'étaient dissipés reparaissent, il est important de bien noter que l'indication réside dans la coexistence de ces deux faits : rétention chlorurée et hydropisie. L'albuminurie seule, bien qu'elle puisse être aggravée par un régime trop fortement salé n'est réellement pas améliorée par la déchloruration alimentaire.

Les *hydropisies d'origine hépatique* sont peut-être favorablement influencées par cette médication ; mais dans une proportion bien moindre que les œdèmes brightiques. Enfin pour les *hydropisies cardiaques* après d'intéressantes discussions de MERKLEN, ACHARD, WIDAL, RATHERY, CASTAIGNE, on s'est mis à peu près d'accord sur cette conclusion ; les régimes déchlorurés sont utiles parce qu'ils empêchent l'accroissement des hydropisies, mais ils sont incapables par eux-mêmes d'en provoquer la disparition. Ici en effet la pathogénie des épanchements et des infiltrations ne dépend pas seulement de la composition chimique ou de la tension osmotique des liquides de l'organisme comme dans les néphrites : elle est aussi fonction de conditions très multiples afférentes aux pressions vasculaires, qui ne sont que très peu et très indirectement influencées par la suppression des chlorures.

Quelques *dermatoses exsudatives*, certains troubles dus à la pléthore spéciale des femmes enceintes seraient justiciables de ce régime ; il y a là toute une étude à entreprendre.

Enfin chez les épileptiques soumis au traitement bromuré, il est utile de restreindre dans une grande proportion le sel alimentaire, non parce que l'épilepsie elle-même est mal influencée par le chlorure de sodium, mais parce qu'il importe de mettre les cellules cérébrales dans les conditions les meilleures pour qu'elles puissent s'assimiler les bromures. Les mêmes considérations pourraient peut-être s'appliquer aux malades soumis à une médication iodurée.

b. *Technique*. — Les procédés de la médication déchlorurée méritent d'être connus avec précision. Le lait de vache qui contient seulement de 1gr,30 à 1gr,80 de sel par litre doit sans aucun doute ses effets diurétiques et sa vieille et légitime réputation à cette particularité de sa composition chimique. Mais si les malades en prennent une grande quantité, le chiffre des chlorures ingérés devient quelquefois très fort, et il sera utile de la diminuer. Quand un albuminurique est soumis au régime lacté, le praticien devra toujours comparer très exactement cette quantité à la quantité d'urine rendue. Si l'écart entre l'une et l'autre est très accentué, surtout si le malade augmente de poids, on est en période de *préœdème* et le régime doit être modifié.

En dehors du lait, les principales notions utiles sont les suivantes :

La viande crue contient à peine 1 gramme de sel par kilogramme. On peut la consommer crue ou rôtie dans du beurre ou avec du vinaigre, du citron, en la saupoudrant de nitrate de soude (2 à 3 grammes par jour) au moment de s'en servir, mais pas avant pour que le nitrate ne se transforme pas en nitrite qui est toxique.

Les œufs renferment très peu de chlorure, environ 0,25 centigrammes par œuf.

Parmi les végétaux, il faut choisir les farineux. Le riz, le maïs, sont excellents, on peut aussi mettre les petits pois, les carottes, les haricots verts, les poireaux et quelques légumes herbacés.

Le pain est riche en sel, il faut ordonner du pain déchloruré. La pâte des pâtisseries sera préparée aussi sans sel. Les fruits seront d'une grande utilité.

Les fromages frais, fromage suisse, fromage à la crème constituent un aliment excellent ; le beurre pur non salé est aussi permis.

Les divers sucres sont autorisés et même conseillés largement. Le miel, le thé, le café, le chocolat seront donnés. On peut également laisser prendre du vin, de la bière.

Voici trois exemples de régime de déchloruration :

Pain déchloruré	200	grammes
Pommes de terre	300	—
Riz	100	—
Sucre	100	—
Beurre	25	—

ou

Pain déchloruré	200	grammes
Viandes	200	—
Légumes	250	—
Beurre	50	—
Sucre	40	—

ou

Pain déchloruré . . . .   200 grammes
Pommes de terre   700   —
Beurre   50   —
Fromage frais. . . . .

Ces chiffres sont modifiés au gré de l'appétit et du goût des malades.

Les beaux succès, toujours temporaires hélas ! obtenus par le régime déchloruré ont, comme il était facile de le prévoir, entraîné à des abus. Pour les éviter, le praticien devra toujours se souvenir : 1° que les chlorures ne sont pas le seul agent toxique et que la rétention des déchets azotés reste dangereuse comme par le passé ; par conséquent que le chiffre de l'urée devra toujours être recherché avec soin dans l'urine, et que s'il est permis de donner de la viande sans sel à un brightique qui rend beaucoup d'urée, il faut en priver ceux qui sont dans des conditions opposées ; 2° que si NaCl est toxique quand il est en excès, il n'en est pas moins nécessaire à l'organisme et que la déchloruration ne peut constituer qu'un traitement temporaire et toujours intermittent. Priver indéfiniment de sel un sujet quelconque, sain ou malade, serait le condamner fatalement à une anémie spéciale, à l'albuminurie et à une cachexie redoutable avec altération du sang.

9° Usages spéciaux et applications topiques de Nacl. — En outre, le chlorure de sodium est employé à une série de petits usages thérapeutiques qu'il est bon de signaler d'un seul mot. Appliqué en nature ou en solution forte sur les *sang-sues*, il les fait immédiatement démordre ; aussi doit-on, lorsqu'un de ces animaux s'est implanté dans une cavité, y injecter sans retard une bonne quantité d'eau salée. Après une cautérisation au *nitrate d'argent*, un lavage avec de l'eau légèrement salée neutralise l'excès de sel argentique en le transformant en chlorure. Les injections sous-conjonctivales d'eau salée stérilisée seraient aussi efficaces et moins dangereuses que celles de sublimé dans les *ulcérations de la cor-*

née, les *hypopyons*, les *décollements partiels de la rétine*, etc.[1].

La formule employée dans ce dernier cas est la suivante :

Eau distillée stérilisée.	10 grammes
Chlorure de sodium.	1 —
Chlorhydrate de cocaïne	0gr.10

injecter un centimètre cube sous la conjonctive, tous les huit ou dix jours.

MURPHY[2] traite avec la *teigne tondante* par des frictions avec une éponge imbibée d'une solution saturée de sel marin. Enfin, les grands lavements d'eau salée à 7 p. 1 000 ont un *effet hémostatique* des plus nets ; mais il s'agit ici d'une action comparable, sinon identique, à celle des grandes injections hypodermiques de sérum artificiel, et nous y reviendrons ultérieurement.

Comme topique, le chlorure de sodium a été souvent prescrit à titre de fondant, en pommade avec la vaseline ou l'axonge (5 p. 30) et associé à l'iodure de potassium. Dissous dans l'eau ou l'alcool, il est employé pour faire sur les membres paralysés ou atrophiés des frictions excitantes. L'eau sédative, dont l'emploi est si populaire, renferme autant de chlorure de sodium que d'ammoniaque, 6 p. 100, et constitue un topique vraiment rafraîchissant et résolutif.

§ 3. — LES ALCALINS

1° Alcalinité de l'organisme. — La réaction générale des tissus et des liquides de l'organisme est alcaline. La réaction acide n'existe que pour le suc gastrique, la sueur et l'urine. Encore faut-il reconnaître que l'acidité de la sueur est souvent, sinon toujours, le résultat de fermentations secondaires à son excrétion et que celle de l'urine peut être atténuée ou supprimée par un régime approprié. Le milieu stomacal est donc, pour

[1] MARTI, *Injections sous-conjonctivales d'eau salée*, Revue internationale de thérapeutique, 1895, p. 168.

[2] MURPHY, *Brit. med. Journal*, octobre 1897.

ainsi dire le seul milieu constamment et régulièrement acide dans l'économie.

L'alcalinité de nos milieux est assurée par la présence dans leur intimité de sels de potasse et de soude, les premiers se combinant habituellement aux éléments solides : les seconds restent dissous dans les liquides, comme nous l'avons déjà vu pour les chlorures. Le rôle de cette alcalinité est important : elle maintient en solution les albumines, dont la précipitation est si facile dans les milieux acides, et permet ainsi la libre circulation du sang et de la lymphe; elle neutralise les substances acides que l'alimentation tendrait à introduire dans le sang et surtout celles qu'une désassimilation imparfaite laisse en circulation dans les vaisseaux (acide urique, etc.) et que l'élimination rénale ne rejette pas assez promptement au dehors; elle maintient la cholestérine dissoute dans la bile ; enfin elle favorise les oxydations, et permet la combustion de la glycérine des corps gras et autres substances que l'ozone n'attaque qu'en présence d'un alcali libre.

Cette importance de l'alcalinité si bien établie au point de vue chimique et expérimental, est depuis longtemps connue des cliniciens, qui, dans la goutte, dans le diabète, dans ce groupe de maladies que les anciens dénommaient arthritis et que BOUCHARD a si heureusement réunies sous le nom de maladies par ralentissement de la nutrition, ont constaté la diminution de cette alcalinité. Sans doute, le sang n'arrive jamais à présenter la réaction acide, ce qui est incompatible avec la vie ; mais les sécrétions urinaires et sudorales deviennent plus fortement acides : le suc gastrique devient hyperchlorhydrique et le sang et les sérosités se chargent d'urates acides de soude. Aussi depuis des siècles l'usage des alcalins a-t-il été recherché dans ces maladies et a-t-il donné de beaux succès. Mais si la chimie biologique normale et la thérapeutique empirique se trouvent d'accord pour proclamer l'utilité et l'importance de la médication alcaline, on est loin d'être d'accord pour interpréter le mécanisme de son action, préciser ses indications, expliquer les effets fâcheux et les insuccès qu'elle présente quelquefois.

2° Voies d'introduction. — Ces difficultés tiennent aux conditions mêmes dans lesquelles elle est appliquée. Bien que l'absorption de sels alcalins soit peut-être réalisable dans certains bains (Lécorché), elle ne peut être que très rudimentaire; bien que l'injection intraveineuse de solutions bicarbonatées puisse devenir un mode plus usuel d'administrer ce remède, elle n'est encore qu'exceptionnelle; la voie rectale ne semble pas très appropriée. C'est donc en somme par l'estomac qu'il faut administrer ces solutions; c'est-à-dire que l'on doit faire traverser un milieu acide aux alcalins dont on veut assurer l'absorption. De là une première série de difficultés, et la nécessité de bien élucider les variations du chimisme stomacal en présence de cet élément nouveau. L'absorption une fois faite (et il serait important de bien savoir à quel état exact les sels sodiques pénètrent dans le sang), il est certain que les effets varieront, suivant la dose de remède absorbé par rapport au poids du sujet et au degré d'alcalinité de ses humeurs. Enfin l'activité, l'intégrité du filtre rénal entreront en ligne de compte suivant qu'il assurera l'élimination régulière ou retardera au contraire l'élimination des substances alcalines. Ces grandes questions de principes, et d'autres encore relatives à bien des détails imprévus que l'on rencontre à chaque pas, sont loin d'être élucidées; un nombre considérable de travaux a été publié à leur sujet. Sans les énumérer tous, il est bon d'indiquer sommairement à quel point on paraît être arrivé.

3° Les alcalins et le chimisme stomacal. — Introduits dans l'estomac, les alcalins ont une double action : action chimique sur le contenu dont ils tendent à neutraliser l'acidité, action vitale sur la muqueuse dont ils excitent la sécrétion acide. Suivant que la première ou la seconde l'emportera, l'acidité va diminuer ou augmenter dans l'estomac. La notion de ce double effet donne la clef de la plupart des contradictions accumulées par les différents auteurs; mais il faut reconnaître que dans la pratique bien des points sont difficiles à éclaircir. D'après Longet, plus récemment d'après Linossier, une dose modérée de bicarbonate de soude (50 centigrammes) prise à jeu détermine une abondante sécrétion de suc gastrique, et c'est environ de une heure à deux heures après cette ingestion que cette sécrétion bat son plein : dans ces circonstances, l'action vitale est tout, et l'action chimique n'est rien, ce qui est facile à comprendre puisque l'estomac est vide au moment de l'expérience. La même dose, prise deux heures après le repas, rencontre une masse chymeuse fortement acide, dans laquelle elle se perd d'emblée en saturant une partie de l'acide chlorhydrique libre et en donnant du chlorure de sodium. Si à ce moment le contenu stomacal est en fermentation lactique, il se formera du lactate de soude. Mais dans aucun cas la digestion n'en sera très sensiblement modifiée. Si la dose est plus forte, l'acidité du contenu stomacal sera très atténuée, sans que l'on arrive jamais à une neutralisation absolue, et même des fermentations fâcheuses pourront se produire, le bacille de la fermentation butyrique se développant volontiers dans les milieux alcalinisés. Entre ces deux termes extrêmes, les alcalins pris au moment même du repas, et à doses modérées, ne semblent pas influencer d'une façon très nette la digestion : c'est du moins ce que tendent à admettre la plupart des physiologistes. A dose trop forte cependant ils l'entraveraient.

D'après ces considérations, il serait logique de procéder de la façon suivante : 1° Aux hypochlorhydriques donner les alcalins avant le repas. 2° Aux hyperchlorhydriques les donner de deux à quatre heures après, au moment où surviennent ces douleurs tardives, qu'on a considérées comme étant leur véritable apanage. Mais SOUPAULT a démontré que ces douleurs font partie du *syndrome pylorique*, traduisent le défaut d'évacuation de l'estomac et s'observent aussi bien chez les cancéreux hypochlorhydriques que chez les hyperchlorhydriques. Adoptant cette manière de voir et s'appuyant sur l'observation clinique sans se préoccuper des questions de chimie stomacale, BIXET[1] établit que le bicarbonate de soude calme très bien ces douleurs tardives, quelle qu'en soit la cause, abrège la durée du séjour des aliments

---

[1] BIXET. Thèse de Paris, 1905.

dans l'estomac et est beaucoup plus le médicament du symptôme douleur que de l'affection elle-même.

Arrivées dans l'intestin, les solutions bicarbonatées y provoquent quelquefois de la diarrhée ; leurs effets sur cet organe sont peu appréciables.

4° Les alcalins et la nutrition générale. — Si les circonstances de jeûne et de repas influencent l'action des alcalins sur la digestion, elles ne modifient pas moins leur action sur la nutrition générale. Ingéré deux heures après le repas, le bicarbonate de soude neutralise le suc gastrique, mais il est tout entier décomposé par lui, passe à l'état de chlorure ; et la quantité qui peut rester libre pour l'absorption est insignifiante. Dans ces conditions, on n'aura donc aucun effet de la médication alcaline prise à titre de modification générale de la nutrition ; on n'aura que celle qui résulte indirectement des modifications apportées à la dyspepsie pour laquelle on l'aura peut-être prescrite, modifications heureuses ou fâcheuses suivant qu'elle aura été bien ou mal appliquée : retour de l'appétit, de l'embonpoint et des forces dans un cas ; aggravation des troubles gastriques et de la dénutrition dans l'autre. Si on veut étudier les effets réels des alcalins dans l'économie, il faut les administrer à jeun.

Alors, en effet, ils excitent, il est vrai, la sécrétion du suc gastrique acide ; mais ils séjournent trop peu de temps dans l'estomac pour s'y laisser neutraliser, passent rapidement dans l'intestin et sont absorbés soit en nature au moins en partie, soit à l'état d'albuminate. C'est dans ces conditions qu'un verre d'eau de Vichy suffit pour alcaliniser l'urine (HAYEM). Les effets les plus remarquables sont alors l'augmentation de l'alcalinité de sang dans la proportion de 1/16°, un certain état congestif général avec turgescence des veines périphériques, un léger accroissement de la température, l'augmentation du chiffre de l'urée, l'abaissement du chiffre de l'acide urique Ce dernier point est particulièrement intéressant à retenir. Les urates se dissolvent difficilement et ils ne le peuvent faire que dans une solution fortement alcaline : de là, la tendance des arthritiques dont l'alcalinité organique diminue, à voir leur sang se charger d'acide urique, les urates se déposer près des jointures sous forme de tophus ou dans les bassinets sous forme de calculs. Les alcalins, en vertu de leurs propriétés chimiques, seraient capables de guérir ou tout au moins de prévenir tous ces maux. En outre, la faculté qu'ils ont de débarrasser les cellules de leurs éléments gras leur permet d'agir contre l'obésité et les met au premier rang des remèdes à opposer à tous les syndromes de la nutrition retardante. Le système nerveux paraît d'abord peu intéressé, mais il manifeste sa participation à l'imprégnation alcaline par de l'excitation et par des vertiges. L'ensemble des effets obtenus se résume dans une accélération des combustions, dans une activité plus grande imprimée aux phénomènes de désassimilation. Les doses ingérées peuvent atteindre des proportions très élevées : 5, 10, 20, et même 30 grammes par jour. Le sujet a alors une soif ardente.

5° Cachexie alcaline. — Tout n'est cependant pas constamment aussi favorable ; dans nombre de cas, malgré les dénégations des médecins de Vichy, on voit se produire, après l'usage ou l'abus du bicarbonate de soude, des phénomènes fâcheux : anémie, asthénie, bouffissure générale, hémorragies passives, symptômes que TROUSSEAU avait réunis sous le nom de *cachexie alcaline* et dont il avait peut-être un peu trop noirci le tableau, en l'assimilant presque au scorbut. Pourquoi ces alcalins, si favorables chez les uns, vont-ils chez les autres, amener des troubles aussi accentués ? Cela tient, pour une part, à la disposition individuelle, pour une autre part, au dosage et surtout à la prolongation du remède ; mais cela tient pour la plus grande part aux influences qui règlent l'absorption et l'élimination des alcalins.

Si le sujet qui en use est un dyspeptique auquel, de par son chimisme stomacal, ils devraient être interdits ou mesurés d'une main avare, attendez-vous à la cachexie alcaline. Si ses organes éliminateurs sont tout à fait insuffisants, attendez-vous-y encore. Mais ce point est particulièrement délicat. Normalement les alcalins s'éliminent avec la bile et l'urine, dont ils augmentent la quantité et avec lesquelles ils entraînent peut-être une plus grande quantité de matériaux solides, quoique ce point ne soit pas hors de contestation. Ils agissent par excitation directe de la cellule hépatique et de la cellule rénale ; or, comme tout excitant, ils feront du bien si l'organe peut réagir normalement ; ils feront du mal si l'organe est trop malade, trop dégénéré, et si cette excitation thérapeutique, au lieu de ranimer ses fonctions, en précipite la suppression définitive. C'est ainsi que les foies trop fortement cirrhotiques, les reins trop fortement sclérosés se trouvent mal de la médication alcaline, qui au début aura eu sur eux une action favorable. Pour les voies urinaires, une autre considération peut entrer en jeu : s'il existe une suppuration du bassinet ou de la vessie, avec fermentation ammoniaco-magnésienne de l'urine, les alcalins, en augmentant l'alcalinité pathologique de ce liquide, favorisent les phénomènes septiques et entraînent de ce fait une série de complications nouvelles.

Il ne s'agit d'ailleurs ici que du bicarbonate de soude et non des eaux minérales alcalines, dont l'action est beaucoup plus complexe.

Ces quelques considérations, que le plan de cet ouvrage ne permet pas de développer davantage, suffisent pour faire comprendre combien la médication alcaline, si simple en apparence au point de vue de sa conception chimique, est en réalité complexe, difficile et parfois insidieuse dans ses applications pratiques.

6⁰ Agents de la médication alcaline : sels de soude, de potasse, de lithine. — Partant de ces principes, la médication alcaline ne pourra pas reconnaître comme agents tous les remèdes à réaction alcaline. Ceux dont cette réaction disparaît totalement dans les voies digestives et sont absorbés sous une forme inconnue; ceux qui, comme la magnésie, semblent épuiser leur action dans le tractus intestinal ne doivent pas être comptés parmi eux; et suivant la remarque très juste de MANQUAT, on doit y comprendre seulement les sels de sodium, de potassium et de lithium. Les oxydes de ces métaux sont des caustiques dont l'étude doit être faite à part.

Les sels de ces trois métaux ont des propriétés analogues,

mais non identiques entre elles. Ce qui précède s'applique surtout au carbonate de soude. Les carbonates de potasse, les sels de potasse en général ont la réputation d'être des diurétiques plus actifs, mais surtout d'être plus toxiques pour l'ensemble de l'économie et en particulier pour le cœur. Cette réputation est fondée sur des expériences physiologiques où ils se sont comportés comme des poisons du cœur, sur la pauvreté en potasse des urines dans l'urémie, sur l'analogie des symptômes de l'empoisonnement urémique avec ceux de l'empoisonnement provoqué par des injections intraveineuses de sels potassiques. Ce sont là des arguments sérieux, bien faits pour rendre très réservé dans l'administration de ces substances chez les sujets dont le rein est très malade ou réagit mal à leur excitation diurétique. Mais en dehors de cette circonstance, il ne faut pas s'attarder à redouter leur action néfaste sur le cœur, la quantité de potasse que nous ingérons chaque jour avec nos aliments étant, comme le font remarquer Nothnagel et Rossbach, bien supérieure à celle que peut prescrire le médecin.

La lithine et plus habituellement le carbonate de lithine ne peuvent revendiquer d'autre titre physiologique que la célèbre expérience de Garrod : des fragments d'os de goutteux, incrustés d'urate de soude, sont plongés simultanément les uns dans une solution concentrée de carbonate de lithine, les autres dans des solutions de carbonate de potasse ou de soude. Les premiers sont nettoyés de leurs incrustations tophacées en quarante-huit heures ; les seconds le sont très lentement et les troisièmes ne le sont pas ou presque pas.

7° Applications thérapeutiques. — Suivant la même méthode dans leur étude thérapeutique que dans leur étude physiologique, nous allons voir les effets chimiques des alcalins dans les affections des voies digestives, dans les diathèses et les maladies constitutionnelles, dans les affections hépatiques et rénales.

a. *Stomatites, muguet.* — Un certain nombre d'inflammations bucco-pharyngées s'accompagne de la perversion de la réaction du milieu buccal qui devient acide. Le muguet est le type de ces complications parfois très importantes, mais il n'est pas le seul. Des lotions et gargarismes au bicarbonate de soude, répétés fréquemment, surtout avant et après l'ingestion des aliments, sont excellents, sans avoir peut-être la grande efficacité du borax, à propos duquel le traitement de ces stomatites sera particulièrement étudié.

b. *Dyspepsies.* — Les récentes études sur le chimisme stomacal, le lavage de l'estomac, les repas d'épreuve ont renouvelé l'histoire de la pathologie gastrique. D'accord avec ces données nouvelles, on peut dire chez les *hypochlorhydriques* et chez les *anachlorhydriques*, le bicarbonate de soude donné à dose modérée (50 centigrammes à 1 gr.) avant le repas, en solution dans un peu d'eau, réveille la sécrétion stomacale, et améliore notablement la digestion. Encore faut-il que la muqueuse de l'estomac ne soit pas tout à fait atrophiée et puisse répondre à cette excitation ; sinon, la dyspepsie en serait aggravée, ce qui arrive lorsqu'on s'obstine à prolonger l'usage des alcalins jusqu'aux phases ultimes des gastropathies.

Donné de cette même façon, le bicarbonate de soude augmenterait la gastralgie des *hyperchlorhydriques*; il faut donc procéder autrement dans la maladie de REICHMANN, et donner le sel alcalin par doses de 2 à 4 grammes, soit au moment des crises douloureuses, soit systématiquement deux, trois ou quatre heures après le repas. On peut même renouveler la dose au bout d'une heure. Ce mode de procéder a l'avantage de prévenir ou d'atténuer les douleurs si vives de ces malades ; il a aussi celui de neutraliser l'acidité de la masse chymeuse, qui, sans cette intervention, passerait à l'état d'hyperacidité dans l'intestin, neutraliserait brutalement l'alcalinité des liquides pancréatique et biliaire et compromettrait ainsi la digestion intestinale. Les malades très réellement soulagés doivent être surveillés pour ne pas arriver à l'abus et s'acheminer, comme je l'ai vu, à la cachexie alcaline.

c. *Ulcère simple.* — Dans l'ulcère simple, DEBOVE prescrit un régime composé de 75 grammes de poudre de viande, 30 grammes de bicarbonate de soude et un litre de liquide (lait ou eau rougie), divisés en trois doses et constituant la nourriture de toute

une journée. Ce traitement, qui prévient la dilatation de l'estomac par le peu de volume des aliments, qui réduit au minimum
le fonctionnement de cet organe et s'oppose à la corrosion de
la muqueuse par un suc trop acide donne souvent des résultats
parfaits.

d. *Dilatation permanente.* — Dans la dilatation permanente
avec fermentations organiques, le bicarbonate de soude doit être
plutôt évité; sans doute il est permis de faire de temps en temps
un lavage avec une solution faiblement alcaline. Mais je ne saurais m'élever trop fortement contre ces lavages, faits systématiquement, chaque jour, avec huit et dix litres de solution
bicarbonatée. Ils sont par eux-mêmes une fatigue extrême pour
l'organe malade; et comme il arrive souvent qu'une quantité
notable de l'eau introduite n'est pas aspirée par le siphon, on
renouvelle par cette opération mal faite tous les dangers de la
rétention que l'on voulait combattre et on met l'estomac dans
les meilleures conditions pour le développement des ferments
butyriques et autres.

Malgré l'apparence de la précision mathématique, qui semble
présider à ces diverses indications, il ne faut pas croire que
tout marche à souhait dans le traitement des gastropathies. Les
neurasthéniques, avec l'instabilité de leur sécrétion, aujour-
d'hui hyper et demain hypochlorhydrique, déjouent tous nos
calculs. Le chimisme stomacal et ses indications sont ici en
défaut; il faut alors se rappeler les conclusions de BINET : le
bicarbonate de soude est le remède des *douleurs tardives*, du
syndrome pylorique.

e. *Choléra infantile.* — En terminant, il est bon de rappeler
que l'administration par cuillerées ou par tout petits verres
d'une solution alcaline faible (3 à 4 p. 100), combinée avec une
diète absolue pendant quelques heures ou même un jour
constitue la meilleure hygiène du petit enfant atteint de *choléra
infantile.*

f. *Intoxications.* — Théoriquement, les alcalins une fois absorbés
doivent améliorer tous les états dans lesquels l'alcalinité du sang
a tendance à diminuer. La pratique confirme ces guérisons,
mais d'une façon très incomplète. Certaines *intoxications* (hydro-

gène arsénié, glycérine, éther, etc.), en amenant la destruction des hématies, diminuent l'alcalescence du sang : « C'est donc une indication alcaline (SOULIER). »

L'*abus du sulfonal*, lorsqu'il a été porté au point de provoquer de l'hématoporphyrinurie, a une gravité excessive qui ne peut être atténuée que par le bicarbonate de soude.

L'*acétonémie*, qui prépare et accompagne le coma diabétique, a été combattue par LÉPINE sans grands succès à l'aide d'injections intraveineuses d'eau chlorurée alcaline. Dans un cas analogue, hésitant à ouvrir la veine du malade, j'ai fait pulvériser autour de lui des solutions de bicarbonate de soude à 5 p. 1000; je n'ai rien obtenu. Mais chez un malade présentant les phénomènes prodromiques du coma et dont l'haleine avait déjà l'odeur chloroformique, HUCHARD[1] a pu conjurer le péril en prescrivant jusqu'à 30 et même 45 grammes de bicarbonate de soude par jour, et il déclara qu'en présence d'un *coma diabétique* confirmé, il n'hésiterait pas à porter les doses jusqu'à 100 grammes par jour en ingestion et en lavements.

g. *Tuberculose pulmonaire*. — La *tuberculose pulmonaire* semble être une contre-indication formelle à l'emploi des alcalins à haute dose. Les remèdes qui sont les plus préconisés contre elle, sont généralement les acides (tanin, acide cinnamique, acide fluorhydrique, etc.). Les alcalins non seulement échouent, mais semblent aggraver la situation du malade; cette réflexion ne s'applique pas d'ailleurs aux petites doses de bicarbonate de soude donné avant les repas comme excitant de la sécrétion stomacale. Dans les affections broncho-pulmonaires, sans tendance aux hémoptysies, sans tuberculose, le même sel a un effet favorable sur les crachats qui deviennent plus fluides.

h. *Scorbut*. — Le scorbut peut être traité par les sels potassiques, mais la cure est bien meilleure quand elle est faite sous forme de végétaux frais que sous forme de médicaments.

i. *Rhumatisme et goutte*. — Le rhumatisme et la goutte, dans toutes leurs manifestations, ont été traités par les alcalins avec

[1] HUCHARD. *Revue de thérapeutique médico-chirurgicale*. 15 janvier 1904.

plus de persévérance que de succès. Dans le rhumatisme articulaire aigu, les Anglais imités en cela par beaucoup d'autres, ont donné jusqu'à 30 et 40 grammes par jour de bicarbonate de soude ou de potasse : c'est une pratique à peu près abandonnée. A doses moindres, ces remèdes ont été prescrits dans les arthropathies chroniques, avec des succès très inégaux : la pathogénie de ces lésions est tellement variable et obscure que l'on conçoit très bien l'infidélité de remèdes appliqués à des cas, semblables en apparence et très différents en réalité. Dans la goutte, non pas au moment même des accès qu'il traite par les salicylates et par le colchique, mais dans leur intervalle, Lécorché considère les alcalins comme un des modificateurs les plus actifs de la diathèse dans sa période silencieuse. A la phase de cachexie, ils seraient inutiles et peut-être même dangereux. Quoique beaucoup de médecins ne partagent pas cet avis, la grande expérience de celui qui l'a émis doit encourager à essayer la médication alcaline. Les sels de lithine sont souvent prescrits avec plus d'avantages dans les cas de goutte franchement articulaires avec larges dépôts tophacés.

j. *Obésité.* — Dans l'obésité, c'est un adjuvant utile, mais par lui-même insuffisant ; c'est le régime, l'exercice et l'hygiène qui sont les vrais régulateurs de l'obésité.

Les affections où le foie et les reins sont particulièrement intéressés sont, après celles de l'estomac, celles où la médication alcaline est la plus utile : telles sont le diabète sucré, la lithiase biliaire et la lithiase rénale.

k. *Diabète.* — Le traitement alcalin du diabète a été fait surtout à Vichy : mais la question est complexe : température, abondance de l'eau, régime, repos intellectuel, etc., et l'ensemble de ces conditions ne permet pas de juger la valeur purement chimique des alcalins. Malgré de très vives divergences, la plupart des médecins prescrivent le bicarbonate de soude aux diabétiques : 6 grammes par jour en trois fois, pendant deux à quatre semaines (Lécorché). Les diabètes légers sont rapidement améliorés, quelquefois guéris (?. L'intervention si fréquente de la tuberculose est une contre-indication. On ne peut s'empêcher de remarquer que Bouchard et A. Robin, qui donnent tous deux les alcalins aux diabétiques, y sont amenés par des considérations bien différentes : le premier classe le diabète parmi les manifestations de la nutrition retardante et prescrit le bicarbonate de soude pour activer les échanges moléculaires ; le second voit chez le diabétique une exagération des phénomènes nutritifs et conseille le remède à titre de modérateur. Cet antagonisme entre les deux maîtres actuels de la thérapeutique générale nous justifiera du reproche d'avoir bien peu insisté sur les questions d'action générale de ces médicaments ; à ce point de vue, nous sommes en ce moment dans le chaos, et force est de nous en tenir aux modestes résultats de l'expérience clinique.

1. *Affections du foie.* — Dans les affections du foie, la prescription des alcalins est d'usage courant, que ces affections soient aiguës (ictère catarrhal) ou chroniques (cirrhoses au début) ; elle paraît utile, soit par l'action diurétique des remèdes employés soit par action directe sur le foie. Mais elle est surtout indiquée dans les cas de lithiase biliaire. En augmentant l'alcalinité des milieux, elle favoriserait la dissolution de la cholestérine ; en fluidifiant la mucine, elle amènerait peut-être la dissociation des calculs nouvellement formés ; enfin, en excitant la sécrétion biliaire, elle favoriserait l'expulsion des concrétions. A ces divers titres, la médication alcaline rend de précieux services dans le traitement de la lithiase biliaire ; elle doit être longtemps poursuivie et associée au régime et à l'hygiène appropriés (bicarbonate de soude, 2 à 3 grammes par jour, en dehors des repas, pendant plusieurs semaines).

m. *Affections des reins.* — Certains sels de potasse sont éminemment diurétiques (nitrate, acétate de potasse) ; mais ce ne sont pas ceux que comprend plus particulièrement la médication alcaline. Les sels de soude le sont aussi, mais à un degré beaucoup moindre. Ces propriétés diurétiques, nous le verrons plus loin, sont utilisées lorsque dans les cardiopathies, le rein fonctionne paresseusement et a besoin d'être stimulé ; elles le sont moins dans les *néphropathies* primitives. L'expérience clinique amène peu à peu les praticiens à se conformer aux règles suivantes : s'abstenir des alcalins dans les lésions qui intéressent le parenchyme rénal, en user dans les affections des bassinets, des uretères, de la vessie et de l'urètre. En effet, un des caractères des urines franchement albumineuses, c'est d'être pauvrement acides, et ce caractère est surtout accusé dans les néphrites à polyurie pâle. Tout agent qui va affaiblir cette acidité défaillante sera fâcheux, les alcalins sont donc à éviter.

Dans les diverses formes de gravelle, la question des alcalins doit se résoudre tantôt par l'affirmative, tantôt par la négative. A la *gravelle urique* au début, ils conviennent à merveille, en empêchant la précipitation de l'acide urique ; le carbonate de potasse doit être préféré dans ces cas aux sels de soude, et cependant il ne faut pas les administrer avec excès, car si on arrivait à alcaliniser l'urine, on provoquerait la précipitation des phosphates autour du noyau uratique préformé et le calcul irait en grandissant. Ils conviennent encore à la *gravelle oxalique*, avec les mêmes réserves : il est bon dans les deux cas de surveiller l'hygiène du malade et de provoquer par des boissons fraîches une diurèse abondante, qui entraîne à chaque instant les matériaux solides de l'urine. La *gravelle phosphatique* contre-indique l'usage des alcalins. Peut-être, lorsqu'elle est le résultat d'une dyscrasie, peuvent-ils être prescrits avec modération, comme modificateurs de la nutrition. Mais elle résulte le plus souvent de la phlegmasie des parois des voies urinaires, de la fermentation alcaline de l'urine ; et dans ce cas tout ce qui favorise cette fermentation doit être proscrit.

n. *Blennorragie et vaginite.* — Dans la blennorragie, dans la vaginite, dans tous les cas où la sécrétion utérine tend à perdre son alcalinité normale et indispensable, la médication alcaline est utilisée.

o. *Dermatoses.* — Dans le traitement des dermatoses, les bains alcalins sont utilisés pour débarrasser la peau des sécrétions grasses et des squames épaisses qui s'opposent à la perspiration cutanée. Les affections sèches (psoriasis, pityriasis), les eczémas séborrhéiques sont remarquablement nettoyés par les bains alcalins, qui mettent les surfaces malades en état de mieux subir l'influence des applications topiques. Le prurit est bien calmé par eux, mais il faut les éviter dans les dermatoses humides où leur action serait trop excitante sur les parties dénudées.

Les applications de solutions bicarbonatées ont une influence heureuse sur certains *prurits* sans lésions suintantes et ont été appliquées avec succès sur les *plaies* et les plaques de *sphacèle* des diabétiques.

8° Modes d'administration et doses :

A. BICARBONATE DE SOUDE :

a. *A l'intérieur :*

En solution à 1 p. 100 au minimum.

En paquets de 50 centigrammes à 1 gramme dans un demi-verre d'eau.

Associer 10 grammes à 25 grammes de poudre de viande et à un tiers de litre de lait ou d'eau rougie ; trois fois par jour (régime de DEBOVE).

Trois paquets de 2 grammes chaque jour, avant les repas, dans le diabète (LÉCORCHÉ).

b. *A l'extérieur :*

Bain alcalin avec 500 grammes de bicarbonate de soude ou 250 à 300 grammes de carbonate de soude.

Solution à 6 p. 1000 pour le prurit et à 2 ou 3 p. 1000 pour les pansements des plaies et des eschares.

Collutoire : glycérine, 20 grammes ; bicarbonate de soude, 4 grammes, contre le muguet.

B. SELS DE POTASSE :

Carbonate de potasse, 50 centigrammes par jour.

C. CARBONATE DE LITHINE :

50 centigrammes à 1 gramme par jour et même 2 grammes (CHARCOT) dans un verre d'eau gazeuse alcaline.

Des doses beaucoup plus faibles, 5 à 10 centigrammes, matin et soir, produisent des effets analogues et ne sont même pas toujours tolérées par l'estomac des malades, qui deviennent rapidement dyspeptiques.

9° Dissolvants spéciaux de l'acide urique. — La précipitation des composés uratiques chez les goutteux a de tout

temps encouragé les médecins à chercher des remèdes capables de les dissoudre. Du fait que ces remèdent dissolvent *in vitro* l'acide urique, il n'en résulte pas forcément qu'ils puissent le dissoudre dans l'organisme. Néanmoins, leurs effets chimiques semblent favorables. Parmi les corps étudiés ces dernières années, nous citerons les suivants :

a. *Pipérazine*. — La pipérazine $C^4H^{10}Az^2$ est une poudre blanche, cristalline, neigeuse, très soluble dans l'eau, déliquescente. « Elle possède la propriété de dissoudre de très grandes quantités d'acide urique. Elle se combine à lui en donnant un urate soluble dans quarante-sept fois son poids d'eau; c'est le sel d'acide urique le plus soluble, car l'urate de lithine exige encore 368 parties d'eau pour se dissoudre, c'est-à-dire près de huit fois davantage. » (Bardet.)

Elle est absorbée en nature, sans fatiguer le tube digestif, et s'élimine par les reins, sans transformation, en provoquant une diurèse assez notable. Elle augmente légèrement le coefficient d'oxydation de l'azote.

Ces diverses propriétés ont déterminé Biesenthel à l'essayer dans le traitement de la goutte, soit au moment des accès, soit dans leur intervalle. D'autres l'ont prescrit dans la gravelle urique, soit pendant les coliques néphrétiques, soit pour les prévenir. On a cité des succès et des insuccès; et l'opinion médicale n'est pas encore faite sur la valeur de ce remède.

Les doses sont :

Solution de pipérazine à 1.10. . . . . . 2 cuillerées à café par jour.
Pipérazine, 15 centigr. en un cachet . de 4 à 6 cachets par jour.

Le chlorhydrate de pipérazine se prescrit en quantité double.

Il est utile de continuer le traitement pendant une quinzaine de jours. Les injections sous-cutanées de pipérazine en solution à un dixième ou même plus diluées sont douloureuses et peuvent provoquer des abcès.

b. *Lycétol*. — C'est un tartrate de dyméthyl-pipérazine, qui a la même action que le corps précédent. La dose est de $0^{gr},25$, répétée de 2 à 6 fois par jour.

c. *Sidonal*. — Ce quinate de pipérazine dissout 38 p. 100 d'acide urique et se prescrit à la dose de 5 grammes par jour.

d. *Lysidine*. — Ce serait, d'après GERHARDT. le meilleur dissolvant des urates ; on en donne progressivement de 1 à 5 grammes par jour.

§ 4. — LE PHOSPHORE ET SES COMPOSÉS

Le *phosphore* (Ph) est un métalloïde, solide, blanchâtre, d'odeur alliacée, si inflammable qu'on doit le conserver dans l'eau : *phosphore blanc*. Il peut également se présenter sous l'aspect d'un corps rouge brun, beaucoup moins inflammable, doué de propriétés chimiques et physiologiques beaucoup moins actives, *phosphore rouge*.

1° Phosphore dans l'organisme. — A l'état de combinaison, le phosphore est un élément constituant de la plupart de nos tissus, à l'exception du tissu élastique ; mais il s'y trouve sous des formes différentes dans nos divers éléments anatomiques. A l'état de phosphate de chaux il entre pour 57 p. 100 dans la composition du tissu osseux, seul tissu où l'on s'est borné pendant longtemps à le reconnaitre. Plus tard, on a cru le déceler, mais à tort, dans le suc gastrique du chien (BLONDLOT) ; les phosphoglycérates ont été ensuite découverts et reconnus comme faisant partie des lécithines, corps gras de la substance nerveuse. Enfin, on a décelé des phosphates dans les nucléines, corps encore insuffisamment étudiés et qui entrent dans la constitution des épithéliums. Les composés phosphatés sont donc plus uniformément répandus dans l'organisme que les composés ferrugineux ; comme ces derniers, ils existent aussi dans le sang.

Le travail de la nutrition amenant le rejet au dehors des matériaux usés, les composés phosphoriques se retrouvent dans les matières fécales et dans l'urine. Dans le premier cas, ils viennent vraisemblablement des aliments dont ils représentent une partie inutilisée. Dans le second, ils ont sûrement le caractère de substances désassimilées. On peut d'ailleurs rappeler que c'est dans l'urine même que Brandt a découvert le phosphore en y cherchant la pierre philosophale (1669). « Les urines d'un jour représentent 4 grammes de phosphates acides de soude, de chaux et de magnésie » (Soulier) : c'est le taux moyen de la désassimilation normale.

Pour subvenir à cette dépense quotidienne, l'organisme doit donc recevoir chaque jour une égale quantité de phosphates, et il le fait régulièrement grâce à l'alimentation. La chair des animaux que nous mangeons est riche en composés phosphorés ; il en est de même des végétaux, en particulier des graines et de leurs enveloppes, sorte de squelette extérieur où les phosphates entrent pour une part importante. Dans les conditions normales, l'alimentation vulgaire suffit et au delà à nous pourvoir de phosphates. Mais il est des circonstances pathologiques où il en est autrement.

Gilles de la Tourette et Cathelineau avaient cru trouver des différences notables dans les variétés des phosphates éliminés par l'urine chez les hystériques et les épileptiques. Mais P. Carles[1] a démontré que cette fameuse *inversion* de la *formule* des *phosphates* reposait sur une simple illusion.

Le squelette étant avec le système nerveux, la partie de notre organisme la plus riche en phosphates, certaines de ses maladies sont accompagnées ou précédées de phosphaturie, par exemple l'ostéomalacie et le rachitisme ; et l'on a pu penser avec quelque apparence de raison que l'acide lactique produit avec excès dans l'intestin et résorbé était l'agent de la désassimilation pathologique du tissu osseux. Ainsi s'expliquerait la coïncidence fréquente de ces lésions du squelette avec des dyspepsies graves.

En dehors de la surproduction d'acide lactique, la diminution de l'alcalinité des humeurs, la diathèse acide, le ralentissement de la nutrition s'accompagnent souvent du rejet de sels phosphatiques en quantité exagérée et amènent quelquefois cet état si bien décrit par J. Teissier sous le nom de diabète phosphatique (thèse de Paris, 1877). Tantôt ce diabète peut rester à

---

[1] P. Carles. *Soc. médecine de Bordeaux*, 1905.

l'état de manifestation épisodique de l'arthritisme, tantôt il précède, par la déchéance nutritive dont il est la manifestation, l'éclosion de quelque maladie grave, la tuberculose en particulier. Est-il dû à une désassimilation trop rapide des tissus phosphorés ou à un défaut d'assimilation des aliments ou aux deux raisons à la fois ? La réponse à ces questions n'est pas définitive, mais dans tous les cas le résultat est le même ; l'organisme a besoin d'un supplément de phosphates.

2º Effets physiologiques du phosphore. — Le phosphore blanc, avide d'oxygène, dessèche les parties avec lesquelles il est en contact et les brûle. Les vapeurs qu'il dégage irritent fortement la conjonctive. Ingéré à petites doses (1 à 5 milligrammes), il est dissous facilement dans la bile, et absorbé soit à l'état dissous, soit peut-être à l'état de vapeur (SCHMIEDEBERG). C'est après son absorption qu'il semble se combiner avec l'oxygène ; mais sa présence en nature, dans les cas d'empoisonnement, se reconnaît à la phosphorescence du sang et même de l'urine. Son action sur le squelette, bien étudiée par WAGNER et KASSOWITZ, consisterait dans la précocité de l'ossification des épiphyses, dans la production excessive de tissu compact, dans un resserrement permanent des vaisseaux des canalicules de Havers. Ces auteurs pensent que la prolongation anormale du traitement phosphoré finit par amener au contraire la désorganisation du tissu osseux. Les effets sur les épithéliums et les parenchymes se résument en un mot : nécrobiose. On avait cru pouvoir y ajouter la dégénérescence graisseuse, mais RANVIER (1867) a montré que le mot dégénérescence était impropre ; tout se passe dans ces tissus comme si le phosphore amenait purement et simplement la destruction des albuminoïdes du protoplasma et mettait ainsi en évidence la graisse restée jusqu'alors à l'état latent ; il n'y aurait pas, comme on l'avait pensé, transformation des albuminoïdes en corps gras. Les travaux plus récents de FALCONE et d'AMORE[1] n'ont pas infirmé ces belles recherches ; ils ont au contraire mis de nouveau en lumière la nécrose

[1] *Archives de Pharcodynamie* de Gand, 1894.

des cellules épithéliales, et bien établi ce fait que l'albuminurie qui accompagne les premiers phénomènes de l'intoxication phosphorée chronique disparaît quand l'épithélium rénal est tout à fait nécrosé.

Les globules rouges et l'hémoglobine qui augmentent un peu avec les premières doses de phosphore sont bientôt détruits en grande quantité, quand on prolonge l'usage de cette substance. Son action sur le système nerveux et sur l'appareil génital est excitante et tonique.

3° Effets physiologiques de l'acide phosphorique. — En 1901, Joulié[1], ancien pharmacien des hôpitaux de Paris, a publié un ouvrage important où il montre que de nombreux malades, atteints d'affections par ralentissement de la nutrition (dyspepsies, diabète, goutte, etc.), après avoir traversé une longue phase d'hyperacidité, passent peu à peu à l'hypoacidité. Ce changement serait dû soit à l'évolution même des diathèses, soit à l'excès de la médication alcaline employée pour les combattre. L'acidité urinaire étant due en grande partie, d'après lui, au phosphate acide de soude, il a pensé que l'acide phosphorique serait le meilleur agent pour combattre l'hypoacidité, et l'expérience lui a donné raison. Ce remède avait d'ailleurs été employé jadis pour dissoudre les calculs phosphatiques, qui se forment si facilement dans l'urine alcaline.

4° Effets physiologiques des phosphates. — L'action physiologique des phosphates et des hypophosphites ne peut être comparée à celle du phosphore. Elle a même été longtemps discutée et contestée sous prétexte d'insolubilité des composés phosphoriques, ou tout au moins de la plupart d'entre eux. Il est certain que la plus grande partie des sels ingérés passe dans les matières fécales; mais il est probable qu'une partie peut être absorbée après élaboration dans le tube digestif. Il faut reconnaître que cette absorption est admise plutôt en raison des résultats thérapeutiques observés qu'au nom de faits scientifi-

---

[1] *Urologie pratique et thérapeutique nouvelle*, Paris, 1901.

quement constatés. Les phosphates basiques insolubles doivent
d'abord être dissous par l'acide chlorhydrique du suc gastrique ;
de là l'habitude de prescrire plus volontiers des sels acides (lacto-
tophosphate, chlorhydrophosphate, etc.). Les hypophosphites
sont plus facilement solubles et d'après Rabuteau passent avec
rapidité dans l'urine et la salive. Mais les mieux préparés à l'absorption sont évidemment les glycérophosphates, si bien étudiés
par A. Robin [1] ; car ils représentent un élément normal des lécithines, élément qui se dégage dans la digestion pancréatique de
certains aliments gras. Pris par la voie stomacale ou injectés
sous la peau, ils amènent l'augmentation de la quantité d'urine
et l'accroissement des matériaux solides (accélération de la
nutrition totale). Les échanges azotés sont plus développés,
l'acide urique diminue, signe d'une assimilation plus complète de l'azote. « Le rapport de l'acide phosphorique total à
l'azote total diminue, ou tout au moins ne varie pas. Il en résulte
que les glycérophosphates ne tendent pas à activer la dénutrition
des organes riches en phosphates, mais que, bien au contraire,
ils agissent sur eux comme un moyen d'épargne. » Subjective-
ment les sujets soumis à l'usage de ces substances se sentent
plus dispos, plus vigoureux. Ces effets sont également marqués
avec les hypophosphites (Churchill).

Les phosphates sont-ils plus facilement absorbés et assimilés
sous forme organique que sous forme minérale ? Cette question
paraît tout à fait oiseuse à M. Ide qui croit que ces médicaments sont parfaitement inutiles. Elle est cependant importante
pour ceux qui croient à leur valeur thérapeutique. C'est dans le
but de faciliter cette assimilation qu'on a introduit dans la matière
médicale plusieurs préparations de phosphates organiques :

1° La *lécithine*, directement extraite des jaunes d'œuf et dont
les propriétés sont analogues à celles des glycérophosphates.

2° La *décoction de céréales* (Springer).

3° L'*extrait de céréales* préparé dans le vide et à basse température (Adrian).

4° La *phytine*, principe phosphoré des graines des plantes à

---

[1] Robin, *Les glycérophosphates*, Bull. gén. de thérap., 1895.

chlorophylle, chimiquement défini par Possernak. Poudre blanche assez difficilement soluble.

5° L'*acide nucléinique*, l'acide *phospho-mannitique*, etc.; ces diverses substances représentent des moyens simples et commodes de faire absorber des phosphates. Leur importance dans le traitement des maladies n'est pas encore jugée par la clinique.

Il n'est peut-être pas sans inconvénient de prolonger indéfiniment l'usage des sels de phosphore. A la longue, les hypophosphites affaiblissent et prédisposent aux hémorragies, et l'on a noté que des vaches soumises à l'usage de phosphate de chaux finissaient par se tuberculiser. Chaumier a noté des paralysies après l'usage prolongé de phosphate de créosote.

Le *phosphure de zinc* qui, d'après Vigier, serait décomposé par le suc gastrique et pénétrerait dans la circulation sous forme d'hydrogène phosphoré, agit comme le phosphore et est un excitant du système nerveux. Le *phosphate de cuivre* a été préconisé par Luton comme devant donner dans la phtisie des résultats excellents que l'expérience n'a pas confirmés. Le *phosphate de soude* est un assez bon purgatif. Le phosphate acide de soude pourrait rendre l'urine acide dans les cas de *cystite*.

5° Indications thérapeutiques. — a. *Phosphore.* — Le phosphore a été surtout vanté et employé dans le *rachitisme*. Sans être aussi enthousiasmé que Kassowitz, Comby l'a souvent prescrit dans cette maladie avec un succès relatif (21 améliorations sur 40 cas); mais il préfère d'autres traitements. Comme il arrive si souvent, les résultats thérapeutiques ne sont pas tout à fait ceux que l'expérimentation physiologique donnait le droit d'espérer. Si l'on recourt à cette médication, il faut se rappeler qu'on doit user de très faibles doses, les suspendre complètement tous les huit ou dix jours et ne reprendre qu'après une interruption de même durée. Des accidents toxiques sont survenus chez des malades soumis trop longuement à l'usage du phosphore.

Les mêmes réflexions s'appliquent au traitement de l'*ostéomalacie*.

b. *Acide phosphorique*. — L'acide phosphorique produirait, d'après Joulie, les meilleurs effets chez tous les hypoacides, c'est-à-dire chez un grand nombre de *dyspeptiques*, même chez des *hyperchlorhydriques*; car il arrive souvent que le suc gastrique ne prend ce caractère qu'en dépouillant le sang de ses éléments acides et en le laissant saturé d'alcalins. Il est donc important de noter si l'hyperacidité gastrique ne coïncide pas avec une hypoacidité urinaire. Les neurasthéniques, les lymphatiques, les scrofuleux, voire même certains diabétiques retireraient de nombreux avantages de la médication phosphorique. Le remède est-il toujours inoffensif? C'est ce qu'il n'est pas encore possible de dire; il serait cependant assez vraisemblable que donné trop longtemps ou à trop fortes doses, il ne finisse par compromettre l'intégrité du filtre rénal.

c. *Phosphates, hypophosphites, lécithine*. — Les phosphates, les hypophosphites, les glycérophosphates sont employés avec plus de sécurité et presque autant d'avantages dans les maladies du squelette (rachitisme, ostéomalacie, lenteur de croissance, retard dans la consolidation des fractures). Mais leur véritable indication réside dans la déchéance du système nerveux et dans l'insuffisance de la nutrition. De là leur emploi dans la *cachexie goutteuse*, le *diabète* à ses périodes terminales, l'*obésité* sans azoturie, la *phtisie pulmonaire*, la *cachexie brightique*, les *albuminuries phosphaturiques*, les *convalescences*, la *neurasthénie*, le *surmenage*, l'*anaphrodisie*. Leur usage est excellent chez les jeunes sujets scrofuleux, porteurs de *ganglions hypertrophiés* ou déjà en voie de suppuration. Toutes les fois, en un mot, que la nutrition languit ou retarde, la médication phosphatique est bien indiquée. Certaines douleurs, liées à des troubles généraux de la nutrition ou à des lésions du système nerveux (*tabes, rhumatisme chronique*, etc.) sont calmées par ce remède.

L'action sur le système nerveux est surtout accentuée quand on use de la voie hypodermique. M. Crocq fils (de Bruxelles), un des premiers, s'en est servi pour combattre avec succès la neurasthénie, le tabes, les névralgies. M. A. Robin, au lieu de phosphates, emploie de la même façon les glycérophosphates.

Sous l'influence de ces injections, même à très faibles doses (5, 4, 3, même 1 seul centimètre cube de solution), on voit très souvent, en dehors de toute suggestion, les malades les plus anémiés, les plus débilités, reprendre la force, se remettre à digérer, à avoir de l'appétit, à dormir. Nous reviendrons sur ces points à propos des sérums artificiels.

Les conditions opposées à la déchéance nerveuse et organique, l'excitation nerveuse et génitale, la suractivité du foie, l'azoturie contre-indiquent les phosphates.

Les indications de la lécithine sont les mêmes que celles des glycérophosphates.

6° Préparations, doses et modes d'administration :
A. PHOSPHORE :

1° Huile phosphorée \ Huile phosphorée, au centième. .   10 gr.
    du Codex.   / Huile d'amandes douces décolorée. 90 gr.
2° Huile de foie de morue . . . . .   100 grammes
    Phosphore . . . .   1 centigr. (Kassowitz)

Donner dans le rachitisme 1/2 ou 1/4 milligramme par jour aux enfants ; dans le tabes, 1 milligramme aux adultes ; augmenter les doses très prudemment : dans ce dernier cas, faire en toutes circonstances de fréquentes interruptions.

En injections hypodermiques, ROUSSEL [1] a donné jusqu'à 4 milligrammes de phosphore dissous dans de l'huile eucalyptolée stérilisée et dit avoir obtenu des guérisons de névroses à forme dépressive (mélancolie, neurasthénie, etc.).

    Phosphure de zinc : pilules à 2 milligrammes, 1 à 5 par
    jour.

B. ACIDE PHOSPHORIQUE :

L'acide *orthophosphorique* ou *trihydraté* $PhO^5 3HO$ se présente sous forme d'une masse vitreuse, fusible à 37°. Étendu de deux fois environ son poids d'eau, il forme l'acide phosphorique officinal, qui est fortement irritant et presque caustique. Il faut donc le bien diluer, par exemple en faisant prendre un nombre

---

[1] ROUSSEL, *Progrès médical*, 1893.

déterminé de gouttes dans un verre d'eau. On peut aller de 20 à 150 gouttes par jour en 6 fois, ce qui représente environ 6 grammes d'acide phosphorique anhydre. Le phosphate de soude atténue la saveur acide du liquide.

C. PHOSPHATES ET HYPOPHOSPHITES :

Phosphate de chaux des os ou tricalcique, insoluble : en poudre, cachets, etc., 50 centigrammes à 1 gramme ou même davantage ; peu utilisé, et cependant excellent tonique.

Phosphate acide, monocalcique ou biphosphate, soluble dans les solutions acides : mêmes doses.

Lacto-phosphate de chaux, chlorhydro-phosphate de chaux, en solution ou en sirop ; dose de 50 centigrammes à 1 gramme.

La forte acidité de ces liquides doit faire éviter de les donner avec du lait, mais permet de les donner au moment des repas.

Phosphate de chaux gélatineux (Phosphate bicalcique). Mêmes doses.

Phosphate de soude (voy. *les Purgatifs*).

Phosphate de gaïacol, 40 à 60 centigrammes par jour en cachets (GILBERT).

D. GLYCÉROPHOSPHATE DE CHAUX, SOUDE, MAGNÉSIE. 30 centigrammes à 1 gramme par jour, au milieu du repas ; de fer, 10 à 30 centigrammes en cachets, pilules, sirop ou solution. Les préparations liquides sont préférables, spécialement la solution saturée de CO^2.

En injections hypodermiques, prendre une solution de glycérophosphate de chaux à 5 p. 100, de soude à 20 p. 100 et injecter chaque jour de 1 à 10 centicubes, soit au maximum 50 centigrammes de sel de chaux et 2 grammes de sel de soude.

La piqûre, indolore au premier moment, est généralement suivie, après un court intervalle, d'une sensation de vibration, puis d'engourdissement, dans la région intéressée. Cette sensation, quelquefois douloureuse, peut persister une demi-journée.

E. HYPOPHOSPHITES DE CHAUX ET DE SOUDE. — 10 à 15 centigrammes par jour ; à doses plus faibles chez les enfants : sirop ou solution.

F. Préparations organiques phosphatées.
   1° *Lécithine* : Usage interne, 0gr,20 à 0gr2,30 par jour.
      Voie hypodermique. Solution dans l'huile d'olive à
      5 p. 100 un ou deux centicubes tous les jours ou tous
      les deux jours.
   2° *Décoction de céréales* :
      Faire bouillir pendant trois heures dans 4 litres d'eau
      deux cuillerées à soupe de chacune de ces substances :
      blé, orge, avoine, seigle, maïs, sarrasin, réduire à
      un litre, filtrer, donner par petites tasses.
   3° *Extrait de céréales* (à basse température) :
      4 à 6 cuillerées à soupe par jour (adultes) ou à dessert
      (enfants).

7° Empoisonnement par le phosphore. — On a pu
signaler des inconvénients de l'usage prolongé des phosphates
ou des hypophosphites. Mais le mot d'empoisonnement ne peut
s'appliquer qu'aux accidents provoqués par le phosphore en
nature. Ils sont de deux ordres : 1° les accidents professionnels,
à marche chronique, trop fréquents chez les ouvriers allumet-
tiers, et aboutissant le plus souvent à la nécrose partielle ou
totale du maxillaire inférieur (*mal chimique*) ; 2° les désordres
mortels dus à l'ingestion fortuite ou criminelle du phosphore.
Dans ce dernier cas, le sujet éprouve d'abord une sensation de
brûlure plus ou moins vive à l'estomac, et présente des signes
de gastro-entérite aiguë, auxquels succède une période de deux
ou trois jours d'un calme trompeur. Pendant ce temps le
phosphore absorbé détermine la nécrose des cellules du foie
et de divers autres parenchymes et la mort survient avec
tous les signes de l'ictère grave (ictère, diminution considérable de l'urée, phénomènes nerveux, hémorragies, etc.).
L'abaissement du chiffre de l'urée mesure l'étendue de la destruction de la glande hépatique et donne en quelque sorte le
pronostic.

Traitement. — Vomitif ou lavage de l'estomac, si l'on peut
intervenir avant que les dernières traces de poison aient passé
dans le duodénum. Puis, purgatif salin ou lavement purgatif.

Diète au début ; éviter l'huile et le lait, qui dissoudraient le phosphore et en faciliteraient l'absorption.

Après ces préliminaires, potion à l'essence de térébenthine, 10 grammes avec 300 grammes de véhicule (julep gommeux, sirop d'écorce d'oranges et eau, etc.), à prendre en six fois en vingt-quatre heures et à continuer plusieurs jours, pendant et après l'évolution de l'ictère phosphoré. Ce traitement, préconisé par ANDANT et RONDOT (de Bordeaux), est bien supérieur au traitement par le permanganate de potasse (lavage et ingestion d'une solution à 1 p. 1000) récemment vanté en Allemagne et dont les résultats sont très aléatoires. Le mécanisme de l'action favorable de la térébenthine est encore à découvrir, mais il est réel. D'ailleurs, pour éviter toute intoxication, c'est une pratique en cours chez les ouvriers qui travaillent le phosphore de porter, suspendu à leur cou, un sachet de cuir ou un petit pot plein d'essence de térébenthine.

§ 5. — LE SOUFRE ET SES COMPOSÉS

1° Le soufre dans l'organisme. — Élément normal de la constitution chimique de nos tissus, le soufre est encore assez mal connu à ce point de vue. On sait qu'il existe dans la plupart des albumines, dans la proportion de 1 à 16 par rapport à l'azote, qu'il fait partie des taurocholates (sels biliaires), qu'il se retrouve dans l'urine à l'état de sulfates, dans la salive à l'état de sulfocyanure de potassium, que l'épiderme et ses dérivés sont les parties de l'économie les plus riches de cette substance. Mais on est loin d'être aussi bien fixé sur son rôle et ses combinaisons intimes qu'on l'est pour le fer ou le phosphore. Il reste entendu seulement qu'il ne se rencontre jamais en nature, mais toujours à l'état de combinaison.

Le renouvellement régulier du soufre de l'organisme se fait par l'alimentation. Dans l'intestin et dans les tissus, ce métalloïde rencontrerait, d'après M. REY-PAILHADE, une substance spéciale, le *philothion*, qui favoriserait la formation d'hydrogène sulfuré. Il est certain qu'à l'état normal, l'intestin renferme toujours quelque peu de ce gaz, témoin la coloration noire par sulfure de bismuth des fèces chez les sujets qui prennent une dose même minime d'un sel bismuthique. Dans l'intimité de nos tissus, le soufre contribuerait, ainsi que le croit M. Rey-Pailhde, à la neutralisation des poisons fabriqués normalement par nos cellules. « On sait en effet, dit-il, que les corps sulfo-conjugués sont peu toxiques. » Cette vue ingénieuse n'est-elle pas à rapprocher de la neutralisation par le soufre des composés phénolés introduits dans l'organisme. Ce métalloïde s'élimine ensuite par l'urine, la bile et par la desquamation continue de l'épiderme. Existe-t-il des états pathologiques où le corps subit de trop fortes déperditions en soufre ? Existe-t-il des *inanitions sulfurées ?* (Soulier). Schulz l'a prétendu, et le fait est vraisemblable. Il est d'accord avec l'utilité des préparations sulfurées dans les dermatoses à grandes desquamations.

De tout temps, le soufre a été considéré comme un des agents les plus actifs de la thérapeutique; mais ses propriétés multiples et dissemblables l'ont fait changer bien souvent de catégorie dans les classifications « Ulysse purifiait sa demeure à l'aide de soufre brûlé; Achille rendait sa coupe plus pure par le contact de la même substance; Pline et Dioscoride multiplient ses indications contre les dartres et les affections des voies respiratoires » (Ferras), et notre époque comme la plus haute antiquité emploie encore le soufre comme désinfectant, comme cathérétique, comme dermatique, comme eupnéique. Elle y a ajouté ses propriétés nutritives générales ; et ce sont ces dernières qui nous donneront peut-être un jour l'explication de toutes ses vertus spéciales et locales, l'action désinfectante et antiseptique étant mise à part.

2° Soufre et ses composés utilisés en thérapeutique. — Le soufre S est un corps jaune, très cassant, que l'on peut obtenir tantôt à l'état cristallisé, soluble faiblement dans l'éther, très soluble dans le sulfure de carbone, tantôt à l'état amorphe et entièrement insoluble. Il est employé en médecine sous trois formes : soufre en canons, fleurs de soufre (soufre sublimé souvent impur) soufre précipité (magistère de soufre).

Mais il est beaucoup plus souvent utilisé à l'état de combinaison : hydrogène sulfuré H^2S, gaz incolore, fétide, acide, et soluble dans l'eau ; acide sulfureux SO^2, gaz incolore, acide et soluble dans l'eau, à odeur et à saveur très piquantes.

Les sulfures alcalins (sulfures de potassium, de sodium, de calcium) sont des composés peu stables. Très utilisés dans les eaux sulfureuses naturelles, ils sont peu connus et peu employés à titre de préparations pharmaceutiques. Le plus réputé était jadis le *foie de soufre*, trisulfure de potassium, ou sulfure de potasse, K^2S^3, toujours mélangé d'hyposulfite de potasse $K^2S^2O^3$. On le prépare en faisant chauffer ensemble une partie de soufre et deux de potasse. C'est une substance vert jaunâtre, amère, à odeur repoussante, très soluble dans l'eau. Le monosulfure de sodium $Na^2S + 9\ H^2O$ est une substance cristallisée, dont l'emploi est peu usuel.

Le sulfure de carbone CS^2, liquide très limpide, acquérant par son mélange habituel avec H^2S, une odeur nauséabonde, est plus connu par les accidents toxiques qu'il provoque chez les ouvriers qui le produisent que par ses applications thérapeutiques.

Les sulfites et les hyposulfites sont des sels alcalins dégageant facilement de l'acide sulfureux au contact des acides et réputés pour leur action antiputrescible.

Les sulfates sont des sels blancs, cristallins, très solubles (sulfate de soude, magnésie, etc.).

3º Effets physiologiques. — Le soufre appliqué sur la peau produit une irritation légère, qui peut aller jusqu'à la vésiculation si le contact est prolongé et la dose forte. Cette action est due à la production d'acide sulfhydrique, grâce à l'influence des matières grasses cutanées et à la chaleur organique : ainsi s'expliquerait la valeur antiparasitaire et antimicrobienne du soufre, qui par lui-même semble inerte. Au contraire H^2S a une valeur toxique indéniable pour les organismes inférieurs ; il est d'ailleurs un poison très violent pour l'homme dont il décompose l'hémoglobine et trouble gravement le système nerveux. A fortes doses, il peut même amener des accidents foudroyants.

Cette même série de phénomènes s'observerait dans le cas où le soufre est pris à l'intérieur; il agit comme un purgatif doux, non par lui-même, mais par H^2S, qui se forme à ses dépens dans l'intestin. L'absorption des combinaisons sulfurées ainsi produites n'est pas assez abondante pour déterminer des phénomènes toxiques. Les sulfures alcalins, soit par décomposition, soit en apportant avec eux de l'hydrogène sulfuré tout formé, donnent lieu aussi à l'absorption de ce gaz. Celui-ci s'élimine par la peau et surtout par la surface broncho-pulmonaire (Cl. Bernard) : de là l'action de ces remèdes sur les affections des voies respiratoires, de là peut-être aussi leur effet congestionnant. Une partie des sulfures introduits est d'ailleurs neutralisée à ces divers points de vue, en se transformant en sulfates qui s'éliminent par l'urine. Où et comment s'opère ce changement? La physiologie est muette sur ce point.

Quel lien rattache l'absorption du soufre aux modifications très importantes de la nutrition générale? On l'ignore également. Le pouls est accéléré, la chaleur plus élevée, l'urée et l'acide urique augmentés dans l'urine, de même que les sulfates, les états constitutionnels sont modifiés. Mais la raison de ces faits nous échappe.

Si la production d'H^2S semble le fait saillant de l'ingestion du soufre en nature et des sulfures alcalins, la formation de SO^2 paraît être celui de l'absorption des sulfites et des hyposulfites. Polli avait fait à ce sujet des expériences qui ont été critiquées, mais qui cependant étaient fort intéressantes. Après une longue période d'oubli, on revient aujourd'hui aux idées qu'il avait développées.

Somme toute, la physiologie des composés sulfureux est peu avancée; si les effets antiseptiques et antiputrides sont bien expliqués par la formation de H^2S ou SO^2, les effets du soufre sur la nutrition générale sont absolument obscurs, et rien ne fait prévoir dans cette physiologie l'action si énergique de ces substances dans toute une série de maladies où elle est empiriquement connue depuis des siècles.

Les sulfates, dont l'action est toute spéciale, seront étudiés au chapitre des *Purgatifs*.

4° Emploi thérapeutique du soufre et de ses dérivés.
— a. *Affections des voies digestives.* — Le soufre, agissant comme
excitant des parois intestinales et comme antiseptique, peut être
utilisé soit contre la constipation, soit contre la diarrhée. A la
dose de 10 à 15 grammes, pur ou associé au miel, il est excellent contre la constipation, dont il vient à bout sans coliques;
il est recommandé contre la colique saturnine; associé à la
gomme (SOULIER), il est bon dans certaines entérites infectieuses. La dyspepsie des hémorroïdaires, la lithiase biliaire
s'en trouvent bien. RICHMOND l'a employé avec succès dans la
dysenterie et VORSCHILSKY dans la fièvre *typhoïde*. Il faut user
de soufre sublimé absolument pur à la dose de $1^{gr},20$ répétée
six à sept fois par jour; dans les cas de dysenterie il est bon
de l'associer à la poudre de DOWER. Mais si l'on veut obtenir un
véritable effet antiputride, il faut s'adresser à l'eau sulfo-carbonée que DUJARDIN-BEAUMETZ préconisait si vivement dans la
fièvre typhoïde. Sous son influence, les selles perdent à la fois
leur fétidité et leur toxicité. Ingéré à dose modérée, ce remède
ne produirait jamais les phénomènes nerveux si graves décrits
par DELPECH chez les ouvriers qui en respirent les émanations.
Comme une grande partie de la quantité de sulfure de carbone
introduit dans l'estomac est rejetée avec les selles sans avoir
été absorbée, il pourrait agir dans la dothiénentérie, non pas
en combattant l'infection même, mais en atténuant la résorption des produits formés dans l'intestin et en prévenant les
intoxications secondaires; pareil résultat n'est point à dédaigner
surtout dans les formes abdominales.

b. *Affections des voies respiratoires.* — Dans le traitement de
ces affections, le soufre est prescrit sous forme d'eaux minérales
naturelles, et c'est en étudiant ces dernières que nous aurons
occasion de voir ses effets. Dès à présent, et en s'en tenant aux
préparations pharmaceutiques, on peut dire que les sulfures
alcalins (monosulfure de sodium ou de calcium) ne peuvent être
prescrits que dans les affections chroniques, qu'ils doivent être
évités dans les cas aigus et fébriles, que leurs véritables indications sont la longue durée de la maladie, l'abondance et le
caractère muco-purulent de l'expectoration, le tempérament

lymphatique et arthritique des sujets : qu'elles sont en définitive les mêmes que celles des eaux naturelles. Leurs effets sont aussi les mêmes, quoique moins énergiques ; appliqués à bon escient, ils amènent avec rapidité la diminution et la clarification des crachats, la facilité et l'amplitude plus grandes de la respiration : administrés à tort, ils peuvent donner de la fièvre, de la sensation de plénitude thoracique, de la congestion, des crachats sanguinolents. Au point de vue de la tuberculose pulmonaire, on peut leur appliquer ce qui sera dit des eaux naturelles. Leur véritable utilité se trouve dans le traitement de la bronchite chronique simple ou avec dilatation.

Une mention spéciale doit être faite pour le sulfure de calcium conseillé, il y a quelques années, dans le traitement de la *diphtérie* pharyngée et laryngée. Pris à doses fractionnées (1 centigramme toutes les heures), ce remède donnait rapidement à l'haleine une odeur sulfhydrique, et soit par le passage de H^2S à travers les canaux tapissés de pseudo-membranes, soit pour d'autres motifs, il en résultait une certaine amélioration. L'application directe des antiseptiques avait déjà fait oublier cet agent que la découverte du sérum antidiphtérique a fini par reléguer au dernier plan. Rappelons que les insufflations de fleur de soufre faites dans la gorge toutes les trois heures avaient été aussi conseillées.

Dans la *gangrène pulmonaire*, le sulfite de soude a paru agir favorablement ; il diminue la fétidité de l'haleine et l'abondance de l'expectoration. Il serait à éviter chez les malades prédisposés aux hémoptysies. L'hyposulfite de soude a les mêmes effets.

L'acide sulfureux, dégagé dans la combustion du soufre, a été essayé comme parasiticide dans le traitement de la tuberculose pulmonaire, sous forme d'inhalations. Les malades arrivent assez rapidement à tolérer l'odeur et la saveur de ce gaz ; les crachats et la toux diminuent quelquefois ; mais on ne constate pas d'effet réellement curateur.

c. *Nutrition générale, rhumatisme chronique.* — Dans l'inanition sulfurée, Schulz et Shubing prescrivent le soufre à l'intérieur. La difficulté n'est pas de le prescrire, c'est de reconnaître cette inanition sur les caractères de laquelle la clinique ne s'est point prononcée.

Dans les *arthropathies*, dans les *névrites rhumatismales*, le soufre est depuis longtemps employé, soit simplement en saupoudrant les membres malades et en les enveloppant d'ouate, ce qui détermine une forte sudation, soit plus fréquemment à l'état de sulfures alcalins dissous dans l'eau d'un bain (bains sulfureux, bains de Barèges artificiels). Il ne faudrait pas croire avec Nothnagel et Rossbach que les effets de ces bains soient dus uniquement à la chaleur et que le soufre n'y soit pour rien. Leur action sur les douleurs articulaires et sur la nutrition générale du rhumatisant chronique est indéniable ; elle est analogue à celle des bains sulfureux naturels, mais bien amoindrie. Ils ont la réputation de faciliter l'élimination par la peau de certaines substances toxiques (plomb, mercure) et peut-être même de certains virus (syphilis).

d. *Dermatoses.* — Enfin c'est dans la thérapeutique dermatologique que le soufre employé à. l'extérieur compte ses plus beaux succès ; il y est utilisé comme parasiticide et comme médicament eutrophique.

Son influence heureuse sur *la gale* est bien connue depuis les beaux travaux de Bazin et de Hardy. Le traitement comprend : 1° une friction de 20 minutes au savon noir et à l'eau tiède sur tout le corps, pour ouvrir les sillons de l'acare ; 2° un bain tiède de 30 à 60 minutes pour calmer l'irritation produite par la *frotte* ; 3° une friction de 20 minutes avec la pommade d'Helmerich modifiée par Hardy. Le malade reste enduit de la pommade jusqu'au lendemain matin. Pendant le bain, les vêtements sont passés à l'étuve. Après ce traitement, *s'il est bien fait*, la gale est guérie en ce sens que les acares sont morts ; mais il reste les lésions pustuleuses et eczématiformes qu'ils avaient provoquées et dont la disparition demande encore plusieurs jours. L'irritation cutanée produite par la frotte est quelquefois assez vive pour entraîner une albuminurie passagère.

Un grand nombre de dermatoses non parasitaires peuvent être traitées par le soufre intus et extra. Celles qui s'y montrent le plus dociles appartiennent au genre des éruptions *séborrhéiques* : séborrhée du cuir chevelu, acné séborrhéique, eczéma séborrhéique. Les pommades à la fleur de soufre constituent pour ces cas d'excellentes préparations : on peut aussi appliquer la fleur de soufre à l'état pulvérulent, ou à l'état de suspension dans l'alcool.

Le soufre peut agir utilement aussi bien dans les dermatoses sèches que dans les dermatoses humides ; mais son action est infidèle. UNNA explique ainsi ces phénomènes : l'acide sulfhydrique est l'agent de ces divers effets, quand le soufre est appliqué comme topique, et même s'il est donné à l'intérieur. A petites doses, il agit sur l'endothélium vasculaire, prévient la diapédèse, détermine des effets siccatifs et favorise la reconstitution de l'épiderme : action *kératoplastique;* à fortes doses il exagère le courant d'osmose à travers les parois vasculaires, est véritablement exsudatif, et favorise la désintégration des formations cornées pathologiques : action *kératolytique.* Il serait intéressant de vérifier l'exactitude de ces assertions et de les appliquer aux effets du soufre sur les viscères. En attendant ce contrôle, on s'en tiendra aux données cliniques et on prescrira le soufre à fortes doses dans les lésions hyperkératosiques : *pityriasis capitis. ichtyose, psoriasis,* etc. : on le prescrira à faibles doses et sous forme de préparations complexes (ichtyol, etc.), dans les *dermatoses humides,* eczéma, etc.

c. Rappelons enfin que les Anglais ont souvent utilisé les propriétés antiseptiques du soufre dans les pansements d'ordre chirurgical.

5° **Préparations et doses :**

    A. A L'INTÉRIEUR :

        1° Soufre en nature 10 à 50 grammes par jour mêlé, à du miel pour la constipation.

        2° Tablettes de soufre du Codex de 4 à 8 par jour.

        3° Baume de soufre anisé (soufre, 1 ; essence d'anis, 4). Entre dans la composition des célèbres pilules de Morton, très utiles dans les bronchites chroniques avec forte expectoration.

4° Sulfure de carbone. — Eau sulfo-carbonée de Dujardin-Beaumetz.

Sulfure de carbone. . . . . 10 grammes.
Eau 500   —
Essence de menthe. . . . . IV gouttes.

Agiter, *laisser déposer*. Donner 5 à 12 cuillerées par jour, dans un demi-verre d'eau rougie ou de lait.

5° Acide sulfureux. Brûler du soufre ou du sulfure de carbone. On trouve dans le commerce des bougies toutes préparées à cet usage et qui brûlent 10 grammes de soufre par heure ; on les allume pendant dix minutes deux ou trois fois par jour.

6° Sulfures alcalins. Sirop de monosulfure de sodium (Codex).

10 centigr. pour 100 grammes : doit être préparé extemporanément. 2 à 4 cuillerées à café par jour.

7° Sulfure de calcium, 8 à 10 pilules de 1 centigramme chacune par jour.

8° Poudre sulfureuse de Pouillet, composée de monosulfure de calcium, bicarbonate de soude, sulfate de soude, sulfate de potasse et acide tartrique, en parties égales. Permet la préparation rapide d'une eau sulfureuse artificielle pour l'usage interne.

9° Sulfites et hyposulfites de soude, de 5 à 10 et même 15 grammes dans une potion gommeuse de 150 grammes. A dose plus forte, action purgative.

Le sirop d'escargots, autrefois populaire dans les bronchites, aurait dû ses effets aux substances soufrées que contiennent ces animaux.

B. A L'EXTÉRIEUR :

1° Fleur de soufre en poudre.

Employée pure ou mélangée à d'autres topiques pulvérulents (s.-n. Bismuth, amidon, oxyde de zinc, etc.).

2° Pommade soufrée.

Soufre en poudre, 1.
Vaseline, lanoline ou axonge 10.
Peut se combiner avec d'autres topiques : s.-n. Bismuth, oxyde de zinc, borax, acide borique, etc.

3° Pommade d'Helmerich modifiée par Hardy :

Fleur de soufre.   2
Carbonate de potasse.   1
Axonge.   12

4° Bains sulfureux, dits bains de Barèges artificiels.
Formule du Codex :

Monosulfure de sodium. . . . . . . ⎰ àà 60 grammes
Chlorure de sodium. . . . . ⎱
Carbonate de soude. 30   —
Pour un bain.

L'acide sulfhydrique est un bon germicide, mais ses émanations sont trop toxiques et trop fétides pour être facilement utilisées. Au contraire, l'acide sulfureux produit par la combustion du soufre (15 grammes pour un mètre cube) dans une pièce bien close paraît un excellent désinfectant. La détérioration des tentures et des dorures est un obstacle à la généralisation de son emploi.

§ 6. — IODE

1° **Les composés iodés de l'organisme**. — Nos connaissances sur le rôle physiologique et thérapeutique de l'iode sont en passe de subir une modification profonde. Il y a quelques années ce métalloïde était considéré comme absolument étranger à l'organisme: si on en avait trouvé des traces dans l'huile de foie de morue, ce fait n'avait pas expressément frappé les observateurs et était d'ailleurs considéré comme en rapport avec la teneur en iodure de l'eau de mer. Mais BAUMANN a démontré récemment que le corps thyroïde des mammifères contient une substance albuminoïde spéciale, toujours combinée avec l'iode, et qu'il a appelée l'*iodothyrine*. GLEY et BOURCET l'ont décélé dans la peau.

On ne peut donc plus considérer l'iode comme une substance essentiellement altérante ; il faut le faire rentrer dans la catégorie des médicaments qui viennent d'être étudiés, et qui ont un rôle physiologique à remplir. Nos tissus ont besoin d'en posséder une quantité déterminée ; ils peuvent souffrir de l'absence, de l'insuffisance ou de l'excès de ces substances.

L'iode existe en combinaisons salines dans l'eau de mer et dans beaucoup d'eaux minérales, dans les éponges, dans les plantes marines (algues, fucus, varechs) et dans certaines plantes d'eau douce réputées pour leurs vertus dépuratives (cresson). Il cristallise en lames rhomboïdales, gris violacé, donnant des vapeurs violettes, peu soluble dans l'eau, sauf addition de KI, soluble dans l'alcool, l'éther, la glycérine et l'huile.

2° Pouvoir antiseptique. — L'iode paraît un agent excellent pour arrêter les fermentations. Il neutralise à très faibles doses, en solution à 1/12 000", le virus charbonneux (DAVAINE) ; l'eau iodée à 1/500ᵉ annule ou neutralise la toxicité des cultures tétaniques filtrées (VAILLARD et ROUX) ; il annihile la virulence du pus chancreux, du vaccin, des venins.

3° Absorption et transformation. — Appliqué en badigeonnages sur la peau, il est absorbé comme tout corps capable de donner des vapeurs au contact du corps. Cette absorption minime, si la partie badigeonnée est abandonnée à l'air libre, peut aller jusqu'au tiers de la quantité déposée sur le tégument, si le badigeonnage est immédiatement suivi d'un pansement occlusif[1]. Plus l'épiderme est sain, plus l'absorption est complète et rapide ; aussi ne tarde-t-elle pas à cesser, car l'iode irrite la peau, fait soulever l'épiderme en vésicules, détermine quelquefois une vraie vésication ou, au contraire, lui fait subir une sorte de tannage qui le durcit et le rend imperméable. Dans tous les cas, on voit se détacher au bout de quelques jours des lamelles plus ou moins larges.

---

[1] LINOSSIER et LANNOIS, *Bull. génér. de thér.*, mai 1897.

Au-dessous de cet épiderme, le derme congestionné présente une diapédèse assez considérable des globules blancs qui détermine une infiltration tout à fait analogue à celle de l'érysipèle (érysipèle iodique).

Sous forme de vapeurs, l'iode peut être absorbé par les voies respiratoires; mais c'est un procédé rarement utilisé aujourd'hui. Les faibles doses d'iode introduites dans l'estomac sont aussi absorbées, mais on est mal renseigné sur les mutations qui se passent au contact du suc gastrique et des aliments.

Introduit dans le sang, ce métalloïde s'y combine avec le sodium et y circule sous forme d'iodure de sodium. Mais il n'est pas démontré qu'il ne forme pas des combinaisons spéciales avec les albuminoïdes. « L'hémoglobine peut aussi fixer d'assez grandes quantités d'iode sans perdre pour cela ses propriétés. » (Nothnagel et Rossbach.) L'iode peut ensuite se dégager de ces combinaisons et sous l'influence d'un acide faible, de CO^2 par exemple, se retrouver à l'état naissant (Binz). On en est réduit sur ce point à des hypothèses ou à des expériences *in vitro* toujours sujettes à des interprétations différentes.

C'est par l'urine que s'élimine l'iode, non pas en nature, mais sous forme d'iodure de sodium Si on verse dans l'urine un peu de chloroforme puis d'acide nitrique nitreux, on voit par l'agitation le chloroforme prendre une coloration rouge rubis due à l'iode mis en liberté. On peut aussi verser dans le verre un peu de poudre d'amidon et de l'acide nitrique; l'iode dégagé se combine avec l'amidon qu'il colore en bleu (iodure d'amidon).

Les glandes salivaires servent aussi à l'élimination de l'iode; il en serait de même, quoiqu'on l'ait nié, des glandes stomacales; dans les cas d'empoisonnement par de fortes quantités d'iode, les vomissements ont parfois contenu des iodures.

Quoique l'iode introduit dans l'organisme finisse par y prendre la forme d'iodure de sodium, il ne faudrait pas croire que l'on obtienne les mêmes effets physiologiques et thérapeutiques en faisant ingérer ce sel. Quoi qu'on ait pu dire, l'action de l'iode est très différente de celle des iodures; et nous étudierons ces remèdes séparément.

4° Toxicité. — A quelle dose l'iode devient-il toxique? D'après Böhm, les chiens supportent 2 à 3 centigrammes d'iode associé à l'iodure de sodium en injection intraveineuse. Ces données sont difficilement applicables à l'homme.

Chez lui les accidents toxiques ont été observés dans deux conditions différentes : 1° L'injection d'une grande quantité d'iode dans une cavité kystique ou séreuse, surtout si un incident opératoire empêche de la retirer, peut être suivie d'accidents graves : vomissements, soif ardente, albuminurie, anurie, etc. Dans 35 cas (Manquat, la mort a pu être attribuée à cet empoisonnement. Un simple badigeonnage à l'iode peut d'ailleurs provoquer une albuminurie temporaire (J. Simon). 2° L'intoxication subaiguë ou chronique survient à la suite d'une médication prolongée par l'iode à l'intérieur, et se caractérise par trois symptômes : l'amaigrissement rapide, l'appétit exagéré et les palpitations. Il est impossible de ne pas être frappé de ce fait que les mêmes signes se rencontrent dans les intoxications par les préparations de corps thyroïde et dans le goitre exophtalmique. C'est que dans tous ces cas que l'iode vienne directement de l'extérieur sous forme de remède, ou qu'il vienne de l'intérieur par suite d'un excès de fonctionnement de la glande thyroïde, l'organisme est saturé du métalloïde, et plus probablement d'une combinaison organique de ce métalloïde. En effet, il peut supporter impunément des doses colossales d'iodures alcalins. Mais si l'iode entre en combinaison intime avec l'organisme, s'il circule dans nos tissus sous forme de thyroïdine ou de quelque combinaison analogue, il devient alors d'une toxicité supérieure.

Etant donnée l'influence du corps thyroïde sur la nutrition du système nerveux on n'est pas surpris de voir survenir après les trois premiers symptômes d'iodisme signalés plus haut, des troubles graves de l'appareil cérébro-spinal, excitation, maux de tête, perturbations intellectuelles, coma, etc., mais il est rare qu'on laisse l'intoxication arriver à ce degré.

Les accidents d'élimination de l'iode (salivation, conjonctivite, coryza, acné, etc.) appartiennent plutôt aux iodures et seront étudiés quand il sera question de ces médicaments.

5° Indications thérapeutiques. — Quoique présentant plus d'un point de contact avec celles des iodures, elles en sont néanmoins très distinctes et se rapportent à trois chefs : *action révulsive, action antiseptique, action trophique.*

a. *Action révulsive.* — Le badigeonnage de teinture d'iode est fréquemment employé pour combattre les laryngites, les bronchites, les pleurésies sèches, les reliquats d'épanchements pleurétiques, les douleurs ovariennes, les arthrites. Il est quelquefois assez douloureux, surtout chez les sujets à peau fine ; il peut être renouvelé sur les mêmes points trois ou quatre jours consécutifs, mais il est plus sage de mettre des intervalles. Insignifiante chez quelques malades, son action est réellement efficace chez d'autres, en vertu de réactions individuelles impossibles à prévoir, mais que l'on retrouve toujours les mêmes chez les mêmes sujets. Il donne chez quelques-uns de véritables éruptions eczémateuses.

Pareilles applications sont utiles sur les *ganglions lymphatiques* en voie de ramollissement tuberculeux. Elles ont été aussi conseillées, mais sans grand succès, sur les plaques de *pelade* et de *pityriasis versicolore* et même contre l'érysipèle. Elles font rapidement disparaître les plaques d'*herpes circiné parasitaire*.

En tout état de cause, il est sage de ne pas badigeonner en une seule fois une surface de plus de 15 à 20 centimètres de côté. Étendre davantage l'application du révulsif, serait exposer le malade à des réflexes fâcheux. Ces badigeonnages sont faits en une, deux, trois ou quatre couches, à l'aide d'un tampon d'ouate ou d'un pinceau trempé dans la teinture d'iode. On applique ensuite une lame d'ouate ou une pièce de toile, pour protéger à la fois la peau du malade et son linge, qui malgré cela se colore presque toujours en brun violet.

Les applications de coton iodé, préparé à l'avance, ont les mêmes effets. Le coton se décolore en abandonnant peu à peu l'iode au tégument du malade.

Sur les surfaces muqueuses, l'iode doit être employé avec plus de réserves. Associée avec la teinture de racines d'aconit par parties égales, la teinture d'iode forme un bon topique à appliquer sur les gencives en cas de *périostite alvéolo-dentaire*. En solution glycérinée au 1/20° ou 1/10°, l'iode appliqué quotidiennement sur les amygdales hypertrophiées, les fait lentement rétrocéder.

b. *Action antiseptique.* — L'iode est quelquefois un remède héroïque contre la *pustule maligne*, contre l'*œdème charbonneux*. Si le foyer est petit et récent, des injections faites dans son intimité même, sur toute son étendue, à quelques millimètres l'une de l'autre, à l'aide d'une seringue de Pravaz chargée de solution aqueuse d'iode à 1/100° ou à 1/200° peuvent faire avorter le mal. On instillera à chaque piqûre deux à quatre gouttes. Si le foyer est plus large qu'une pièce de 2 francs, il sera bon de détruire le centre au thermocautère, et de faire autour de ce centre de profondes ouvertures avec le même instrument : dans chaque secteur ainsi limité, on fera des instillations d'iode jusqu'aux confins de la zone œdémateuse. Si les bactéridies ont déjà diffusé dans le sang, on appliquera encore le même traitement, mais avec moins de chances de succès ; on prescrira en outre au malade de deux à quatre gouttes de teinture d'iode toutes les deux heures à l'intérieur. Ce traitement est un des meilleurs que l'on puisse opposer à la pustule maligne : il n'est pas le seul ; l'acide phénique, le sublimé donnent aussi des succès. Le plus important est d'intervenir vite et par conséquent de faire rapidement le diagnostic.

Les solutions iodo-iodurées ont été employées en injections dans l'*hydrocèle*, les kystes de l'ovaire, l'ascite, l'hydarthrose, l'hygroma, les pleurésies séreuses ou purulentes, les abcès par congestion, etc. Trousseau pensait que les bons effets de ces injections étaient dus à une action *substitutive*, l'inflammation artificiellement provoquée par le remède venant se substituer à l'inflammation de mauvaise nature que l'on voulait combattre. Cette théorie un peu subtile est à peu près abandonnée ; on croit plus simplement que la destruction ou l'atténuation des germes pathogènes par l'iode laisse après elle une amélioration de l'état antérieur, telle que la guérison peut survenir. D'ailleurs les succès complets sont assez rares, et, sauf pour l'hydrocèle où c'est encore la méthode de choix, les injections iodées sont délaissées. Pour les hydropisies de la tunique vaginale, après avoir évacué le liquide, on injecte par la canule même qui a servi à l'écoulement, 100 à 250 grammes de solution aqueuse iodo-iodurée, et après l'avoir maintenue cinq minutes en place, on la laisse écouler. Il est bon d'éviter l'introduction de l'iode dans le tissu cellulaire dont il pourrait provoquer la mortification. Une assez vive douleur accompagne et une forte réaction inflammatoire suit cette petite opération ; après trois ou quatre jours, le gonflement commence à diminuer, et en trois semaines environ, la guérison est complète, le plus souvent même sans qu'il y ait adhérence des deux feuillets de la vaginale, comme l'avait pensé Trousseau.

La teinture d'iode peut être appliquée avec avantage sur les *ulcérations gingivales*, sur les *chancres*, sur les *végétations véné-riennes*, ou encore sur les *ulcérations du col utérin*.

Mais ce n'est pas seulement à titre de topique que l'iode peut être employé dans les infections ; soit comme antiseptique interne, soit plutôt comme antitoxique, il a été donné avec succès dans des pyrexies graves. Cavalazzi et Luchesini ont traité 140 cas de fièvre typhoïde par des doses de 6 à 8 centigrammes d'iode par jour en solution iodurée, et Regnault a réussi à faire avorter des accès de fièvre paludéenne.

c. *Action trophique.* — La teinture d'iode calme les *vomisse-ments incoercibles*, que ceux-ci soient liés à la gastrite alcoolique, à la chlorose ou à la grossesse, sans que l'on puisse très claire-ment expliquer son action.

L'amaigrissement excessif qui se produit dans les cas d'io-disme a amené les médecins à prescrire l'iode dans l'*obésité*. Mais comme on n'ose pas, avec raison, donner des doses toxiques, que l'on va très progressivement, on n'obtient pas l'effet désiré ; en revanche, l'appétit étant excité, le malade mange trop et gagne en suralimentation ce qu'il perd par l'action propre de l'iode. Cependant, on a enregistré quelques succès. Il paraît même que des savons iodés ne seraient pas inutiles pour aider, par leur application à l'extérieur, au traite-ment interne.

Les deux maladies où l'iode produit les meilleurs effets sont le goitre endémique et le rhumatisme chronique. La pathogénie du *goitre endémique*, cette désolante maladie qui dépeuple et crétinise tant de vallées, a préoccupé depuis longtemps les hygiénistes. Il semble acquis aujourd'hui qu'elle relève de micro-organismes, peut-être analogues à ceux du paludisme, mais qui au lieu de s'attaquer à la rate comme les protozoaires de Laveran, se localiseraient plutôt dans une autre glande vasculaire sanguine, le corps thyroïde. A côté de cette pathogénie, il faut rappeler que Chatin a incriminé l'absence d'iode dans les eaux potables, et quoique sa théorie ait été fortement combattue, la présence de l'iode à l'état normal dans la thyroïdine, la pauvreté en thyroïdine des corps thyroïdes des moutons habitant les vallées où sévit l'endémicité goitreuse, enfin la guérison de ces hypertrophies glandulaires par l'iode *intus*, montrent que Chatin avait saisi une parcelle de la vérité. Dans la production du goitre endémique, il faut certainement faire jouer un rôle à l'insuffisance de l'iode dans l'organisme. On comprend dès lors qu'il suffise de restituer au corps l'iode qui lui manque, pour obtenir la guérison, et c'est, en effet, ce qui a lieu. Quand on traite une série de goitreux dans un même pays, on est surpris de la facilité avec laquelle on fait affaisser la plupart de ces saillies thyroïdiennes, sinon toutes ; quelques gouttes de teinture d'iode mêlées à l'iodure de potassium, un peu d'éponge calcinée, la suspension dans les rideaux du lit d'un flacon ouvert contenant de l'iode métallique, tout réussit. La guérison n'est définitive, naturellement, que pour les malades que l'on soustrait aux influences pathogéniques du goitre. Quelques cas restent rebelles ou ne cèdent qu'à de fortes doses.

Le goitre parenchymateux non endémique a été traité par les injections interstitielles de teinture d'iode (quelques gouttes à 1 gramme) ; le goitre kystique, par la ponction et l'injection iodée. Mais, quoique le corps thyroïde supporte l'iode mieux que tout autre organe, on ne peut voir dans cette médication rien de spécial, et ces pratiques rentrent dans celles de la cautérisation ou de l'antisepsie interstitielles.

« L'iode et ses composés constituent assurément un des agents les plus utiles de la médication à diriger contre le *rhumatisme osseux*; badigeonnages iodés, ouate iodée, à l'extérieur;

teinture d'iode à l'intérieur, à doses croissantes, de quelques gouttes à quelques grammes, prises au moment des repas dans de l'eau sucrée ou du vin alcoolique, ou encore en dehors des repas dans de la tisane de riz sucrée. Le professeur LASÈGUE, qui a surtout préconisé cette médication, a soin d'indiquer que c'est une médication à longue portée, qu'elle doit être suivie avec grande persévérance, et qu'aucun des accidents de l'intoxication iodique n'a été observé pendant son cours. » (E. BESNIER, art. *Rhumatisme*, Dict. encyclop.)

La *syphilis* et la *scrofule*, à certaines périodes sont justiciables de l'iode, mais plutôt de ses composés (iodure de potassium, iodure de fer), que du métalloïde lui-même. Cependant LUGOL a conseillé l'eau iodée dans les affections strumeuses ; de RENZI vante une potion à la teinture d'iode contre la diarrhée des tuberculeux, et BOUVEYRON (*Province médicale*, 1897) a cité un cas de gomme guéri par l'usage interne de l'iode après avoir résisté au mercure et à l'iodure de potassium. Ce sont des faits qui demandent à être répétés maintes fois avant de pouvoir entrer dans la pratique.

6° Préparations, modes d'administrations et doses. — Un grand nombre de préparations iodées a vu le jour récemment. Les chimistes se sont appliqués à mettre entre les mains des praticiens une série de médicaments présentant l'iode dans des conditions de plus en plus favorables. En attendant que l'expérience les ait définitivement jugés, nous allons indiquer les principaux :

A. USAGE INTERNE.

1° Teinture d'iode (une partie d'iode sur 12 d'alcool à 90 p. 100).

Deux à dix gouttes — aux repas — dans du vin ou du café.

2° Solution avec :

Teinture d'iode et KI . . . . āā 4 grammes
Eau distillée . . . . 100 —

Formule de REGNAULT pour la fièvre paludéenne. Donner

deux cuillerées à café à 15 minutes d'intervalle au début de l'accès. Dans les périodes apyrétiques continuer la quinine ou le quinquina.

3º Eau iodée de LUGOL.

Iode	0gr.20
Iodure de potassium	0gr.40
Eau	1 000 grammes

A boire par demi-verre, pure, coupée avec du lait ou de l'eau de Selz.

4º Sirop de raifort iodé (Codex), 2 cuillerées par jour.

5º Sirop et vin iodotanniques (Codex), 2 cuillerées ou 2 verres à liqueur par jour.

L'association du tannin facilite, dit-on, l'absorption de l'iode et sa combinaison avec les albuminoïdes.

6º Huiles iodées.

PERSONNE avait le premier formulé une préparation qui a gardé son nom : *huile d'amandes douces iodée à 5 p.* 100, mais cette préparation ayant donné lieu à quelques difficultés, les Allemands ont préconisé l'*iodipine*, corps huileux, jaune clair, composé d'huile de sésame et de chlorure d'iode. Dose : 2 à 4 cuillerées à café par jour.

L'iodipine se trouve dans le commerce avec deux dosages différents : à 25 p. 100 et à 10 p. 100. C'est cette dernière qu'il convient d'employer.

Elle ne peut être absorbée que dans le duodénum ; en conséquence le moment de l'apparition de l'iode dans la salive permet d'évaluer assez exactement le temps que le remède a passé dans l'estomac, et par suite la valeur de la motricité de cet organe.

LAFAY a fait observer que l'iodipine est en réalité une préparation chloro-iodée et en faisant agir l'acide iodhydrique sur l'huile d'œillette, il a obtenu une huile purement iodée, sans saveur spéciale, le *lipiodol*, contenant 4 parties d'iode pour 6 d'huile, complètement absorbable et que l'on donne à la dose de deux demi-cuillères à café par jour.

7° Enfin on trouve dans le commerce des préparations d'iode associé à la peptone ou à d'autres combinaisons organiques, mais qui malheureusement sont spécialisées.

B. Usage externe :

1° Teinture d'iode pure, pour badigeonnages.

2° Teinture d'iode saturée de camphre (Tast), employée dans la Birmanie pour badigeonner les goitres.

3° Teinture d'iode avec gaïacol (proportions variées), pour badigeonnages chez les tuberculeux.

4° Coton iodé, se trouve tout préparé, à 2 grammes d'iode pour 25 grammes d'ouate.

5° Solution avec :

Chloroforme pur . . . . 10 cent. cubes.
Iode bisublimé . . . . 1 gramme.

Proposée par Chassevant pour remplacer la teinture d'iode et bien moins irritante.

6° Solutions iodo-iodurées pour injections dans les cavités séreuses :

Teinture d'iode . . . { 20 grammes . . pour l'empyème.
                      { 100   —   . . pour l'hydrocèle.
Iodure de potassium.   4   —
Eau 100   —

7° Pommades, vasogènes, huiles, collodions, éthers iodés (proportions très variables).

§ 7. — ARSENIC ET SES COMPOSÉS

L'arsenic est un métalloïde voisin du phosphore au point de vue chimique, voisin de l'antimoine ou du bismuth au point de vue physique. Il se rencontre à l'état natif (cobalt), et s'obtient habituellement en grillant le mispickel (sulfo-arséniure de fer).

Les composés sulfureux (réalgar, orpiment), ne sont pas utilisés en médecine ; sa combinaison avec l'hydrogène donne un gaz (hydrogène arsénié) extrêmement vénéneux, même à faible dose. Les composés employés sont l'acide arsénieux et l'acide arsénique. Le premier As^2O^3, connu sous deux formes, vitreux ou *porcelanique*, peu soluble dans l'eau, donne avec la potasse un arsénite très fréquemment prescrit (liqueur de Fowler) : le second As^2O^5 ne sert que combiné avec le sodium ou le fer (arséniate de soude, arséniate de fer).

1° Absorption et élimination. — L'arsenic, ainsi que l'a démontré A. Gautier, existe normalement dans le corps thyroïde de l'homme à la dose d'un milligrammes pour 127 grammes et en quantité moindre dans le thymus, le cerveau et la peau.

Les solutions de composés arsénicaux ne sont pas absorbées par la peau revêtue de l'épiderme normal ; mais le sont avec une grande rapidité par la peau dénudée et par toutes les muqueuses.

L'élimination très rapide également se fait par l'urine, où il est facile de déceler la présence du métalloïde (appareil de Marsh). Mais lorsque les doses absorbées sont très fortes ou très répétées, l'élimination est singulièrement plus complexe. Elle se fait encore par l'urine, mais en se prolongeant pendant très longtemps, quelquefois pendant soixante-dix jours après la cessation du remède ; elle se fait par la bile ; par les glandes intestinales, car Oré a montré que les lésions intestinales étaient les mêmes dans tout empoisonnement arsénical, soit que le toxique ait été introduit dans l'estomac, soit qu'on l'ait fait pénétrer par l'hypoderme ; il s'élimine enfin par la peau, non seulement au moyen des sécrétions cutanées, mais en s'incorporant à l'épiderme, aux poils et aux ongles, dont la desquamation ou la chute assure ainsi son départ définitif de l'organisme.

La lenteur de cette élimination s'accorde avec la complexité de l'évolution de l'arsenic dans l'organisme. Ce métalloïde se comporte en effet de façons différentes à l'égard des différents tissus. L'acide arsénieux, très caustique pour la peau dénudée ou les muqueuses, reste sans action apparente sur les mêmes organes d'un cadavre : on ne saurait donc expliquer son action par une combinaison qu'il formerait avec les substances albuminoïdes. Ces faits ont exercé la sagacité des biologistes chimistes, sans que le problème puisse être regardé comme résolu.

MM. Binz et Schulz ayant observé que l'acide arsénieux se transformait en acide arsénique, lequel redonnait ensuite de l'acide arsénieux, au contact des tissus vivants, pensent qu'il s'établit entre ces tissus et les combinaisons arsénicales une sorte de *va-et-vient* d'oxygène qui explique tout. La théorie est ingénieuse, mais n'est pas démontrée. Tout ce que l'on peut affirmer, c'est que l'action des acides arsénicaux varie suivant les protoplasmes au contact desquels ils sont portés.

Dans certaines graisses organiques, les lécithines en particulier, on a admis que l'arsenic peut se substituer au phosphore. On le conteste aujourd'hui. Dans le sang, il s'incorpore aux globules et ne se retrouve pas dans le sérum.

Ces réactions différentes expliquent comment l'arsenic absorbé se répartit inégalement dans les différents organes; c'est ainsi qu'on le trouve surtout dans le foie (Denigès) et en très faible quantité dans les centres nerveux malgré les affirmations de Scolosuboff.

2° Toxicité. — L'arsenic pur ne serait pas toxique, d'après Nothnagel; mais ses composés oxygénés le sont à un haut degré, et ce sont eux qui surtout autrefois ont été le plus souvent employés dans les empoisonnements criminels. La dose suffisante pour donner la mort est variable suivant les sujets et peut être évaluée pour l'acide arsénieux de 3 à 15 centigrammes (Manquat). Les effets de l'arsenic sur l'homme sain doivent être étudiés dans trois ordres de circonstances : 1° dans l'empoisonnement aigu; 2° dans l'empoisonnement chronique; 3° dans les cas d'accoutumance.

a. *Empoisonnement aigu.* — C'est le tableau du choléra, précédé de chaleur et de resserrement à la gorge : vomissements, coliques, selles glaireuses et sanguinolentes, crampes dans les mollets, anurie, délire, convulsions. La mort survient du second au sixième jour; si le malade survit, il conserve longtemps une asthénie très marquée et des paralysies d'origine spinale ou névritique.

Le traitement consiste dans le lavage de l'estomac ou, à défaut d'instrument spécial, dans un vomitif qui sera l'ipéca, à l'exclusion de l'émétique; puis dans l'administration du peroxyde de fer hydraté, qui a été donné quelquefois à doses énormes. La dose habituelle est de 4 à 8 grammes dans une tasse d'eau sucrée toutes les dix minutes. Cette substance donne avec les arsénicaux solubles des précipités. Pour en favoriser l'élimination, Soulier conseille, à l'exemple des Allemands, d'y associer de la magnésie.

b. *Empoisonnement chronique.* — Il peut être le résultat de la malveillance, de certaines professions, de l'usage de papiers ou de teintures colorés avec des préparations arsenicales, plus rarement d'abus thérapeutiques. Ses phases bien décrites par Brouardel et Pouchet comprennent des troubles digestifs tantôt avec diarrhée, tantôt avec constipation, un catarrhe laryngo-bronchique et des éruptions cutanées multiples, de la céphalée, de l'engourdissement des membres, des paralysies à type névritique, de l'anaphrodisie que Viallole a pu réaliser expérimentalement[1]. A ces désordres, il convient d'ajouter des éruptions spéciales aux mains et aux organes génitaux chez les ouvriers qui manient l'arsenic, éruptions dont les éléments ulcérés et indurés peuvent parfaitement en imposer pour des chancres syphilitiques. La guérison survient par le seul fait de la soustraction du sujet aux causes d'empoisonnement; mais elle est lente à venir, la régénération des nerfs et des épithéliums dégénérés demandant de longs mois. Même, si le rein a subi une dégénérescence graisseuse trop avancée, si le foie, également graisseux, a perdu trop de substance glycogène, le mal survit à l'éloignement de sa cause, et la mort survient.

3º Accoutumance et usages à doses thérapeutiques. — Enfin, en graduant d'une main prudente les doses d'arsenic, on peut accoutumer l'organisme à en tolérer de grandes quantités pendant très longtemps. Les habitants du Tyrol et de la Styrie passent pour en ingérer de notables quantités impunément dans le but de faciliter l'ascension de leurs montagnes. Longtemps acceptée, cette légende a été discutée; puis les faits ont été

[1] Vialolle, Thèse de Bordeaux, 1896.

reconnus exacts, des *arsenicophages* ayant publiquement avalé plus de 30 centigrammes d'acide arsénieux. Il semble, par contre, que chez quelques-uns surviendraient des accidents toxiques. En dehors de ces faits, à caractère un peu mystérieux, et dans tous les cas exceptionnels, nous savons très bien qu'en augmentant de cinq en cinq jours les quantités minimes d'arsenic prises par un sujet, on peut arriver à des doses qui, prises d'emblée, eussent été dangereuses. Les phénomènes observés sont alors le relèvement de l'appétit, la tendance à l'engraissement, l'accélération du cœur, la diminution de l'excrétion de l'urée qui augmenterait au contraire avec de plus fortes doses (?), l'accroissement et l'éburnation plus rapides des os, une activité plus grande de la circulation cutanée allant quelquefois jusqu'à des exanthèmes et des pigmentations, enfin la diminution du besoin de respirer (de là le goût des Tyroliens pour l'arsenic). Mais le médecin qui a prescrit l'arsenic à un malade doit le garder régulièrement sous sa surveillance, prêt à suspendre ou à diminuer les doses, si les phénomènes de saturation apparaissent, phénomènes qui sont ceux de l'arsenicisme chronique atténué (céphalée, picotements aux paupières épistaxis, dyspepsie, engourdissements, anaphrodisie).

Au point de vue pratique, les préparations arsenicales peuvent être administrées par les voies digestives, soit par l'estomac soit par le rectum, par les voies respiratoires (cigarettes arsenicales), par l'hypoderme, dont la voie est de plus en plus fréquemment utilisée, et qui parait réellement la meilleure dans bien des cas. La voie veineuse ne saurait être conseillée. Quant à l'application directe sur la peau, elle constitue un mode de cautérisation, dont il y aura lieu de reparler.

4º Indications thérapeutiques. — a. *Dyspepsie*. — Il est difficile de préciser quels symptômes digestifs réclament l'emploi de l'arsenic. Dujardin-Beaumetz l'a conseillé dans l'anorexie et sir James Savoyer prétend en avoir retiré de grands avantages dans certaines gastralgies, qu'à sa description on peut juger en rapport avec l'hyperchlorhydrie. C'est à coup sûr un stimulant de l'appétit. La diarrhée contre-indique son emploi.

b. *Chlorose et anémies.* — HAYEM le déconseille dans la chlorose des filles et le juge favorable dans la chlorose des garçons qui est sans doute une maladie très distincte de celle des vierges. Mes observations me permettent de confirmer cette opinion. Dans les anémies pernicieuses, étrangères à la cachexie palustre, maladies de nature indéterminée, mais d'une gravité incontestable, l'arsenic est un remède excellent. Alors même que le sang contient déjà des hématies nucléées et que l'asthénie semble à sa dernière période, les injections sous-cutanées de liqueur de Fowler peuvent sauver le malade (CHAUFFARD, communication orale). Elles doivent être faites environ deux fois par semaine et portées par une progression rapide à la dose d'une pleine seringue de Pravaz (1 centimètre cube). C'est, en pareil cas, un remède bien supérieur au fer.

L'anémie qui résulte de l'infection palustre est également très influencée par l'arsenic. Ce remède a été autrefois prescrit contre les fièvres intermittentes elles-mêmes mais il est aujourd'hui réservé au traitement de la *cachexie palustre.* BOUDIN, qui a bien étudié l'action antimalarique de l'arsenic, recommande de commencer la médication par un vomitif, de faire ingérer le remède par fractions nombreuses (5 ou 6 par jour), de ne pas craindre d'arriver rapidement à 2 et 3 centigrammes d'acide arsénieux. Les succès de ce médecin sont incontestables.

L'anémie tuberculeuse, et surtout l'anémie prétuberculeuse seraient efficacement combattues par l'arsenic. « Paradoxalement efficace » (RENAUT) dans les tuberculoses locales, péritonéales ou ganglionnaires, ce remède, agissant comme médication d'épargne, empêcherait la dénutrition, la déminéralisation qui précède toujours l'invasion de la tuberculose, et rendrait le milieu intérieur réfractaire à la culture des parasites phymatogènes. Cet enthousiasme du professeur RENAUT est quelque peu exagéré; l'arsenic ne doit être considéré que comme un adjuvant utile des cures d'air et de repos, les seules vraiment actives dans le traitement de la phtisie.

c. *Lymphadénomes et lymphosarcomes.* — Les grandes altérations de l'appareil lymphatique ont été attaquées par l'arsenic comme celles du sang. Sous le nom inscrit en tête de ce paragraphe on confond malheureusement un grand nombre de lésions différentes : tumeurs malignes, simples hypertrophies ganglionnaires, et même adénopathies tuberculeuses (thèse de DUCLION, Bordeaux). Dans quelques cas, dont on n'a pas assez dégagé la note caractéristique, les injections de liqueur de Fowler ont donné de précieuses améliorations. Elles ont été faites soit dans l'hypoderme, soit dans les masses ganglionnaires elles-mêmes. Si l'on adopte ce dernier procédé, il ne faudra pas manquer de diluer cette liqueur dans quatre ou cinq fois son volume d'eau distillée, d'en injecter seulement quelques gouttes, et il faudra s'attendre à des douleurs assez vives dans le ganglion intéressé. Les bénéfices ne sont d'ailleurs pas plus grands qu'avec le procédé hypodermique, qui permet un dosage beaucoup plus élevé.

Dans les tumeurs malignes, les arsenicaux n'ont d'autre action que de relever momentanément l'appétit et de ralentir la dénutrition. Il faut cependant faire une exception pour le *sarcome pigmentaire multiple*. Ce néoplasme, qui se manifeste dans certaines formes, par une sorte d'éruption de petites tumeurs bleuâtres sur les extrémités et sur la tête, en même temps que d'autres tumeurs se développent dans les viscères, est réellement amélioré par l'usage interne de l'arsenic. KOBNER a cité un cas de guérison ; sans être aussi heureux, nous avons vu des tumeurs de cette espèce rétrocéder, au moins pendant quelque temps, sous l'influence d'injections sous-cutanées de liqueur de Fowler.

d. Maladies infectieuses. — A part le choléra où l'on a essayé avec des succès contestables l'arsénite de cuivre (1/2 milligramme par jour), à part la syphilis, qui dans ses formes invétérées parait se trouver assez bien des arsenicaux, ces préparations ne peuvent pas être conseillées dans d'autres maladies infectieuses que la tuberculose. On a cru pendant quelque temps avoir trouvé un remède à la phtisie. Mais elles n'ont d'autre vertu que leur action stimulante, leurs effets eupnéiques et antidéperditeurs. Elles sont très utiles dans les adénopathies scrofuleuses.

e. Diabète. — L'arsenic diminuant la quantité de glycogène contenu dans le foie a été tout naturellement essayé dans le diabète. Les résultats ont été contradictoires : quelques-uns le jugent comme un excellent remède, les autres, comme insignifiant. Il y a quelques années, Martineau l'avait associé aux eaux gazeuses lithinées et en avait obtenu de tels succès, qu'on ne pouvait s'empêcher de penser qu'il y avait de sa part beaucoup d'illusions. Quelques médecins n'hésitent pas à le considérer comme dangereux. La vérité est à égale distance de ces opinions extrêmes. Chez un diabétique dont l'intestin est normal et dont l'embonpoint est médiocre, l'arsenic peut rendre des services. D'après Verdalle, il serait indiqué dans les diabètes avec hyperhépatie de Gilbert, et serait inutile, mais inoffensif dans les formes hypohépatiques.

f. *Névroses graves, lésions organiques du système nerveux, chorée.* — Il est peu de névroses ou de névropathies durables dans lesquelles, à bout de ressources, le médecin ne finisse par prescrire l'arsenic (tabes, sclérose en plaques, compression de la moelle, etc.). L'action de ce métalloïde sur les lécithines donne à cet usage une sorte de base scientifique. Il serait d'ailleurs difficile de citer des succès bien positifs. Une névrose fait pourtant exception ; la chorée. Longtemps on l'a conseillé dans cette maladie, mais il appartenait à Marfan et à Comby d'en méthodiser l'emploi. Le traitement complet comporte : 1° le régime lacté ; 2° le repos au lit ; 3° l'usage de l'arsenic à des doses inusitées. On débute par 10 grammes de liqueur de Boudin, c'est-à-dire 1 centigramme d'acide arsénieux, dans une potion de 125 grammes et on augmente cette dose quotidienne d'un demi-centigramme chaque jour, de manière à atteindre 4 centigrammes ou 4 centigrammes et demi ; puis on redescend par une progression inverse et on cesse. Cette potion est administrée par cuillerées dans le courant de la journée. Sous cette forme l'arsenic aurait guéri des chorées, même rebelles, en huit jours ; il serait donc, comme le dit Comby, le remède le plus sûr et le plus rapide de cette capricieuse névrose. Ces fortes doses, données à des enfants d'une dizaine d'années en moyenne, sont véritablement étonnantes. M. Marfan les atténue d'ailleurs un peu et progresse plus lentement. Néanmoins Comby affirme n'avoir jamais eu d'autres accidents que quelques nausées, un peu d'embarras gastrique, une fois de la pigmentation cutanée, une fois une paralysie qui guérit. Non seulement tous les enfants guérirent, mais ils engraissèrent. Il serait bon de renouveler prudemment cette médication héroïque de la chorée.

« L'action antidéperditive, calmante du système nerveux et positivement bulbaire de l'arsenic » a conduit le professeur RENAUT à y recourir dans les cas de maladie de BASEDOW, tentative que justifie absolument la présence normale de l'arsenic dans le corps thyroïde. Le succès a répondu à cette tentative, dont il faut rapprocher les faits curieux signalés par MABILLE : en associant à l'iodothyrine des doses progressives de liqueur arsenicale de FOWLER (V à XV gouttes), on a pu continuer le premier de ces remèdes, sans être obligé de faire des intermittences dans le traitement, sans voir apparaître les inconvénients quelquefois assez sérieux de la médication iodothyrienne.

g. *Dermatoses.* — Enfin c'est dans les affections de la peau que l'arsenic trouve le plus fréquemment son emploi. Par malheur l'abus est aussi fréquent que le succès. Pour un trop grand nombre de médecins, dermatose est équivalent à herpétisme et herpétisme est adéquat à arsenic ; partant de là, tout sujet atteint d'affections cutanées est condamné à la médication arsenicale. Or, les affections aiguës la contre-indiquent formellement, et M. BROCQ en signale les inconvénients dans les psoriasis à extension rapide. Le *pemphigus* fait exception à cette loi ; il se trouve bien de ce remède à toutes ses périodes, à la condition expresse que de bons topiques, tels que des poudres antiseptiques et non toxiques, viennent préserver le malade des innombrables causes d'infection secondaire auxquelles il est exposé.

La *dermatite herpétiforme de Duhring* est aussi assez bien influencée par ce remède. Mais ce sont surtout les dermatoses sèches et squameuses auxquelles il convient : à lui seul, et sans le secours d'un traitement externe il peut faire disparaître une poussée de *psoriasis.* C'est là d'ailleurs un fait assez rare, et en général l'intervention d'un bon traitement externe, est indispensable (bains au sublimé, pommades, traumaticines pyrogal-

liques ou chrysophaniques, huile de cade, etc.). Il est sûrement
le meilleur remède du *lichen plan* associé aux pommades légèrement excitantes et antiseptiques ; il est utile enfin dans les
eczémas qui se prolongent parfois indéfiniment à leur période
de dessiccation ; il le serait aussi dans la *diathèse furoncu-
leuse*.

Dans toutes ces dermatoses, le remède est administré sous
forme d'arséniate de soude ou mieux encore d'acide arsénieux
(pilules asiatiques) ou de liqueur de FOWLER. Dans l'*impétigo*
diathésique des enfants, M. SAINT-PHILIPPE recommande la
liqueur de DONOVAN (iodure d'arsenic).

On ne peut fixer d'avance de dose *maxima*; tout ce que l'on
peut dire, c'est qu'il est souvent nécessaire de pousser la progression des doses jusqu'aux premiers phénomènes de saturation
de l'organisme. Arrivé à ce point, on ne cesse pas brusquement
le remède, mais on redescend peu à peu aux doses initiales. Il
faudra alors interrompre la médication, l'usage incessant de
l'arsenic, même en quantité très faible, pouvant avoir, entre
autres inconvénients, celui de préparer l'économie à une accoutumance complète et de la soustraire ainsi peu à peu aux effets
utiles du médicament.

Dans le traitement des dermatoses, il convient de surveiller
de très près les effets du remède ; sous son influence peuvent
survenir des éruptions qu'un praticien non prévenu prendra pour
des complications de la dermatose même et pour laquelle il
augmentera bien à tort les doses du médicament. En outre, il
arrive souvent, surtout dans le psoriasis, que les plaques malades
disparaissent en laissant à leur place des taches pigmentaires
gris de fer ou fauves, qui ne se produisent pas dans les cas de
guérison spontanée. LÉPINE a même vu des taches pigmentaires
survenir sur des espaces de peau primitivement sains. Ces
macules sont le plus souvent de courte durée; mais on les a vues
durer jusqu'à deux ans.

h. Enfin on emploie empiriquement l'arsenic avec plus ou
moins de succès dans un certain nombre d'affections où son
action paraît mal expliquée. Dans le *rhumatisme chronique*,
surtout celui qui affecte les petites jointures, GUÉNEAU DE MUSSY

a conseillé les bains arsenicaux, et quelle que soit l'opinion que l'on professe sur l'absorption cutanée, le résultat est souvent excellent. L'arsenic a été longtemps prescrit contre l'*asthme* et contre l'*emphysème*; sa réputation d'antidyspnéique lui a valu sur ce point une popularité que le succès n'a pas justifiée. Il a été conseillé comme sédatif dans certaines affections cardio-vasculaires: on l'a même proclamé, mais à tort, capable de ramener à ses dimensions normales un cœur hypertrophié.

i. L'action topique sera étudiée au chapitre des caustiques (t. II. ch. VII).

5° Préparations et doses :

A. USAGE INTERNE :

a. *Voie stomacale:*

Granules de Dioscoride.

Acide arsénieux porphyrisé. . . .	10 centigrammes
Sucre de lait en poudre.	4 grammes
Gomme arabique pulvérisée . . .	1 —
Mellite simple	q. s.

Pour 100 granules, 4 à 6 par jour.

Pilules asiatiques.

1 2 centigr. d'acide arsénieux par pilule :
1 à 2 par jour.

Liqueur de Boudin.

Eau distillée	1 000 grammes
Acide arsénieux	1 —

Doses progressives. Voy. p. 248.

Liqueur de Fowler.

Acide arsénieux.	
Carbonate de potasse pur.	āā 1 gramme
Eau distillée	95 —
Alcoolat de mélisse composé	3 —

De III à XV gouttes à chaque repas.

Granules d'arséniate de soude, à 1 milligramme.
De deux à six par jour.

Arséniate de fer. Pilules de Biett, contenant chacune 3 milligrammes d'arséniate.
Une par jour.

Liqueur de Donovan (solution iodo-arsenicale mercurielle). — Préparation complexe très active, qui s'administre à la dose de 4 à 50 gouttes dans 90 grammes d'eau distillée à prendre en trois fois dans la journée.
— Progresser très lentement et surveiller les effets.

Arséniate de quinine, 5 à 10 milligrammes en pilules.

Arséniate de strychnine, 1/2 à 2 milligrammes en pilules.

b. *Voie rectale :*

Eau . . . . 56 grammes
Liqueur de Fowler 4   —
5 grammes de cette solution en lavement matin et soir.

Cette formule, due au Dr VINAY (de Lyon) et fortement préconisée par le professeur RENAUT, permet de donner l'arsenic à très fortes doses, sans provoquer ces dyspepsies et ces entérites qui sont les obstacles les plus sérieux à l'usage de ce médicament. Trois injections rectales de 5 centicubes sont facilement tolérées par un adulte, qui absorbe ainsi en un jour 1 gramme de liqueur de FOWLER, soit 1 centigramme d'acide arsénieux. Grâce à ces petits lavements, pour lesquels il est bon d'utiliser la seringue de CONDAMIN, la dénutrition des tuberculeux, des diabétiques, des basedowiens est beaucoup plus nettement enrayée que par la plupart des autres traitements.

c. *Voie hypodermique :*
Liqueur de Fowler pure ou diluée, préparée sans alcoolat de mélisse.
Injecter au début 1/3 de centicube ; puis 1/2 ; puis un centicube.

B. USAGE EXTERNE.
a. *Arséniate de cuivre*. Solution à 1/100 000 ou à 1/50 000.
— Employée en Angleterre et en Amérique pour

injections vésicales, vaginales, et en général pour les inflammations catarrhales chroniques.

b. *Bains arsenicaux.*

Arséniate de soude, de 2 à 10 grammes pour un bain alcalin.

c. *Cigarettes arsenicales*, faites avec du papier imbibé d'une solution contenant 5 centigrammes d'arséniate de soude, recommandées par TROUSSEAU contre l'asthme.

6° Le cacodyle et l'arrhénal. — Au mois de mai et de juin 1899, MM. A. GAUTIER et RENAUT (de Lyon) ont fait connaître à l'Académie de médecine les résultats obtenus par une nouvelle préparation arsenicale, l'acide cacodylique. « C'est une substance qui a l'avantage de contenir abondamment l'arsenic à l'état soluble, et sous la forme organique, et qui en même temps est douée d'une innocuité presque complète. La formule est As (CH³)² O. OH. Il contient 54.3 p. 100 d'arsenic métallique, à l'état latent répondant à 72 parties d'acide arsénieux p. 100. C'est un acide faible, nullement caustique, très soluble, non vénéneux. » (GAUTIER). Il a pu être donné pendant des semaines à la dose de 0 gr. 40 à 0 gr. 80 par jour, sans aucun inconvénient. Mais ce sont là des quantités qui ne sont tolérées qu'exceptionnellement, et on s'exposerait à de graves déboires en imitant cette pratique. A ceux qui s'étonneraient de voir l'arsenic administré ainsi à doses formidables, A. GAUTIER fait observer que rien dans les chlorures ne révèle les propriétés du chlore, et que le phosphore passé à l'état de phosphates a perdu toute sa toxicité ; il en est sans doute de même de l'arsenic devenu cacodyle. Les cacodylates de soude et de potasse présentent les mêmes caractères physiologiques que l'acide dont ils dérivent.

Les effets les plus remarquables ont été obtenus dans la *tuberculose*, le *diabète*, la *leucocythémie* et les *dermatoses*.

Les tuberculeux présentent souvent une diminution de la fièvre, un retour marqué de l'appétit, une augmentation de poids, et si la maladie est peu avancée, une amélioration des lésions locales.

Dans le diabète, la polyurie, la glycosurie, la phosphaturie diminuent avec une rapidité extraordinaire ; corrélativement les troubles fonctionnels s'améliorent ; et les bons effets obtenus persistent longtemps après la suspension de la médication.

Les leucémiques qui recourent à ce remède voient rapidement leur rate diminuer de volume, et leurs hématies se multiplier avec une merveilleuse activité. Leur anémie s'atténue de jour en jour, leur dyspnée et leur inappétence disparaissent ; la transformation est saisissante. Malheureusement le nombre des leucocytes ne rétrocède pas. Les observations sont encore trop peu nombreuses et trop récentes pour qu'on puisse dire s'il s'agit d'améliorations définitives ou de trèves passagères. Mais une trève, n'est-ce pas déjà un grand bienfait au cours de cette impitoyable maladie ?

Au point de vue des dermatoses, M. Danlos a noté des progrès obtenus dans le *psoriasis*, le *lichen plan généralisé*, la *maladie de Duhring*, l'*adénie tuberculeuse* et l'absence d'effet utile dans l'*acné* et le *mycosis fongoïde*.

Les cacodylates ont un inconvénient sérieux. Ingérés dans l'estomac, ils donnent à l'haleine une odeur alliacée, due à leur décomposition et au dégagement d'oxyde de cacodyle, lequel est vénéneux. Cette décomposition n'a pas lieu quand le remède est donné par voie hypodermique ; l'on a pu s'assurer expérimentalement que les mêmes doses données par l'estomac étaient toxiques, et restaient inoffensives données par la voie sous-cutanée (R. Péry). Il faudrait cependant s'en méfier chez les nourrices.

Poursuivant ses études sur l'arsenic latent, A. Gautier a trouvé d'autres corps nouveaux où l'arsenic est uni à divers radicaux organiques. Le méthylarsynate disodique ou arrhénal $AsCH^3O^3Na^2$ est très peu toxique ; il donne rarement dans l'estomac de l'oxyde de cacodyle, peut s'administrer par la voie buccale aussi bien que par la voie hypodermique et possède à peu près les mêmes propriétés thérapeutiques que le cacodylate de soude. Son action sur les fièvres paludéennes, vantée par Gautier et Billet a été contestée d'une façon très énergique par Laveran

(Acad. méd., 1902). Il peut être avantageusement associé à la quinine ; il ne doit pas la remplacer.

Cacodylates et arrhénal doivent être administrés par périodes de cinq à dix jours, suivies de périodes d'égale durée pendant lesquelles l'usage du remède sera suspendu.

a. A l'intérieur :

    Cacodylate de soude. . . . .   0gr,02 pour une pilule
3 à 4 pilules par jour.
    Arrhénal ou méthyl-arsynate de soude. Même dose.
    Solution d'arrhénal à 1 50. .   X à XV gouttes à chaque repas.

b. Voie rectale.

    Eau distillée. . . . .   200 grammes
    Cacodylate de soude. . . . .   0gr,25 à 0gr,40.
Injecter une ou deux fois par jour cinq centimètres cubes de cette solution avec la seringue de CONDAMIN.

c. Voie hypodermique.

A. GAUTIER recommande la formule suivante :

    Acide cacodylique. . . . .   5 gr.

Saturer exactement par le carbonate de soude.
Ajouter :

    Chlorhydrate de cocaïne   0,08
    Créosote, dissoute en 8 gr. d'alcool. . . . .   V gouttes.
    Eau distillée bouillie. . . . .   q. s. p. 100 cc³

« Cette solution contient 2 centigrammes d'acide cacodylique par centimètre cube. Elle se conserve parfaitement grâce à la créosote. » Il vaut mieux préparer de moindres quantités à la fois et enfermer chaque dose dans des ampoules scellées à la lampe : sinon les injections, indolores au début, deviennent douloureuses, lorsque les solutions vieillissent au contact avec l'air.

Solution d'arrhénal à 1 10.

Injecter un quart ou une demi-seringue de Pravaz.

d. Associations diverses... On a combiné et formulé des cacodylates de fer. de quinine, de mercure, etc., qui conservent les propriétés thérapeutiques de leurs composants.

CHAPITRE IV

LES EAUX MINÉRALES

La plupart des médicaments dont l'étude vient d'être faite se retrouvent dans les eaux minérales, c'est-à-dire dans ces « *eaux naturelles qui sont employées en thérapeutique en raison de leur constitution chimique ou de leur température.* » Le fer, le soufre, l'arsenic, les chlorures, les alcalins sont contenus dans les eaux d'un nombre infini de sources, à l'état de combinaisons salines plus ou moins complexes, et dès la plus haute antiquité, alors que la chimie ne permettait pas encore de préparer des médicaments avec ces mêmes substances, la médecine populaire utilisait ces eaux dans le traitement des affections les plus variées.

Les eaux minérales forment ainsi une catégorie de médicaments de la plus haute importance dont les propriétés et les actions doivent être bien connues des praticiens. Leurs effets comparables à ceux des substances chimiques qu'elles contiennent sont loin de leur être identiques, et ces différences d'effets ne s'expliquent pas par une question de doses. L'association dans une même eau de substances chimiques très diverses. le degré de thermalité. les qualités physiques, chimiques et biologiques des sources, enfin une série de conditions plutôt soupçonnées que connues font des eaux minérales une catégorie de remèdes tout à fait spéciaux et dont il importe de bien établir les caractères.

Il n'est pas de contrées où l'on ne trouve des sources d'eaux minérales. Mais la France est certainement le pays où elles sont les plus abondantes, les plus actives, les mieux connues, et jusqu'à présent les mieux exploitées. Depuis quelques années malheureusement. les installations de nos stations thermales ne sont pas sur tous les points en harmonie avec les progrès de la science moderne, alors que dans d'autres pays, de grands perfectionnements ont été accomplis.

Trois grandes régions se font remarquer par l'abondance et l'activité de leurs sources : les Pyrénées, où dominent les eaux sulfureuses, le Plateau Central avec ses sources chlorurées, alcalines et arsenicales, les Alpes dont les eaux chlorurées et sulfureuses n'ont pas l'importance de celles des Pyrénées. En dehors de ces grands groupes, on peut trouver dans maints endroits des sources chaudes ou salines. Dans l'Europe centrale, c'est en Bavière, dans la Forêt-Noire et en Bohême que l'on rencontre les principales stations d'eaux minérales.

ARTICLE PREMIER

DES EAUX MINÉRALES EN GÉNÉRAL

§ 1. — COMPOSITION CHIMIQUE
ET CLASSIFICATION

Le nombre des substances chimiques renfermées dans les eaux minérales est considérable ; on y trouve des gaz (oxygène, azote, acide carbonique, acide sulfhydrique, quelquefois de l'argon, et de l'hélium (BOUCHARD) ; des sels (sulfures, chlorures, silicates, sulfates, bicarbonates, arséniates) à base de soude, de potasse, de chaux, de magnésie ou de lithine ; des métaux en quantité dosable quelquefois, quelquefois aussi en quantité infinitésimale. Le fer est le plus important et le plus vulgaire de ces composés, mais on peut rencontrer aussi de l'antimoine, de l'argent, du bismuth, du cuivre, peut-être même du mercure. M. GARRIGOU a appelé l'attention sur l'importance chimique et thérapeutique de la présence dans les sources thermales de ces composés métalliques.

Enfin, elles contiennent souvent des matières organiques azotées (acide crénique, acide apocrénique, glairine, baré-

gine), dont l'intérêt est considérable et qui nous donneront
peut-être un jour le secret de leurs effets physiologiques.
« Ces matières contiennent toujours de l'iode lors même
qu'on n'a pu distinguer la présence de ce métalloïde dans
les eaux d'où elles proviennent : ainsi à Néris. » (DURAND-
FARDEL).

Cette présence des matières organiques est la cause de
nombreuses lacunes dans les analyses faites jusqu'à présent.
Peu de chimistes en effet ont suivi les sages conseils de
M. GARRIGOU montrant qu'il fallait absolument détruire la
matière organique dissoute dans les eaux minérales si l'on
veut arriver à la connaissance exacte des très nombreux corps
simples qui y sont retenus. Or il est bien clair que tant
que des analyses parfaites n'auront pas été exécutées dans
toutes les stations, la médecine thermale restera quelque peu
empirique.

La classification des eaux minérales a beaucoup préoccupé
tous ceux qui ont tenté d'en faire une étude d'ensemble, et cela
avec raison. Mais il est difficile sinon impossible de trouver à
cette classification une base normale et véritablement scientifique. Si l'on s'en tient à la composition chimique, on éprouvera
une première difficulté en raison de la complexité de composition des eaux, et on en éprouvera une seconde en se trouvant
dans l'obligation de réunir dans une même classe des eaux à
composition semblable et à effets thérapeutiques différents. Si
l'on prend pour point de départ l'action physiologique ou médicatrice, on tombe en plein chaos, les mêmes affections pouvant
être traitées par les eaux les plus différentes, et inversement,
des sources chimiquement comparables pouvant se montrer les
unes actives, les autres indifférentes à l'égard des mêmes affections morbides. Cet embarras tient à l'insuffisance de nos connaissances chimiques d'une part, d'autre part à l'insuffisance
de nos connaissances pathogéniques, la nature vraie des maladies étant plus importante au point de vue des applications
thérapeutiques hydrominérales que les caractères cliniques ou
anatomo-pathologiques. Il a donc fallu faire une sorte de com-
promis entre la chimie et la clinique et établir une classification

quelque peu bâtarde. Dans l'état actuel de nos connaissances, on ne pouvait rien faire de mieux, et l'on s'est accordé pour accepter la division suivante, due à M. Durand-Fardel :

CLASSIFICATION DES EAUX MINÉRALES

1º Eaux sulfurées . . . Sodiques ou calciques.
2º — chlorurées. . . — sulfurées, bicarbonatées.
3º — bicarbonatées . Simples, chlorurées, sulfatées.
4º — sulfatées . . . Sodiques, calciques, magnésiennes.
5º — indéterminées.
6º — ferrugineuses.

M. Garrigou supprime les eaux indéterminées et ajoute les eaux silicatées et les nitratées.

Malgré son apparence de classification chimique, cette division a en réalité une base thérapeutique : si elle tient compte de la composition des eaux, elle vise surtout les effets obtenus par les eaux sulfureuses dans les affections catarrhales, par les chlorurées dans la scrofule, par les bicarbonatées, dans les dyspepsies, les lésions hépatiques et l'arthritisme, par les ferrugineuses dans l'anémie. Elle est commode, si elle n'est pas irréprochable, et c'est elle que nous suivrons, en laissant de côté les eaux nitratées dont l'action diurétique est encore peu étudiées, les eaux silicatées, qui, malgré leurs effets utiles dans les cystites purulentes, sont encore mal connues. Nous ferons une place à part aux eaux franchement arsénicales.

§ 2. — PROPRIÉTÉS PHYSIQUES

A côté de leurs propriétés chimiques, les eaux minérales présentent des caractères physiques spéciaux dont les deux plus importants sont le degré thermique et l'électricité. Toutes les sources ne sont pas chaudes, puisque sur 382 qu'il avait étudiées, Durand-Fardel en notait 287 froides (au-dessous de 20º); mais les plus actives sont presque toujours tièdes (20º à 30º) ou chaudes (31º à 35º) ou même très chaudes (36º à 44º). Quelques-unes même dépassent ce chiffre et arrivent à des températures tellement élevées qu'elles ne peuvent être employées qu'après mélange ou refroidissement. Qu'il s'agisse d'applications externes ou internes, le degré thermique mérite toujours d'être pris en considération : l'eau pure chaude jouit de propriétés antiphlogistiques indéniables, et sa chaleur même est dans certains cas l'agent le plus actif que porte en elle-même telle ou telle source. Les vapeurs qui se dégagent de certaines sources permettent de les utiliser directement en inhalations.

Les propriétés électriques des eaux sont encore peu connues, contestées, au moins très discutées. Cependant, après les travaux de SCOUTETTEN, ALLOT, ELEVY, GARRIGOU, on ne saurait douter que certaines eaux thermales ne soient très chargées d'électricité. Cette influence physique, importante pour l'usage interne, l'est davantage encore pour l'usage externe ; car l'exposition de la surface presque entière du tégument aux courants même faibles d'un bain minéral peut impressionner d'une façon très énergique le système nerveux, provoquer de notables modifications sensitives, motrices ou trophiques, modifier même les conditions de l'absorption cutanée, et par conséquent arriver à des résultats thérapeutiques de la plus grande valeur; il appartient à l'avenir de faire la lumière sur ces points, de même que sur les propriétés radio-actives que l'on a récemment signalées dans plusieurs eaux minérales.

§ 3. — EFFETS PHYSIOLOGIQUES ET THÉRAPEUTIQUES

Différentes entre elles par leur composition, par leur degré thermique, par leur valeur électrique, les eaux minérales ont au point de vue thérapeutique certains effets communs, qu'elles doivent sans doute à ce qu'elles présentent à l'organisme les remèdes mieux adaptés à l'absorption que ne peuvent le faire les plus savantes combinaisons chimiques. Ces effets communs ont été rangés par DURAND-FARDEL sous les titres suivants : *résolutifs, reconstituants, sédatifs, substitutifs* et *altérants*.

La plupart des eaux sont diurétiques, plusieurs sont laxatives et cholagogues ; plusieurs aussi sont sudorifiques, soit par elles-mêmes, soit par suite de la manière dont elles sont employées.

L'accroissement d'activité de tous les émonctoires est un des premiers résultats et un des plus apparents : comme corollaire de ces phénomènes, on voit survenir la diminution, la disparition de ce que les anciens appelaient l'engorgement ou l'obstruction des viscères, de ce que nous appelons aujourd'hui l'hypertrophie, la congestion ou l'inflammation chroniques du foie, de la rate, des reins, des articulations, etc. C'est là une action éminemment résolutive.

L'action reconstituante suit celle-ci de près ; à mesure que les viscères se décongestionnent, leurs fonctions s'accomplissent mieux et plus facilement. Débarrassé par un rein plus actif des déchets de la nutrition, le sang plus généreux assure la nutrition plus régulière du système nerveux et de l'appareil locomoteur. L'exercice est plus facile et plus agréable, l'appétit plus régulier, les forces reviennent. L'effet sédatif est quelquefois des plus remarquables ; mais il est peut-être moins constant. Si, dans bien des cas, l'usage approprié d'une source thermale calme les névralgies, apaise les douleurs articulaires, endort les obsessions et les phobies des neurasthéniques, le résultat inverse s'observe aussi trop souvent ; et il n'est pas exceptionnel de voir revenir avec des excitations morales, intellectuelles, sensitives ou autres, des malades qu'on avait envoyés à une station pour qu'ils y trouvent le calme et la paix. Ces échecs thérapeutiques peuvent tenir soit à une prescription intempestive, soit à un abus thérapeutique, soit à des affections intercurrentes qui ont gravement modifié l'impressionnabilité de l'organisme.

Il arrive souvent que, sous l'influence du traitement hydrominéral, telle affection cutanée, pulmonaire ou articulaire, subit une aggravation momentanée : les douleurs sont plus vives, les signes stéthoscopiques plus étendus, la dermatose plus humide. Puis, le traitement étant continué, cet orage s'apaise et le malade se trouve bientôt mieux qu'avant le début du traitement. C'est là ce qu'on a nommé l'action substitutive : à l'inflammation chronique l'eau minérale a substitué une inflammation aiguë ou subaiguë de meilleure nature, capable d'évoluer plus franchement vers la guérison ; et en effet, quand cette phlegmasie provoquée disparaît, elle ne laisse pas après elle ces reliquats, qui sont la caractéristique de l'inflammation chronique, et le malade bénéficie de cette heureuse substitution. Il s'est passé à peu près ce qui se passe dans une plaie virulente bien cautérisée : la plaie vivement enflammée semble d'abord dans une situation pire que la première; mais comme le virus est détruit, la guérison survient dès ce moment sans difficulté. — Cette activité spéciale ne s'exerce pas seulement sur les organes malades ; elle se fait sentir sur les organes sains. Rien de fréquent comme d'observer chez les malades vers la fin du premier septénaire de leur traitement, des congestions à la tête ou à la poitrine, de la fièvre, parfois même des hémoptysies. Cette *fièvre*, cette *poussée thermale*, plus fréquentes peut-être aux eaux sulfureuses, ne sont étrangères à aucune station ; elles relèvent de la propriété qu'ont ces remèdes de congestionner plus ou moins tous les organes ; elles doivent être sinon redoutées, au moins surveillées par les médecins hydrologistes. Il serait intéressant de savoir quelle part il faut faire à l'organisme malade dans la pathogénie de ces phénomènes. Tous les sujets ne les présentent pas; quelques-uns seuls y sont exposés. Serait-ce là le critérium de tel ou tel tempérament ou de telle ou telle infection, de même que la réaction fébrile après l'injection de tuberculine indique la présence d'un foyer tuberculeux chez l'animal en observation? La question n'a pas, que je sache, été encore résolue.

Enfin l'action *altérante*, qu'il vaudrait mieux certainement appeler l'action *dynamique* ou *trophique*, est la plus importante, quelquefois la plus insaisissable, quelquefois aussi la plus manifeste de toutes celles que comporte l'hydrothérapie. Un malade a fait une cure minérale : il n'a d'abord rien ressenti et a quitté la station assez mécontent, et emportant ce vague espoir que l'effet des eaux se ferait sentir plus tard. Il n'y croit peut-être guère, mais cependant il constate que ses névralgies reviennent moins souvent, que ses digestions s'opèrent mieux, que son teint est moins bilieux, que ses bronches sont moins susceptibles, que sa tendance aux douleurs rhumatoïdes a diminué. Son tempérament n'a peut-être pas tout à fait changé, mais il a été sûrement modifié : c'est cette modification qui manifeste l'action altérante de l'eau minérale. Comme l'a établi BOUCHARD, le tempérament est la mesure de l'activité de nos échanges organiques intimes. Grâce à l'infinie complexité de la chimie de la cellule vivante, les déviations du tempérament en dehors de son type normal idéal peuvent aboutir soit à une diathèse connue, soit à une de ces formes mixtes, qui sont les plus nombreuses et que nous ne savons pas encore définir. « Chacun se porte bien à sa manière, et, ce qui nous intéresse surtout, est malade à sa manière et ressent à sa manière les atteintes que les agents extérieurs lui font subir, à titre pathologique ou traumatique, ou encore les troubles dont les causes extérieures nous échappent et qui semblent procéder d'une action spontanée. » Eh bien ! ces tempéraments si divers sont altérés par les eaux minérales ; le taux de l'activité organique est modifié, quelquefois passagèrement, quelquefois pour longtemps, quelquefois pour toujours : c'est là certainement un des résultats les plus importants d'une cure thermale, mais il faut savoir que ce résultat n'est pas constant, qu'il peut être obtenu dans un sens favorable, mais parfois aussi dans un sens défavorable, et, par conséquent, il faut bien connaître les indications et les contre-indications des sources minérales en général et en particulier.

§ 4. — INDICATIONS ET CONTRE-INDICATIONS GÉNÉRALES DES TRAITEMENTS HYDROMINÉRAUX

Les malades qu'il convient d'envoyer aux eaux minérales sont atteints d'affections diathésiques ou présentent des séquelles de maladies aiguës. Ils sont arthritiques, scrofuleux ou rhumatisants et peuvent être soumis à une cure thermale soit pour modifier leur diathèse elle-même, soit pour combattre spécialement une manifestation importante de cette diathèse. Par exemple, un migraineux avec dyspepsie intermittente, légère congestion du foie, teint bilieux, hémorroïdes, etc., porteur d'accidents arthritiques multiples dont aucun n'est pourtant très grave, sera dans son ensemble amélioré par une saison à Vichy ; tel autre, dont la même diathèse se révélera uniquement par la gravelle hépatique, sera guéri à la même station. La tendance aux formations calculeuses est une de celles que combattent le plus efficacement les pratiques hydrologiques. Le diabète, l'obésité, le rhumatisme chronique, les affections catarrhales des diverses muqueuses, l'anémie, la scrofule avec ses localisations ganglionnaires ou osseuses, les diverses dermatoses sont les meilleurs tributaires de ce mode de traitement. La tuberculose par elle-même semble réfractaire à leur action ; mais elle peut être quelquefois indirectement combattue par l'amélioration du terrain qui en a reçu la funeste semence ; elle peut être quelquefois aggravée par les congestions qui accompagnent une cure thermale, de telle façon que le problème de l'envoi d'un tuberculeux aux eaux minérales est un des plus délicats qui puissent se poser dans la médecine pratique.

Les séquelles des infections aiguës peuvent aussi disparaître sous l'influence d'un traitement thermal ; pneumonies à résolution insuffisante, pharyngites et laryngites à répétition, congestions chroniques du foie, engorgements viscéraux succédant aux pyrexies et en particulier à l'infection palustre, et surtout inflammations chroniques de l'utérus et de ses annexes ; voilà les principaux exemples que l'on peut citer de suites d'affections aiguës, dont la persistance indéfinie empoisonne la vie des malades et dont la disparition est un des plus grands et des plus visibles bienfaits d'une cure thermale.

Le choix du moment où le malade ira faire sa cure est d'une importance capitale. La fièvre, la marche aiguë et rapide de l'affection, l'extension progressive des lésions imposent formellement un sursis : c'est seulement dans les périodes de calme, dans les phases torpides que la cure doit être conseillée. C'est qu'en effet, fièvre, acuité des symptômes, développement rapide des lésions relèvent en général d'un état infectieux. Or, les eaux minérales ne combattent pas les infections, elles modifient seulement le terrain : et l'expérience nous apprend que ces traitements modificateurs appliqués à un organisme en lutte active avec une infection ont presque toujours une influence fâcheuse. On écartera donc des sources thermales les sujets atteints de maladies aiguës ou ceux qui, atteints de maladies chroniques sont sous le coup d'une complication aiguë, et l'on attendra au moins trois ou quatre semaines après la disparition de ces accidents avant de leur permettre ou de leur prescrire ce traitement.

La disposition aux hémoptysies est une contre-indication de même nature et aussi formelle.

Les lésions cardiaques ont été longtemps considérées comme des contre-indications absolues: on revient un peu de cet exclusivisme. Sans doute une lésion valvulaire mal compensée, une myocardite avancée s'opposent nettement à une cure thermale, et surtout aux douches et aux bains minéraux. Mais une lésion bien compensée peut permettre dans une certaine mesure des applications locales et limitées d'eaux ou de boues, ou l'usage interne de certaines sources. Quoi qu'il en soit, on se rappellera que le cardiaque, l'aortique surtout, est un sujet dont on ne peut prévoir les réactions, que le myocarde a des défaillances inexplicables, que le système vaso-moteur de ces malades est mal réglé dans son fonctionnement, et que plus d'un cas de mort subite ou rapide a été signalé chez des malades de cette catégorie inopportunément soumis à un traitement hydrominéral.

Les *névroses* se trouvent souvent bien des eaux ; les lésions organiques (hémorrhagie cérébrale, ramollissement, tumeurs, etc.) souvent s'en trouvent mal, sauf dans certaines stations qui semblent avoir à leur endroit une efficacité particulière. Ce point doit être étudié pour chaque catégorie de sources. Pour ces maladies, comme pour les cardiopathies, il faut d'ailleurs distinguer l'usage interne des eaux qui est assez facilement toléré, de leur application toujours plus délicate sous forme de bains, de douches, de bains de vapeur.

Enfin la dernière contre-indication, celle qui doit toujours être présente à l'esprit du praticien, c'est le degré trop avancé de la dégénérescence des organes. Quand les cellules glandulaires ou parenchymateuses ont perdu leur structure normale, quand la sclérose les envahit et les bouleverse, quand le système vaso-moteur a perdu son équilibre, il devient alors inutile et même dangereux de soumettre le malade aux excitations du traitement thermal. L'organisme ne réagit plus ; le rein n'élimine pas ou élimine lentement les substances médicamenteuses qui circulent indéfiniment dans le sang, à l'état de toxiques, et finalement la mort survient. Le progrès de ces dégénérescences accentué d'une année à l'autre explique en partie comment deux saisons consécutives faites par le même malade à la même station ont souvent des résultats bien différents, la première ayant été favorable, et la seconde désastreuse. Il ne faut donc pas se fier à une amélioration précédente pour renvoyer indéfiniment un sujet à une station : mais chaque fois il faudra s'assurer par un examen physique et fonctionnel complet, par l'étude précise de la sécrétion urinaire, que le bilan de l'économie est encore assez bon, qu'il est susceptible de s'améliorer et que la banqueroute n'est pas fatale. La décision est quelquefois fort délicate et ne peut être opportunément prise que par des praticiens pleins d'expérience.

§ 5. — LA MÉTALLOSCOPIE ET LE CHOIX D'UNE SOURCE MINÉRALE

Les effets communs et généraux des eaux minérales, leurs indications et leurs contre-indications générales doivent être bien connus des médecins ; mais cette notion ne suffit pas ; car en présence d'un cas déterminé, telle station sera utile, telle autre nuisible, ces résultats étant en rapport avec des effets spéciaux de chaque source et la manière spéciale dont chaque source agit sur les différentes diathèses. Le vulgaire croit qu'à une maladie déterminée correspond une eau minérale également déterminée : sous cette formule étroite et exclusive, cette opinion est exagérée et fausse. Mais on ne saurait contester à certaines eaux une influence spéciale sur certains organes, et sans aller jusqu'à la spécificité thérapeutique absolue, il faut bien accepter que les eaux semblent adaptées au traitement soit de telles ou telles lésions organiques, soit de telles ou telles maladies constitutionnelles.

La métalloscopie et la métallothérapie, combinées par M. GARRIGOU avec les traitements hydrologiques, ont constitué dans ces dernières années une innovation des plus heureuses. On sait quelle est sur les deux premiers points la découverte de Burq : dans certaines névroses, peut-être dans certaines anémies, l'application de métaux à la surface tégumentaire (or, argent, cuivre, zinc, etc.), détermine des modifications sensitives, thermiques ou vaso-motrices relativement faciles à constater (hyperesthésie, transferts, érythèmes, hyperthermies locales). Chaque malade n'est sensible qu'à un ou deux métaux, le contact des autres étant absolument indifférent. Lorsqu'un métal appliqué sur la peau détermine chez un sujet des modifications favorables, les sels de ce même métal administrés à l'intérieur, même à très faibles doses, amènent de semblables modifications et améliorent ou même guérissent toute une série de phénomènes pathologiques d'ordre névropathique ou anémique. Rapprochant ces données si curieuses de la présence de métaux dans les eaux minérales, M. Garrigou a soumis un grand nombre de malades à des examens métalloscopiques, et ayant reconnu à quels métaux ils étaient sensibles, leur a prescrit l'usage des eaux dans lesquelles l'analyse chimique avait révélé la présence de ces mêmes métaux. Quelle que soit la théorie, l'épreuve clinique semble concluante et ces travaux élargissent le champ d'action déjà si étendu des eaux minérales.

§ 6. — Moyens d'application des eaux minérales

A part la voie hypodermique et intraveineuse, les eaux minérales s'appliquent aux malades de la même manière et de toutes les manières que l'on applique les autres médicaments.

L'usage interne, l'emploi des eaux en boisson, est certainement le plus répandu : il convient particulièrement aux sources douées de propriétés thérapeutiques spéciales et énergiques (Eaux-Bonnes, Vichy, Contrexéville), dont on n'a nul besoin d'amplifier les effets par des artifices d'administration. Le dosage varie suivant les stations. Les eaux, à moins qu'on n'ait des raisons d'agir directement sur la digestion, sont prises à jeun le matin, à doses fractionnées ; on peut en reprendre l'après-midi, mais à bonne distance des repas.

La voie rectale est assez rarement utilisée, sauf dans quelques cas spéciaux (traitement de BERGEON dans la tuberculose pulmonaire) ou sous forme de douches ascendantes, lorsqu'on recherche plutôt un effet mécanique que médicamenteux.

L'injection vaginale simple ou combinée avec le bain est d'une pratique courante dans beaucoup de stations réputées bonnes pour le traitement des affections utérines.

Les inhalations, pulvérisations, humages, irrigations des cavités nasales et pharyngiennes sont appliqués avec de grands avantages au traitement local des affections de ces régions ou d'une façon générale des voies respiratoires.

Mais en dehors de l'usage interne, dont l'importance est quelquefois trop oubliée, le grand mode d'usage des eaux minérales, c'est l'application à la surface tégumentaire sous forme de bains locaux ou généraux, de douches locales ou générales. L'excitation de la peau, les réactions vaso-motrices qu'elle provoque sont, pour plusieurs médecins, la seule raison des effets thérapeutiques obtenus ; beaucoup d'autres croient, avec raison, à notre avis, que l'absorption cutanée permet l'introduction dans l'économie de quelques-uns des principes médicamenteux contenus dans les eaux et constitue un élément capital de l'action des bains et des douches minéraux. Les douches peuvent être données avec toutes les variétés que comporte l'hydrothérapie ordinaire (froides ou chaudes, en jet simple ou brisé, en pluie, écossaises, etc.). Les bains sont pris dans des baignoires ou des piscines : ces dernières permettant le mouvement ou même la natation, l'immersion du malade peut y être prolongée bien au delà de la durée d'un bain ordinaire (quatre, six, huit heures même, dans certaines cures). En recueillant les gaz qui s'échappent des sources, CO_2 en particulier[1], on peut donner des bains gazeux, dont les effets excitants et sédatifs sont

---

[1] Les *bains carbo-gazeux* ont fait depuis quelques années l'objet de travaux des plus intéressants, ils seront étudiés dans le tome II, à l'article : *Acide carbonique.*

très curieux ; l'éruption de certaines sources chaudes dans des terres sablonneuses a donné l'idée de plonger les malades dans ces *boues* ou de les leur appliquer sur les membres (illutation partielle), pratique qui a produit d'excellents résultats dans le rhumatisme chronique (Dax, Barbotan).

Les malades qu'on envoie aux eaux sont très souvent des nerveux ou des surmenés. La suspension des préoccupations professionnelles, le repos intellectuel, le régime plus régulièrement suivi, le changement d'air constituent des conditions hygiéniques excellentes, dont l'influence s'ajoute à celle des sources. Quelques sceptiques ont voulu faire jouer à ces circonstances le rôle le plus important : c'est une malsaine exagération. Mais il est certain que le repos pendant et après une cure thermale est une condition indispensable au succès.

« Ainsi les eaux minérales nous offrent trois ordres de moyens thérapeutiques : ce sont : le *médicament*, constitué par l'eau minérale ; les modes d'administration du traitement que l'on peut comprendre sous la dénomination de *moyens balnéothérapiques* ; enfin les conditions *hygiéniques* qui s'y *rencontrent.* » (DURAND-FARDEL.)

§ 7. — DES EAUX MINÉRALES TRANSPORTÉES

Ces eaux puisées à leurs sources et transportées au loin peuvent-elles rendre encore des services ? La question a été controversée. Elles perdent par le transport leurs propriétés thermiques, électriques et subissent souvent des altérations partielles qui les dépouillent d'une partie de leurs caractères chimiques. Entre leur usage à la source même et leur usage au loin, il y a pour ainsi dire la même différence qu'entre celui d'un fruit frais et celui d'un fruit conservé. Néanmoins il ne faut pas dénier à ces eaux transportées toute valeur thérapeutique. Les eaux alcalines restent diurétiques ; les eaux chlorurées, résolutives ; les eaux sulfureuses, anticatarrhales. Mais, malgré le soin qu'on peut mettre à les recueillir et à les transporter *aseptiquement*, malgré certains artifices, tels que le chauffage au bain-marie par lesquels on essaie de les ramener à leur état natif, leurs effets sont toujours moins brillants que ceux qu'on peut obtenir aux sources mêmes.

ARTICLE II

DES EAUX MINÉRALES EN PARTICULIER

En étudiant l'action spéciale de chaque classe de sources, on retrouve de la façon la plus manifeste l'action particulière des médicaments qui y sont contenus. Une eau minérale produit les effets que produirait le *médicament* qu'elle renferme, si cette substance était administrée dans une préparation pharmaceutique, mais elle les produit avec les modifications, avec l'intensité, avec l'activité qui résultent de toutes les circonstances qui viennent d'être passées en revue ; elle les produit associés aux effets des substances parfois très nombreuses qui entrent dans sa composition. Et comme cette composition varie non seulement d'une station à une autre, mais d'une source à une autre, chaque eau a ses propriétés et ses indications particulières.

§ 1. — LES EAUX SULFUREUSES

Les eaux sulfureuses ou sulfurées forment une des classes les plus importantes. Les *sulfurées sodiques* se caractérisent par la présence du monosulfure de sodium. Ce corps éminemment altérable, produit facilement des polysulfures, puis des précipités de soufre qui donnent aux eaux un aspect d'émulsion (blanchiment). Quelquefois même ces décompositions chimiques spontanées aboutissent à la formation de sulfites. Les eaux ne dégagent plus alors d'acide sulfhydrique (*sulfureuses dégénérées*). Ces sources sont presque spéciales aux Pyrénées. Celles que l'on trouve ailleurs sont plutôt *sulfurées calciques* ; elles contiennent H^2S, en plus grande quantité que les précédentes et aussi des hyposulfites. Il semble que leur sulfuration, au lieu d'être attribuable à une combinaison des éléments dans la roche primitive, soit secondaire et due à la décomposition d'eaux simplement sulfatées à l'origine et portées au contact de matières organiques « en putréfaction ou en décomposition, en général de tourbes ».

Le dosage en soufre des eaux naturelles a été fait maintes fois : il est des plus restreints (à Luchon, 30 à 55 milligrammes ; à Eaux-Bonnes, 21 milligrammes par litre). Cette faible proportion suffit pour leur donner à un très haut degré le caractère des médicaments sulfureux : action pour ainsi dire en surface, modification des sécrétions catarrhales. De là leur emploi dans les *bronchites chroniques* où leur efficacité est incontestable (Aix, Luchon, Cauterets, Barèges, Cadéac, Eaux-Bonnes). Dans la *phtisie pulmonaire*, leur application a donné lieu à de longues controverses, et on ne saurait mieux faire que de répéter à ce sujet les opinions de PIDOUX : conservation d'un certain degré d'embonpoint, limitation de la tuberculose à un seul poumon, intégrité des fonctions digestives, conservation de l'appétit, absence de diarrhées, antécédents arthritiques ou herpétiques, coexistence d'asthme ou d'emphysème, telles sont, d'après lui, les meilleures conditions dans lesquelles un tuberculeux peut recourir aux eaux sulfureuses, aux Eaux-Bonnes en particulier. À ces conditions on peut ajouter une constitution lymphatique ou scrofuleuse, le ralentissement de la nutrition. La présence dans les crachats de nombreux streptocoques, leur prédominance marquée sur le bacille de Koch sont des circonstances favorables.

En 1886, M. BERGEON a eu l'idée de traiter la phtisie pulmonaire par des lavements gazeux, chargés de l'acide sulfhydrique emprunté aux eaux minérales des Eaux-Bonnes, Challes Saint-Honoré et en particulier Allevard. Il s'appuyait d'une part sur la facile absorption de H_2S par le rectum et sa facile élimination par la surface respiratoire ; d'autre part, sur les expériences de MM. NIEPCE et PILATTE, établissant l'action microbicide de ce gaz sur le bacille de Koch. La technique consistait à faire passer quatre à cinq litres d'acide carbonique à travers une demi-bouteille d'eau minérale ; CO_2 entraînant H_2S

les deux gaz pénètrent ensemble et lentement dans le rectum. Ce traitement, qui avait donné de grandes espérances, est à peu près délaissé.

Pour les *laryngites glanduleuses*, pour les fatigues vocales professionnelles, Cauterets (source de La Raillère) conserve une réputation des plus justifiées. Si le bacille de Koch a envahi le larynx, il faut s'abstenir.

A Luchon, à Barèges, on peut voir s'améliorer un grand nombre de *dermatoses* (pityriasis capitis, eczéma chronique, eczéma séborréique, acné pilaire), en tenant compte, au point de vue des indications, de ce qui a été dit à propos du soufre.

Les affections des voies digestives relèvent à un moindre degré des eaux sulfureuses ; cependant les *dyspepsies* qui alternent avec des poussées cutanées ou avec les accès de dyspnée pseudo-asthmatique si fréquents chez les emphysémateux sont améliorées à Cauterets par la source de Mauhourat.

Les *affections utérines*, après leur période d'acuité, quand elles en sont réduites à ces reliquats d'inflammation qui rendent si pénible la vie de tant de pauvres femmes, sont quelquefois merveilleusement soulagées par les eaux sulfureuses (Eaux-Chaudes, Ax, Luchon, etc.), surtout par Saint-Sauveur et par la source du Petit-Saint-Sauveur à Cauterets. La faible thermalité (34°) des eaux de Saint-Sauveur est un obstacle à leur emploi chez les malades sensibles au froid, circonstance regrettable, car leur action élective sur la muqueuse utérine se marque dès le début de leur emploi par un écoulement hydrorrhéique tout particulier, et plus tard par le dégonflement de la matrice et de ses annexes, la régularisation des fonctions menstruelles, et souvent par la disparition de la stérilité ; à ce point de vue la source de l'Esquirette (Eaux Chaudes) est particulièrement célèbre. Dans ces maladies les eaux sont naturellement employées en bains, douches et injections vaginales. La source de Hontalade à Saint-Sauveur et les eaux de Luchon ont été utilisées dans les *blennorrhées* chroniques et dans certains *troubles fonctionnels vésicaux*.

Le *rhumatisme chronique*, les *névralgies rhumatismales* rebelles trouvent parfois leur unique remède, palliatif ou même curatif, dans le traitement hydrominéral sulfureux, sous forme de douches ou de bains, associés au massage, aux mouvements artificiels et d'une façon générale à toutes les pratiques de la kinésithérapie. Sans qu'on puisse en reconnaître la raison vraie certaines sources dans la même station ont une influence sédative les autres une influence excitante : il appartient aux médecins hydrologistes de régler leurs prescriptions suivant l'atonie ou l'éréthisme du sujet, l'état subaigu ou franchement chronique de la maladie. Eaux-Chaudes, Luchon, Cauterets, Barèges, Ax dans les Pyrénées, Aix en Savoie sont les plus renommées. A côté du rhumatisme franc, les vieilles arthrites mal guéries des scrofuleux adultes se trouvent aussi bien des eaux sulfureuses que celles des jeunes sujets se trouvent bien des eaux chlorurées.

Les sulfureux sont absolument inappropriés au traitement de la *goutte*. Le seul cas où on pourrait les utiliser (PIDOUX) est celui où l'on aurait intérêt à reconstituer la goutte chez un sujet à manifestations viscérales graves, en lui donnant un tempérament sanguin factice. Pareille épreuve n'est pas d'ailleurs sans dangers. En ce cas, il vaudrait mieux s'adresser aux eaux sulfureuses dégénérées qui agissent aussi par leur alcalinité.

Les vieilles *ostéites* suppurées d'origine traumatique avec fistules intarissables, la *scrofule osseuse*, trouvent souvent à Barèges une guérison inespérée.

Enfin ces mêmes eaux ont été conseillées dans le traitement de la *syphilis*. Leur utilité vient non point d'une action directe sur l'infection, mais de leurs vertus reconstituantes et de l'activité qu'elles impriment à l'élimination du mercure ou de tout autre métal. Cette dernière propriété peut du reste être recherchée dans tous les empoisonnements métalliques. Mais la réputation des eaux sulfureuses dans la syphilis vient surtout de la valeur qu'on leur a attribuée comme médicament d'*épreuve*. En excitant les fonctions cutanées, elles ramènent souvent l'apparition de syphilides chez un sujet qui se croyait guéri. De là, la pensée que si, après un traitement sulfureux énergique, aucun accident syphilitique ne survient, c'est que la vérole est bien réellement guérie. JULLIEN, dont l'opinion s'appuie sur un grand nombre d'observations consciencieuses, accepte cette opinion, mais avec force réserves et en rappelant qu'une sulfuration intensive a parfois réveillé la diathèse endormie au point d'amener des accidents tertiaires graves. Ces quelques considérations montrent combien est délicat le maniement du traitement sulfureux dans la syphilis.

§ 2. — LES EAUX CHLORURÉES SODIQUES

L'importance du chlorure de sodium dans l'économie peut faire prévoir l'importance de l'action des eaux chlorurées. Toutes celles-ci sont chlorurées sodiques; le chlorure de magnésium se rencontre exceptionnellement dans quelques eaux comme Châtel-Guyon, qui seront examinées à part.

L'incertitude qui règne au sujet de l'absorption cutanée laisse une grande obscurité sur le mécanisme de leur action. Celle-ci, depuis longtemps connue en Allemagne, plus récemment étudiée en France au point de vue clinique, a été de la part de MM. ROBIN et GAULY l'objet des études physiologiques les plus complètes. D'après ces observateurs, les bains chlorurés augmentent toujours les échanges azotés et l'élimination des chlorures, mais leur effet varie sur la désassimilation des organes riches en phosphore, suivant la dose employée. Les bains de Salies (de Béarn) au quart-sel accroissent légèrement cette désassimilation, ceux au demi-sel ou au pur-sel la diminuent. Les effets sur la tension artérielle et la sécrétion urinaire varient également. A noter enfin la persistance de ces effets assez longtemps après la cessation des bains, même l'augmentation des chlorures urinaires, ce qui se comprend difficilement sans une absorption de NaCl.

Les eaux chlorurées sodiques sourdent en général du sein des vastes nappes de sel gemme que l'on rencontre dans diverses régions de la France ou de l'étranger (Salies de Béarn, Briscous, Balaruc, Salies du Salat, Salins du Jura, Salins-Moutiers, Bourbon-Lancy, Creuznach, Kissingen, Niederbronn, Nauheim,

Wiesbaden). Contrairement aux eaux sulfureuses, elles se font remarquer par leur énorme richesse en éléments minéraux. Les chiffres de NaCl sont de 10, 20, 30, 50 grammes par litre et atteignent à Salies de Béarn jusqu'à 229 grammes. Quelques-unes de ces sources sont gazeuses, ce qui permet leur utilisation à l'intérieur, à la dose de 30 à 40 grammes par jour; mais elles sont surtout employées à l'extérieur (bains, douches, compresses).

Après l'extraction du sel par évaporation, au point de vue industriel, le résidu liquide connu sous le nom d'eaux mères renferme encore beaucoup de chlorure de sodium, mais il contient en outre tous les éléments minéraux autres que le sel marin. Ces eaux mères ont donc une composition chimique et par suite une action toutes différentes des eaux naturelles; elles sont souvent assez riches en iodures et en bromures[1] et ont de ce chef des effets résolutifs et sédatifs importants. Avec les eaux chlorurées, il faut citer à part, *l'eau de mer* (sels dissous 35 p. 1000)[2], à salure si riche et si constante, riche aussi en magnésie. Sa composition permettrait et permet en effet souvent de l'utiliser comme les eaux minérales; mais il faut alors la prendre sous forme de bains chauds et prolongés, comme dans les stations sus-nommées. Or ce que l'on pratique habituellement aux bains de mer, c'est le bain froid et court; ce que l'on recherche, c'est l'action hydrothérapique révulsive; ces bains dans l'eau agitée de l'océan ou dans l'eau calme des bassins (Arcachon) ont une action puissante; combinant leur influence à celle de l'air même tout imprégné de particules salines, à la pureté de cet air, à l'égalité de température que l'on trouve sur le littoral, ils sont des reconstituants excellents, mais qui ne conviennent pas toujours exactement aux mêmes cas que les sources jaillissant des nappes de sel gemme.

La *chlorose* et les *anémies* en général se trouvent bien des

---

[1] L'eau mère de Salies (de Béarn) contient par exemple 12 grammes de bromure de magnésium par litre (GARRIGOU).

[2] Pour l'usage interne de l'eau de mer, voir le chapitre du chlorure de sodium; pour l'usage par voie hypodermique (sérum de QUINTON), voir les sérums artificiels.

eaux chlorurées : l'importance de NaCl dans la nutrition générale explique suffisamment le rôle reconstituant de ces eaux.
Mais leur véritable indication est la *scrofule* sous toutes ses
formes et surtout sous ses formes ganglionnaires et osseuses ;
les enfants débiles, pâles, à lèvres épaisses, dont les ganglions
cervicaux sont engorgés ou même ouverts et fistuleux, reviennent
admirablement améliorés, fortifiés, guéris, d'une saison aux eaux
chlorurées. Les traitements salins doivent chez eux être multipliés et prolongés, et le chiffre populaire de vingt et un jours est
réellement insuffisant dans ces cas. Les maux de Pott guéris, les
coxalgies arrivant à la période d'ankylose sont tributaires des
mêmes stations. Les candidats à la tuberculose, les sujets
atteints de tuberculoses locales pauvres en bacilles sont donc
les clients naturels de ces sources. En est-il de même de ceux
dont le poumon est envahi à son tour par la tuberculose ? Peut-
être oui, s'il s'agit d'un enfant avec une tuberculose plutôt pleu-
rale que pulmonaire, à marche lente ; mais non, s'il s'agit d'un
adulte à tuberculose pulmonaire franche. Les eaux chlorurées
ne lui feront pas de mal si elles sont appliquées avec discernement, mais elles ne lui feront pas de bien. L'*adénopathie trachéo-bronchique* est améliorée au contraire comme les adénopathies cervicales, mais avec moins de rapidité.

Les *dermatoses* ne se trouvent bien en général ni des eaux
chlorurées, surtout si leur minéralisation est forte, ni des bains
de mer. Sans doute chez un sujet très débilité et à dermatose
d'ordre nettement strumeux, le sel agira bien sur l'état général
et par contre-coup sur l'état local. Mais, dans bien des cas, le
prurit est excité par ces eaux et le traitement salin est le point
de départ chez quelques herpétiques d'éruptions généralisées,
aiguës, intenses et rebelles. On peut en dire autant du *rhumatisme* : les bains de mer lui sont souvent funestes ; les bains salés
chauds agissent plutôt par leur température que par leur salure
(Bourbon-Lancy, Bourbonne, etc.).

Les *lésions utérines* ont été souvent traitées par les eaux chlorurées. L'aménorrhée des jeunes filles s'y trouve souvent très
bien améliorée. Mais la véritable indication, ce sont les reliquats
d'inflammation utérine ou annexielle. Seulement le médecin

doit user ici de la plus extrême prudence : prescrites à propos, les eaux salées peuvent amener la disparition définitive des indurations périutérines qui sont la source de tant d'ennuis ; mais prescrites alors que l'état aigu n'est pas encore éteint, administrées avec trop d'intensité, ou chez des femmes qui ne veulent renoncer pendant leur traitement ni à leurs plaisirs mondains, ni à leurs fatigues sexuelles, elles peuvent ramener une poussée aiguë, et le traitement se termine par une péritonite partielle ou générale. C'est une arme à deux tranchants qu'il faut savoir manier avec habileté.

Dans le traitement des *fibromes utérins*, les eaux de Salies de Béarn ont acquis depuis plusieurs années une légitime notoriété. Il est certain qu'elles modèrent la tendance aux hémorragies qui sont une des complications les plus redoutables de ces lésions, qu'elles amènent, sinon la diminution réelle, au moins le dégonflement de ces néoplasmes et permettent à bien des femmes d'atteindre la ménopause au delà de laquelle les fibromes utérins cessent généralement d'être dangereux. Plus d'une malade doit à l'usage régulier de ces eaux le bénéfice d'avoir évité une opération toujours périlleuse et d'avoir conservé dans son entier l'appareil génital, circonstance doublement heureuse au point de vue physiologique et psychique.

Les *paralysies d'origine cérébrale* sont souvent envoyées aux eaux de Balaruc, qui, outre leur qualité de chlorurées sodiques, sont légèrement laxatives. Les effets obtenus justifient cette notoriété. Les sources plus fortement salées peuvent être appliquées au traitement des mêmes affections, mais à la condition de les mitiger par de larges mélanges d'eaux douces et de n'y envoyer que les malades déjà éloignés de leur ictus apoplectique et chez lesquels le processus réparateur est épuisé.

§ 3. — LES EAUX ARSENICALES

Parmi les eaux chlorurées sodiques, les eaux arsenicales, en particulier, celles de la Bourboule méritent une mention spéciale. Comme chlorurées, elles agissent sur le lymphatisme, la scrofule, les engorgements ganglionnaires, et si les récents succès des grandes sources purement salines les ont reléguées au second plan, à ce point de vue, leur efficacité dans ces maladies n'en existe pas moins. Mais elles doivent à leur teneur en arsenic une influence toute particulière dans les dermatoses (La Bourboule, arséniate de soude, $0^{gr},028$; le Mont-Dore, $0^{gr},0006$; Royat, $0^{gr},004$; Saint-Nectaire, $0^{gr},005$) ; les éruptions prurigineuses, la maladie de Duhring, même le prurigo de Hebra y sont grandement soulagés ; les affections squameuses et ichtyosiques y sont améliorées ; les récidives du psoriasis y deviennent peut-être plus espacées ; le pemphigus y trouve une de ses chances de guérison. Contre toutes ces affections, l'eau est administrée en boissons, et surtout en bains et en bains prolongés.

L'action eupnéique de l'arsenic a fait recourir à ces eaux dans l'*asthme* et dans la *phtisie pulmonaire*. A ce point de vue, la Bourboule est plus tonique et reconstituant, le Mont-Dore avec son système d'inhalations est plus sédatif pour les asthmatiques et les emphysémateux. Leurs indications et leurs contre-indications dans ces cas sont à peu près les mêmes que celles des eaux sulfurées, et les auteurs les plus compétents restent un peu hésitants quand il s'agit de distinguer les cas qui relèvent des unes et ceux qui relèvent des autres.

Le Mont-Dore paraît bon pour les dyspnées en rapport avec des lésions du naso-pharynx ; la Bourboule a été vantée contre le diabète surtout dans sa forme hyperhépatique (VERDALLE) ; Royat semble utile pour les petits diabètes arthritiques avec légère albuminurie et agit excellemment contre ces rhumatismes des petites jointures dans lesquels GUÉNEAU DE MUSSY aimait à prescrire les bains arsenicaux artificiels.

§ 4. — LES EAUX ALCALINES

Vichy est le type des stations bicarbonatées sodiques, et la constitution chimique de ses eaux peut être comprise dans la formule suivante : que toutes les bases y sont combinées avec l'acide carbonique (bicarbonates) et tous les acides avec la soude. Les sources y sont froides (Célestins), et plus souvent chaudes (Hôpital 31°) ou très chaudes (Grande-Grille 42°50 ; Puits

Chomel 43°,60) : elles y sont extrêmement nombreuses et renferment le bicarbonate sodique à la dose moyenne de 4 à 5 grammes ; CO_2 y est dissous dans la proportion de 1 à 2 grammes. Très variées et froides, celles de Vals, aussi gazeuses presque que celles de Vichy, offrent une minéralisation très inégale et le bicarbonate y varie de 1 à 7 grammes par litre. Les autres stations bicarbonatées sodiques, même le Boulou, malgré l'intérêt que lui donne sa situation au milieu des eaux sulfureuses des Pyrénées, n'ont qu'un intérêt secondaire. Carlsbad en Bohême est bicarbonatée-sulfatée-chlorurée.

La physiologie de ces eaux n'est pas autre que celle qui a été étudiée à propos de la médication alcaline ; mais leurs effets thérapeutiques sont autrement actifs et étendus que ceux du bicarbonate de soude employé en préparation pharmaceutique. Leur vertu propre, la pratique hydrothérapique, le régime combiné avec le traitement expliquent cette différence.

Les eaux de Vichy en boisson doivent être prises à doses modérées (deux demi-verres, deux verres par jour). Moins que d'autres eaux, elles provoquent la fièvre thermale ; mais elles peuvent quelquefois réveiller, avant de les guérir, les maladies pour lesquelles on les emploie (goutte, coliques, calcul, etc.). Dans le traitement des *dyspepsies*, elles doivent être présentées avant ou après les repas, suivant les indications données à propos des alcalins. Elles réussissent admirablement dans la maladie de Reichmann, lorsqu'elles sont appliquées avec méthode. L'Hôpital semble être la source de choix pour les affections stomacales.

Les *affections intestinales*, où leur action physiologique est plus obscure, s'en trouvent fort bien, et le nombre est grand des militaires ou des marins qui viennent refaire à Vichy leur muqueuse intestinale ravagée par les diverses entérites des pays chauds. Malgré leur réputation de débilitantes, ces eaux, dans des cas pareils, sont des reconstituants puissants par l'action bienfaisante qu'elles exercent sur l'appareil digestif.

Sur les maladies de la nutrition, leur influence est bien plus manifeste que celle des bicarbonates pris à l'état de médicaments. La *goutte* est tributaire de Vals et de Vichy, et bien des

malades attendent avec impatience le retour de la belle saison
pour venir y chercher une atténuation à leurs misères. Il est
entendu qu'un accès aigu est une contre-indication. Les *diabétiques* sont souvent aussi envoyés à Vichy. Dès la première
semaine, le sucre urinaire diminue : il disparaît quelquefois à la
seconde ; en même temps on voit diminuer la soif, la sécheresse
de la bouche, la polyurie, l'asthénie musculaire, l'insomnie, le
prurit vulvaire. Ces améliorations ne sont pas définitives le
plus souvent, mais elles persistent longtemps après le départ des
malades. Tous les cas ne sont pas justiciables de ce traitement ;
mais plus un cas se rapproche du type classique, moins il est
compliqué, et plus il aura de chance d'être amélioré par les
eaux alcalines. Celles-ci seront à éviter dans la phase cachec-
tique.

L'*obésité* générale, résultat fréquent d'une mauvaise hygiène,
est peu améliorée par le traitement alcalin, si on n'y ajoute
pas des modifications radicales dans la manière de vivre ; mais
l'obésité abdominale, liée à des troubles de la circulation veineuse intestinale et hémorroïdaire, peut être fortement diminuée par une cure à Vichy ou à Vals. Le traitement de l'obésité
est une des spécialisations traditionnelles des eaux de Ma-
rienbad.

La *scrofule*, la *phtisie* se trouvent mal des mêmes stations.
Les affections bronchiques et cutanées échappent aussi à leur
action, à moins qu'elles ne soient la conséquence directe d'une
diathèse acide ou du diabète.

Les *affections calculeuses* des voies d'excrétion de la bile ou de
l'urine rentrent au contraire dans le cadre des maladies justiciables des eaux alcalines. Il ne faut pas leur demander de
donner à l'urine des propriétés chimiques qui la rendent
capable de dissoudre les calculs déjà formés ; c'est une chimère
depuis longtemps condamnée ; il faut leur demander une modification de l'état diathésique qui produit la gravelle. Au point
de vue de la gravelle urique ou oxalique, les eaux de Vichy
(Hôpital, Grande-Grille, Célestins) données à petites doses, longtemps prolongées, ont une influence heureuse et préviennent la
formation ultérieure de calculs. Si ceux-ci sont déjà formés et

si une colique néphrétique est imminente, la cure de Vichy peut la provoquer et il vaut mieux, dans ce cas, s'adresser à Contrexéville, Vittel, Capvern ou Fonfrède. Dans les calculs vésicaux, les eaux alcalines ne peuvent agir que sur les phénomènes concomitants de cystite.

La *lithiase hépatique* doit être également traitée à Vichy. Les modifications que les alcalins déterminent dans la composition de la bile sont de nature à prévenir la formation des calculs et à favoriser l'expulsion de ceux qui sont déjà formés. L'eau de la Grande-Grille amène presque sûrement des coliques hépatiques et doit être écartée du traitement. DURAND-FARDEL, qui l'affirme très nettement, résume ainsi son opinion: « La colique hépatique calculeuse représente une collection de symptômes à laquelle peut s'adapter utilement le traitement par les eaux bicarbonatées, sulfatées et surtout calciques de Contrexéville et de Vittel. Le traitement radical de la maladie calculeuse appartient aux eaux bicarbonatées sodiques, Vichy, Vals, Carlsbad. » Ces dernières eaux conviennent également très bien aux affections hépatiques avec tuméfaction de l'organe, polycholie et dyspepsie.

§ 5. — LES EAUX SULFATÉES (PURGATIVES)

Les eaux sulfatées à base de soude ou de magnésie sont très nombreuses ; elles sont répandues dans le commerce et d'un usage très populaire. Leur action est simplement celle des sels purgatifs qu'elles renferment et ne mérite pas d'être étudiée avec celle des eaux minérales.

§ 6. — LES EAUX SULFATÉES CALCIQUES ET LES EAUX A MINÉRALISATION COMPLEXE

Les eaux dont il vient d'être question se caractérisent par une composition chimique bien accusée, et par des vertus thérapeutiques spécialisées, en rapport logique avec cette composition. Celles dont il reste à parler offrent des caractères différents : parmi elles, les unes, avec une minéralisation faible et vague, ont des propriétés thérapeutiques très nettes, mais sans rapport saisissable avec la constitution chimique ; les autres ont une composition des plus complexes qui permet difficilement de les catégoriser.

Les eaux *sulfatées calciques* forment un groupe naturel remarquable par leur faible alcalinité, leur teneur en sulfate de chaux et leur action élective sur les voies urinaires. Contrexéville (1^{gr},465 de sulfate de chaux), Vittel (1^{gr}.005), Capvern, Fonfrède, Bagnères-de-Bigorre, Encausse sont les plus importantes de ces stations. Ces eaux, les trois premières surtout, agissent de la façon la plus nette sur les voies urinaires : prises à jeun, le matin, à fortes doses (plusieurs verres), elles déterminent rapidement une polyurie qui lave les voies urinaires, entraîne les calculs et, ramenant le rein à un état normal, régularise l'élimination des déchets de la nutrition. Elles exercent ainsi une action puissamment favorable sur la lithiase rénale et sur les maladies générales, la goutte par exemple, dans lesquelles l'insuffisance rénale joue un rôle important. L'appareil hépatique n'est pas indifférent à leur action, mais elles sont certainement bien moins efficaces pour la gravelle hépatique que pour la gravelle rénale. Bagnères-de-Bigorre, où les sources sont extrêmement nombreuses et variées, est réputé à juste titre pour son action sédative sur le système nerveux et est la station préférée des neurasthéniques. Aulus aux eaux laxatives, purgatives et diurétiques, modifie d'une façon heureuse les engorgements des viscères abdominaux et passe, avec plus ou moins de raison, pour débarrasser l'organisme des dernières traces de la syphilis.

Les eaux suivantes, *à minéralisation complexe*, doivent être caractérisées non par leur constitution chimique, mais par leurs effets cliniques. Parmi ces eaux indéterminées, il faut citer celles de Bagnoles (Orne), renommées pour la cure des *phlébites* chroniques; d'Evian, très bonnes comme diurétiques et d'une digestion très facile ; de Saint-Christau, où l'on trouve des traces de sulfate de cuivre et qui ont une action vraiment élective sur les *stomatites* et les *glossites* chroniques, et sur les vieilles *dermatoses* ; de La Malou, très légèrement alcalines et qui sont utilisées avec grand profit dans les maladies de la *moelle épinière* et les *névralgies*, propriété qu'elles doivent peut-être, au moins en partie, au phosphate de soude qu'elles renferment; de Saint-Nectaire, qui sont bicarbonatées-chlorurées, mais où M. GARRIGOU a trouvé du mercure, et qui contiennent de l'arsenic, du sulfate de strontiane et agissent bien dans les *albuminuries* récentes, soit d'origine dycrasique, soit même d'origine rénale; de Châtel-Guyon, que l'on peut ranger dans les bicarbonatées chlorurées, mais que leur teneur en chlorure de magnésium rend légèrement laxatives et par suite efficaces dans certaines *entérites*, en particulier dans les formes *muco-membraneuses*; de Brides enfin, qui sont sulfatées-chlorurées et dont l'action diurétique et laxative, même quand on en prolonge l'usage, ne fatigue pas les voies digestives, ce qui permet de les appliquer avec succès au traitement de l'*obésité*.

Les dernières eaux que nous devons encore signaler sont si faiblement minéralisées qu'on attribue à leur thermalité élevée leur action thérapeutique. Ce ne sont pas d'ailleurs ni les moins spécialisées ni les moins efficaces : par exemple Chaudesaigues (de 57 à 81°), les plus chaudes de France ; Dax (47 à 60°), si utiles dans le *rhumatisme chronique* (boues) ; Luxeuil, aux sources multiples employées dans le *rhumatisme* et les *métrites chroniques;* Néris (48 à 52°) si importantes pour les *métrites*, les *névroses* et les *névralgies:* Plombières (11° à 69°), précieuses pour les *gastralgies*, les *entéralgies* et les *paraplégies* rhumatismales, et qu'en raison de traces d'arsenic, quelques auteurs veulent ranger dans les eaux arsenicales ; Ussat (32°,50 à 40°), dont la spécialisation concerne d'une manière particulière les affections utérines, surtout quand elles se compliquent de névropathie.

§ 7. — LES EAUX FERRUGINEUSES

On ne doit admettre dans la classe des *ferrugineuses* « que les eaux où le fer existe en proportions thérapeutiques, tandis que les autres principes s'y trouvent en proportions trop faibles pour imprimer à ces eaux des caractères spéciaux ». Cette distinction est nécessaire, car presque toutes les eaux minérales contiennent du fer. Celles que l'on peut ranger dans cette classe bâtarde des ferrugineuses sont en particulier Forges, Neyrac, Brucourt, Bussang, Marcols, Orreza, Renlaigue, et à l'étranger Pyrmont et Spa. Assez fortement gazeuses, elles n'ont d'autre avantage que de permettre l'usage interne du fer dans des conditions meilleures que les préparations pharmaceutiques. Elles sont le plus souvent employées comme eaux de table.

§ 8. — TABLEAU RÉSUMÉ DES PRINCIPALES EAUX MINÉRALES FRANÇAISES

1° Eaux sulfureuses :
  a. *Sodiques* : Amélie-les-Bains, Ax, Bagnères-de-Bigorre, (LABASSÈRE), Barèges, Cauterets, Challes, Eaux-Bonnes, Luchon, Saint-Honoré, Saint-Sauveur, le Vernet.
  b. *Calciques* : Allevard, Aix-les-Bains, Enghien.
  c. *Chlorurées* : Uriage.

2° Eaux chlorurées sodiques :
  a. *simples* : Balaruc, Bourbon-Lancy, Bourbon-l'Archambault, Bourbonne-les-Bains, Biarritz-Briscous, Salies de Béarn, Salins-Jura, Salins-Moutiers.
  b. *Sulfatées* : Brides, Saint-Gervais.
  c. *Bicarbonatées* : Châtel-Guyon, Saint-Nectaire.

3° Eaux arsenicales :
  La Bourboule, le Mont-Dore.

4° Eaux bicarbonatées :
  a. *Sodiques* : Le Boulou, Vals, Vichy.
  b. *Calciques* : Alet, Bondonneau, La Malou, Pougues.
  c. *Chlorurées* : Royat.

5° Eaux sulfatées calciques :
  Aulus, Bagnères-de-Bigorre, Capvern, Contrexéville, Fonfrède, Vittel.

6° Eaux indéterminées :
  a. Minérales à minéralisation faible, Bagnoles, Evian, Saint-Christau.

b. Thermales, Chaudesaigues, Dax, Luxeuil, Néris, Plombières, Saint-Amand, Ussat.

CHAPITRE V

OPOTHÉRAPIE

ARTICLE PREMIER

HISTORIQUE ET PRINCIPES GÉNÉRAUX

Le 1ᵉʳ juin 1889, M. BROWN-SÉQUARD fit à la Société de Biologie une communication retentissante ; il annonça qu'ayant injecté sous sa peau un liquide obtenu en triturant dans de la glycérine des testicules de cobaye, il avait eu la satisfaction de voir s'atténuer chez lui toutes les misères de la vieillesse. On rit beaucoup d'abord et on accueillit cette médication par des plaisanteries faciles à comprendre. Mais M. BROWN-SÉQUARD étant revenu plusieurs fois à la charge sur le même sujet, M. d'ARSONVAL ayant répété ses expériences, M. VARIOT les ayant renouvelées, il fallut bien se rendre à l'évidence et reconnaître que le professeur du Collège de France avait ouvert la voie à une nouvelle méthode thérapeutique. Les sucs de divers autres organes furent essayés avec succès, et bientôt au scepticisme inconsidéré du début succéda un enthousiasme aussi irréfléchi. Il y a dix-sept ans que la question a été posée ; elle a suscité d'innombrables travaux, et on peut dès maintenant commencer le classement des observations recueillies. Quelques faits doivent être précieusement conservés, beaucoup d'autres doivent être écartés comme mal interprétés ; en un mot, quoique la question ne soit pas tout à fait mûre, la critique scientifique peut faire valoir ses droits.

Un point qu'elle a établi et que M. F. BRUNET[1] a démontré

[1] F. BRUNET. La médication organique avant Brown-Séquard, *Archives cliniques de Bordeaux*, 1898.

preuves en mains, dans un travail du plus haut intérêt, c'est que cette médication, dite *médication organique*, appelée par M. LANDOUZY *opothérapie* (ὀπός, suc) est loin d'être nouvelle. Dès la plus haute antiquité, on traitait les maladies de chaque organe par des sucs ou des extraits empruntés aux organes similaires des animaux : foie, poumons, rate, cerveau, testicules étaient utilisés dans ce but : il n'est pas jusqu'à la poudre d'ongles que les Grecs n'aient essayée pour faire repousser les ongles tombés ou dystrophiés. Cette thérapeutique, dont PLINE L'ANCIEN a religieusement relevé toutes les formules, fut perdue pour l'Europe au moment de l'invasion des Barbares et méconnue d'elle pendant tout le moyen âge ; mais elle fut recueillie par l'école d'Alexandrie, puis par les médecins arabes, et lui revint lorsque la Renaissance ramena les esprits vers les connaissances scientifiques et littéraires de l'antiquité. Au XVIᵉ et surtout au XVIIᵉ siècle, la médication organique fut en grand honneur ; elle retomba peu à peu dans l'oubli au XVIIIᵉ, soit parce que le développement de la botanique enrichit alors la matière médicale d'une foule de substances nouvelles, soit parce que l'usage de substituer les décoctions aux macérations dans la préparation des produits organiques rendit inefficaces la plupart de ces formules. On peut dire qu'elle était absolument oubliée, au moment où BROWN-SÉQUARD la renouvela en croyant la créer.

L'idée qui l'avait inspiré était d'ailleurs toute différente de celle des médecins d'autrefois. En les dépouillant de leurs vagues formules sur la sympathie et le symbolisme, les théories anciennes pouvaient se résumer en ceci : chaque organe contient dans sa substance les éléments nécessaires à sa nutrition, il apporte donc au sujet dont ce même organe est malade, les éléments les plus favorables pour le réparer, le guérir et le mettre à même de fonctionner régulièrement. C'est le *similia similibus curantur*, appliqué non plus aux symptômes morbides, mais aux appareils et aux tissus. Cette idée est probablement juste ; mais elle a un correctif fâcheux dans cette considération que tout organe, que spécialement le sang veineux de tout organe doit contenir les déchets de sa nutrition, et par conséquent des substances toxiques spécialement pour lui-même. Cette vue a été d'ailleurs indirectement confirmée par les travaux de Roger sur la toxicité des organes. Brown-Séquard procédait d'un tout autre principe. D'après lui, au lieu de vivre isolés pour ainsi dire les uns des autres, tous les organes, les glandes surtout, surtout les glandes sans conduits excréteurs, versent à chaque instant dans la circulation veineuse des produits, la plupart encore inconnus, qui servent à la nutrition des autres organes. Le sang est donc sans cesse renouvelé, non seulement par les apports de la digestion, mais encore par les produits de l'élaboration de tous les organes. Les exemples ne manquent pas pour justifier cette vue de l'esprit. C'est d'abord la transformation si remarquable des individus par la suppression de leurs glandes génitales; si la privation des testicules donne à l'eunuque des caractères si particuliers; si sa taille, sa voix, son système pileux, son intelligence, subissent des modifications si bizarres, c'est évidemment parce que la glande séminale, non seulement sécrète le sperme, mais aussi parce qu'elle fournit au système nerveux, à la peau, au larynx, des éléments indispensables à la nutrition normale de ces appareils. A côté de ces faits connus de toute antiquité, mais différemment interprétés, l'exemple du foie est plus saisissant. Outre la sécrétion biliaire, Claude Bernard a démontré que cet organe fabrique constamment du sucre et que ce sucre est régulièrement versé dans les veines sus-hépatiques. Ici la sécrétion interne n'est pas jugée par ses effets, mais elle est prise sur le fait, et son produit isolé et connu. Enfin l'étude récente du myxœdème par Gull et Ord, du myxœdème opératoire par Reverdin est réellement impressionnante et montre que la suppression du corps thyroïde est suivie dans l'organisme d'une telle modification que le malade perd successivement son intelligence, l'élégance de ses formes, une partie de sa chaleur normale et peut-être même la vie. Défendue avec ardeur par Brown-Séquard, attaquée par quelques adversaires, mais soutenue par la plupart des physiologistes, et surtout par des faits de plus en plus nombreux et incontestables, cette théorie nouvelle de la nutrition devint bientôt populaire. Elle a pris une forme synthétique tout à fait précise, un peu artificielle peut-être, dans le travail de Combe (de Lausanne)[1]. D'après cet auteur, les glandes, au point de vue de leur sécrétion interne, peuvent être divisées en deux groupes : le premier comprend celles qui détruisent les poisons fabriqués dans différents points de l'économie, ce sont : le corps tyroïde, le thymus, la glande pituitaire, le foie, les capsules surrénales. Tout obstacle à leur fonctionnement entraîne l'accumulation dans l'organisme de poisons non détruits et aboutit à une véritable *intoxication*. A ces glandes *anti-toxiques* s'oppose le groupe des glandes *vivifiantes*, qui versent dans le sang des produits de régénération ; tels sont le testicule, l'ovaire, la rate, la prostate, et même des organes non glandulaires comme la moelle osseuse. Tout obstacle à leur fonctionnement, privant les autres tissus de substances dont ils ne peuvent se passer, entraîne un dépérissement spécial de l'organisme appelé *cachexie*. C'est le résumé le plus concis des doctrines proclamées pour la première fois par Brown-Séquard et dont la fortune a été aussi brillante que rapide.

Enfin il est une dernière conception des troubles nutritifs qui commence à se faire jour çà et là dans des publications isolées et qui ralliera sûrement, un jour ou l'autre, de nombreux partisans ; dans quelques cas, des troubles généraux de la nutrition seraient dus, non pas au défaut, mais à la perversion des sécrétions internes de certains organes ; par exemple, l'ostéomalacie, la maladie bronzée, la maladie de Marie résulteraient de vices dans l'élaboration des sécrétions internes de l'ovaire, de la capsule surrénale et du poumon.

Lorsqu'une glande est enlevée, détruite ou malade, l'opothérapie se propose de restituer à l'économie une glande similaire prise à un animal ou les produits qu'on peut en extraire, et ce traitement est appliqué, soit pour combattre les troubles généraux qui résultent de la lésion glandulaire (principe de Brown-Séquard), soit pour guérir la lésion même de la glande (principe des anciennes médications organiques). Quoique ces deux

[1] *Bulletin médical de la Suisse romande*, 1896.

principes soient en réalité très distincts, ils sont souvent confondus et simultanément recherchés dans la pratique.

ARTICLE II

PRÉPARATIONS OPOTHÉRAPIQUES

Dans leur remarquable rapport au congrès de Montpellier, MM. Gilbert et Carnot ont donné les principes les plus précis et les plus complets au sujet des préparations opothérapiques. « L'étude[1] de la cellule subit la même évolution que celle des parasites. L'une et l'autre ont commencé par l'observation des phénomènes vitaux. Pour l'une et l'autre, on est actuellement à l'étude des sécrétions, des extraits, des toxines. Car pour l'une et l'autre, on a reconnu que beaucoup de phénomènes étaient dus, non pas à la cellule vivante, mais à ses sécrétions. »

« Actuellement, en thérapeutique, on peut suppléer de deux façons un organe malade : par la *greffe*, si on veut utiliser les actions vitales de cet organe (cette méthode est encore à créer); par l'*opothérapie*, si l'on veut utiliser les propriétés de cet organe indépendantes de la vie. »

« Les méthodes de préparation des extraits organiques comprennent : d'une part, le choix et la préparation physiologique des animaux avant l'abatage; d'autre part, l'utilisation des organes frais ou conservés, complets ou dissociés. »

1º Choix des animaux. — Le choix de l'espèce est souvent dicté par des considérations d'ordre économique (on s'adresse de préférence aux animaux de grande taille); il doit souvent varier avec l'organe à employer; c'est ainsi qu'on utilise les ovaires de brebis, le corps thyroïde du mouton, le foie du porc.

Les glandes génitales sont prises à des sujets adultes; les glandes antitoxiques à de jeunes animaux; les vieux sont laissés de côté. « Un organe étant d'autant plus développé qu'il fonctionne davantage, on a intérêt, par une gymnastique graduelle

---

[1] Gilbert et Carnot, *Loc. cit.*, p. 2.

de la glande, à exalter la fonction que l'on veut utiliser ensuite dans les extraits. » A ce point de vue, la saison, la période de la digestion, la gravidité et toute une série de circonstances générales, climatériques ou individuelles, devront être étudiées avant de décider le moment de l'abatage.

Les glandes ayant l'une sur l'autre des influences réciproques par leurs sécrétions internes, il pourra être utile d'associer les préparations de plusieurs organes : pancréas-foie, rate-pancréas, etc.

2° Préparation des extraits. — L'asepsie des produits employés doit être rigoureuse, en raison du danger que présenterait l'utilisation des produits fermentés. On doit donc user, dans leur élaboration, des précautions les plus minutieuses et chercher les procédés d'une stérilisation parfaite. Mais le problème est difficile à résoudre ; car la chaleur, sans annihiler les produits glandulaires, les atténue beaucoup; la filtration sous pression de CO_2 (méthode d'Arsonval) retient sur le filtre des substances actives ; l'addition des antiseptiques est insuffisante ou nocive.

Comme les remèdes empruntés au règne végétal, les organes qu'emploie l'opothérapie sont susceptibles de subir diverses préparations.

On peut donner l'organe en nature, frais ou conservé, coupé en tranches et donné sous forme de sandwichs, de pulpe écrasée dans du bouillon ou tout autre liquide. Ce procédé se heurte à de véritables difficultés d'approvisionnement.

Les organes desséchés dans le vide à la température de 20 à 25° peuvent être réduits en poudre, et cette poudre est ensuite donnée au malade dans des cachets, des tablettes ou des pilules; c'est un assez bon procédé, mais ces poudres s'altèrent avec facilité.

On se sert plus souvent d'extraits de glandes, aqueux, alcooliques ou glycérinés. Les premiers fermentent très facilement et sont d'une conservation difficile : les seconds, toujours mélangés de l'eau qui entre dans la composition des organes, sont plutôt hydro-alcooliques et ne contiennent sans doute qu'une partie des principes actifs, les autres étant précipités et restant sur les filtres : les troisièmes sont les plus employés. Riches en principes actifs, faciles à conserver et à préparer, ils méritent d'être, les plus utilisés dans la pratique, avec les réserves suivantes : 1° il faut, au point de vue de l'étude du médicament, tenir compte des actions très importantes de la glycérine ; 2° la transparence du liquide n'est pas la preuve certaine de son asepsie ; 3° la présence de la glycérine rend l'injection hypodermique assez douloureuse.

Les principes actifs des glandes paraissent résister à l'action des sucs digestifs ; de là est venue l'idée de soumettre ces organes à des digestions artificielles peptiques, triptyques ou papaïniques. Le produit filtré de ces digestions artificielles contient le principe actif inaltéré. Cette méthode semble appelée à jouir d'une certaine faveur.

Le mode de préparation est d'une telle importance que l'on ne peut scientifiquement comparer les observations de plusieurs malades que s'ils ont été traités par des médicaments opothérapiques, soumis aux mêmes manipulations (Brunet). Mais en pratique cette considération se heurte à mille difficultés.

3° Principes actifs. — Enfin, à l'aide de diverses manipulations physiques ou chimiques, on a cherché à isoler complètement les éléments actifs de plusieurs organes, de même qu'on a isolé de la digitale et de l'opium les alcaloïdes qui donnent à ces substances leur activité thérapeutique. Ces recherches ont abouti à la découverte de l'*iodothyrine* et de l'*adrénaline*.

4° Voies d'introduction. — Les premières préparations ont été des extraits aqueux et glycérinés ; elles ont été introduites par la voie hypodermique, qui longtemps est restée seule employée, malgré les inconvénients possibles (douleurs, abcès, érythèmes).

Brown-Séquard ne tarda pas à employer la voie rectale pour le suc testiculaire, et les résultats ne différèrent pas sensiblement de ceux qu'il obtenait par la voie sous-cutanée.

Enfin Howitz, puis Fox et Mackenzie reconnurent que l'ingestion du corps thyroïde par la voie stomacale était tout aussi efficace que l'injection hypodermique du suc thyroïdien. Ce fut une surprise et comme un démenti aux opinions courantes sur la peptonisation uniforme dans le tube digestif de toutes les substances albuminoïdes. Mais le fait bien confirmé pour le suc thyroïdien fut vérifié pour beaucoup d'autres produits de l'opothérapie. C'est très probablement une propriété générale des principes glandulaires de résister à l'action des sucs digestifs et de passer inaltérés dans le sang. Dès lors la voie stomacale qui permet d'éviter les infections locales et la douleur des injections a été de plus en plus adoptée comme la voie habituelle d'introduction des médicaments opothérapiques. Des circonstances particulières obligent cependant à se servir quelquefois encore de la voie rectale et de l'hypodermique.

ARTICLE III

SUCS ORGANIQUES EN PARTICULIER

§ 1. — SUC TESTICULAIRE OU ORCHITIQUE

Le suc testiculaire, qui a été le premier médicament opothérapique, est aujourd'hui presque complètement délaissé. Le rôle du testicule dans le développement et l'évolution de l'homme, la déchéance qui accompagne la cryptorchidie, la castration ou l'épuisement des glandes séminales par les excès vénériens ou par la vieillesse sont les faits principaux sur lesquels BROWN-SÉQUARD édifia sa théorie de la sécrétion interne. Son auto-observation de traitement par le suc testiculaire parut extrêmement favorable.

Le remède s'emploie surtout sous la forme de suc glycériné ou aqueux, bien stérilisé, et contenant 1/5ᵉ de substance glandulaire pour 4/5ᵉ de véhicule. Il peut être introduit par la voie rectale ou même buccale, mais a été beaucoup plus souvent utilisé par la voie hypodermique.

D'une constitution chimique très complexe, il comprend non seulement le sperme, mais aussi les éléments de la glande broyée. Dans le sperme en dessiccation se forment des cristaux rhomboïdaux, analogues à ceux que CHARCOT a décrits dans le sang des leucocythémiques, et qui sont des cristaux de phosphate de *spermine*, base découverte par SCHREINER en 1878. POEHL (de Saint-Pétersbourg) a voulu voir dans cette substance le principe actif du suc testiculaire et a tenté de prouver chimiquement et cliniquement qu'elle était un agent puissant d'oxydation. Cette discussion, qui aurait pu avoir un grand intérêt, si le suc testiculaire pouvait être accepté comme un médicament énergique, est aujourd'hui oiseuse. Ce suc en effet est à peu près tombé en désuétude.

Dans la *débilité sénile*, il peut passagèrement exciter les fonctions digestive, circulatoire, cérébrale, génitale, mais il est bien loin de représenter une fontaine de Jouvence intarissable.

La *neurasthénie cérébrale* semble n'en tirer aucun profit, non plus que l'*hystérie*. L'*épilepsie* est plutôt aggravée ; les crises se rapprochent et sont peut-être plus violentes.

Dans l'*ataxie locomotrice*, il peut peut-être calmer les douleurs fulgurantes, peut-être aussi améliorer l'anaphrodisie qui suit les excitations excessives de la période préataxique ; mais il ne fait rien contre le tabes lui-même ; et on ne relirait pas aujourd'hui, sans sourire, les comptes rendus de la Société de Biologie de 1892-1894 où les guérisons de ce mal inexorable étaient signalées à foison. Les mêmes observations peuvent s'appliquer à la *tuberculose pulmonaire* et au *cancer*.

Le suc orchitique peut-il être administré à la femme comme à l'homme ? Des expériences de DUFOUGERÉ[1], on doit conclure qu'il est quelque peu toxique pour elle. Cependant BOUFFÉ, GIROD (de l'Orne) et DUFOUGERÉ lui-même ont tenté de traiter la *chlorose* des jeunes filles par des injections de ce suc, et ont obtenu de beaux succès. La guérison de la chlorose par le mariage, fait bien connu des anciens, explique cette thérapeutique.

Jusqu'à ces derniers temps, on se servait de suc emprunté au cobaye, au coq ou au taureau (injections de 2 à 5 centimètres cubes). Récemment MM. BOUIN, ANCEL, BRANCA[2] ont émis l'opi-

[1] DUFOUGERÉ. Thèse de Bordeaux, 1902.
[2] *Presse médicale*. 12 août 1905.

nion que la sécrétion interne du testicule provenait non pas des cellules séminales, mais d'un ensemble de cellules interposées aux tubes séminifères (glande interstitielle) et que c'était là qu'il fallait chercher le principe actif que le broiement de la glande entière ne peut donner qu'en quantité insuffisante. Peut-on espérer qu'il sortira de ces recherches la découverte d'un médicament véritablement actif ? L'avenir nous l'apprendra.

§ 2. — Suc ovarien

Peu estimé de Brown-Séquard, le suc ovarien est cependant un des agents les plus curieux de l'opothérapie. Dès 1889, Mme Brown l'avait essayé sans succès d'ailleurs sur 46 vieilles femmes. Le Dr Villeneuve, de Marseille, l'essaya à son tour en 1892, et en 1893 M. Régis (de Bordeaux) en établit l'indication dans un cas de folie consécutive à l'extirpation des deux ovaires. Peu après Jayle, Mainzer, Muret, Mond, Lissac, Spillmann, Etienne et Senator en firent diverses applications. Enfin M. Ferré [1] et M. Bestion de Camboulas [2] ont étudié de la façon la plus complète les effets physiologiques et thérapeutiques du suc ovarien.

La sécrétion interne de l'ovaire n'est pas démontrée par des expériences absolument probantes. Il semble pourtant que la chlorose et l'ostéomalacie soient en rapport avec un mauvais fonctionnement de l'ovaire ; c'est cette glande qui règle en outre l'écoulement régulier du sang menstruel par où s'éliminent tant de toxines. Pour ces diverses raisons et par analogie avec d'autres organes, on a cru devoir instituer une médication ovarienne.

1° Préparations ovariennes. — C'est à la truie ou à la brebis que l'on emprunte de préférence leurs organes.

On les prépare de plusieurs façons :

1° Glande fraîche, hachée, 10 grammes dans du pain azyme :

---

[1] *Congrès de Montpellier*, 1898.

[2] Thèse de Bordeaux, 1898.

2° Glande séchée à la température de 38 à 39° et pulvérisée (ovarine ou ovairine, ovaraden, oophorine, ovigénine). Cette poudre se donne à la dose de 20 à 30 centigrammes par jour en nature ou en pilules :

3° Suc ovarien aqueux, glycériné ou alcoolique, obtenu par la méthode générale employée pour ces préparations. Ces solutions sont en général au dixième.

Des études de FRAENKEL[1] et des essais de LEBRETON[2] tendraient à démontrer que le principe actif de la sécrétion interne et par conséquent le vrai remède appartiendraient spécialement au *corps jaune*. C'est encore une question dont la solution appartient à l'avenir.

2° Effets physiologiques. — Le suc glycériné se donne par ingestion ou par injections à la dose moyenne de 1 à 3 centimètres cubes. En dehors de quelques troubles dyspeptiques dus probablement à des produits altérés, on ne constate aucun phénomène immédiat.

Les phénomènes observés sur des animaux sains (cobayes et lapins), injectés au suc ovarien, sont extrêmement curieux. Des doses fortes tuent les femelles aussi bien que les mâles ; des doses modérées auxquelles résistent très bien les femelles tuent les mâles qui meurent après avoir présenté du refroidissement, de l'hématurie, des eschares, de l'excitation génitale et quelquefois de la paralysie. A plus faible dose, les mâles maigrissent et les femelles engraissent. Les femelles pleines succombent aux mêmes doses que les mâles. A l'autopsie des animaux on trouve des lésions très importantes des reins, du foie et de la substance grise de la moelle.

3° Indications thérapeutiques. — L'expérience n'a pas absolument réalisé les belles espérances qu'avaient fait naître les premiers travaux. En effet, en 1903, je pouvais écrire ces quel-

---

[1] FRAENKEL, La fonction du corps jaune, *Archv. für gynäkologe*, 1903.

[2] LEBRETON, Opothérapie par le corps jaune, *Soc. Biologie*. 1899.

ques lignes, qui me semblent résumer assez fidèlement l'état de
la question [1].

« La médication ovarienne est sans effet contre les troubles de
la *ménopause* survenue à l'âge habituel de quarante-cinq à cinquante ans ; elle est d'une efficacité très incertaine dans la *chlorose* ; elle agit bien dans les *troubles névropathiques* et *psychiques*
qui succèdent à la double castration, à la condition que l'opérée
soit jeune et ne présente pas une hérédité nerveuse trop chargée ;
elle est utile dans les cas dé *psychose* où l'époque menstruelle
est le signal d'un redoublement des troubles cérébraux et s'accompagne en même temps de désordres dysménorrhéiques. Son
activité dans l'*ostéomalacie* qui guérirait quelquefois par l'extirpation des ovaires est encore à prouver. »

§ 3. — MÉDICATION THYROÏDIENNE

1° Historique. — L'histoire de la médication thyroïdienne
est un des chapitres les plus intéressants de la thérapeutique
contemporaine : elle montre les résultats merveilleux que l'on
peut atteindre par l'association méthodique de la clinique, de la
physiologie et de l'anatomie.

En 1873-1876, GULL et ORD avaient successivement décrit une
maladie laissée jusqu'alors dans l'oubli et à laquelle le premier
d'entre eux avait imposé le nom de *myxœdème*. CHARCOT,
quelques années plus tard, la décrivit à son tour sous la dénomination de *cachexie pachydermique*, et BOURNEVILLE montra
qu'on la retrouvait avec addition de troubles importants de la
croissance et de l'intelligence chez une certaine catégorie de
jeunes idiots.

Cette affection avait à peine pris sa place dans les patholo-
gies que REVERDIN d'abord, puis KOCHER constataient non sans
surprise qu'elle se développait régulièrement chez les sujets
dont on avait extirpé totalement le corps thyroïde (1882). En
rapprochant ces faits de l'atrophie de cette glande si fréquem-

---

[1] *Société de médecine et de chirurgie de Bordeaux*. Rapport sur
l'état actuel de l'opothérapie (octobre 1903).

ment constatée chez les malades atteints de myxœdème spontané, il n'était pas difficile de conclure que l'affection nouvelle était liée à la suppression matérielle ou fonctionnelle de la glande thyroïde.

Or le moment où de nouvelles observations venaient de jour en jour confirmer ces découvertes de physiologie pathologique coïncidait avec celui où Brown-Séquard lançait ses théories des sécrétions internes. La thérapeutique n'avait dès lors qu'à suivre le mouvement et à appliquer à ce cas particulier les données générales du professeur du Collège de France. Plusieurs médecins se disputent l'honneur de la priorité; il est certain que simultanément beaucoup d'entre eux ont songé à traiter le myxœdème par la médication thyroïdienne, mais l'occasion leur a manqué. En ne s'attachant qu'aux faits, on doit reconnaître que la première tentative de traitement par greffe appartient à Lannelongue (de Paris), par les injections hypodermiques à Murray (de Londres) et par ingestion à Howitz (de Copenhague).

2° Étude physiologique. — Quelle est la fonction du corps thyroïde? et quelle est l'action des préparations thyroïdiennes sur l'homme sain? Cette double étude est indispensable avant d'aborder la partie véritablement thérapeutique de ce chapitre.

L'appareil thyroïdien est indispensable à la vie : l'expérience clinique et la physiologie sont d'accord sur ce point. Est-ce par sécrétion d'un produit utile à la nutrition ou par la destruction des principes nuisibles élaborés au cours des échanges nutritifs? Bien que la question ne soit pas absolument tranchée, l'augmentation de la toxicité urinaire, les lésions graves des reins, de l'encéphale, de la moelle et des nerfs chez les animaux privés de thyroïde tendent à faire admettre la seconde hypothèse. Quelles sont dans ce cas les substances toxiques qui s'accumulent dans l'organisme après la suppression de la fonction thyroïdienne? on a parlé de la murine, de la neurine, de substances encore mal connues isolées pour la première fois par Notkine (thyréoprotéine), sans pouvoir rien démontrer. Il ne serait pas impossible que le corps thyroïde eût pour mission de fixer l'iode apporté avec les aliments (MIXA et STOELZNER) et qu'ultérieurement « le principe iodé formé dans la thyroïde prît une grande importance dans la nutrition générale et devint un des facteurs essentiels du métabolisme normal[1] ». GILBERT et LEREBOULLET ont montré que le corps thyroïde protège l'organisme contre les intoxications biliaires. Mais en somme on n'est point fixé sur la nature du poison détruit à l'état normal par la thyroïde ni sur les caractères de cette fonction antitoxique.

Le problème, assez simple en apparence, quand on se borne à la constatation du myxœdème chez les hommes privés de corps thyroïde, devient singulièrement plus complexe, quand on pousse plus loin l'analyse et qu'on étudie la constitution anatomique et chimique de la glande en question. Au point de vue anatomique et physiologique, GLEY et après lui MOUSSU ont appelé l'attention sur deux paires de glandules qui chez les animaux, les lapins en particulier, sont situées sur les côtés de la glande principale, *glandules parathyroïdes*. Leur rôle encore obscur serait vraiment antitoxique, puisque leur ablation entraînerait le tétanos, les convulsions et la mort rapide ; la glande principale aurait un rôle trophique, et ce serait à sa suppression que serait dû le myxœdème. On conçoit si ces opinions venaient à être démontrées, quelle importance il y aurait à choisir en thérapeutique, suivant les cas, du suc thyroïdien ou du suc parathyroïdien. Mais la physiologie n'a pas sur ce point dit son dernier mot.

Au point de vue chimique, on a cherché à isoler les principes actifs des extraits thyroïdiens. NOTKINE a obtenu une substance très toxique la *thyréoïdine*, capable de neutraliser la thyréoprotéine qu'il découvrait en même temps. FRÆNKEL a réussi à extraire une *thyréo-antitoxine* ; mais la découverte capitale est celle de BAUMANN, qui a isolé de la glande une substance brunâtre, insoluble dans l'eau, soluble dans l'alcool et les alcalis, substance renfermant de 3 à 10 p. 100 d'iode et représentant à elle seule de 0,2 à 0,5 p. 100 du poids total de la glande. Cette

---

[1] MOSSÉ, *Congrès de Montpellier*, 1898. Rapport sur l'état actuel de l'opothérapie.

substance, *iodothyrine* ou *thyroïodine* est en combinaison chez le vivant, avec les substances azotées sous forme d'*iodothyroalbumine* et d'*iodothyroglobuline*. Est-ce là le vrai principe actif du suc thyroïdien ? Est-il le seul ou est-il associé à d'autres ? L'avenir répondra bientôt à ces questions ; mais actuellement on ne saurait méconnaître l'importance de ces faits nouveaux.

Les phénomènes physiologiques provoqués chez un sujet sain par l'ingestion de substance thyroïdienne sont tous résumés dans l'observation suivante d'un étudiant en médecine, qui en prit pendant dix jours consécutifs. « Dès le second jour, phénomènes d'excitation et de courbature. Vers le 10ᵉ jour, les désordres atteignent un haut degré d'intensité. La marche devient difficile, les mains tremblent, au point de rendre l'écriture impossible, le pouls bat de 130 à 160 ; insomnie persistante, courbature violente, nervosité extrême, vapeurs, sueurs abondantes, céphalée continuelle ; le cerveau semble éclater sous la poussée de mouvements congestifs et bientôt la famille s'aperçoit « que les yeux lui sortent de la tête ». On interrompt l'expérience, et les symptômes s'amendent rapidement[1]. A ce tableau, ajoutons que l'urine est plus abondante et plus riche en urée, que la désassimilation des substances hydrocarbonées est excessive et entraîne un grand amaigrissement, qu'il survient parfois de la glycosurie et de l'albuminurie, et nous aurons les principaux traits de l'action physiologique du suc thyroïdien. Cette action, pour peu que l'usage du remède soit prolongé ou que les doses soient élevées, devient facilement toxique ; on a eu des cas de mort assez nombreux, avec tachycardie excessive, amaigrissement et délire. L'analogie de ces désordres avec ceux du goitre exophtalmique a fait penser que cette dernière maladie est due à un excès de fonctionnement du corps thyroïde : *hyperthyroïdisation*, opposée à l'*hypothyroïdisation* qui engendre le myxœdème. N'y aurait-il pas souvent aussi perversion de la sécrétion (*dysthyroïdisation*) ?

3° Indications. — La médication thyroïdienne est indiquée

---

[1] COMBE. Le Myxœdème. *Bull. médic., Suisse romande*, 1896-1897.

spécialement dans les affections du corps thyroïde, et accessoirement dans quelques autres affections.

a. *Affections du corps thyroïde.* — Le myxœdème sous ses trois formes : post-opératoire, de l'adulte, de l'enfant est merveilleusement amélioré ou guéri par la médication thyroïdienne. La disparition des œdèmes, le retour de la face à son aspect normal et primitif, le rétablissement des fonctions de relation si profondément troublées, la reconstitution de l'intelligence, la guérison rapide et progressive de tous les troubles morbides (hémorragies, sensation de froid, sécheresse de la peau, chute des poils, etc.), tout cela est réellement saisissant. Chez l'enfant, des faits plus remarquables encore se produisent : la croissance arrêtée depuis des mois et des années reprend son activité, le développement intellectuel suit l'amélioration physique et la transformation morale marche de pair avec la transformation organique. C'est un enchantement pour le médecin et pour la famille. Il est bien entendu que ce succès thérapeutique n'est possible que si le traitement intervient assez tôt avant que les épiphyses des membres ou les sutures craniennes se soient ossifiées. Si le squelette s'est non seulement arrêté dans sa croissance, mais s'il a été définitivement fixé dans sa petitesse par l'ossification de ces organes d'accroissement, les lésions sont définitives et le remède n'aura que des effets incomplets. Enfin le myxœdème opératoire est lui aussi largement amélioré ou guéri par la médication thyroïdienne.

Dans toutes ces affections, le traitement doit être continué indéfiniment avec des intermittences, mais à peu près sans espoir de pouvoir s'en dispenser jamais. Cependant il n'est pas impossible que dans le myxœdème de l'adulte et de l'enfant le corps thyroïde participant lui-même à l'amélioration générale de la nutrition ne finisse par retrouver ses fonctions ou son développement normaux ; et que dans les cas opératoires, l'hypertrophie de certaines glandes (rate, thymus, hypophyse), ne compense la perte du corps thyroïde, mais ces cas sont trop nouveaux encore pour qu'on puisse en dégager une loi.

On doit à HERTOGHE la notion des *myxœdèmes frustes* où le suc thyroïdien peut rendre de très important services. Avec lui,

Brissaud et Ausset ont rattaché à une lésion thyroïdienne de nombreux cas de *nanisme* et d'*infantilisme* et les ont traités avec succès par cette médication, soit chez des enfants, soit chez des adultes. Bourneville a également obtenu d'assez bons résultats dans l'*idiotie mongolique*, où il a noté souvent l'inflammation chronique de la thyroïde ; et Régis a donné comme indication, en dehors de toute forme déterminée d'infantilisme ou d'idiotie : l'arrêt de croissance, le défaut de développement des organes génitaux et la dépression mentale. Les succès sont nombreux, quoique souvent incomplets. Il faut aller avec la plus extrême prudence ; car le remède provoque chez les tout petits enfants l'éruption trop rapide des dents et peut-être des poussées d'ostéite épiphysaire.

D'autres cas de myxœdème fruste s'accompagnant de troubles circulatoires qui font redouter une *cardiopathie* au début s'améliorent considérablement par la médication thyroïdienne.

On a essayé la médication thyroïdienne dans le *goitre* (Bruns, Régis, Gaide). Si le goitre est kystique, le résultat est nul ; mais s'il est parenchymateux, on observe souvent une diminution notable de la tumeur et la disparition des phénomènes de compression parfois très graves (Sabrazès et Lichtwitz). Les troubles mentaux fréquents chez les goitreux ne semblent pas influencés dans la plupart des cas.

Marie et Eulenburg ont condamné cette médication dans le *goitre exophtalmique* ; mais leur jugement n'est peut-être pas sans appel. S'il est vrai en effet que, dans quelques cas, elle a aggravé les symptômes, dans d'autres elle a non seulement atténué les désordres dus directement au volume du goitre, mais même amélioré les phénomènes nerveux (tremblement, etc.). Les indications et les contre-indications dans cette grave maladie ne sont pas nettement posées, mais elles doivent être minutieusement analysées, et en l'état actuel, il ne faut ni les accepter ni les rejeter en bloc.

Ballet et Henriquez jugeant que la maladie de Basedow est le résultat d'un excès de fonctionnement du corps thyroïde pensèrent que le sang des animaux privés expérimentalement de cet organe pouvait être pour ce mal un médicament véritablement spécifique. Ils injectèrent donc à des basedowiens pendant trois à huit jours, de 5 à 15 centicubes de sérum de sang provenant de chiens éthyroïdés. Les résultats furent satisfaisants; ils ont été confirmés en Allemagne. Des difficultés de technique semblent seules avoir mis obstacle à la propagation de ce judicieux procédé [1].

b. *Affections étrangères au corps thyroïde.* — L'*obésité* a été souvent traitée par le suc thyroïdien. La plupart des malades présentent d'abord un amaigrissement notable, et souvent aussi des troubles cardiaques qui obligent à interrompre la médication. Le nombre des affections chroniques qu'on a soumises à cette médication est considérable. Nous citerons seulement : le *psoriasis*, où Thibierge, après de consciencieuses études, ne lui accorde guère d'autre valeur que celle d'un médicament de consolation; le retard de la consolidation des *fractures* (Gauthier de Charolles) où il serait spécialement utile chez les enfants rachitiques [2] (Courtin). l'hémophilie (Dejace et Combemale). l'*otite moyenne hyperplastique*).

4º Accidents et contre-indications. — Une céphalée violente, des palpitations, de la tachycardie, une émaciation rapide peut-être même de l'exophtalmie surviennent chez les sujets trop longtemps ou trop fortement traités par les préparations thyroïdiennes ou qui en vertu d'idiosyncrasies spéciales les ont mal supportées. Dans ces conditions le malade peut mourir rapidement par le fait d'une néphrite, ou par le fait d'une complication inflammatoire ou infectieuse.

L'association de l'arsenic (Mabille), liqueur de Fowler, cacodylates ou arrhénal, au traitement thyroïdien, prévient souvent ces fâcheux accidents. Si le sujet présente un certain degré d'affaiblissement du myocarde, s'il est albuminurique, s'il a de l'excitation cérébrale, il faudra s'abstenir ou tout au moins commencer par des doses extrèmement faibles. Les intermittences dans la médication sont une règle nécessaire.

[1] Pisanté, *Les animaux éthyroïdes.* Thèse de Paris, 1904.
[2] Arnozan, *Loc. cit.*

5° Préparations et doses. — Le corps thyroïde le plus recherché est celui du mouton (glande du cornet) : il est certainement préférable à celui du bœuf. Y aurait-il intérêt à prendre plutôt celui du bélier ? Le fait a été affirmé, mais non démontré.

Les animaux des pays à goitre donnent des substances moins actives que les animaux pris en d'autres régions (Combe). En hiver (novembre, décembre), les glandes thyroïdes semblent plus actives.

On se sert de suc glycériné, de poudres et de tablettes et souvent aussi de substance glandulaire fraîche. Dans ce dernier cas, il faut veiller à ne pas donner au malade des fragments de muscle ; la confusion est assez facile. Les poudres et les tablettes sont d'un maniement commode, mais sujettes à s'altérer.

La voie hypodermique est à peu près abandonnée ; on se sert presque uniquement de la voie buccale.

Le dosage par lobes est absolument insuffisant, un lobe pouvant, suivant les animaux, varier en poids de 0,50 centigrammes à 8 grammes. Le plus sage est de commencer par une préparation contenant 0,20 centigrammes de substance thyroïdienne fraîche ; on augmentera peu à peu les doses, jusqu'à 0,60 centigrammes ou 0,80 centigrammes par jour. Quelques médecins préfèrent des doses un peu plus fortes et données seulement deux ou trois fois par semaine. Il faut interrompre la médication tous les quinze ou vingt jours, par des pauses de cinq ou dix jours.

Cependant Bourneville a continué pendant un mois, même deux mois, mais avec la surveillance la plus attentive du malade au point de vue du poids, du pouls et des moindres troubles fonctionnels.

L'iodothyrine ou *thyroïodine* de Baumann se donne en cachets de 0,25 (1 à 4 par jours). Elle est peu adoptée en France.

§ 4. — MÉDICATION NERVEUSE. TRANSFUSION NERVEUSE DE CONSTANTIN PAUL

À la suite d'une guérison fortuite de symptômes neurasthéniques, par des injections sous-cutanées de dilution de substance nerveuse, faites à titre préventif de la rage, C. Paul crut que la *transfusion nerveuse* pouvait être le remède de plusieurs névroses. Il donna la formule suivante :

        Substance grise de cerveau de mouton. .   15 grammes
        Glycérine et eau distillée, àà.   15   —
    Triturer, mélanger et filtrer.

En injections hypodermiques de 1 à 3 centicubes chaque jour.

L'expérience montra bientôt que les simples injections de sérum artificiel avaient les mêmes effets. La transfusion nerveuse est donc tombée dans l'oubli, malgré les travaux de Wassermann et Takaki qui avaient cru trouver dans ce procédé un moyen de neutraliser la toxine tétanique (1897) ; malgré ceux de Babès qui a cru y voir l'antidote du virus rabique. Marie a pu cependant donner à des lapins un certain degré d'immunité contre la rage, en leur injectant dans les veines le filtrat d'une émulsion cérébrale.

§ 5. — Médication hépatique

L'opothérapie hépatique est l'œuvre toute personnelle de MM. Gilbert et Carnot. Le foie est le premier organe dont la sécrétion interne a été reconnue, il transforme en glycogène le glycose qui lui est fourni par les voies digestives et reconstitue à nouveau du glycose qu'il verse dans les veines sus-hépatiques.

Expérimentalement l'injection d'extrait de foie à des lapins a paru accélérer la sécrétion biliaire, augmenter dans une proportion très variable l'élimination de l'urée et de l'acide urique ; on peut enfin retirer du foie diverses substances, dont les unes ont une propriété coagulante du sang, les autres une propriété anticoagulante ; les premières semblent en général prédominer sur les secondes et pourront être utilisées dans le traitement des hémorragies. Après injection de sucre dans les veines, la quantité du sucre rejeté par l'urine diminue chez les animaux à qui on a fait simultanément absorber des extraits de foie, preuve que ces extraits activent la fonction par laquelle la glande hépatique transforme le sucre en glycogène, ou ont tout au moins une action sur la destruction du sucre.

« Ces données expérimentales ont été appliquées à la thérapeutique. Les maladies du foie paraissent impressionnées favorablement par l'extrait hépatique. Mais la glande ne doit pas être trop altérée pour pouvoir réagir à l'excitant spécifique que constitue l'extrait à son égard. » (GILBERT et CARNOT.) La cirrhose, dans ses différentes variétés anatomiques ou cliniques, paraît surtout heureusement influencée ; les troubles cérébraux, les hémorragies, l'ascite sont particulièrement améliorées. L'ictère catarrhal a pu être une fois guéri.

Les maladies par ralentissement de la nutrition sont vraisemblablement liées à un mauvais fonctionnement du foie ; c'est en partant de cette idée que l'on a essayé, et même avec succès, l'opothérapie hépatique dans la goutte, dans l'eczéma chronique, etc. Mais c'est surtout contre le *diabète* qu'elle a été prescrite. Les résultats ont été contradictoires : succès, insuccès aggravations. Cette divergence tient évidemment aux origines multiples du diabète : elle s'expliquerait bien, si l'avenir confirme la division des diabètes de GILBERT et LEREBOULLET. Dans certains cas, le foie insuffisant ne peut retenir le sucre qui lui arrive des voies digestives : ces diabètes par *anhépatie* s'améliorent par les extraits de foie. Dans d'autres cas, au contraire, la glycosurie survient par excès de fonctionnement de la glande : ces diabètes par *hyperhépatie* ne subissent de la part de la médication hépatique qu'une influence douteuse, peut-être même fâcheuse.

Citons enfin comme application récente de ce remède le soulagement du *prurit* dans l'ictère et l'expulsion de *calculs biliaires*, qui avaient résisté à l'emploi d'une série de moyens usuels (CASSAET).

L'extrait total de foie paraît être la préparation la meilleure; les extraits partiels, obtenus par une méthode analogue à celle de BAUMANN pour la thyroïdine, ne donnant que des effets incomplets. On peut, suivant les cas, faire ingérer 100 grammes de foie cru de porc, ou donner des poudres de foie en suspension dans de l'eau ou une infusion tiède, ou encore administrer les mêmes doses en lavements. Ces doses doivent correspondre à environ 100 grammes de foie frais.

Les animaux dont on prendra le foie pour en obtenir des préparations opothérapiques devront être des animaux adultes : on les soumettra pendant quelques jours au régime lacté, et on les sacrifiera plus d'une heure après le dernier repas.

Le fiel de bœuf a été longtemps populaire dans les lésions du foie; on pourrait encore le retrouver dans quelques formulaires. L. GAUTIER l'a complètement réhabilité au Congrès de Montpellier. De 100 grammes de bile de bœuf il obtient 10 grammes d'extrait bien décoloré, blanc jaunâtre, amer, d'odeur désagréable et en fait faire des pilules à 10 centigrammes chacune. Les malades en prennent de une à six par jour, aux repas, et dans les cas de *colique hépatique* en reçoivent un réel soulagement, non pas que les calculs déjà formés soient expulsés, mais le choléate de soude que contient l'extrait augmentant la solubilité de la cholestérine, empêche la formation de nouvelles concrétions.

Glycogène. — C'est au glycogène que ROGER et d'autres savants attribuent le rôle antitoxique du foie. On sait d'autre part quel rôle lui a reconnu CL. BERNARD dans la production du sucre hépatique. Il était dès lors tout naturel de prescrire cette substance : 1° dans les cas où la fonction toxolytique du foie est affaiblie ou compromise, *convalescences pénibles, carie osseuse, tuberculose apyrétique,* etc., 2° dans les *diabètes anhépatiques,* même s'ils sont compliqués d'albuminurie. Les résultats ont été satisfaisants.

Le glycogène est une poudre blanche insipide, soluble.

Dose : 0gr,20 en une capsule de gluten, trois fois par jour.

§ 6. — MÉDICATION PANCRÉATIQUE

Rien de plus obscur que la médication pancréatique. Les travaux cliniques de LANCEREAUX et de LAPIERRE, les expériences de MEHRING, MINKOWSKI, HÉDON et THIROLOIX ont jeté une vive lumière sur la physiologie du pancréas; ils ont montré que la suppression de cette glande amenait presque fatalement un diabète maigre rapidement progressif et mortel : que ce diabète est tout à fait indépendant de la présence ou de l'absence du suc pancréatique dans l'intestin ; qu'il est probablement dû à la disparition d'une sécrétion interne du pancréas, chargée de régulariser la fonction glycogénique du foie. Mais après ces prémisses qui semblaient théoriquement promettre de beaux succès thérapeutiques, la médication pancréatique ne compte à peu près que des échecs. Les injections de suc glycériné sont dangereuses par les désordres locaux qu'elles peuvent provoquer. Les ingestions de pancréas de veau très peu cuit (20 à 30 grammes par jour, en deux fois, au moment des repas) ont amené quelquefois un peu d'atténuation de la glycosurie, plus souvent une augmentation de l'azoturie, une déperdition des forces. Mêmes résultats pour les lavements pancréatés.

Il ne faut pourtant pas condamner sans appel cette branche de l'opothérapie, car son insuccès tient peut-être à des causes explicables. Il faut réserver la médication aux diabètes d'origine pancréatique, aux diabètes par hyperhépatie de GILBERT et LEREBOULLET.

On comprend théoriquement qu'elle puisse leur être utile, tandis qu'elle serait nuisible dans les cas d'anhépatie.

§ 7. — MÉDICATION RÉNALE

Le rein n'est pas seulement un filtre électif, prenant dans le sang les substances devenues inutiles pour les éliminer ; c'est aussi une glande active, fabriquant à l'aide d'organismes spéciaux (*grains de ségrégation* de RENAUT) des produits spéciaux et probablement une *antitoxine* spéciale (R. DUBOIS), capable de neutraliser dans le rein même ou ailleurs les poisons de l'économie.

D'autre part, l'injection d'un extrait organique constitue pour l'organe similaire un poison électif (CASTAIGNE et RATHERY) ; et l'introduction de substance rénale d'une espèce différente provoque chez les animaux la formation de substances *néphrolytiques* toxiques (ASCOLI). L'usage prolongé de macérations de rein finit par provoquer chez les cobayes de véritables néphrites épithéliales[1] (J. CARLES).

[1] Voir MICHEL. *Opothérapie rénale*. Thèse de Bordeaux, 1904-1905.

Tel est le double principe sur lequel peut s'appuyer théoriquement l'opothérapie rénale. Après quelques observations heureuses, mais peu nombreuses, la *néphrine* semblait oubliée. une importante communication du professeur Renaut[1] l'a remise en valeur. Les travaux cliniques effectués ensuite ont montré que dans les cas d'*urémie*, d'*anurie*, la médication rénale avait une puissante action diurétique, et pouvait par conséquent sauver un malade en danger ; mais qu'elle ne paraissait pas capable de guérir les *néphrites* ni l'*albuminurie*, et qu'il y avait certains inconvénients à en prolonger l'usage.

Préparations et doses. — Prendre la substance corticale d'un, deux ou trois rognons frais de porc (animal omnivore), hacher menu, laver à l'eau distillée ; broyer au mortier dans 450 centimètres cubes d'eau salée à 1 p. 100 ; décanter après quatre heures de repos dans un endroit frais, prendre en quatre fois en vingt-quatre heures, continuer pendant dix jours (Renaut).

J. Teissier a essayé avec succès l'injection sous-cutanée de sérum du sang, extrait de la veine rénale d'une chèvre (*sérothérapie rénale*) à la dose de 15 à 20 centimètres cubes.

§ 8. — Médication capsulaire

1º Notions physiologiques. — Le syndrome appelé maladie d'Addison : pigmentation de la peau, douleurs lombaires, diarrhée, asthénie, cachexie, s'accompagne souvent, mais non toujours, d'une dégénérescence des capsules et plus spécialement de leur caséification tuberculeuse.

En physiologie, Brown-Séquard a démontré que l'extirpation des capsules était suivie de mort à bref délai ; que le sang des animaux décapsulés était toxique. Langlois a montré que le sang des animaux tétanisés produit les mêmes phénomènes toxiques que le sang des animaux décapsulés : d'où l'idée très logique que les capsules surrénales ont pour mission de détruire les poisons résultant du travail musculaire, et que le senti-

---

[1] Renaut, *Acad. méd.*, décembre 1903.

ment d'asthénie dans la maladie d'Addison résulte de la non-destruction de ces poisons. L'expérience a montré en outre que les *greffes* de capsules ou les injections de suc capsulaire retardaient très notablement la mort chez les animaux décapsulés et agissaient comme un vaso-constricteur puissant.

Il y a peu de temps, Josué a montré que l'injection répétée d'adrénaline dans les veines d'un animal provoquait l'athérome artériel : l'injection sous-cutanée n'a pas le même effet. Le nombre des hématies diminue dans les mêmes conditions (Loeper).

2° Indications thérapeutiques.— C'est naturellement dans la maladie d'Addison que l'on a d'abord essayé la médication capsulaire. Quelques succès ont été obtenus, soit guérisons complètes (Béclère) soit améliorations (Byron-Bramwell). Mais on a aussi noté de nombreux insuccès et même des accidents graves (syncopes, hémorragies cérébrales et pulmonaires) dus probablement à l'action vaso-constrictive du remède. Les travaux de Josué et de Loper montrent que nous avons encore beaucoup à apprendre sur les effets du suc capsulaire, et d'autre part la pathogénie du syndrome addisonien et les indications qui en découlent nous échappent encore en partie. On peut dire simplement que dans l'état actuel des choses on doit tenter la médication capsulaire dans la maladie bronzée, mais l'abandonner si l'on voit augmenter la tension artérielle et l'anémie et s'il y a coïncidence d'athérome généralisé ou d'aortite.

Huchard avait judicieusement pensé que le sentiment d'impuissance si pénible aux *neurasthéniques* serait amélioré par les extraits surrénaux ; mais il n'en a rien été. Les propriétés vaso-constrictives de ces remèdes ont été appliquées sans succès aux *dilatations du cœur*, et avec succès au *diabète insipide*, dont on a vu légèrement diminuer la polyurie.

3° Préparations et doses. — La greffe est inutile et d'ailleurs délaissée. Les injections sous-cutanées ont été suivies assez fréquemment de syncopes. Les extraits aqueux en ingestion paraissent plus toxiques que les sucs glycérinés, et ceux-ci même paraissent devoir céder le pas à l'ingestion pure et simple des glandes : ingestion quotidienne d'une capsule de mouton crue pendant plusieurs semaines. Nécessité d'interrompre de temps à autre le traitement et d'en surveiller très attentivement les effets.

4° Adrénaline. — En 1901, Takamine (de New-York) a isolé des capsules surrénales un corps cristallisé, capable de se combiner aux acides, et représentant, s'il est permis de parler ainsi, l'alcaloïde de ces organes : il l'a nommé *adrénaline*. C'est un vaso-constricteur extrêmement actif, dont les propriétés ont été étudiées d'abord en Amérique, puis à la Faculté de médecine de Bordeaux par Moure, Brindel et Trivas. Le nombre des travaux publiés depuis lors est absolument considérable. Appliqué sur les muqueuses saines il les anémie très rapidement et les amincit en les rendant exsangues, il agit de même sur les muqueuses enflammées, se montrant ainsi plus énergique que la cocaïne; mais il n'est pas anesthésique comme cette dernière, dont l'emploi peut du reste suivre avec avantage les badigeonnages d'adrénaline.

Après l'effet vaso-constricteur primitif, survient très souvent une vaso-dilatation secondaire des plus importantes. Rappelons ce que nous avons dit plus haut des travaux si intéressants de Josué et de Loper.

Au point de vue thérapeutique l'adrénaline est employée comme décongestionnant, comme hémostatique préventif, comme hémostatique curatif. Ses effets décongestionnants, utilisés dans la *conjonctivite*, dans le *coryza*, etc. ont paru peu satisfaisants en raison de la vaso-dilatation secondaire. *Hémostatique* préventif, l'adrénaline appliquée en badigeonnages permet d'opérer presque à sec sur les muqueuses oculaires, nasales pharyngiennes anémiées et rétractées par son action. Hémostatique curatif, elle arrête rapidement les *hémorragies gingivales* simples ou après extraction des dents, les *épistaxis*, les *flux hémorroïdaires*, par simples applications externes. A l'intérieur ou en injections hypodermiques elle a été donnée contre *l'hémoptysie ;* on l'a même injectée dans le parenchyme pulmonaire mais on a constaté plus d'une fois à la suite un pneumothorax

Préparations et doses. — Les doses doivent être excessivement faibles. TRIVAS donne les formules suivantes :

1° Solution avec :

Solution physiologique de chlorure de sodium. .	1000
Chlorhydrate d'adrénaline	1
Chlorétone	5

(Le chlorétone est un composé blanc cristallin obtenu par l'action de la potasse sur un mélange à parties égales de chloroforme et d'acétone).

Cette solution peut être diluée jusqu'à 1/2000 et même 1/10000.

2° Tablettes de tartrate d'adrénaline. Une tablette dissoute dans 16 de sérum physiologique donne une solution à 1/1000.

3° A l'intérieur, on peut prescrire dix gouttes d'une solution d'adrénaline à 1/5000, soit par la voie buccale, soit en injection hypodermique dans un centimètre cube d'eau distillée.

§ 9. — SUC PULMONAIRE

C'est un des agents les moins étudiés, et pourtant l'un des plus curieux de l'opothérapie. Quelques expériences de ROGER et de ROUQUÈS, ayant montré que le poumon était un organe doué d'une assez grande toxicité, on n'avait pas osé en faire des applications thérapeutiques. En 1893, dans une observation des plus précises, MM. DEMONS et BINAUD usaient, avec grand avantage d'un suc glycériné pulmonaire préparé par M. FERRÉ. En 1896, M. BRUNET, dans le laboratoire de M. FERRÉ, et dans mon service hospitalier a fait une série d'expériences physiologiques et cliniques, qui permettent d'espérer que ce nouveau remède pourra rendre des services.

Ce suc doit être préparé avec des soins d'asepsie tout spéciaux, en raison des impuretés qui souillent toujours les voies aériennes, et les poumons dont on se sert doivent être empruntés à des espèces animales aussi réfractaires que possible à la tuberculose, l'espèce ovine par exemple. Courte macération dans l'eau glycérinée des fragments de poumon, filtration sur un linge, puis à l'autoclave de d'Arsonval sous pressions de 6 atmosphères, enfin épreuve de quarante heures dans l'étuve à 35° pour voir si le liquide ne se trouble pas, tels sont les principaux traits de la technique exigée pour avoir un suc parfaitement préparé.

Le produit ainsi obtenu est un suc à 1.10°, dont les effets sont les mêmes en ingestion ou en injection hypodermique. Il élève légèrement la température du cobaye, est diurétique et devient toxique à la dose de 5 centicubes pour 1 kilogramme d'animal. Chez le cobaye inoculé de tuberculose, il semble retarder un peu l'évolution du mal.

Chez l'homme malade, il a été essayé dans quelques cas de bronchite chronique dont les crachats sont devenus plus fluides et plus abondants. Il modifie également l'expectoration des tuberculeux, mais en amenant presque toujours au début ou quand on augmente la dose une très légère hémoptysie.

Son indication principale parait jusqu'à présent résider dans les *suppurations pleurales, médiastines* ou *interlobaires, non tuberculeuses,* ouvertes à l'extérieur ou dans une bronche, et se compliquant de ce faux rhumatisme des extrémités si bien décrit par Marie sous le nom d'ostéoarthropathie hypertrophiante pneumique. Bien que le nombre des observations soit encore très restreint, elles sont assez concordantes pour qu'on ait le droit en pareil cas de compter sur l'efficacité de ce médicament[1].

La dose est de 10 centicubes chaque jour ; le traitement agit quelquefois assez vite ; d'autres fois, il doit être continué trois ou quatre mois, par périodes de vingt jours, suivies d'interruptions de cinq jours. Sous son influence, la suppuration se tarit peu à peu, les trajets se ferment à moins qu'ils ne soient trop anciens :

---

[1] Arnozan. Cassaet. *Congrès de Montpellier*, 1898.

les déformations articulaires persistent, mais les douleurs et les impotences motrices qui les accompagnent disparaissent ; la santé générale se raffermit. A la suite de l'opération de l'empyème, le suc pulmonaire a paru faciliter et abréger la convalescence. Il tend à donner au liquide qui s'écoule par la plaie une teinte un peu sanguinolente. Ce produit opothérapique doit être toujours très frais. Dans ses expériences si précises, Brunet a constaté que les effets physiologiques observés chez un sujet s'atténuaient très rapidement à mesure que le suc employé était plus ancien. Il ne s'agissait point d'accoutumance, car si chez le même sujet on recommençait à donner du suc récemment préparé, les effets habituels se manifestaient de nouveau avec toute leur intensité.

Il y a une analogie évidente entre l'action du suc pulmonaire et celle des sulfureux.

§ 10. — Médications opothérapiques diverses

Les divers ferments digestifs, obtenus par des macérations d'estomac, de duodénum, etc., de divers animaux, sont de véritables remèdes opothérapiques. Cependant comme ils agissent, non sur l'organisme même, mais sur la masse alimentaire, il semble plus logique de les étudier avec les remèdes eupeptiques. (T. II. Médicaments qui agissent sur les voies digestives.)

Mais en outre de ces préparations ou de celles qui viennent d'être étudiées, il n'est pas un organe dont on n'ait tiré des extraits en vue de l'opothérapie. Nous citerons avec quelques brèves réflexions, les remèdes suivants :

1° Les extraits de *thymus* ou mieux le thymus en nature, cru ou à peine cuit (10 à 20 grammes par jour), a été donné dans la chlorose des jeunes filles, dans la maladie de Basedow et même dans le myxœdème. Fieux serait disposé à le conseiller dans l'*achondroplasie* ;

2° L'extrait de *corps pituitaire* (50 centigrammes par jour) a été prescrit dans l'*acromégalie*, seul ou associé aux produits thyroïdiens ;

3° L'extrait de *rate* a été essayé dans la maladie de Basedow, dans les anémies ; il vient d'être conseillé dans la fièvre intermittente ; on a même eu l'idée de l'expérimenter, mais sans aucun succès, pour neutraliser le bacille de la fièvre typhoïde. Logiquement il semblerait devoir agir dans la *leucémie*, et il a donné en effet quelques améliorations. Mais le résultat contraire a été aussi observé. Les injections de sucs glycérinés à la dose de dix gouttes, deux fois par jour, ont souvent provoqué des abcès. On peut aussi manger quelques petits morceaux de rate crue, procédé assez répugnant ;

4° La *moelle osseuse*, en raison du fer qu'elle contient et du rôle qu'on lui suppose dans la fabrication des globules, a été donnée aux chlorotiques, aux anémiques et même à des malades atteints de purpura et à des leucémiques ; son action semble assez favorable, mais serait cependant, dans la plupart des cas, inférieure à celles des préparations ferrugineuses. Le mode d'administration le plus simple est de prendre un gros fragment de moelle de bœuf ou de veau et de le faire manger cru sur une tartine de pain grillé. On peut aussi prendre la moelle du tibia d'un jeune veau, l'écraser dans de l'eau très pure et filtrer sur un linge fin. L'eau rosée qui passe peut être bue sans répugnance, soit pure, soit mêlée à de l'eau rougie et agit bien dans la chlorose.

5° Le suc *mammaire* a été essayé par PRIP (de Copenhague) comme *galactagogue* et par CROUZE dans le traitement des *fibromes utérins*.

6° Le *placenta*, réduit en poudre fine à peu près comme la poudre de viande, a été vanté et appliqué par BOUCHACOURT dans le but de calmer les coliques utérines des accouchées et surtout d'activer la sécrétion lactée (dose : 5 à 20 grammes par jour).

7° Sous le nom de *cardine*, les Américains ont préparé une macération assez compliquée de cœur de bœuf, dont les effets seraient merveilleux. Grâce à ce produit, un candidat déjà asystolique aurait pu mener une vigoureuse campagne électorale et en même temps guérir. Les observations sérieuses font encore défaut.

18.

8° Enfin dans certaines villes, c'est une coutume populaire de donner du *sang frais* aux chlorotiques et aux anémiques. De pâles jeunes filles vont dans les abattoirs boire chaque jour un verre de sang de veau. Le goût de ce liquide est bien moins répugnant qu'on ne l'imagine et se rapproche assez de celui du lait. Cette médication bizarre produit parfois d'assez bons résultats, d'ailleurs bien inconstants ; et pourtant au point de vue théorique, la médication par le sang ne devrait-elle pas être le meilleur de tous les procédés opothérapiques et même les remplacer tous ? C'est cette médication que A. et L. LUMIÈRE ont cherché à rendre pratique et à mettre à la portée de tous en présentant à la Société de thérapeutique (décembre 1905) un extrait protoplasmique des cellules du sang qu'ils ont appelé l'*Hemoplase*.

TROISIÈME PARTIE

LA THÉRAPEUTIQUE DES MALADIES INFECTIEUSES

CHAPITRE PREMIER

LA GENÈSE DES INFECTIONS
ET LES DÉFENSES DE L'ORGANISME

1° Les microbes pathogènes. — Depuis trente ans environ que Pasteur a montré le rôle des microbes dans les maladies infectieuses, la thérapeutique a été profondément modifiée et ne ressemble plus en rien à celle des générations médicales qui nous ont précédés. Aussi est-il nécessaire, avant d'aborder cette partie de l'histoire des remèdes, de rappeler brièvement les notions que la pathologie générale enseigne aujourd'hui relativement aux infections.

Les microbes pathogènes (bactéridie, bacille de Koch, bacille de Hansen, pneumocoques, streptocoques, coli-bacille, etc.) sont les germes immédiats des maladies infectieuses et contagieuses. Plusieurs d'entre elles sont causées par des microbes que l'on a pu découvrir et isoler (charbon, morve, tuberculose, lèpre, pneumonie, etc.) ; beaucoup d'autres relèvent de microbes inconnus, dont l'existence est probable, certaine même, mais que l'on n'a pu encore déceler (variole, rage, etc.). Parmi les microbes connus, les uns sont absolument incompatibles avec l'état de santé de l'homme et leur présence dans nos tissus est toujours accompagnée de phénomènes morbides aigus ou chro-

niques (bacilles de Koch et de Hansen, bacille de Nicolaïer, etc.) ;
les autres avec lesquelles nous avons subi une sorte d'acclimate-
ment ou d'accoutumance (pneumocoque, staphylocoque, streptocoque, etc.), peuvent vivre chez nous ou sur nous à l'état de
parasites inoffensifs sans provoquer le moindre trouble (microbisme latent de VERNEUIL). Mais à un moment donné, ces hôtes
inoffensifs deviennent terribles ; leur *virulence*, c'est-à-dire leurs
propriétés nocives, s'exalte et on voit survenir une foule d'accidents constituant par eux-mêmes des maladies bien définies
(pneumonie, ostéomyélite, etc.) ou plus souvent les complications septiques secondaires des maladies infectieuses primitives
(abcès, broncho-pneumonies, phlegmasies viscérales et glandulaires, etc.).

2° Les toxines. — Comment ces différents microbes nous
rendent-ils ainsi malades ? Ce n'est pas par leur seule présence
dans nos tissus : comme corps étrangers, ils sont réellement insignifiants, et tout au plus dans quelques cas exceptionnels leur
accumulation pourrait-elle amener par embolie quelques obli-
térations de vaisseaux capillaires. Ce n'est pas par traumatisme direct, par des érosions ou des brèches qu'ils produiraient
dans nos éléments cellulaires. Ce n'est pas par concurrence
vitale avec nos cellules, en épuisant dans le sang ou ailleurs
tous les éléments dont elles ont besoin pour se nourrir. C'est
par intoxication, c'est parce que chacun d'eux sécrète une substance toxique soluble, substance qui circule avec le sang et qui
empoisonne un à un tous nos éléments organiques. La découverte de ces *toxines*, que l'on a pu, sinon isoler complètement,
du moins séparer des germes qui les produisent, est après la
découverte des microbes eux-mêmes un des progrès médicaux
les plus importants de ces dernières années.

3° La thérapeutique pathogénique. — En présence de ces
notions nouvelles, le rôle du médecin est, sinon simplifié, du
moins très éclairé. Hygiéniste faisant de la prophylaxie publique
et privée, il devra prendre les mesures nécessaires, et mettre en
œuvre les agents qualifiés pour détruire les microbes et empê-

cher leur contact avec les sujets qu'il s'est proposé de préserver. Chirurgien, il devra en créant les plaies opératoires ou en soignant les plaies accidentelles user de toutes les précautions pour empêcher la contamination de ces plaies par les microbes et l'éclosion des accidents si redoutables qui en résultent (érysipèle, septicémie, infections purulentes). Médecin proprement dit, il aura une mission plus difficile à remplir ; il ne devra pas, comme dans les cas précédents, s'attaquer aux microbes en dehors de l'organisme et n'aura pas la possibilité pour les détruire de recourir aux moyens les plus violents. L'ennemi est déjà dans la place ; il s'agit de l'en déloger et d'éliminer aussi les produits dont il encombre l'économie. Le choix des moyens est plus limité, car, ainsi que l'a démontré Cl. Bernard, les lois de la vie étant communes aux végétaux et aux animaux, les substances capables de tuer le microbe seront nuisibles pour l'homme ; les *antiseptiques* seront presque toujours des *toxiques*. On devra donc en user d'une main prudente et, dans l'ardeur que l'on peut mettre à chasser les microbes, ne pas oublier la fable du pavé de l'ours. D'ailleurs cette loi n'est pas absolue, et, comme l'a montré Bouchard, on peut, à l'aide d'agents non toxiques, atténuer ou supprimer certaines fonctions des microbes et, sinon les tuer, du moins les rendre inoffensifs.

4° La nature médicatrice. — A côté de cette thérapeutique qui cherche à tuer le germe ou à annihiler ses produits, il en est une autre d'un ordre plus élevé et que les derniers travaux tendent à renforcer de plus en plus. Bien des cas de maladies infectieuses, les uns bénins, les autres très graves, guérissent sans aucune intervention médicale : l'organisme a été son propre médecin, et la *nature médicatrice* a fait tous les frais de la thérapeutique. Le rôle du médecin n'est-il pas de renforcer, d'exciter cette nature médicatrice ; et, au lieu de s'obstiner à tuer les microbes, ce qui est toujours difficile et ce qui peut être dangereux, n'est-il pas plus raisonnable et plus sûr de donner des armes à l'organisme qui quelquefois par ses seules forces sait si bien se débarrasser de ses adversaires ? Une thérapeutique vraiment méthodique doit donc compter avant tout sur *les défenses* *de l'organisme* et doit surtout les bien connaître pour les utiliser au besoin, dans tous les cas pour éviter de les affaiblir.

5° Les défenses de l'organisme. — L'organisme fait sa propre prophylaxie : l'épiderme normal, les épithéliums pavimenteux sont des barrières que les microbes ne peuvent franchir. Toute érosion, toute fissure est au contraire une porte ouverte à l'invasion : et, en cas de pyrexie, le respect du tégument, sa protection sont de la plus haute importance. Non seulement l'organisme se protège par son revêtement, mais les sécrétions normales des premières cavités muqueuses : salive, suc gastrique, mucus vaginal, sont d'excellents antiseptiques capables de neutraliser ou d'affaiblir un grand nombre de germes pathogènes. Bien des affections intestinales ne deviennent possibles que lorsque la sécrétion gastrique a été pervertie.

Lorsque les microbes ont réussi à franchir cette première ligne de défense, ils peuvent pénétrer dans la circulation sanguine ; mais ce puissant appareil d'oxydation ne tarde pas à les brûler, et il faut que le nombre des germes soit immense ou l'organisme bien affaibli pour qu'une invasion par cette voie réussisse à déterminer une maladie. C'est plutôt par le tissu cellulaire sous-séreux ou sous-muqueux que se font les invasions dangereuses. Mais là les microbes rencontrent les leucocytes qui les attaquent, les circonscrivent et les dévorent (phagocytose) ou bien ils se trouvent en contact avec le sérum sanguin qui est pour eux un agent destructeur et qui même neutralise leurs sécrétions (pouvoir bactéricide et antitoxique du sérum). Ce rôle si important des leucocytes et du sérum est favorisé, est décuplé par des réactions de l'organisme qui accumulent autour du point infecté le sang et les globules (congestion, diapédèse, exsudation). Souvent les microbes qui pour envahir l'organisme ont suivi la voie lymphatique rencontrent dans leur marche des ganglions qui les arrêtent et atténuent leur virulence (adénites, bubons).

Bien des maladies commencent ainsi en nous et avortent sans que nous l'ayons jamais su ni senti. Mais bien souvent aussi, malgré les efforts de cette défense, les germes progressent, se multiplient et la maladie éclate. La guerre devient alors générale, au lieu de rester cantonnée dans un point limité du corps ; toute l'économie y prend part : la fièvre s'allume, fièvre qui est une réaction fâcheuse par ses excès mêmes, puisqu'elle élève parfois la température du corps à un degré incompatible avec la vie, qui souvent est une réaction utile puisqu'elle la maintient à un degré que certains microbes ne peuvent longtemps supporter. Avec la fièvre coïncident des modifications dans les échanges organiques qui assurent souvent la victoire de l'organisme : quand cette victoire s'affirme, celui-ci doit se débarrasser des produits toxiques qui l'encombrent ; alors tous les émonctoires entrent en jeu et les sueurs, la polyurie critique, les hémorragies critiques quelquefois déblaient le terrain des sécrétions qui l'empoisonnaient. La meilleure thérapeutique n'est-elle pas celle qui s'appuie sur la connaissance exacte de ces défenses et les utilise, au lieu de vouloir à elle seule et par ses propres ressources détruire les germes infectieux. Cette question d'un grand intérêt spéculatif ne doit pas nous arrêter longuement. Mais il était utile de la bien poser.

6° L'antisepsie. — L'antisepsie est cette partie de la thérapeutique qui étudie les moyens de détruire les germes infectieux et d'empêcher leurs effets nuisibles sur l'organisme. Elle comprendra trois grandes divisions :

1° Les agents antiseptiques proprement dits, c'est-à-dire ceux qui sont capables de combattre les microbes aussi bien *in vitro* que dans le corps ;

2° Les sérums antitoxiques, c'est-à-dire ces agents organisés ou tout au moins organiques que l'on retire du sang d'animaux immunisés contre une maladie pour les inoculer à l'homme atteint du même mal et qui forment une catégorie tout à fait spéciale dans nos nouvelles ressources thérapeutiques ;

3° Les agents antithermiques, c'est-à-dire ceux qui paraissent agir sur l'organisme plutôt que sur les microbes mêmes.

A cette dernière catégorie se rattachent les divers moyens qui, en agissant directement sur la composition et sur la quantité du sang, doivent de toute nécessité être rangés avec les plus puissants modificateurs capables de soutenir l'organisme dans sa lutte contre les infections.

CHAPITRE II

LES ANTISEPTIQUES EN GÉNÉRAL

1° Définition des antiseptiques. — Les médecins sont loin d'être d'accord sur la définition exacte qu'il convient de donner des antiseptiques. Bouchard ne comprend sous ce nom que les agents capables d'arrêter par eux-mêmes la vie ou la multiplication des germes pathogènes sans l'intervention de l'organisme. D'autres, plus larges dans leur compréhension, appliquent cette dénomination à tout remède propre à préserver l'organisme des microbes qui lui sont nuisibles et à en combattre les effets. Soulier réserve le terme de désinfectants pour les agents aptes à détruire les résultats fâcheux de l'action du microbe sur l'organisme. Il est inutile de discuter longtemps ; chacun est libre d'adopter toute définition qui lui convient, à la condition de bien la préciser. A l'exemple de Manquat, nous nous en tiendrons à la première partie de la définition de Bouchard, et nous étudierons comme antiseptiques les substances capables de suspendre la vie, la reproduction ou les fonctions des germes pathogènes, sans exclure de ce cadre celles (ce sont les plus nombreuses) qui n'obtiennent leur plein effet que par les modifications qu'elles impriment à l'organisme.

2° Points à préciser dans l'étude des antiseptiques. — L'étude des antiseptiques est à peine ébauchée : ici, en effet, la généralisation n'est pas encore possible, et il faut, à moins de se payer de rêveries, essayer de connaître pour chaque substance : 1° son action antiseptique proprement dite, c'est-à-dire la manière dont elle influence chaque microbe en particulier *in vitro* ; 2° son action physiologique ; 3° son action sur la surface tégumentaire normale ou traumatisée et infectée des diverses espèces microbiennes ; 4° son action à l'intérieur, quand l'organisme est déjà infecté par l'une ou l'autre de ces dernières. Ces quatre séries d'études sont loin d'être terminées ; elles sont cependant nécessaires pour chaque antiseptique et pour chaque microbe. En effet, une substance donnée ne se comporte pas de la même façon à l'égard de tous les germes ; la dose toxique pour l'un ne l'est pas pour les autres. Le même microbe, suivant qu'il se présente à l'état de développement complet ou à l'état de spores, offre au même agent une résistance tout à fait différente, les spores supportant, en général, sans être altérées, des actions antifermentescibles auxquelles succombent les bactéries adultes. Aussi, le tableau ci-joint que nous empruntons à JALAN DE LA CROIX, parce qu'il est tout à fait classique, ne peut-il donner une idée suffisante de la valeur médicale des substances considérées. puisqu'il ne donne que les résultats obtenus avec des espèces microbiennes indéterminées. On peut juger cependant de la somme énorme de travail qu'ont dû coûter de telles recherches.

3° Action physiologique des antiseptiques. — L'action physiologique des antiseptiques n'est pas moins utile à bien connaître. L'organisme est toujours influencé par l'introduction dans son intimité ou même par l'application à sa surface de ces agents, dont quelques-uns sont de violents toxiques. On ne saurait donc ne pas rechercher minutieusement la dose maxima qu'il peut tolérer sans dommages. D'autres, toxiques ou non, subissent au contact des liquides de l'économie des transformations ou des dédoublements qui en changent complètement la nature ; « c'est ainsi qu'après l'absorption des phénols simples (phénol, créosote, thymol) ainsi que de leurs homologues, il se forme des acides éthéro-sulfuriques inactifs de ces mêmes corps (BAUMANN et HERBER) »[1]. Il n'est pas enfin jusqu'à la forme pharmaceutique où l'antiseptique est offert à l'économie qui ne puisse influencer son action, et l'on sait que les solutions aqueuses d'acide phénique sont à doses égales beaucoup plus

[1] NOTHNAGEL et ROSBACH, *Loc. cit.*, p. 420.

Action de quelques antiseptiq[...]

ANTISEPTIQUES	DOSE LA PLUS PETITE		DOSE[...]
	Qui soit capable d'empêcher le développement des bactéries dans une eau de viande tout récemment corrompue.	Capable de supprimer le pouvoir de reproduction des bactéries.	Capable de tuer bactéries dével[...] pés se mouv[...] vivement dans l'eau de viande[...]
Sublimé.	1 : 25 250 (mais non 1 : 50 250)	1 : 10 250 mais non 1 : 12 750	1 : 5 8[...] mais non 1 : 6 5[...]
Acide salicylique.	1 : 1 003 mais non 1 : 1 121)	1 : 343 mais non 1 : 454)	1 : 60 (mais non 1 : 78)
Acétate d'aluminium.	1 : 4 268 (mais non 1 : 5 435)	1 : 59 mais non 1 : 80)	1 : 427 (mais non 1 : 835[...]
Boro-salicylate de sodium.	1 : 2 860 (mais non 1 : 3 777)	1 : 303 (mais non 1 : 394)	1 : 72 mais non 1 : 110[...]
Biborate de sodium.	1 : 62 (mais non 1 : 77)	» (non 1 : 14)	1 : 48 (mais non 1 : 69)
Alcool.	1 : 21 (mais non 1 : 34)	1 : 4,5 (mais non 1 : 7,79)	1 : 4,5 mais non 1 : 6,0[...]
Chloroforme.	1 : 89,5 (mais non 1 : 111,7)	» (non 1 : 0,8)	1 : 111[...] (mais non 1 : 134[...]
Acide phénique.	1 : 663 (mais non 1 : 1 002)	1 : 22 (mais non 1 : 42)	1 : 22 (mais non 1 : 42)
Hypochlorite de chaux.	1 : 11.435 (mais non 1 : 13,092	1 : 488 mais non 1 : 678)	1 : 37[...] (mais non 1 : 4 4[...]
Thymol.	1 : 1 340 (mais non 1 : 2 229)	1 : 109 (mais non 1 : 212)	1 : 13[...] »

les bactéries.

...PETITE	DOSE LA PLUS PETITE		DOSE LA PLUS PETITE	
...able de détruire le pouvoir de reproduction de ces bactéries.	Capable d'arrêter dans leur développement les bactéries tombant de l'air dans de l'eau de viande bouillie.	Capable de détruire le pouvoir de reproduction de ces bactéries.	Capable d'arrêter dans leur développement les bactéries tombant de l'air dans de l'eau de viande non bouillie.	Capable de détruire le pouvoir de reproduction de ces bactéries.
1 : 1 250 ais non 1 : 5 250	1 : 10 250 (mais non 1 : 12 750)	1 : 6 500 »	1 : 7 168 mais non 1 : 8 358)	1 : 2 525 (mais non 1 : 3 350)
» ais non 1 : 35	1 : 3 003 mais non 1 : 6 003)	1 : 603 (mais non 1 : 1 003)	1 : 1 121 (mais non 1 : 1 677)	1 : 343 (mais non 1 : 450)
1 : 64 ais non 1 : 92	1 : 4 268 (mais non 1 : 4 778)	1 : 937 mais non 1 : 1 244	1 : 6 310 (mais non 1 : 7 500)	1 : 478 (mais non 1 : 584)
1 : 30 ais non 1 : 50)	1 : 1 343 (mais non 1 : 1 694)	1 : 35 (mais non 1 : 50)	1 : 2 860 mais non 1 : 3 777	1 : 35 (mais non 1 : 50)
» (non 1 : 12)	1 : 30 (mais non 1 : 43)	» non 1 : 14	1 : 107 mais non 1 : 161)	» (non 1 : 37)
1 : 1.18 »	1 : 11,18 »	1 : 1.77 »	1 : 21,34 »	» (non 1 : 1,42)
1 : 111.7 »	» »	» »	1 : 103 »	» (non : 1,22)
1 : 2.66 ais non 1 : 4)	1 : 402 (mais non 1 : 502)	1 : 22 (mais non 1 : 42)	1 : 502 (mais non 1 : 669)	» (non 1 : 10)
1 : 170 ais non 1 : 258)	1 : 3 148 »	1 : 109 »	1 : 286 »	1 : 153 »
1 : 20 ais non 1 : 436)	1 : 1 340 (mais non 1 : 2 229)	1 : 109 »	1 : 1 340 (mais non 1 : 2 229)	1 : 20 »

Action de quelques antiseptiq

ANTISEPTIQUES	DOSE LA PLUS PETITE		DOSE
	Qui soit capable d'empêcher le développement des bactéries dans une eau de viande tout récemment corrompue.	Capable de supprimer le pouvoir de reproduction des bactéries.	Capable de tuer d bactéries dévelo pées se mouva vivement dans l'eau de viande.
Acide sulfureux.	1 : 6 448 (mais non 1 : 8 515)	1 : 135 (mais non 1 : 223)	1 : 2 00 (mais non 1 : 4 98
Essence de moutarde.	1 : 3 353 »	1 : 220 »	1 591 »
Eucalyptol.	1 : 14 (mais non 1 : 20)	» (non 1 : 2,03)	1 : 116 (mais non 1 : 205
Acide sulfurique.	1 : 5 734 mais non 1 : 8.020)	1 : 205 (mais non 1 : 306)	1 : 2 02 (mais non 1 : 3 35
Acide benzoïque.	1 : 2 867 (mais non 1 : 4 020)	1 : 50 (mais non 1 : 77)	1 : 110 (mais non 1 : 510
Acide picrique.	1 : 2 005 (mais non 1 : 3 041)	1 : 706 (mais non 1 : 841)	1 : 1 00 (mais non 1 : 1 43
Chlore.	1 : 30 208 (mais non 1 : 37 649)	1 : 4 911 (mais non 1 : 6 828)	1 : 22 7 »
Brome.	1 : 6 308 »	1 : 769 (mais non 1 : 1 912)	1 : 2 35 (mais non 1 : 4 05
Iode.	1 : 5 020 (mais non 1 : 6 687)	» »	1 : 1 54 (mais non 1 : 2 01
Permanganate de potasse.	1 : 1 001 »	1 : 100 »	1 : 150 »
Chlorate de potasse.	» (non 1 : 30)	» »	» »

r les bactéries.

...S PETITE	DOSE LA PLUS PETITE		DOSE LA PLUS PETITE	
Capable de détruire le pouvoir de reproduction de ces bactéries.	Capable d'arrêter dans leur développement les bactéries tombant de l'air dans de l'eau de viande bouillie.	Capable de détruire le pouvoir de reproduction de ces bactéries.	Capable d'arrêter dans leur développement les bactéries tombant de l'air dans de l'eau de viande non bouillie.	Capable de détruire le pouvoir de reproduction de ces bactéries.
1:190 mais non 1:273	1:8515 (mais non 1:12649)	1:325 "	1:12649 "	1:135 "
1:28 "	1:3353 mais non 1:5734	1:77 (mais non 1:108)	1:3353 (mais non 1:5734)	1:40 (mais non 1:166)
" (non 1:5,83	1:20 (mais non 1:29)	" (non 1:14	1:205 (mais non 1:308)	" (non 1:50)
1:116 mais non 1:205)	1:5734 "	1:306 "	1:3353 "	1:72 "
1:121 mais non 1:210)	1:2877 "	1:50 "	1:1439 "	1:77 "
1:150 mais non 1:200)	1:1001 "	1:200 "	1:1001 "	1:100 "
1:431 "	1:28881 "	1:1008 "	1:15606 "	1:1061 "
1:336 mais non 1:550	1:13931 "	1:493 "	1:6597 "	1:875 "
1:410 "	1:10020 "	1:510 "	1:2010 "	1:843 "
1:150 "	1:2005 (mais non 1:3041)	1:101 (mais non 1:150)	1:300 (mais non 1:403)	1:35 (mais non 1:50)
" "	" "	" "	" (non 1:13	" "

caustiques et toxiques que les solutions huileuses ou glycérinées (CARLES).

4° Applications topiques. — Après ces doubles séries d'études parallèlement conduites, il conviendrait d'étudier les effets de chaque antiseptique sur l'organisme infecté, d'abord à l'extérieur, puis à l'intérieur. A l'extérieur, il ne faut pas être dupe d'une apparente simplicité, et croire que l'on va retrouver trait pour trait les effets des mêmes agents *in vitro*. Bien que vivant à la surface des plaies, les microorganismes sont modifiés par elles. Koch a montré que les bacilles du sang de rate conservés dans de l'eau ont beaucoup moins de résistance que ceux cultivés dans une solution peptonisée d'extrait de viande ; et c'est une loi générale que le terrain où vivent les bacilles modifie leur puissance vitale (NOTHNAGEL et ROSSBACH). Le microbe pullulant dans une plaie sera donc, suivant les cas, ou plus fort ou plus faible que dans une culture artificielle, et la dose des divers antiseptiques à l'aide desquels on a coutume de le tuer dans les tubes ne permet en rien de préjuger de celle qui sera nécessaire pour en débarrasser cette plaie. En outre, l'effet de ces remèdes sur les parties dénudées (coagulation, excitation sécrétoire, douleurs, effets réflexes vaso-moteurs ou autres) devra ou devrait être connue pour pouvoir entrer en ligne de compte dans les prescriptions et les prévisions du médecin.

5° Usage interne. — Enfin le problème est singulièrement plus compliqué quand il s'agit de l'action des antiseptiques dans les maladies internes. Si les infections intéressent des surfaces muqueuses ou des cavités séreuses, on peut à l'aide de procédés spéciaux (insufflation, inhalation, injections, lavages) agir sur ces surfaces ou sur ces cavités comme on le fait à l'extérieur ; on peut même porter ici directement les antiseptiques sur des organes plus profonds, en faisant ingérer des substances que l'on sait devoir être éliminées par ces organes (les salicylates par exemple par les voies biliaires). Mais s'il s'agit de ces infections générales affectant l'ensemble des tissus et des liquides, de ces maladies *totius substantiæ*, comme disaient

les anciens, l'action des antiseptiques devient tout à fait difficile
à élucider. A quel état le remède est-il amené au contact du
microbe, et dans quel état le rencontre-t-il ? Est-il même certain
qu'il le rencontre ? Agit-il sur le microbe ou sur ses sécrétions,
ou provoque-t-il l'organisme à fabriquer les contrepoisons ?
Ces questions sont à peine abordées pour un tout petit nombre
d'infections et d'agents antitoxiques, et ne se prêtent pas encore
à des considérations d'ensemble.

L'action élective de divers remèdes à l'égard de certains
germes pathogènes n'en est pas moins réelle et n'en est pas
moins utilisée depuis bien longtemps d'une façon empirique :
ils sont des plus précieux en médecine et ont constitué, jusqu'à
la découverte des sérums antitoxiques, les seuls médicaments
vraiment spécifiques : mercure dans la syphilis, quinine dans
la fièvre paludéenne, acide salicylique dans le rhumatisme articulaire aigu. On reste surpris en considérant la faiblesse des
doses nécessaires pour obtenir des effets considérables : un
homme menacé de mourir d'accès pernicieux est sauvé par
2 grammes de sulfate de quinine pris à propos, soit moins de
1/30000 de son poids ; en trente jours de traitement avec une
dose quotidienne de 1 centigramme de sublimé, il peut faire
disparaître une roséole généralisée ou une syphilide papuleuse
soit en totalisant les trente doses, avec moins de 1/200 000 de
son poids.

Il faut bien reconnaître que, même *in vitro*, les antiseptiques
agissent moins énergiquement sur les microbes les plus vulnérables ; et l'on est amené à penser que le véritable agent microbicide est une substance sécrétée par l'économie sous l'influence
de l'excitation que lui imprime le remède, ou bien que l'organisme se comporte alors à l'égard du virus, comme le liquide de
RAULIN à l'égard de l'Aspergillus niger. On sait que ce liquide,
combiné de manière à favoriser au maximum la multiplication
de cet aspergillus, devient totalement impropre à sa végétation dès qu'on y laisse tomber un peu de solution de nitrate
d'argent à 1/100 000 ou même dès qu'on le verse dans un vase
d'argent. Par ces côtés, malheureusement inconnus, la thérapeutique touche aux plus hautes questions de la biologie.

6° Thérapeutique locale dans les infections générales.
— Une analyse aussi subtile que judicieuse des processus infectieux a amené Bouchard et Charrin a considérer certaines infections générales, la *syphilis* et le *rhumatisme articulaire*, par
exemple, comme des assemblages d'infections localisées. D'autre
part ces mêmes auteurs font observer que le remède pris par les
voies digestives diffuse dans tout l'organisme. En raison de
diverses conditions de circulation, les parties lésées en retien-
nent peut-être plus que les parties saines ; mais celles-ci n'en
reçoivent pas moins des quantités de médicaments qui leur sont
évidemment inutiles. De là l'idée de porter le remède par voie
hypodermique, par ingestions intra-cavitaires ou par applications topiques, spécialement au niveau des lésions locales même
dans les maladies générales. La vieille thérapeutique avait bien
saisi cette indication, qui trouve désormais une base scientifique
dans les travaux de ces deux auteurs, et que nous verrons se
développer à propos de plusieurs antiseptiques.

7° Classification des antiseptiques. — Le temps viendra
peut-être prochainement où les progrès de la chimie permettront de classer les antiseptiques et même la plupart des remèdes
empruntés à la chimie d'après leur constitution moléculaire, et
où l'on trouvera le rapport exact qui existe sans doute entre cette
constitution et leurs vertus thérapeutiques. De louables tentatives ont été faites dans ce sens, mais elles sont encore préma-
turées.

Dans ce difficile problème où, sans tenir compte des incidents imprévus que peuvent amener les réactions vitales de
l'organisme, on trouve, en présence des antiseptiques, des
microbes, et des tissus ou des humeurs, on ne connaît bien
qu'un de ces éléments sur trois. Les réactions que leur contact
va développer ne peuvent donc être connues par nous, et si
intéressantes que soient les vues émises à ce sujet par des
hommes éminents (Soulier, Nabias, etc.), nous ne pensons pas
qu'elles doivent trouver place encore dans un traité élémentaire.

Nous étudierons donc les antiseptiques dans un ordre tout à

fait terre à terre : nous prendrons les antiseptiques minéraux d'abord, les antiseptiques organiques ensuite, espérant
que l'avenir nous réservera une classification plus logique, plus
élégante et plus vraie. Dans cette longue énumération, nous
laisserons systématiquement de côté certains agents tels que la
créosote, l'eucalyptus, le bismuth, l'aristol, etc., agents qui,
quoique doués de propriétés antiseptiques générales, sont plus
spécialement adaptés à combattre les lésions microbiennes de
certains organes déterminés. Les uns s'éliminent par les reins,
les autres par les voies biliaires ; ceux-ci volatils s'échappent
avec l'air expiré ; ceux-là insolubles parcourent sans être absorbés une grande partie de l'intestin. Ils trouveront mieux leur
place parmi les médicaments à actions électives sur ces organes.

CHAPITRE III

LES ANTISEPTIQUES MINÉRAUX

§ 1. — OXYGÈNE, AIR, EAU OXYGÉNÉE.

L'oxygène est, au point de vue respiratoire, le corps le plus
immédiatement nécessaire à notre existence. A ce point de vue,
il sera étudié avec les médicaments qui intéressent l'appareil
broncho-pulmonaire. Mais il peut aussi être utilisé comme antiseptique et en applications topiques. On l'emploie alors soit à
l'état pur, soit sous forme d'air atmosphérique, soit sous forme
d'eau oxygénée.

1° Oxygène pur. — L'oxygène est un antiseptique d'une
grande activité ; s'il ne détruit pas tous les microbes, si en particulier il ne semble gêner en rien la pullulation des staphylocoques, il est mortel pour les streptocoques.

Les maladies où il donne les meilleurs résultats sont les
plaies des membres, les *gangrènes diabétiques*, quand on juge

l'intervention chirurgicale inopportune, l'*ozène* et la *suppuration des sinus*, les *arthrites*, et les *pleurésies purulentes*, peut-être même la *tuberculose pulmonaire*, les *métrites hémorragiques*, les *furoncles*, les *anthrax*.

Le mode d'application varie naturellement suivant la région traitée. D'une façon générale, on peut prendre un réservoir d'oxygène de 1000 litres, comprimé à 120 atmosphères et auquel on adapte à l'aide d'une solide armature un tuyau de caoutchouc qui laisse échapper le gaz. Il est important que cet échappement puisse se faire sous une pression réglée au gré du praticien.

Les membres atteints sont enfermés dans des boites ou des appareils peu compliqués dans lesquels le gaz circule sous faible pression. Pour le nez : on l'introduit simplement mêlé à l'air ambiant, la narine saine étant obstruée. Pour les cavités, une canule en verre mousse ou une aiguille de Pravaz ou de Roux conduisent le gaz jusque sur les points malades. S'il s'agit d'une cavité close, il est bon de ménager une contre-ouverture pour la sortie de l'oxygène et de n'agir que sous une pression à peine supérieure à l'atmosphérique, ou bien de mesurer exactement la quantité de liquide évacué par une ponction préalable. C'est ainsi qu'on a pu *laver* les plèvres ou la synoviale du genou avec de l'oxygène ; et même Brauer à deux reprises a créé dans la plèvre gauche d'un tuberculeux un pneumothorax artificiel avec 1500 et 1800 centicubes de gaz pour enrayer l'évolution de la bacillose dans le poumon correspondant.

Pour traiter les furoncles, Thiriar a injecté sous la peau un peu d'oxygène.

Toutes ces pratiques doivent être dirigées avec la plus extrême prudence ; car dans un cas de métrite, on a eu à déplorer pendant l'injection même, une mort subite qu'il semble difficile d'attribuer à une autre cause qu'à l'embolie gazeuse.

2° Air filtré ou stérilisé. — L'injection d'air dans la tunique vaginale tentée par Maxieri et Gimbernat, pour le traitement de l'hydrocèle (thèse de Billot, Paris, 1831), est le premier essai de ce mode de traitement. Plus tard, Bennet et Pollok, en Angleterre, essayèrent la *perflation* de la plèvre, sorte de lavage par l'air des *pleurésies purulentes*. Mais cette pratique ne s'est un peu généralisée que lorsque des chirurgiens, ayant incisé des *péritonites tuberculeuses*, croyant avoir une tumeur à enlever, virent leurs malades s'améliorer ou guérir à la suite de cette intervention. Mosetig-Moorhof, Potain, Folet, Picot et bien d'autres, essayèrent avec des succès variables l'injection d'air stérilisé ou d'oxygène dans les cavités séreuses. Cette pratique donne d'assez bons résultats dans la péritonite tuberculeuse avec épanchement, elle retarde manifestement la reproduction du liquide ; il en est de même pour l'ascite de la cirrhose. Le gaz introduit dans le péritoine se résorbe assez lentement et peut donner lieu à quelques douleurs.

Dans le pneumothorax, dans le pyopneumothorax, il peut y avoir intérêt à substituer au contenu pathologique de la plèvre une certaine quantité d'air stérilisé. L'injection d'air dans les méninges par la ponction lombaire pour les méningites a donné des résultats déplorables. Elle n'a pas été reprise pour l'hydrocèle, et n'a jamais été essayée dans la péricardite (Thèse de Brial, Bordeaux, 1898). Enfin Ramond dit avoir fait avec succès des injections d'air stérilisé dans des vessies atteintes d'inflammation tuberculeuse.

Les inflammations tuberculeuses des séreuses semblent plus que d'autres justiciables de ce mode de traitement, qui a pu amener des améliorations et même des guérisons. Le gaz employé devra être injecté avec prudence et lenteur, en volume toujours inférieur au volume du liquide ou du gaz extraits au préalable. On peut injecter soit de l'air filtré sur ouate et stérilisé, soit de l'oxygène pur. On peut aussi se servir avec avantage d'air que l'on a fait barboter dans un liquide antiseptique volatil (solution phéniquée, teinture d'eucalyptus diluée, etc.).

La technique est des plus simples : par une tubulure évasée extérieurement en un large entonnoir, on verse une solution de sublimé dans un flacon plein d'air stérilisé. Celui-ci s'écoule alors par un tuyau de caoutchouc fixé par l'un de ses bouts à une seconde tubulure, et par l'autre à la canule qui communique avec la cavité séreuse (appareil de SOULARD, thèse de BRIAL, p. 107) (fig. 1).

L'action de ces injections gazeuses a été diversement interprétée (action antiseptique, action spéciale sur les microbes anaérobies, irritation, etc.), sans qu'aucune opinion ait pu prévaloir.

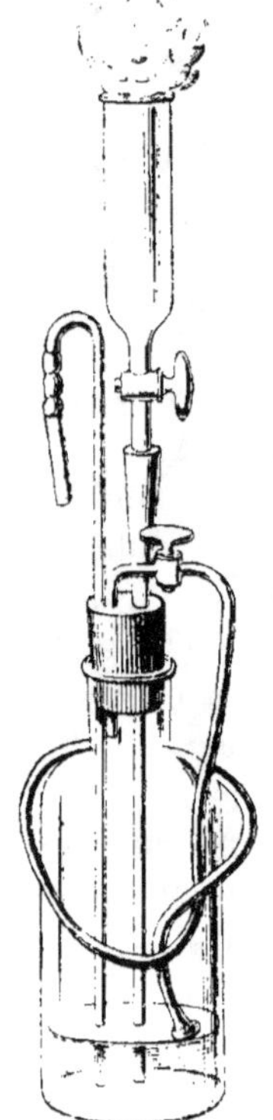

Plus récemment, l'air pur a été injecté dans le tissu cellulaire sous-cutané, *loco dolenti*, pour combattre des névralgies à points fixes très douloureux, et a pu soulager notablement des *névralgies intercostales* et des *sciatiques* (MONCOUR, J. CARLES, COURCELLE). A l'aide d'une soufflerie de thermocautère, dont le tuyau est armé d'une simple aiguille de Pravaz, on injecte sous la peau un tiers de litre d'air atmosphérique. Il est bon, mais il n'est pas nécessaire d'interposer sur le trajet du tube une ampoule de verre garnie d'ouate hydrophile pour filtrer l'air; il est bon surtout de prendre les précautions nécessaires pour éviter d'injecter directement l'air dans les veines. Cette petite opération est suivie d'un emphysème sous-cutané qui persiste plusieurs jours.

3° Eau oxygénée. — L'eau oxygénée médicinale (bioxyde d'hydrogène) doit titrer 10 volumes d'oxygène par litre; son acidité correspond à 5 centimètres cubes de soude normale et le résidu qu'elle abandonne à l'évaporation ne doit pas dépasser 0gr.50 par litre. Ces faits sont utiles à connaître pour bien la distinguer des eaux oxygénées du commerce, qui sont très fortement acides, abandonnent jusqu'à 0,78 de résidu et doivent être écartées des applications thérapeutiques, ou tout au moins subir au préalable une série compliquée de rectifications.

Ce liquide est assez fortement antiseptique, mais d'une façon

Fig. 1

inégale pour les différents microbes ; peu actif contre les germes ordinaires de la suppuration, il est meilleur que tout autre agent pour les microbes anaérobies et en particulier le vibrion septique. Il coagule les matières albuminoïdes en dégageant une notable quantité de gaz, qui transforment presque instantanément le mélange en mousse épaisse.

Les usages thérapeutiques de l'eau oxygénée se sont énormément multipliés depuis quelques mois. Grâce à ses propriétés coagulantes, elle est un bon hémostatique pour les *hémorragies capillaires* des plaies exposées ou des cavités largement ouvertes : mais il est sage de ne pas l'employer en injections dans les plaies anfractueuses et les cavités closes ou mal ouvertes ; car les gaz qui se dégagent alors étant retenus sous une pression croissante peuvent pénétrer dans les vaisseaux béants et provoquer de mortelles embolies gazeuses. L'adrénaline (voy. *Opothérapie surrénale*) répond d'ailleurs mieux aux mêmes indications.

Comme antiseptique, l'eau oxygénée ne vaut pas mieux en général que l'acide phénique ou le sublimé ; mais elle est le remède de choix dans *la gangrène gazeuse*. Faire de larges incisions, laver à l'eau oxygénée, appliquer sur les plaies des compresses d'ouate imbibées de cette eau et souvent renouvelées est une pratique qui a donné de beaux succès. Certains *ulcères* variqueux sont avantageusement traités par le même topique, que l'on peut aussi prescrire en gargarisme contre le *muguet* et la *diphtérie* et en lotions ou en applications contre les engelures (COURTIN) et en pulvérisations contre le *lupus*.

Signalons en passant l'action *épilatoire* de l'eau oxygénée qui appliquée en compresses légères sur la lèvre supérieure décolore et fait tomber les poils qui désolent tant de femmes (GALLOIS). Il faut en pareil cas se méfier plus que jamais des eaux trop acides et irritantes.

On a renoncé à injecter l'eau oxygénée dans les séreuses : mais on s'en sert pour laver l'intestin encombré de matières septiques ou atteint d'inflammation *muco-membraneuse*. ROCAZ en la diluant de quatre fois son volume d'eau distillée en a obtenu de beaux succès dans le traitement de la *dysenterie*.

L'action interne de ce remède est peu connue ; BEC se méfie

de son influence sur la fibre cardiaque, et son action dans les dyspepsies est très douteuse.

Préparations. — En applications locales, eau oxygénée pure à 12 volumes ou dédoublée ; en gargarismes, solution à 3 p. 100 ; en potion, 5 à 7 p. 100 ; en pommade, 10 à 15 p. 100 de lanoline.

Si l'on craint que l'eau oxygénée ne soit trop acide il est bon de la neutraliser par le borax.

Les pansements humides (compresses imbibées d'eau oxygénée et recouvertes d'un tissu imperméable) renouvelés deux ou trois fois par jour rendent les plus grands services dans les *lymphangites septiques* si redoutables aux jambes œdématiées des cardiaques. Les lavages sont des plus utiles pour maintenir aussi aseptiques que possible les *eschares* des hémiplégiques et des cachectiques.

Pour les plaies, l'usage de l'eau oxygénée ne doit pas être indéfiniment prolongé car, s'il les maintient en état aseptique, il semble retarder la cicatrisation.

4° Perborate de soude, peroxyde de zinc. — Au lieu d'employer l'eau oxygénée, dont la conservation est parfois assez difficile, on a songé à appliquer sur les plaies des substances pulvérulentes d'une composition telle qu'au contact des liquides organiques elles abandonnent de l'oxygène à l'état naissant et réalisent ainsi de vrais pansements à l'eau oxygénée.

C'est ainsi que l'on peut saupoudrer les plaies de perborate de soude ou les panser avec une solution de cette même poudre, ou bien qu'on peut panser les *ulcères chroniques* ou les *plaies septiques* ou les *ulcérations du col utérin* avec des pommades au peroxyde de zinc (1.10). Ce dernier produit, sauf cas spéciaux, ne peut être employé pur ; sinon il en résulte de la douleur et une vive irritation de la région intéressée.

§ 2. — CHLORE

1° Caractères physico-chimiques. — Le chlore est un gaz jaune verdâtre, d'une odeur piquante et suffocante. Il se dissout dans la moitié de son volume d'eau et forme ainsi l'*eau chlorée*, liquide verdâtre, qui doit être tenue dans l'obscurité sous peine de décomposition.

L'avidité du chlore pour l'hydrogène lui permet, en s'emparant de ce corps, de détruire les substances organiques ; sa valeur antiseptique *in vitro* est donc très importante. L'eau chlorée à 0,2 p. 100 stérilise en quelques secondes les spores charbonneuses. Mais ses propriétés nocives sur les tissus ne permettent guère son emploi médical à doses suffisantes.   .

Absorbé en nature par la peau saine, donnant lieu dans l'estomac à la production d'acide chlorhydrique (ce qui n'est pas démontré), il irrite violemment les voies respiratoires et peut même causer des hémoptysies. Très employé autrefois, sous forme d'eau chlorée, dans la fièvre typhoïde, le typhus, la dysenterie, la scarlatine, l'ictère, il est aujourd'hui complètement délaissé. Les inhalations de chlore dans la phtisie sont non seulement inutiles, mais dangereuses (STOKES, LOUIS). Elles pourraient être appliquées, dit-on, à l'empoisonnement par l'hydrogène sulfuré et par l'acide prussique. L'eau chlorée pourrait être appliquée utilement au lavage des plaies venimeuses, mais son contact irrite la peau et peut même provoquer des dermatoses.

2° Modes d'administration et doses. — 1° Eau chlorée : 2 à 5 grammes dans une potion de 150 grammes, par cuillerées toutes les heures.

2° A l'extérieur. Solution avec :

      Eau chlorée. . . . . . .   50 grammes.
      Eau distillée.   1000   —   pour lotions.

3° Les *fumigations guytoniennes* à base de chlore sont un bon moyen de désinfection des locaux contaminés (Codex).

3° Chlorure de chaux. — On désigne sous ce nom un mélange d'hypochlorite de chaux, de chlorure de calcium et d'hydrate de chaux résultant du passage d'un courant de chlore à travers de l'hydrate de chaux. Cette poudre blanche, amorphe, déliquescente, mais incomplètement soluble, dégage une forte odeur de chlore.

Le *chlorure de chaux liquide* est une solution filtrée de chlorure de chaux sec dans 45 parties d'eau ; il contient deux fois son volume de chlore.

Antiseptique énergique, qui en solution à 1/10e tue en cinq minutes les microbes du choléra, de la diphtérie, de la fièvre typhoïde, etc., il est inutilisable en clinique à cause de ses propriétés irritantes et caustiques ; tout au plus peut-on en user pour les lavages superficiels et rapides dans les cas d'ulcérations putrides ou gangréneuses. Mais c'est un excellent désinfectant pour les lieux d'aisance et les égouts (60 grammes dans un litre d'eau.

Rappelons cependant que CALMETTE l'a préconisé en lotions, et même en injections sous-cutanées, dans les cas de morsures venimeuses (solution à 1/36e).

4º Hypochlorite de soude. — Il ne s'emploie que sous forme de *liqueur de Labarraque*, et représente un mélange d'hypochlorite de soude et de chlorure de sodium ; il contient deux fois son volume de chlore. Il assainit rapidement les surfaces putrides de certains vieux ulcères de jambes ; en solution étendue (5 p. 100), il peut rendre de grands services dans la *diphtérie* (lavages et gargarismes) et dans l'*ophtalmie purulente* (irrigations).

5º Trichlorure d'iode. — Ce corps ICl^3, qui se présente sous forme de cristaux jaune orange, d'odeur piquante, facilement solubles, est un antiseptique énergique. Il n'est point employé en clinique, et doit être seulement mentionné à cause de son rôle dans des expériences qui permettront plus tard peut-être d'en tirer un grand parti. C'est en effet en le mélangeant à doses progressivement décroissantes à des cultures virulentes du bacille de Nicolaïer que BEHRING et KITASATO ont réussi à vacciner des animaux contre le tétanos.

§ 3. — ACIDE BORIQUE ET BORAX

1º Caractères physico-chimiques. — L'*acide borique* 2 (BoO³H³) se présente sous forme d'écailles blanches, nacrées, grasses au toucher, inodores, presque insipides ; il peut être réduit en poudre fines et est alors plus facilement soluble. L'eau froide n'en dissout cependant que 4 p. 100; l'eau bouillante 30 p. 100; il peut se dissoudre aussi dans l'alcool et la glycérine.

Le *borax* ou *borate de soude* $Bo^4O^7Na^2 + 10 H^2O$ est un sel alcalin plus soluble dans la glycérine que dans l'eau.

Les borates de cocaïne, d'atropine, etc., sont utilisés en oculistique.

2° Pouvoir antiseptique. — L'acide borique est un antiseptique faible; cependant à la dose de 2 à 4 p. 100 il prévient le développement des bactéries de la putréfaction et arrête l'action des diastases. Le borax passe pour un antiseptique plus faible encore. Pourtant CYON le considérait comme capable de prévenir la putréfaction de la viande, et à Bordeaux, le professeur A. BOUCHARD conservait indéfiniment les cadavres destinés aux dissections en les injectant avec une solution ainsi formulée : borax 10; glycérine à 30° Baumé, 17; alcool, Q. S. pour que le mélange soit fluide. Grâce à cette préparation, les piqûres faites dans les amphithéâtres ne sont pas dangereuses, et toute odeur malsaine a disparu.

3° Effet physiologique, toxicité. — L'acide borique est facilement absorbé par les muqueuses et les séreuses; il se transforme dans le sang en borate de soude, et s'élimine lentement par l'urine, la salive et les expectorations bronchiques. Les glandes sébacées éliminent aussi le borate de soude, dont le passage à travers leurs cellules modifie et atténue considérablement la production de la matière sébacée.

Absorbés à doses trop fortes, acide borique et borax déterminent des accidents toxiques : eczéma sec à forme séborrhéique, développé par plaques autour des glandes sébacées à sécrétion tarie, érythème, chute et fragilité des poils, striation des ongles, liséré gingival, et, à un degré plus avancé, inappétence, dyspepsie, pâleur, bouffissure, albuminurie, phénomènes qui persistent jusqu'à cinquante jours après la suppression du remède[1]. Si tout

FÉRÉ. Le borisme. *Semaine médicale*, 1894.

le monde est d'accord pour reconnaître la réalité et la rareté de ces accidents. les opinions divergent beaucoup sur la dose toxique. Les animaux ne sont empoisonnés qu'à la dose de 1 gramme par kilogramme (GAUCHER): chez l'homme la tolérance est beaucoup moindre ; les lavages les plus abondants sont généralement inoffensifs, mais ils ont provoqué parfois des accidents mortels. On doit tenir compte de la facilité d'écoulement après ces lavages et se rappeler que la stagnation dans une plaie d'une quantité notable de solution boriquée à 4 p. 100 n'est pas sans inconvénient. Donnés à l'intérieur, à doses quotidiennes longtemps renouvelées, ces remèdes présentent les mêmes dangers et on doit en interrompre fréquemment l'administration. L'état des sujets traités a aussi une influence ; HERVIAULT a signalé des érythèmes, et j'ai vu de l'albuminurie, provoquée chez des typhiques par les lavements boriqués.

Il résulte de ces faits comme des travaux de HARRINGTON[1] que l'usage des aliments *préservés* par le borax ou l'acide borique peut donner lieu à de graves accidents.

Appliqués localement. acide borique et borax ne sont ni caustiques ni irritants, soit pour la peau, soit pour les muqueuses, soit même pour la conjonctive.

4° Indications thérapeutiques. — Inoffensif à l'extérieur, peu toxique à l'intérieur, l'acide borique est par excellence l'antiseptique usuel, celui dont on confie volontiers le maniement au malade lui-même ou à son entourage. Aussi sa consommation a-t-elle décuplé depuis quelques années, et son emploi est-il devenu journalier soit en chirurgie, soit en hygiène.

En solution 4 p. 100, on l'utilise pour les *gargarismes* (*diphtérie, angines simples*) et les soins de la bouche, pour les injections vaginales (leucorrhée) et vésicales, pour le pansement de la *plaie du cordon* chez le nouveau-né, pour le lavage des plaies superficielles, des cavités purulentes. On s'en est aussi servi pour le lavage de l'estomac dans les cas où il y a lieu de repousser les alcalins. Les yeux et les oreilles peuvent être aussi

[1] CH. HARRINGTON, *Amer. Journ. of med. Science*, nov. 1904.

lavés à l'eau boriquée, mais dans les inflammations suppuratives de la conjonctive, l'intervention d'un agent plus actif, tel que le nitrate d'argent, est le plus souvent nécessaire. En poudre fine, l'acide borique est un bon pansement pour l'*otorrhée*.

La vaseline boriquée à $\frac{1}{10}$ est d'un usage courant pour enduire les instruments que l'on huilait autrefois (sondes, spéculums, etc.). Mais elle est plus utile encore en dermatologie, où *aseptiquement* appliquée, elle est un excellent remède contre l'*impétigo* (GAUCHER), contre les *acnés*, les *eczémas suintants*, etc. Elle ne guérit pas les dermatoses mêmes, mais elle fait disparaitre les complications septiques et suppuratives, qui trop souvent entretiennent et aggravent les affections cutanées.

A l'intérieur l'acide borique a été essayé par GAUCHER dans le traitement de la *tuberculose*, où il améliorerait les crachats et aurait même une influence heureuse sur l'état général (0.50 à 1 gramme par jour). GAUCHER et ROSENTHAL l'ont aussi conseillé dans les *pyélites* et les *cystites* avec fermentation ammoniacale de l'urine. Mais s'il est vrai qu'il se transforme tout entier en borate de soude, cette médication n'a réellement pas sa raison d'être. Elle serait mieux indiquée contre la *gravelle urique*, que PARACELSE aurait déjà traitée ainsi (SOULIER).

Le *borate de soude* n'est guère employé à l'extérieur que sous forme de collutoire dans le *muguet*. La théorie de Gubler, qui prétendait que le parasite de cette stomatite ne pouvait germer que dans les acides est aujourd'hui battue en brèche. Mais les collutoires boratés n'en sont pas moins un excellent remède, qui méthodiquement appliqué toutes les deux ou trois heures, réussit dans l'immense majorité des cas. J'ai employé avec succès les mêmes préparations dans les érythèmes ou les eczémas suintants des organes génitaux chez les diabétiques.

Conseillé depuis longtemps dans l'*épilepsie*, le borax a été à ce point de vue bien étudié par FERÉ, qui, sans le rejeter absolument, le déclare tout à fait infidèle. Il est donné dans ces cas à la dose de 4 à 10 grammes par jour et a souvent provoqué des accidents d'intoxication. La pratique simultanée de l'antisepsie intestinale serait utile pour prévenir ou atténuer cette complication.

5° Préparations et doses :

A. Acide borique. — 1° *Poudre* : très soigneusement porphyrisée, pure ou mélangée à l'amidon, talc de Venise, etc.

2° *Solution* à 4 p. 100.

3° *Pommade* : vaseline, axonge, glycérolé d'amidon, dans la proportion de 10 ou 5 p. 100.

4° *Ouate, gaze boriquée* : préparations industrielles excellentes pour le pansement des plaies.

5° A *l'intérieur*, pilules à 0,05 : cachets de 0,25, cinq à dix pilules, deux cachets par jour pour débuter.

B. Borax. — 1° A *l'intérieur* cachets de 0,50, deux à dix, douze par jour et même davantage, à condition de surveiller soigneusement le malade.

> Tablettes du codex à   0,10
> Comprimés de borax à   0,30

2° *Collutoires.*

> Miel rosat ou glycérine   10 grammes.
> Borax. . . . .   4 à 6 grammes.

3° *Gargarisme.* — 5 à 10 grammes de borax pour 200 à 250 grammes.

4° Association fréquente du borax et de l'acide borique par portions égales, dans les collutoires et les gargarismes.

5° Emploi successif de l'eau oxygénée et des solutions boratées pour combattre le muguet.

6° Pansement occlusif avec des compresses imbibées d'une solution sursaturée de borax, recommandé par A. Robin pour calmer les douleurs de la *goutte aiguë*.

§ 4. — Permanganate de potasse (MnO⁴K)

1° Caractères physico-chimiques. Valeur antiseptique.
— Ce corps se présente sous l'aspect d'aiguilles prismatiques brillantes, à reflets métalliques, de couleur noire, et donnant une solution d'un rouge violet, qui tache en brun la peau et les

linges. Les acides forts dilués peuvent faire disparaitre ces taches.

La caractéristique de ce sel est d'abandonner spontanément de l'oxygène, peut-être de l'ozone, aux matières organiques au contact desquelles il est placé ; c'est un oxydant des plus énergiques, c'est de l'oxygène condensé (JEANNEL). Il paraît agir assez rapidement sur les germes, mais son action s'épuise d'autant plus vite, qu'en raison de ses propriétés irritantes, il ne peut être employé chez le sujet vivant qu'à faible dose. En solution à $\frac{1}{1000}$ il est simplement irritant, à $\frac{1}{200}$ il est caustique ; introduit dans le sang, il transforme l'hémoglobine en méthémoglobine et amène la destruction des globules.

2° Usages thérapeutiques. — Ils sont de trois ordres : antiseptique, caustique et antivenimeux ou antivénéneux, usages qui sont tous trois en rapport avec les propriétés chimiques du permanganate et lui permettent de détruire par une oxydation énergique les microbes, les venins, les poisons et les tissus.

a. *Antiseptique*. — En solution à $\frac{1}{1000}$, le permanganate est employé en injections vaginales dans l'*infection puerpérale*, dans le *cancer de l'utérus* ; en irrigations dans l'*ophtalmie purulente*, en lavages dans les *ulcères fétides*, dont il modifie heureusement l'aspect et l'odeur ; mais c'est surtout contre la *blennorragie* qu'il a été préconisé.

MANQUAT établit ainsi les règles dont l'observation stricte permet d'espérer un bon résultat : commencer le traitement dans les premiers jours de la maladie avant que le gonocoque n'infiltre les couches profondes de la muqueuse, faire une injection tiède d'une solution à $\frac{1}{2000}$ après chaque miction. Si les douleurs sont vives, on peut abaisser le titre de la solution à $\frac{1}{3000}$ ou $\frac{1}{4000}$. La guérison peut survenir en huit ou quinze jours. BALZER préfère les lavages vésicaux sans sonde. La solution à $\frac{1}{1000}$ a été utilisée pour le lavage des yeux dans l'ophtalmie purulente du nouveau-né.

b. A titre de *caustique*, le permanganate a été récemment employé par KACZANOWSKI (de Saint-Pétersbourg) dans le traitement du *lupus*. Sa pratique est la suivante : faire tomber les croûtes, saupoudrer les points ulcérés d'une couche de 2 à 5 millimètres de permanganate, appliquer du coton hydrophile et une bande. (Il importe de protéger l'œil et les narines.) Il se forme une escarre qui comprend les tissus granuleux et respecte les tissus sains. Au bout de quinze jours, l'escarre se détache et la plaie guérit rapidement. Ce procédé provoque souvent de vives douleurs et une forte réaction inflammatoire. Il vaut mieux recourir à celui de Butte; lavage exact des surfaces lupiques et application pendant douze à quinze minutes d'une compresse imbibée d'une solution de permanganate de potasse à 2 p. 100.

c. Comme *antidotique*, Lacerda a injecté dans chaque morsure de *serpent venimeux* une demi-seringue de Pravaz de solution à $\frac{1}{100}$ après ligature du membre au-dessus des plaies ; il a même fait des injections intraveineuses et donné le remède à l'intérieur. Il prétend avoir obtenu de très beaux succès, qui ont été dans des expériences de contrôle successivement contestés (Vulpian) et confirmés (Driat). En cas d'absence du sérum antivenimeux de Calmette, c'est un des meilleurs remèdes auxquels on pourrait avoir recours.

d. Le permanganate de potasse a été aussi employé comme *contrepoison* dans les *empoisonnements* par le phosphore et par l'opium. Pour le phosphore il ne semble pas qu'on ait eu à se louer beaucoup de ses effets, et il est très inférieur à la térébenthine. Pour l'opium, Moor s'est fait le champion du permanganate, et le donne en pareil cas, soit par la bouche, soit par injection hypodermique ; il cite jusqu'à 71 succès obtenus par ce procédé. Cet enthousiasme a été quelque peu raillé par un autre médecin anglais, le Dr Harding. Il semble cependant que le permanganate de potasse décompose la morphine dans l'estomac (Maynard et Luff) ; et comme dans l'empoisonnement, il y a toujours de la morphine dans l'estomac, soit que cette substance n'ait pas encore été absorbée, soit qu'elle y soit en voie d'élimination par les glandes gastriques, le lavage de cet organe avec une solution de permanganate à 1 p. 1000 ne peut qu'être avantageux. Quant aux injections hypodermiques de dix gouttes d'une solution à 1 p. 100, injections que l'on a répétées deux ou trois fois de quart d'heure en quart d'heure, elles ne sont peut-être pas sans inconvénient.

e. Le permanganate de potasse est employé en Angleterre à la dose de 0,10 à 0,20 dans la *dysménorrhée douloureuse* des jeunes filles comme remède interne.

3° Préparations et doses. — Il faut éviter d'associer le permanganate aux corps facilement oxydables, car il pourrait faire avec eux des mélanges explosifs ; il faut éviter de l'appliquer avec de la charpie, au contact de laquelle il se décomposerait : il faut le dissoudre dans de l'eau distillée, les matières organiques des eaux naturelles lui prenant une partie de son oxygène.

Solutions pour lavages : de $\frac{1}{1000}$ à $\frac{1}{4000}$; solutions pour injections hypodermiques, à $\frac{1}{100}$: injecter de V à X gouttes. Pilules de 0,05, une à quatre par jour.

§ 5. — MERCURE ET MERCURIAUX

Le mercure ou hydrargyre Hg est un remède de la plus grande importance. Connu dès la plus haute antiquité, il a des actions si diverses, parasiticides, antiseptiques, antiphlogistiques, altérantes, que malgré les changements de doctrines il garde toujours une place prépondérante. La multiplicité de ses composés, la diversité des modes sous lesquels on peut l'administrer rendent son étude très compliquée. Il est bon d'énumérer d'abord les préparations mercurielles usitées en médecine et d'indiquer les doses auxquelles on peut les prescrire.

A) PRÉPARATIONS ET DOSES

1° Mercure en nature. — Le mercure est un métal très dense, liquide à la température ordinaire, se divisant en fines gouttelettes qui roulent en tous sens avec la plus grande facilité (*vif argent, furet*) ; il émet à toute température des vapeurs dont les molécules ont une vitesse et une puissance de projection considérables (MERGET).

Le mercure en nature est prescrit en pilules (pilules de Belloste, pilules bleues). Les *pilules de Sédillot* ont pour formule :

> Onguent mercuriel. . . . .   3 grammes.
> Poudre de savon médicinal   2   —
> Poudre de réglisse   1   —

Pour 30 pilules. 2 à 3 par jour.

Hydrargyrum cum creta. Composition obtenue par trituration de 90 grammes de mercure dans 150 grammes de craie préparée, et employée, surtout en Angleterre à la dose de 0^{gr},05 à 0^{gr},10 pour combattre la diarrhée des enfants.

Le mercure est surtout employé à l'extérieur sous l'une des formes suivantes :

a. *Pommade mercurielle, onguent mercuriel double* ou *onguent napolitain :*

> Mercure métallique   500
> Axonge benzoïnée.   460
> Cire blanche.   40

De 1 à 10 grammes pour chaque friction.

b. *Pommade mercurielle, onguent gris.*

> Pommade mercurielle double   125
> Axonge benzoïnée.   375

Mêmes doses que la précédente.

Dans l'*emplâtre de Vigo*, très réputé autrefois et qui sous forme de sparadrap, est un très bon topique pour les bubons et les gommes ulcérées, le mercure est incorporé à l'emplâtre simple (60/200) et associé à une foule de substance, comme aimait à le faire l'ancienne pharmacopée.

c. *Fumigations.* — Les fumigations ne sont guère plus employées : le *cinabre* (sulfure de mercure) que l'on projetait sur une pelle rougie ou sur des charbons ardents donnait des vapeurs de mercure réduit qui, grâce à la haute température à laquelle elles étaient émises, étaient absorbées en grande quantité par les voies respiratoires et produisaient autant d'effets toxiques que d'effets thérapeutiques utiles.

d. *Flanelle mercurielle.* — MERGET, dont les études sur le mercure ont fixé tant de points en discussion, conseille d'utiliser les voies respiratoires en faisant absorber des vapeurs émises à la température même du corps par le procédé suivant : plonger une pièce de flanelle épaisse dans une solution de protoxyde de mercure, puis dans une solution ammoniacale. Le mercure reste réduit sur la flanelle à l'état de poussière extrêmement fine, et si l'étoffe est appliquée sur la poitrine, soit directement. soit dans un petit sac de coutil, elle dégage des vapeurs que le malade respire. L'absorption par cette voie est incontestable, mais on ne saurait dire quelle est la dose absorbée chaque jour.

e. *Huile grise*. — Enfin tout récemment le mercure en nature a été introduit par la voie hypodermique sous forme d'*huile grise*.

<pre>
    Lanoline)
    Mercure   ) āā   6 parties.
    Huile d'olive rectifiée 4   —
</pre>

ou suivant la formule de Neisser :

<pre>
    Mercure métallique pur. . . . 20 parties.
    Teinture éthérée de benjoin. .   5   —
    Huile de vaseline   40   —
    Injecter deux ou trois gouttes.
</pre>

Cette dernière est un peu moins riche en mercure. Ces préparations sont fort délicates et ne peuvent être exécutées qu'en plusieurs temps par des pharmaciens expérimentées.

2° Chlorure mercureux. — Hg^2Cl^2 = protochlorure de mercure, poudre blanche, insipide, inodore. insoluble ; préparé par sublimation en chauffant des fragments grossiers de chlorure mercureux, il est tout à fait impalpable et prend le nom de *calomel* ou de *calomel à la vapeur* ; obtenu par précipitation en mélangeant un chlorure soluble et de l'azotate mercureux. il s'appelle *précipité blanc*, et s'emploie uniquement à l'extérieur.

A l'intérieur. le calomel est employé souvent comme purgatif (voir *Purgatifs*, t. II), comme anthelmintique (voir t. II,

Anthelmintiques), comme antiphlogistique : on le donne alors à *dose réfractée*.

> Calomel.   0,01
> Sucre en poudre. . . . . . .   1 ou 2 grammes.
> Divisez en 5 ou 10 paquets à prendre de deux en deux heures.

Comme diurétique, chez les cardiaques et les cirrhotiques, on prescrit :

> Calomel 0 gr. 20 en un cachet ou en un paquet.

En donner trois ou quatre par jour et continuer pendant trois jours. — Comme cholagogue, le calomel peut être donné soit à dose purgative (25 centigrammes à 1 gramme), soit à doses minimes :

> Calomel. . . . .)
> Extrait de belladone. .) āā 0,01.
> En une pilule, *f. s. a.* 20 pilules semblables, prendre une pilule chaque matin à jeun, pendant vingt jours.

La grande variété de ces doses peut étonner au premier abord : elle s'explique naturellement par les considérations suivantes : à forte dose, le calomel agit surtout comme purgatif et n'est absorbé qu'en très faible proportion ; à petites doses, l'effet purgatif est nul ou léger ; en revanche, le plus long séjour du remède dans l'intestin permet son absorption, et l'on observe plus d'effets sur l'ensemble de l'organisme ou sur certaines fonctions avec les petites doses qu'avec les grandes.

Le calomel au contact de l'oxygène et à la température de 35° à 40° est lentement transformé par les chlorures alcalins et l'acide chlorhydrique en sublimé corrosif. Cette notion trouble constamment les praticiens et les malades qui craignent que le calomel ne se change dans l'estomac en ce dangereux poison. Il n'est pas bien démontré que des accidents aient jamais été dus à ce chimisme gastrique ; néanmoins, par précaution, on fera bien de ne permettre ni trois heures avant ni trois heures après l'ingestion du calomel, l'usage d'aucun aliment salé (pain, bouillon, biscuits), et on associera le remède soit à de l'eau sucrée, soit à du lait, aliment toujours pauvre en chlorures. D'ailleurs, en raison des effets purgatifs du remède, il sera sage de le donner à jeun.

Pour la voie hypodermique, une des formules les plus usuelles est la suivante :

> Huile de vaseline ou huile d'olive stérilisées.   10 cc.
> Calomel très finement porphyrisé. . . . . .   0 gr. 50.

Injecter profondément le contenu d'une seringue de Pravaz, c'est-à-dire 1 centimètre cube du mélange ou 0,05 de calomel. Celui-ci, bien entendu, n'est nullement dissous et reste en suspension dans le mélange.

Usage externe : poudre de calomel pure ou associée à de l'amidon, à du talc de Venise, etc., pour saupoudrer les lésions de peu d'étendue.

Pommade au calomel ou au *précipité blanc* à 1,10, 1/20, 1/30 avec l'*axonge benzoïnée* ou la vaseline.

3° Bichlorure de mercure, sublimé corrosif. ($HgCl^2$). — Masse blanche, cristalline, très dense, d'un goût métallique nauséeux, fortement caustique. Peu soluble à froid, davantage, à chaud. Il est maintenu plus facilement en solution dans l'eau par l'acide tartrique ou le chlorure de sodium. Dissous dans l'alcool, il perd une partie de sa causticité; il est très soluble dans la glycérine.

A l'intérieur, il est prescrit sous forme de *pilules* de *Dupuytren* :

> Sublimé. . . . .   0, 01 gr.
> Extrait d'opium. 0, 02
> Extrait de gaïac. . . . .   0, 04 pour une pilule.
> De 1 à 3 par jour

ou sous forme de liqueur de van Swieten :

> Sublimé . . . .   1 gramme.
> Eau distillée   900   —
> Alcool à 80°   100   —
> Une cuillerée chaque jour, deux au plus.

Ce remède est en général mal toléré par les malades, surtout par les femmes, même quand on l'associe à des correctifs plus agréables (lait, sirops, infusions, etc.).

La voie hypodermique et même la voie veineuse ont servi à l'introduction du sublimé dans l'organisme. La première est peu employée, les injections de sels insolubles ayant détrôné les injections de sels solubles :

Peptone sèche.	1 gr.
Chlorure d'ammonium pur.	1 —
Sublimé.	1 —
Eau distillée.	100 cc.

Injecter chaque jour un centimètre cube de la solution, c'est-à-dire 1 centigramme de sublimé.

BACCELLI, TOMMASOLI, JEMMA ont pratiqué des injections intra-veineuses avec :

Eau distillée stérilisée.	1 cc.
Sublimé	de 0,001 à 0,008.

Les injections sont pratiquées avec une seringue de Pravaz dans une des veines superficielles des bras et répétées tous les jours ou tous les deux jours.

Les *solutions de sublimé* sont constamment employées comme antiseptiques, au titre de 1 pour 1 000, 2 000, 4 000. La solubilité et le pouvoir antiseptique sont fortement augmentés par l'addition de NaCl, d'acide tartrique et surtout par la chaleur.

L'académie de médecine a permis aux sages-femmes de prescrire des paquets de sublimé pour les injections vaginales, suivant la formule suivante :

Sublimé.	0,25
Acide tartrique pulvérisé	1
Solution de carmin d'indigo sec à 5 p. 100. Une goutte pour un litre.	

C'est une tolérance qu'elle regrettera sûrement un jour.

On prépare aussi des papiers au sublimé, pouvant abandonner dans l'eau le sel qui les imprègne et permettant d'avoir ainsi instantanément des solutions de sublimé ; des gazes pour

. les pansements qu'il faut éviter de recouvrir de tissus imperméables, sous peine de voir la peau couverte d'éruptions vésiculeuses.

Les bains additionnés de 12 ou 15 grammes de sublimé pour 200 litres d'eau sont un excellent moyen de traiter les *syphilides*, les *éruptions phtiriasiques* et surtout le *psoriasis*, qui en dehors de tout autre traitement externe ou interne, peut être blanchi momentanément en quelques semaines.

Le sublimé est actuellement répandu à profusion partout, et les empoisonnements qui se multiplient sont la conséquence inévitable de cet abus; car tandis que les pharmaciens sont rigoureusement tenus de n'en donner que des doses limitées sur ordonnance médicale, les droguistes, les marchands de fournitures photographiques, etc., en débitent à tout venant des quantités considérables. La coloration bleue ou rose des solutions de sublimé est un correctif insuffisant.

4° Protoiodure de mercure. (Hg^2I^2.) — Poudre jaune verdâtre, insoluble, forme la base des célèbres pilules de Ricord.

Protoiodure de mercure. . . . . . }	ââ 3 grammes.	
Thridace . . . . }		
Extrait thébaïque.	1	—
Conserve de roses.	6	—

Pour 60 pilules, dont on donne une ou deux par jour.

Ce remède est le plus usité dans le début de la syphilis; il donne souvent un peu d'entérite, qui passe dès qu'on cesse de l'administrer.

5° Biiodure de mercure. (HgI^2.) — Poudre d'un rouge vif, insoluble, très toxique et très caustique. Il se prescrit rarement seul, et s'associe généralement à l'iodure de potassium avec lequel il forme un iodure double de mercure et de potassium. Le *sirop de Gibert* ou de *Boutigny* se formule ainsi :

Biiodure de mercure.	1 gramme	
Iodure de potassium	50	—
Eau distillée	50	—
Sirop de sucre	2400	—

Dose : une ou deux cuillerées par jour, c'est-à-dire de 0,008 à 0,015 de biiodure.

Le sirop de Gibert est mal toléré par beaucoup d'estomacs; on peut réunir dans une pilule les quantités de biiodure et d'iodure de potassium que renferme une cuillerée de sirop et en évitant ainsi la saveur très désagréable du remède, on le fait plus facilement accepter.

En remplaçant le sirop par de l'eau distillée, on obtient une solution très étendue d'iodure double, qui peut être employée en pulvérisations (RUFF et MIQUEL) et qui diminuerait les crachats des phtisiques.

Usage externe : pommade avec :

Axonge purifiée.	30 grammes.
Biiodure de mercure.	0,05.

Cette pommade est applicable aux syphilides et aux affections squameuses rebelles ; elle deviendrait facilement caustique si on augmentait la dose de sel mercuriel.

Voie hypodermique : On fait aussi des injections hypodermiques avec la préparation suivante.

Huile d'olive stérilisée	100 cc³.
Biiodure de mercure	0,50
Gaïacol	3

Injecter une seringue de Pravaz dans la fesse, et renouveler tous les deux jours, puis tous les jours. Il n'y a ni douleurs, ni réactions inflammatoires.

6° Bioxydes de mercure. (HgO.) — Deux formes. *a*. Le *précipité rouge*, substance active de la pommade ophtalmique du Régent encore employée quelquefois pour le traitement des blépharites, en pommade à 1/15 avec la vaseline ou l'axonge ; *b*. Le *précipité jaune*, beaucoup plus stable, plus pur (PATEIN) et en général préféré au précédent. La ténuité extrême à laquelle on peut le réduire à l'état pulvérulent permet de l'employer en injection hypodermique.

Huile de vaseline.	10 cc.
Oxyde jaune de mercure	0gr,50
Injecter un centimètre cube.	

7° Nitrate acide de mercure. — Liquide incolore très caustique, dégage des vapeurs toxiques dont Merget attribue la toxicité aux vapeurs nitreuses plutôt qu'au mercure lui-même. C'est un bon caustique pour les végétations ou les ulcérations rebelles de la syphilis ; on s'en sert en y trempant une petite baguette de bois ou de verre, et il faut avoir soin que cette baguette soit seulement humide et ne porte à son extrémité aucune goutte dont la chute sur une partie sensible entraînerait de fâcheux accidents.

8° Benzoate de mercure. — Ce composé a été très vivement préconisé ces temps derniers, surtout pour le traitement des bubons, dans lesquels on peut l'injecter. C'est une poudre insoluble dans l'eau, mais très soluble dans les solutions étendues de chlorure de sodium, auquel on conseille de l'associer. Mais Varet a démontré que, dans ces cas, il se produit par double décomposition du sublimé et du benzoate de soude, et que la solution ne renferme pas trace de benzoate de mercure.

9° Hermophényl. — Ce corps, qui se présente sous l'aspect d'une poudre blanche, amorphe, soluble, contient 40 p. 100 de mercure dissous dans du phénol disulfonate de soude. Ce composé organo-métallique ne coagule pas l'albumine ; il est fortement antiseptique et s'emploie soit en lotion, soit en injection sous-cutanée à 2 p. 100 à la dose d'un ou deux centicubes.

10° Autres sels de mercure. — Enfin on a employé le *sous-sulfate de mercure* ou *turbith minéral*, poudre jaune renommée pour ses qualités parasiticides ; le *peptonate*, le *salicylate*, le *salicylarsynate*, l'*albuminate*, le *succinate*, le *succinimide*, le *lactate de mercure*, etc. Le *cyanure de mercure*, en solution à 1 p. 1000, est actuellement très apprécié des chirurgiens, pour la désinfection des instruments : il ne coagule pas les albumines et n'aurait pas à ce point de vue, les inconvénients du sublimé et de l'acide phénique.

B) Voies d'introduction du mercure dans l'organisme

Elles sont aussi variées que possible. L'*ingestion buccale* et les *inhalations* ne présentent rien de spécial ; mais il faut noter certaines particularités de l'introduction par d'autres voies.

1° Voie cutanée. — Les frictions d'onguent mercuriel sont d'une efficacité incontestable et leur pratique remonte déjà bien loin. Elles doivent être bien faites : pour cela, la personne chargée de les pratiquer, après avoir quitté ses bagues que le mercure abimerait, doit prendre la dose voulue d'onguent napolitain et l'étaler par des frictions lentes et continues, pendant dix minutes environ, jusqu'à siccité. La partie frictionnée est alors enveloppée d'ouate et d'une bande jusqu'au lendemain matin. A ce moment le pansement est défait, et une lotion savonneuse enlève ce qui reste d'onguent. Pour être efficaces les frictions doivent être assez rudes et pratiquées dans une chambre légèrement chauffée. Les plis articulaires sont les régions d'élection pour ces applications : il est d'usage de ne pas frictionner la même deux jours de suite.

Les anciens croyaient que le mercure pénétrait directement à travers l'épiderme. MERGET a démontré qu'il n'en est pas ainsi et croit que l'absorption se fait uniquement par les voies respiratoires, grâce aux vapeurs que dégage la pommade mercurielle. Cependant on ne peut se défendre d'une certaine hésitation à accepter sans restrictions les conclusions très absolues du savant professeur en se rappelant que la peau absorbe très facilement les corps qui dégagent des vapeurs à son contact (salicylate de méthyle, iode, etc.), que le mercure a été surpris s'insinuant le long des poils jusque dans les follicules pileux, que les frictions sur les régions pileuses, telles que le pubis, provoquent plus vite les phénomènes de saturation mercurielle que sur des régions glabres. Ce point n'a d'ailleurs qu'un intérêt purement théorique, car, quel que soit le mécanisme de l'absorption, personne ne met en doute la très grande efficacité des frictions.

2° Injections intraveineuses et injections sous-cutanées et sous-conjonctivales. — Préconisées par BACELLI et TOMMASOLI, les injections intraveineuses de sublimé (0,001 à 0,008 pour 1 centimètre cube d'eau distillée) paraissent avoir une action rapide. Mais le danger de coagulation intravasculaire, sans parler de l'action nocive sur les éléments figurés du sang, ne permet pas de conseiller cette pratique.

L'injection sous-cutanée des sels mercuriels est une précieuse ressource, quand l'estomac est intolérant, quand le malade est indocile, quand il y a urgence d'aller vite. Il y a quelques années, les injections de peptone mercurique ont été en faveur : plus tard on a essayé le salicylate, l'hyposulfite, le benzoate de mercure. Il est certain qu'administré ainsi, le composé mercuriel est intégralement absorbé et qu'on évite toutes les chances de non-absorption qui accompagnent l'introduction par les voies digestives. Mais il faut tenir compte de la douleur, de la possibilité d'abcès ; et comme ces piqûres doivent être renouvelées, ces petites complications finissent par prendre une réelle importance. En outre, il peut parfaitement survenir des névrites : MM. Pitres et Vaillard ont démontré qu'un très grand nombre de substances, le sublimé entre autres, déterminent l'inflammation des nerfs au voisinage desquels elles sont injectées. Cette expérience peut se réaliser, comme j'en ai vu un exemple, chez les malades dont on larde l'hypoderme de ces piqûres toxiques. Les injections sous-conjonctivales de quelques gouttes d'une solution de sublimé à 1 p. 1000 sont parfois d'une efficacité merveilleuse dans la syphilis oculaire. Mais l'introduction d'une aiguille de Pravaz entre la conjonctive et la sclérotique est une opération assez délicate qui demande une main exercée. Il faut de préférence choisir le voisinage de l'angle externe de l'œil.

Au lieu d'injecter des substances *solubles*, on peut injecter des composés mercuriels *insolubles*. Cette innovation thérapeutique, due à Smirnow et à Scarenzio, constitue un réel progrès. Les points d'élection pour cette petite opération sont la fossette rétro-trochantérienne, les fesses, l'ensellule lombaire, l'espace interscapulaire. Les substances choisies sont le calomel, l'oxyde jaune en suspension dans une huile végétale ou minérale et l'huile grise. Outre les précautions de minutieuse antisepsie, qui plus que partout sont ici de rigueur, il faut avoir soin d'enfoncer la canule seule d'abord et de s'assurer qu'il ne s'écoule pas de sang par le pavillon. Si on voit sourdre une goutte de sang, il fant retirer la canule et l'implanter ailleurs ; car si on passait outre, on injecterait le contenu de la seringue dans un petit vaisseau et on provoquerait ainsi non seulement une intoxication rapide, mais une série d'embolies capillaires dont le danger serait immédiat.

Ces injections doivent être poussées profondément, plutôt dans les masses musculaires que dans le tissu conjonctif. L'huile grise est la mieux tolérée, bien qu'elle amène la dégénérescence de pas mal de fibres musculaires. L'oxyde jaune et surtout le calomel sont d'abord bien tolérés, mais au bout de deux ou trois jours, on voit se former à la place de l'injection une masse empâtée, un nodus très volumineux, assez douloureux pour gêner la marche et qui peu à peu se limite et disparaît. Ce nodus ne suppure pas ; mais, comme j'ai pu m'en assurer sur des animaux, il finit par constituer un véritable petit kyste plein de substance graisseuse et caséeuse.

La dose de médicament introduite ainsi sous la peau dépasse de beaucoup celle que l'on pourrait faire absorber impunément en une seule fois. On ignore les phases de la transformation de ces composés insolubles en composés solubles et absorbables ; ce qu'on sait, c'est que ces phases se déroulent lentement et que les injections n'ont besoin d'être renouvelées que tous les huit, quinze ou vingt jours. Quelquefois l'absorption est plus rapide et il peut y avoir des signes de saturation et même d'intoxication mercurielle.

A quel sel mercuriel faut-il donner la préférence pour les injections hypodermiques ?

L'embarras du choix est grand en raison du nombre toujours croissant des préparations. Julien après les avoir toutes étudiées reste un peu dans l'indécision, établissant que chaque produit peut répondre à une indication différente, l'une pour l'intensité, l'autre pour la modération ; puis il laisse cependant percer une certaine préférence pour le calomel dans les cas urgents, pour le succinimide associé au sérum artificiel chez les malades très affaiblis, Lereboullet, dont la compétence s'affirme chaque jour dans ces questions, part d'un principe nouveau : *l'effet thérapeutique dépend de la dose de mercure introduite dans l'organisme*. Ce qu'il faut

considérer, c'est donc uniquement la proportion de métal contenue dans la préparation ; il donne à ce sujet le tableau suivant :

	Teneur en mercure.
Calomel	84,92 p. 100.
Sublimé	73,30
Protoiodure.	61,16
Biiodure	44,05
Benzoate	45,25
Cyanure	79,32

Ce principe, conforme aux données de la clinique et de la
physiologie, semble bien établi. Dès lors la vraie question n'est
pas de préférer tel sel à tel autre, c'est de choisir une préparation contenant assez de mercure pour combattre le mal que l'on
veut soigner. La question est ainsi simplifiée.

C) Transformation et mode d'action du mercure et de ses composés

C'est contre la syphilis qu'on a surtout prescrit le mercure,
et quel que soit le composé mercuriel administré, la syphilis
est toujours activement combattue. « L'action générale de tous
les composés mercuriels est essentiellement la même, abstraction faite, bien entendu, de ceux dans lesquels le mercure est
combiné avec un agent très actif, dont l'action domine celle du
mercure, tel est par exemple le cyanure de mercure. » (NOTHNAGEL
et ROSSBACH). Cette conformité d'action de produits si différents
a amené les chimistes à se demander si toutes les préparations
mercurielles n'aboutissaient pas dans l'organisme à la formation
d'une même substance, et l'on est à peu près d'accord pour
reconnaître qu'il en est ainsi. Sans doute, on peut trouver quelques différences entre les effets toxiques du calomel, du sublimé
ou du mercure en nature, etc. ; mais ces différences peuvent
s'expliquer par l'action propre de chacun de ces corps sur le
tractus intestinal ou par l'action particulière des acides libres
associés aux mercuriaux ou par ceux que leur réduction met en

liberté ; et en faisant abstraction de ces différences, les effets physiologiques ou thérapeutiques de tous ces composés restent les mêmes ; l'unité d'action paraît prédominante et ne peut évidemment s'expliquer que par la formation ou l'isolement d'une substance mercurielle, toujours identique à elle-même. Quelle est cette substance ? Pour MIALHE, VOIT, OVERBECK, c'est en bichlorure que se transforment toutes les préparations mercurielles administrées, et ce bichlorure se transformerait à son tour en oxydalbuminates ou chloralbuminates de mercure.

MERGET, au contraire, avec de très nombreuses expériences, a soutenu que c'était en mercure même que se réduisaient toutes ces préparations. Dans un grand nombre de cas, les vapeurs mercurielles sont absorbées directement par les voies respiratoires : « les mercuriaux ingérés par les voies digestives ou injectés hypodermiquement donnent tous du mercure réduit qui intervient par sa spécificité propre ». Le conflit, bien que n'ayant qu'une importance toute spéculative, est des plus intéressants ; et s'il n'est pas, à l'heure actuelle, définitivement jugé, tout fait prévoir qu'il le sera en faveur de la thèse du professeur de Bordeaux.

L'élimination se fait par les reins, les glandes salivaires, mammaires, intestinales. — Le foie élimine une forte proportion de mercure, et c'est par la bile qu'arriverait en grande partie le mercure que l'on trouve avec les matières fécales, et qui, dans les cas de grave intoxication, y apparaît en gouttelettes métalliques. Les sujets soumis à l'usage du mercure ont souvent l'urine albumineuse. VOIT y voit un argument en faveur de la transformation des sels mercuriaux en chloralbuminate.

L'élimination commence un peu plus tard chez ceux qui ont subi des frictions que chez ceux qui ont ingéré le remède. Elle est rapide et totale si la substance a été prise en petite quantité et un petit nombre de fois ; elle est lente, incomplète, si les doses ont été longtemps répétées et fortes. Il est probable alors que le mercure s'emmagasine dans certains viscères, le foie, les reins, le système nerveux, peut-être aussi dans les os.

L'iodure de potassium favorise l'élimination du mercure ; il en est de même de beaucoup d'eaux minérales.

D) Effets physiologiques, antiseptiques et toxiques

1° Effets des mercuriaux en général. — Le mercure est essentiellement un agent destructeur de la vie : aucun parasite ne résiste à son action, qui se fait sentir même sur les œufs, les spores, même sur les plantes. Aux deux extrémités de l'échelle des êtres vivants il exerce la même influence ; il est toxique pour les microbes, il est toxique pour l'homme ; il est antiseptique et il est vénéneux.

La sublimé a joui comme antiseptique pendant quelques années d'une réputation exagérée ; sans doute il est des plus actifs ; mais s'il s'oppose assez facilement à la pullulation des microbes, même en solution faible (bacille virgule, à $\frac{1}{100\,000}$; bacille d'Eberth à $\frac{1}{20\,000}$; staphylocoque à $\frac{1}{4\,000}$), il s'en faut de beaucoup qu'il ait le même pouvoir pour les détruire et surtout pour détruire leurs spores.

La facilité avec laquelle il se décompose dans les eaux non distillées ou altérées, son action coagulante sur les albuminoïdes rendent souvent ses effets très inégaux. On peut rendre son pouvoir antiseptique plus énergique en chauffant les solutions ou en y ajoutant de l'acide tartrique ou du chlorure de sodium qui l'empêchent de se combiner avec les albuminoïdes. Il désinfecte mal les matières fécales ; les composés sulfureux le transforment très vite en sulfure inerte.

2° Dose toxique. — Quelle est la dose toxique pour l'homme ? Elle est assez variable, les composés mercuriaux amenant souvent une diarrhée qui les entraîne en partie au dehors et les fait ainsi échapper à l'absorption. On admet que 12 à 15 centigrammes de sublimé peuvent être mortels, mais on a vu des guérisons après l'ingestion de doses beaucoup plus considérables.

« Le mercure, dit JULLIEN, est un hypersthénisant des organes spoliateurs. Il réveille les fonctions des lymphatiques et favorise les résorptions. De là son utilité pour amener la guérison des engorgements, l'affaissement de certaines tumeurs, en un mot son efficacité réelle comme antiplastique. » Il provoque des sécrétions exagérées des diverses glandes, diminue la plasticité du sang, ralentit la circulation, modifie même la teneur du sang en globules, mais ici les auteurs sont en désaccord, les uns notant l'augmentation, les autres la diminution du chiffre globulaire. Les doses, la durée de l'observation et surtout le fait que le sujet est syphilitique ou non ont sur ce point une influence qui rend la question trop complexe pour qu'on puisse la trancher par une simple affirmation.

3° Mercurialisme aigu et chronique. — Lorsque l'absorption du mercure est trop forte, on voit survenir des phénomènes graves d'empoisonnement : *mercurialisme aigu* ; lorsqu'elle est longuement continuée à doses modérées, il survient une intoxication chronique : *mercurialisme chronique*. Le mercurialisme aigu est accidentel, il survient chez des sujets qui ont par mégarde avalé du sublimé ; il est aussi thérapeutique : traitement trop énergique de la syphilis, frictions d'onguent napolitain, injections hypodermiques de sels insolubles à doses trop fortes, abus des injections vaginales, surtout chez les femmes en couches, dont la muqueuse absorbe très facilement et qui, étant couchées, gardent au fond du vagin une quantité notable du liquide injecté. Souvent enfin, c'est un épisode aigu de l'intoxication chronique. Un des premiers phénomènes est la *stomatite*, inflammation ulcéreuse de la bouche, des gencives, de la langue, avec gonflement énorme des parties malades, gêne de la respiration et de la déglutition, haleine fétide, adynamie. On pensait autrefois que cette stomatite était due à l'écoulement dans la bouche de la salive chargée de mercure en élimination. Ce mécanisme est vraisemblable dans quelques cas, au moins comme explication du début ; mais quand la stomatite succède d'emblée à une friction mercurielle et précède la salivation, il faut bien chercher une autre explication. On admet alors que les vapeurs mercurielles font tomber l'épithélium gingival, déjà altéré par diverses circonstances locales (tartre, carie dentaire, etc.) et que la porte est ainsi ouverte aux parasites qui pullulent dans la bouche. La stomatite toxique au début, devient très rapidement septique. Le rôle de la carie dentaire est important et indéniable. A Almaden, les mineurs cessent d'avoir des stomatites le jour où ils perdent leur dernière dent.

La *salivation* que les anciens recherchaient, pensant que les virus s'éliminaient par cette sécrétion, est considérée aujourd'hui à juste titre comme un phénomène pénible commandant l'interruption de la médication. La *diarrhée* mercurielle est fréquente aussi, plus fréquente avec le calomel et le protoïodure qu'avec le sublimé. Elle se produit ou peut se produire, même après les injections hypodermiques de mercure, preuve évidente qu'elle résulte de l'élimination du mercure, par la muqueuse intestinale ou par la bile et non de son action directe sur le tractus intestinal avant son absorption. Les selles sont souvent sanglantes. Il y aurait lieu de vérifier si certaines *appendicites* qui éclatent sans cause provocatrice connue ne succèdent pas à des traitements mercuriels intensifs ou à des excès d'antisepsie par le sublimé. RECLUS a d'ailleurs cité un cas où une entérite mercurielle fut suivie d'appendicite.

Presque au même titre que le tube digestif, la peau subit les effets du mercurialisme aigu. A côté d'exanthèmes vésiculeux (*hydrargyrie*) qui succèdent sur place à des applications mercurielles, il faut citer les éruptions généralisées que l'on voit survenir soit après une simple friction d'onguent napolitain, soit après l'usage interne du calomel ou du sublimé. Il s'agit quelquefois de simples *roséoles* sans autre importance que leur origine pathogénique ; quelquefois aussi de grands *exanthèmes scarlatiniformes* généralisés, avec fièvre, albuminurie, tout à fait capables de compromettre la vie des malades.

Après la peau et le tube digestif, c'est le rein qui subit, plus que tout autre organe, les effets de l'intoxication mercurielle : les urines rares, albumineuses, quelquefois sanguinolentes, montrent que le rein est congestionné, souvent même atteint de néphrite ou de dégénérescence épithéliale. Des phénomènes urémiques peuvent survenir. Ce sont eux qui dans les cas graves terminent la scène, ou bien ce sont les phénomènes cardiaques : myocardite, pouls petit, irrégulier, dépressible, très mobile, lypothymies et collapsus. Les cas mortels ne sont pas très rares.

Si le mercurialisme aigu est surtout thérapeutique ou accidentel, le mercurialisme chronique est surtout professionnel (mines de mercure, dorure sur métaux, étamage de glace, etc.). Les troubles viscéraux peuvent y exister, mais à l'état fruste, ou comme épisodes aigus ; ce qui domine l'évolution clinique, c'est l'anémie excessive et ce sont les troubles nerveux : timidité et perplexité du caractère, tremblement très généralisé des membres à l'occasion des mouvements volontaires, voilà les deux traits principaux par lesquels s'accusent l'imprégnation mercurielle du système nerveux, qui perd à la fois la stabilité physique et la stabilité morale. Avec cela les vertiges, les hallucinations, la céphalée, l'insomnie des troubles nerveux hystériformes ou, suivant LETULLE et CHARCOT, une véritable hystérie toxique peuvent se développer, tandis que, d'autres fois, une polynévrite des plus accusées montre que les nerfs périphériques n'échappent pas plus que les autres organes à l'intoxication. LETULLE a noté que la myéline est détruite et le cylindraxe respecté, mais MERGET pense qu'il faut attribuer ces lésions aux vapeurs nitreuses du nitrate acide dont l'expérimentateur s'est servi plutôt qu'au mercure même.

4° Traitement de l'empoisonnement aigu. — 1° Retirer le poison par le tube de Faucher ou par un ipéca ; 2° lavage de l'estomac répété après ingestions à plusieurs reprises d'eau albumineuse forte, qui forme dans l'estomac un albuminate de mercure insoluble ; 3° sulfate de fer hydraté, magnésie calcinée ; 4° médication symptomatique ou spéciale de la stomatite (chlorate de potasse), de l'entérite, de la néphrite, des exanthèmes, des accidents cardiaques ; 5° si le sujet a absorbé une dose unique et très forte et qu'on n'ait pu la retirer par les lavages, il peut être très utile de faire sans trop attendre un abcès de fixation.

5° Traitement de l'empoisonnement chronique. — Sup-

pression des causes, aération, régime tonique en respectant le
rein, iodure de potassium, hydrothérapie, électricité.

E) Traitement de la syphilis par le mercure

**1° La querelle des mercurialistes et des antimercuria-
listes.** — C'est au xvie siècle au moment où la syphilis s'est
manifestée sous forme de terribles épidémies, qu'on a commencé à la traiter par le mercure. Persuadés que le virus s'éliminait par la salivation, les médecins de cette époque procé-
daient par fumigations et recherchant la stomatite plus qu'ils
ne la redoutaient, arrivaient souvent à mettre leurs malades
dans des états lamentables. Aussi, dès ce moment, le mercure
eut-il ses partisans et ses adversaires, les premiers constatant
qu'il guérissait la vérole, les seconds frappés surtout de ses
méfaits et allant même dans leur antipathie jusqu'à mettre au
compte du remède une grande partie des accidents de la maladie. Depuis ces temps reculés, les deux camps sont toujours
restés en présence, tantôt se livrant à de rudes combats, tantôt
laissant s'assoupir leurs querelles. La liste serait longue des
hommes de haute valeur, qui ont lutté soit pour, soit contre le
mercure. Aujourd'hui la querelle n'est pas définitivement jugée,
mais le terrain de la lutte se circonscrit, alors que l'accord se
fait sur d'autres points que nous allons d'abord exposer.

Un premier fait sur lequel à peu près personne n'élève d'opposition, c'est que le mercure agit efficacement contre les manifestations de la syphilis. Pour guérir une roséole, des syphilides
papulo-squameuses, voire les lésions cérébrales du tertiarisme,
tout le monde reconnaît que rien ne vaut le mercure, ou plutôt
que le mercure est nécessaire pour amener la disparition de
ces accidents et sauver les malades menacés dans leur existence
même.

On sait, d'autre part, que le mercure donné avec excès soit
comme doses, soit comme durée, peut provoquer des accidents.
Mais les progrès de la nosographie permettent de bien séparer
les méfaits du mercurialisme thérapeutique des manifestations
de la syphilis. Chacun sait bien distinguer aujourd'hui les sto-

matites, les éruptions, les tremblements mercuriels, des plaques muqueuses, des syphilides, des accidents cérébraux de la syphilis; les confusions pathogéniques faites par nos prédécesseurs ne se reproduisent plus; on a cessé d'attribuer au mercure les troubles cutanés ou viscéraux qu'il n'a jamais produits.

Quel est donc le point en discussion ? C'est de préciser pendant combien de temps et de quelle façon il faut donner le mercure. Deux méthodes sont proposées : celle de Fournier, qui veut que le mercure soit donné par doses régulières, pendant trois et même quatre ans, quelles que soient l'intensité et la ténacité de la maladie, et celle de Diday, qui conseille la médication mercurielle seulement au moment où la syphilis manifeste son activité par des lésions cutanées, muqueuses ou viscérales.

A Fournier qui établit l'axiome suivant : à maladie chronique, traitement également chronique, Diday riposte : à maladie intermittente, traitement intermittent. Or, la syphilis est pour lui une maladie essentiellement intermittente, au moins dans sa symptomatologie; cliniquement à quoi peut servir de lutter contre une maladie qui ne se manifeste par rien ; va-t-on gorger de quinine un paludéen dont les accès ne se produisent plus, et n'attend-on pas pour en redonner qu'il y ait une nouvelle menace d'accès ? Pourquoi agir autrement dans la syphilis et ne pas attendre qu'elle se montre pour la combattre ? Mais, alors même qu'aucun symptôme ne se laisse déceler, le germe, le microbe inconnu de la vérole, le spirochète, dirait-on aujourd'hui, est toujours dans l'organisme, puisque après des périodes latentes quelquefois très longues, il se réveille et détermine l'apparition de lésions cutanées ou viscérales ; n'est-il pas sage dès lors de lutter sans relâche pour l'expulsion définitive de ces germes ? A cela Diday répond théoriquement et hypothétiquement : quand la syphilis est latente, c'est que le microbe pathogène est à l'état de torpeur; il est peut-être à l'état sporulaire, il est en tout cas dans un état où sa vitalité est très affaiblie et où l'action des remèdes, comme de tout autre agent, ne peut se faire sentir sur lui. La supposition est ingénieuse, mais gratuite. Le véritable argument de DIDAY, c'est qu'il a fait deux lots de syphilitiques et traité le premier par la mercurialisation systématique, et non le second, et que la vérole n'a pas évolué différemment chez les uns et chez les autres.

FOURNIER, qui a toujours soutenu la méthode du traitement mercuriel systématique, a développé ses principes au Congrès de dermatologie de 1889 avec une éloquence et des arguments tels qu'il a emporté tous les suffrages. Il a produit une statistique de 3,420 cas, dont l'étude lui a démontré que la cause la plus efficace, la plus vraie des accidents tertiaires de la syphilis, c'est l'absence ou l'insuffisance du traitement mercuriel dans les premières périodes. La plupart des malades que FOURNIER a soignés pour des accidents tertiaires, et surtout pour des accidents tertiaires du système nerveux, n'ont pas bien soigné leur syphilis au début ; au contraire un petit nombre de ceux qui ont consulté l'éminent et sympathique professeur pour ces accidents a pu affirmer avoir subi dans toute sa rigueur le traitement mercuriel méthodique. Cet argument en faveur de la mercurialisation systématique paraît d'abord sans réplique.

Il est possible cependant de quelques objections. Sans insister sur une certaine exagération qui porte à compter comme accidents syphilitiques le tabes, la paralysie générale et certains cas d'aliénation mentale, pour ce seul fait que les malades qui en sont atteints ont eu la vérole (n'ont-ils pas eu aussi la rougeole, la coqueluche et la blennorragie ?), sans parler de la grande et légitime notoriété du professeur qui amène à lui tous les malades atteints de syphilis grave et portés naturellement à s'accuser de s'être mal soignés puisqu'ils ne se sont pas guéris, il faudrait pour donner à la statistique de FOURNIER une valeur absolue, faire une contre-statistique : il faudrait prendre 3,420 syphilitiques qui n'auraient pas, vingt ans après leur chancre, d'accident tertiaire et voir parmi eux combien se sont soignés et combien ont négligé tout traitement. Si la majorité de ces privilégiés s'est bien régulièrement mercurialisée, alors il n'y a pas de doute, c'est au mercure qu'elle doit son immunité. Mais si le nombre des bien traités est inférieur ou seulement égal au nombre des non traités, que pourra-t-on penser de l'in-

fluence du traitement systématique ? Cette contre-statistique
n'a malheureusement pas été faite ; elle sera difficile à faire,
les gens bien portants n'aimant guère à consulter un médecin,
surtout pour lui raconter qu'ils ont eu la syphilis. Mais quand
on songe au nombre considérable de chancres qui passent chaque
années dans les hôpitaux de vénériens d'une grande ville, quand
on sait avec quelle désinvolture les porteurs de ces chancres
sortis de l'hôpital oublient les prescriptions de long traitement
qui leur ont été données, et quand, d'autre part, on songe au
nombre restreint d'accidents tertiaires que l'on rencontre soit
dans ces hôpitaux, soit dans les hôpitaux généraux, on se prend
à penser que le traitement systématique n'a peut-être pas autant
d'importance que le pense Fournier. Si l'absence ou l'insuffisance de ce traitement était la cause vraie du tertiarisme,
comme la très grande majorité des syphilis plébiennes n'est
pas méthodiquement soignée, on devrait voir dans les hôpitaux
presque autant de syphilis tertiaires que de chancres infectants.
Or, qui oserait soutenir que les choses se passent en effet ainsi ?

2° **Méthode de Fournier**. — La question n'est donc peut-
être pas définitivement jugée ; malgré les brillants plaidoyers
qu'il a suscités en sens contraires, c'est un procès à reviser. La
méthode de Fournier est la suivante : emploi du mercure pendant quatre ans, soit huit à neuf mois la première année ; six,
la seconde et la troisième ; quatre, la quatrième. Les interruptions doivent être faites très régulièrement de manière à éviter
l'accoutumance, et par conséquent l'affaiblissement de l'action
du remède. Il n'est peut-être pas indispensable d'être aussi systématique, et il est permis de régler un peu sa ligne de conduite
sur l'intensité de la maladie, sans s'astreindre à un rite aussi
absolu. Voici comment nous traitons en général nos syphilitiques : au moment du chancre, essai de la méthode abortive
qui va être exposée plus bas : si le malade se fait soigner trop
tardivement ou refuse le traitement proposé, je prescris des
pilules de Ricord jusqu'à la guérison de la roséole ; à ce moment
interruption : puis reprise au bout d'un mois pendant quarante
ou cinquante jours. A partir de ce moment, je fixe le traitement

d'après l'apparition des accidents, faisant toujours quatre cures au moins la première année ; et deux les années suivantes (au printemps et à l'automne), même si la syphilis reste latente ; les multipliant si elle multiplie ses manifestations. Les prescriptions hygiéniques et les traitements locaux vont de pair, bien entendu, avec la médication mercurielle. Dès le début de ma carrière médicale, j'ai soigné ainsi pas mal de véroles ; je les vois maintenant arriver à leur dixième, à leur douzième, à leur quinzième année sans présenter de tertiarisme.

D'ailleurs quel que soit le principe auquel on veuille se rattacher, les circonstances forcent à chaque instant le médecin à de petites capitulations : tantôt c'est un malade dont le cas est tellement bénin qu'il échappe à la thérapeutique et oublie de venir régulièrement consulter ; tantôt c'est un malade qui ne tolère pas le mercure et cesse d'en prendre malgré les plus pressantes objurgations. D'autre part, on rencontrera des sujets timorés, qui pendant dix et vingt ans poursuivis par le spectre de la syphilis, attribueront tous leurs maux quels qu'ils soient à la hideuse diathèse, et on aura toutes les peines du monde à les empêcher de se gorger de mercure et d'iodure. Enfin souvent ce seront les circonstances mêmes de la maladie qui obligeront à modifier le traitement.

3⁰ Des méthodes préventives et abortives. — Roux et Metchnikow ont démontré l'inoculabilité de la syphilis au chimpanzé ; puis ont montré ensuite l'efficacité d'un traitement préventif chez cet animal. Chez l'homme il existe une observation unique : un jeune étudiant s'étant soumis à l'inoculation, fut traité immédiatement après, et les jours suivants, par des frictions avec une pommade au calomel (1/3) et n'a jamais vu apparaître de chancre.

Quel que soit l'intérêt de ces observations, on ne doit pas oublier que Diday a vu la syphilis évoluer très librement chez des sujets qui étaient saturés de mercure au moment où ils l'avaient contractée. D'autre part cependant, Kussmaul considérait les étameurs de glace, tous imprégnés professionnellement de ce métal, comme réfractaires à la contagion.

21.

On avait jadis donné le mercure dès l'apparition du chancre dans l'espoir de faire avorter la syphilis. L'expérience a démontré qu'en agissant ainsi on retardait de quelques jours l'apparition de la roséole, mais qu'on n'obtenait rien de plus. Avec le retard donnait-on aussi une certaine atténuation du virus, comme le croit JULLIEN ? C'est possible, mais ce n'est pas sûr, les véroles traitées *ab initio* n'étant ni moins longues ni plus bénignes que les autres. La pratique des injections de sels mercuriels insolubles a complètement modifié les données du problème. JULLIEN s'est fait le défenseur éloquent et convaincu de cette méthode. « Permettez-moi de rappeler, dit-il, les résultats surprenants obtenus dans la cure précoce de la syphilis débutante. Que ne puis-je faire défiler devant vous mes syphilitiques de l'infirmerie avec leurs roséoles supprimées ou bornées à d'insignifiantes marbrures, le syndrome étiolé, le cycle interrompu ou bouleversé, attestant la profonde modification de la matière virulente. Quelquefois même j'ai eu le bonheur de supprimer tout de suite l'accident primitif. C'est ce que nous appelons à Saint-Lazare le calomel abortif par une hyperbole familière, qui laisse la porte ouverte à toutes les espérances [1]. » Une injection de calomel tous les huit jours pendant un mois, puis deux injections le second mois, suffisent à produire ces beaux résultats que j'ai été à même de constater chez plusieurs malades. Les syphilis ainsi traitées sont d'une bénignité, d'une insignifiance extraordinaires, quelquefois même, elles ne se développent pas. Le point important est de faire la première injection dès l'apparition même du chancre. Quelques médecins remplacent le calomel par l'oxyde jaune, qui paraît aussi avantageux; d'autres associent à ce traitement l'excision du chancre, quand l'opération est faisable dans de bonnes conditions.

4 Du mercure dans les périodes secondaire et tertiaire. — En présence d'une syphilis régulièrement développée, la préoccupation du médecin doit être de choisir la méthode d'application du mercure qui convient le mieux au malade. Il doit

[1] Louis JULLIEN. *Bullet. de thérap.*, 1897.

choisir entre trois voies d'administration : la voie stomacale, les frictions et les injections sous-cutanées. FOURNIER a publié sur cette question d'admirables leçons auxquelles on ne saurait trop souvent se reporter. D'après lui, l'ingestion par les voies digestives est commode, mais d'un rendement thérapeutique faible ; de plus, elle expose aux dyspepsies et en raison de l'intolérance stomacale doit être souvent abandonnée. Les frictions sont d'un rendement thérapeutique supérieur, mais elles sont sales, sordides, influencent défavorablement l'entourage, exposent à des érythèmes, et, en dehors de cas spéciaux, devront être réservées aux malades qui refusent les piqûres et dont l'estomac ne peut accepter les préparations mercurielles. Les injections sous-cutanées de sels insolubles ou d'huile grise sont excellentes, toutes les fois que les deux premières méthodes sont inapplicables, quand il y a urgence à guérir (car leurs effets sont énergiques et rapides), quand on se méfie de la docilité du malade et qu'il y a lieu de craindre de sa part une grande négligence dans le traitement. On devra les éviter chez les alcooliques, les obèses, les vieillards, les cardiaques, les albuminuriques, les diabétiques, en un mot chez tous ceux dont le tissu cellulaire supporte mal les moindres traumatismes.

Le choix à faire est donc dicté avant tout par des considérations relatives au malade. Toutes choses égales d'ailleurs, si l'on veut s'en tenir à la maladie même, on pourra, d'après FOURNIER, formuler la règle suivante : syphilis bénigne, voie stomacale ; syphilis sérieuse, frictions ; syphilis grave, injections. Les préparations auxquelles on aura recours de préférence seront : dans le premier cas, les pilules de RICORD ou celles de DUPUYTREN ; dans le second, l'onguent napolitain ; dans le troisième, le calomel, l'oxyde jaune ou l'huile grise. Lorsque les circonstances commandent un traitement absolument secret, les flanelles mercurielles de MERGET, appliquées sous un prétexte quelconque, sont une ressource utile, mais assez infidèle.

On ne saurait assez insister sur l'importance du traitement local, qui, bien dirigé, abrège de moitié la durée des lésions syphilitiques, et en fait disparaître quelques-unes dont le traitement général ne serait pas à lui seul venu à bout. Bains locaux dans les solutions de sublimé, lotions au sublimé, applications de calomel sur les plaques muqueuses sont des pratiques excellentes, sans préjudice, suivant les cas, de l'usage d'autres antiseptiques (résorcine, chlorate de potasse, etc.) et des cautérisations au nitrate d'argent. La cautérisation au nitrate acide de mercure est excellente pour les plaques muqueuses végétantes ou ulcérées de l'anus ou de la vulve. Si on croit devoir l'appliquer à des plaques de l'isthme du gosier, il ne faut pas oublier qu'une goutte de ce liquide tombant dans le vestibule du larynx peut provoquer un spasme, puis un œdème de la glotte véritablement effrayants. Pour les gommes ulcérées de la peau, pour les syphilides tuberculo-ulcéreuses, l'application d'onguent napolitain, de pommade au calomel ou d'emplâtre de Vigo aide beaucoup au traitement.

Dans les périodes avancées de la syphilis on associe généralement l'iodure de potassium au mercure : *Traitement mixte.* C'était en effet autrefois une sorte d'axiome thérapeutique que le mercure est le remède de la période secondaire, et l'iodure celui de la période tertiaire. Sous cette forme cette assertion n'est pas absolument exacte ; il est plus juste de dire que le mercure convient à toutes les périodes de la syphilis, mais qu'il agit surtout sur les lésions de la peau, des muqueuses et du système nerveux. L'iodure combat plus efficacement les lésions vasculaires, celles du tissu conjonctif et des os, celles qui siègent dans les tissus développés aux dépens du feuillet moyen du blastoderme. L'association des artérites à la plupart des syphilomes, quel qu'en soit le siège, rend utile par conséquent l'association du mercure et de l'iodure potassique. Le sirop de Gibert est pour ces troubles-là un excellent remède ; mais bien des estomacs ne le tolèrent pas. Les mêmes doses d'iodure de potassium et de biiodure mercurique mises en pilules sont mieux acceptées quelquefois par le tube digestif. Si l'intolérance est complète, il faudra donner l'iodure à l'intérieur et le mercure en frictions. On a prétendu qu'en faisant ingérer à la fois du mercure et de l'iodure de potassium, on exposait le malade à fabriquer dans son estomac du biiodure de mercure, lequel est extrêmement toxique. C'est une crainte tout à fait théorique, contre laquelle proteste l'expérience de chaque jour. Mais ce qu'il faut retenir, c'est qu'on ne doit pas, chez un malade soumis à l'usage interne de l'iodure, faire des applications locales de calomel dans les yeux, le nez et la bouche : en effet, l'iodure s'élimine par les muqueuses de ces organes, et s'il rencontre à leur surface du calomel, il fait avec ce corps une combinaison iodo-chloro-mercurique très irritante, caustique même, et qui cause au point intéressé une douleur et une inflammation violentes.

5° Syphilis cérébrale et spinale. — Parmi les symptômes de la période tertiaire, les accidents cérébraux et spinaux tiennent une place des plus importantes. Gommes cérébrales et spinales, artérites cérébrales syphilitiques, périostoses et exostoses craniennes ont aujourd'hui leur description pathologique complète ; c'est un devoir étroit pour un médecin de les bien connaître ; car un diagnostic juste et précoce lui permet de sauver un malade qui sans cela sera confondu avec un épileptique ou un hémiplégique vulgaire, traité comme tel, et sera rapidement emporté. Le traitement dans ce cas doit être énergique : il comprendra une friction mercurielle tous les jours, et tous les jours une dose d'iodure qui sera initialement de 3 ou 4 grammes et sera poussée par une progression rapide jusqu'à 7, 8 et 10 grammes. Des purgations couperont de temps en temps ce traitement. L'hygiène sera sévère. C'est ce que CHARCOT appelait le *traitement d'assaut*. S'attarder à des doses faibles et timides, c'est perdre le malade en laissant progresser le mal ; il faut frapper fort et juste. Cette médication a sauvé des malades déjà hémiplégiques, déjà comateux.

Ce traitement, malgré les bons résultats qu'on en obtenait, est remplacé aujourd'hui par les injections hypodermiques ou intramusculaires. Le principe sur lequel tous les syphiligraphes sont aujourd'hui d'accord, c'est que le « traitement mercuriel dans les lésions graves de la syphilis ne doit être fait que sous forme d'injections ». LEREDDE qui l'a formulé ainsi insiste en outre sur l'importance qu'il y a à donner le mercure d'emblée à doses fortes et suffisantes, sous peine de voir échouer une médication peu intensive et croit qu'avec une thérapeutique bien dirigée on peut même guérir le *tabes* et la *paralysie générale*. FOURNIER avait rattaché ces graves névroses à la syphilis, mais à titre d'affections parasyphilitiques, c'est-à-dire qu'il les considérait non comme une manifestation de l'infection même, mais comme un résultat éloigné de la dénutrition produite par le virus. LEREDDE combat cette théorie et voit dans ces maladies des accidents réellement spécifiques, au moins dans la majorité des cas. Il croit que si on les attaque de bonne heure et par un traitement mercuriel intensif, on a de grandes chances de les enrayer et de les guérir. Il a brillamment soutenu cette opinon au Congrès de Toulouse (1902). Mais on admet généralement aujourd'hui que le mercure est peut-être utile dans le début de ces maladies, mais dès qu'elles sont constituées, il est au moins inutile et souvent même nuisible.

6° Syphilis viscérale. — Il en est de même de la plupart des accidents viscéraux observés chez les vieux vérolés : la syphilis n'y intervient que par une pathogénie tout à fait indirecte. Lorsqu'il s'agit de gommes viscérales (pulmonaires, hépatiques, peut-être cardiaques), c'est-à-dire d'accidents franchement syphilitiques, alors le traitement mixte, le même traitement que celui des accidents cérébraux peut intervenir avec le même succès. Mais le plus souvent il s'agit d'accidents scléro-gommeux ou même de scléroses pures, dans lesquelles la dégénérescence du système vasculaire a autant et plus de part que le virus syphilitique ; le traitement spécifique n'a dans ces cas qu'une action des plus insuffisantes, et les guérisons vraies sont tout à fait exceptionnelles.

7° Syphilis oculaire. — L'œil atteint de troubles syphilitiques échappe assez facilement à l'action du traitement général. Iritis, iridochoroïdites, choriorétinites, kératites se développent quelquefois et compromettent définitivement la vision, même chez des sujets en traitement régulier. Il semble que cet organe dont la circulation comporte si peu d'anastomoses reçoive difficilement les substances médicamenteuses et que les lésions infectieuses qui s'y développent y soient à l'abri des médications de l'ensemble de l'organisme. Aussi l'application locale du mercure est-elle ici nécessaire, sans préjudice des remèdes destinés à agir directement sur l'iris (atropine, etc.). Des essais cliniques et des expériences physiologiques ont permis de constater que les substances injectées entre la sclérotique et la conjonctive pénètrent par l'absorption directe dans les milieux de l'œil. De là la pratique des injections sous-conjonctivales de sublimé et de cyanure de mercure. Pour le sublimé, LAGRANGE injecte quatre gouttes d'une solution à 1 1000 ; et répète l'injection à plusieurs reprises, à intervalles plus ou moins longs suivant les cas. Le cyanure de mercure a été surtout essayé expérimentalement à la dose de 2 milligrammes (FROMAGET et LAFFAY) dans les cas de phlegmon de l'œil ; mais il pourrait être utilisé en syphilothérapie.

8° Hérédité de la syphilis. — Enfin un dernier ordre de circonstances commande encore dans la syphilis l'intervention du mercure ; ce sont celles qui sont relatives à la transmission héréditaire de la syphilis. Un homme a eu jadis une série d'accidents, il a été régulièrement traité, il se marie ; mais sa femme fait fausses couches sur fausses couches, et si un enfant vient à terme, il est chétif, malingre, présente dès sa naissance ou quelque temps après des éruptions suspectes et meurt d'une maladie qui ressemble singulièrement à la méningite tuberculeuse. C'est la syphilis qui est coupable de ces méfaits : latente pour l'homme, elle est encore en activité au point de vue de sa transmission héréditaire. Il faut faire à ce malade, qui se croit bien portant, un traitement mercuriel intensif (pilules et frictions) et mixte ; il faut faire subir à sa femme le même traitement, surtout au moment d'une nouvelle grossesse. Enfin si un enfant vient au monde, il devra lui aussi être immédiatement soumis au traitement, même s'il n'a aucune lésion apparente, à plus forte raison s'il en a. Car la syphilis héréditaire le guette et viendra l'enlever par cachexie ou par pseudo-méningite, ou lui causera plus tard de terribles déboires : il faudra lui prescrire les flanelles de MERGET, ou des frictions avec 1 gramme d'onguent napolitain ; on lui fera prendre 1 gramme ou 50 centigrammes de liqueur de Van Swieten dans du lait. Le traitement sera interrompu régulièrement et poursuivi pendant plusieurs années ; on ne tardera pas à y ajouter l'iodure à doses faibles et longtemps continuées. Grâce à ces précautions, on peut pour les parents améliorer les conditions des futures conceptions, des futures grossesses, on peut sauver quelques enfants venus dans ces déplorables conditions. Mais rien n'est plus rebelle que ces transmissions héréditaires de la syphilis.

F) LES MERCURIAUX DANS LES AFFECTIONS NON SYPHILITIQUES

Dans la syphilis, on a employé à peu près toutes les préparations mercurielles, sinon d'une façon indifférente, du moins presque toujours avec succès. Dans les affections non syphilitiques au contraire, les composés mercuriels semblent produire des effets tout à fait distincts, leur action s'individualise, et il importe d'étudier à part le rôle thérapeutique de chacun d'eux. D'ailleurs si les préparations mercurielles utilisées en syphilothérapie sont innombrables, on n'oppose aux autres affections que le calomel, le sublimé et l'onguent mercuriel (la question des topiques étant réservée) et exceptionnellement quelques autres sels.

1° **Calomel**. — Les injections sous-cutanées de calomel, qui tendent à devenir un des procédés classiques du traitement de la syphilis, ont été appliquées par M. Fournier, puis par Scarenzio et Asselbergs à celui du *lupus tuberculeux*. Les résultats ont été surprenants, surtout dans les tuberculoses verruqueuses de la peau et les vieux lupus ulcérés de la face. Quelques injections faites à la fesse, répétées de semaine en semaine d'abord à la dose de 10, puis de 5 centigrammes font disparaître les végétations, cicatriser les ulcérations, résoudre les infiltrations. Le nodule tuberculeux résiste davantage, mais il finit quelquefois par céder et la guérison est alors complète, si bien que Fournier a pu dire qu'au point de vue du diagnostic, le traitement mercuriel ne pouvait plus être considéré comme la pierre de touche des lésions supposées syphilitiques.

C'est là un usage tout nouveau du calomel ; mais ce remède est un des plus vieux de la thérapeutique, et ses usages sont bien nombreux. On le trouve d'abord au premier rang des purgatifs et des anthelmintiques, avec lesquels il sera plus tard étudié à ce point de vue. A doses fractionnées (*fractâ dosi*), il faisait partie de l'ancienne médication antiphlogistique et, il y a une quarantaine d'années, on ne manquait jamais de le donner de cette façon dans les *méningites*, dans les *péritonites*, dans les *pneumonies*, dans le *rhumatisme* même. Ainsi administré, il n'agit pas comme purgatif, mais il est absorbé presque en totalité, et produit alors de la salivation. On supposait qu'il diminuait la plasticité du sang, toujours augmentée dans les phlegmasies, et on lui attribuait par suite une influence directe sur l'atténuation des inflammations. Ces idées et cette pratique semblent aujourd'hui bien surannées. Cependant il vient d'être récemment préconisé, à la dose de 10 centigrammes par jour au début de l'influenza (Freudenthal).

Son action antiseptique le fait prescrire dans la *diarrhée des enfants*, dans le *choléra*, dans la *fièvre typhoïde* et dans la *dysenterie* : 1º dans la diarrhée infantile, une ou deux doses d'un centigramme données chaque jour au début peuvent la modifier très heureusement, tant que les selles restent bilieuses ; plus tard il faut en cesser l'emploi ; 2º la dernière épidémie de choléra de Hambourg a vu proposer plusieurs modes de traitement par le calomel : soit 5 centigrammes d'heure en heure ; ou bien 50 centigrammes le premier jour, et de petites doses répétées les jours suivants ; ou encore l'association du bismuth au calomel. Ces diverses pratiques ont donné quelques succès ; 3º il a été vanté contre la fièvre typhoïde, sans que son emploi ait pu se généraliser. Hallopeau en alterne l'usage avec celui du salicylate de soude et de la quinine ; Manquat l'accuse de favoriser les hémorragies intestinales et de prolonger les convalescences ; 4º dans la dysenterie, il semble avoir d'excellents effets ; il peut y être donné de la même façon que dans le choléra, même à doses plus fortes. Les médecins militaires français l'ont avec avantage associé à l'ipéca.

La coloration verdâtre des selles qui suivent l'emploi du calomel l'a fait considérer depuis longtemps comme un excellent cholagogue, parce qu'on pense que cette couleur est due à un excès de bile. Mais on l'a aussi attribuée au sulfure de mercure dont la présence a été constatée dans ces matières intestinales ; on a prétendu que loin de provoquer la sécrétion biliaire, le calomel en restreignait la production, et MURCHISON est venu compliquer la discussion en affirmant, sans preuves suffisantes, que ce sel mercuriel excitait la contraction des tuniques musculaires de la vésicule et du cholédoque, et qu'il agissait comme cholagogue non sur la sécrétion, mais sur l'excrétion biliaire. A ces données confuses il faut sans doute ajouter le rôle antiseptique du calomel, qui doit se faire sentir dans le foie et ses conduits comme dans tout autre appareil organique.

Cliniquement c'est un des plus puissants et des plus heureux modificateurs de la sécrétion biliaire. Rien n'est plus utile aux *dyspeptiques* à gros foie, aux malades atteints d'*ictère infectieux bénin* ou de *cirrhose* au début, que quelques doses de calomel : sous leur influence, le foie diminue de volume, l'ictère pâlit et les selles prennent une coloration plus normale. Dans les *coliques hépatiques*, les effets de cette substance semblent donner raison à MURCHISON ; des doses très faibles de calomel, 1 centigramme par exemple chaque matin pendant vingt jours (BOUCHARD) favorisent de la façon la plus nette la progression et l'expulsion des calculs.

Il y a quelques années, MARIE et JENDRASSIK ont étudié l'action diurétique du calomel : lorsque la sécrétion urinaire languit par suite d'une altération du muscle cardiaque ou encore dans la *cirrhose hépatique*, le calomel est tout à fait capable de la ramener à son taux normal. Le pouls et la respiration se régularisent et la quantité d'urine augmente jusqu'à dépasser du double ou du triple celle des liquides ingérés. On peut donner soit 20 centigrammes quatre fois par jour, pendant trois jours ; soit chaque jour six doses de 10 centigrammes. L'amélioration obtenue est quelquefois considérable et résulte d'une action directe du sel mercuriel sur l'épithélium rénal. Mais c'est une arme à deux tranchants : car si le mercure absorbé ne peut pas bien s'éliminer, les phénomènes d'intoxication éclatent avec d'autant plus d'intensité. Il sera donc prudent de n'user du calomel sous cette forme qu'après s'être assuré que la perméabilité rénale est parfaite et le fonctionnement de l'intestin suffisant. Administré à propos, il peut faire disparaître rapidement des hydropisies considérables.

Usage externe. — En poudre simple ou associé à l'amidon ou à d'autres poudres inertes, le calomel est un excellent topique pour les lésions syphilitiques suintantes : plaques muqueuses, syphilides ulcéreuses, chancres, etc. Associé à des corps gras, il forme de bonnes pommades très employées dans les *eczémas chroniques*, secs et desquamatifs, des extrémités dont il modifie heureusement l'allure torpide, dans les *eczémas circinés*, etc., il a été aussi employé comme topique, contre les *hémorroïdes* dont il diminue le prurit et la turgescence.

2° Sublimé corrosif. — Le bichlorure d'hydrargyre, si répandu à l'usage externe, a peut-être moins d'emploi que le protochlorure comme médicament interne. Dans la *syphilis*, les pilules de Dupuytren et la liqueur de Van Swieten sont moins souvent prescrites que les pilules de Ricord, mais sont néanmoins très efficaces. Les idées pastoriennes devaient amener les médecins à tenter d'opposer l'action antiseptique du sublimé à diverses infections.

En 1887, le Dr Rondot relatait une série de 21 succès sur 23 cas de *fièvre typhoïde*, traités par l'usage du sublimé à l'intérieur. Voici les indications données par mon collègue et ami de la Faculté de Bordeaux. Le sublimé est prescrit à la dose d'un centigramme dans une potion alcoolisée au quinquina, concurremment avec une faible dose de quinine, du lait et des boissons abondantes. Chez les enfants la quantité de sublimé est abaissée à 5 et même 2 milligrammes. La médication est prolongée jusqu'à la convalescence, et la dose de sublimé graduellement diminuée avant d'être supprimée. Aucun accident n'a été observé ni du côté de la bouche ni du côté des reins. M. Rondot dont les succès ne sont pas démentis depuis 1887, estime que, grâce à ce traitement, la fièvre typhoïde est raccourcie dans son évolution et atténuée dans ses expressions symptomatiques, surtout au point de vue de la durée et de l'intensité du mouvement fébrile.

Mais c'est sous forme d'injections hypodermiques qu'on a surtout multiplié les tentatives. Dans la syphilis, elles ne peuvent être comptées comme méthode usuelle pour les raisons exposées plus haut ; mais elles ont donné de bons résultats dans quelques cas de *tétanos* (3 demi-milligrammes par jour) dans la *méningite cérébro-spinale épidémique* (même dose). Malheureusement, comme dans presque toutes les observations, le traitement classique de ces affections (narcotiques, hypnotiques, glace, etc.) avait été continué, on ne sait quelle part il faut faire au sublimé dans les succès. L'*arthrite blennorragique* a été heureusement traitée par RENDU par l'injection de 3 grammes d'une solution à $\frac{1}{1000}$ dans la cavité articulaire préalablement évacuée. Des injections intradermiques d'une ou deux gouttes d'une solution à 1 p. 100 ont guéri en un mois quelques cas de *lupus*. Enfin, mais cette fois à titre de caustique, le sublimé a été employé pour détruire un foyer de *pustule maligne ;* ce procédé, extrèmement douloureux, expose à l'intoxication, laisse des cicatrices difformes, et ne vaut certainement pas les injections iodées ou phéniquées.

Comme topique, le sublimé en solutions plus ou moins concentrées est une ressource précieuse dans nombre de dermatoses. En bains, il est un excellent traitement du *psoriasis;* en applications locales, en solution dans un mélange à parties égales de glycérine, eau et alcool à $\frac{1}{300}$, il fait disparaître en une ou deux séances l'*herpès circiné parasitaire ;* en badigeonnages répétés matin et soir, il fait partie du traitement classique de la *pelade*, qui n'en demande pas moins cinq ou six mois pour guérir dans les cas les plus heureux. La même solution fait légèrement desquamer l'épiderme au niveau des taches pigmentaires et constitue ainsi un traitement assez bon du *chloasma*. En solution alcoolique pure, le sublimé perd une partie de sa causticité, si bien qu'il peut être employé à 1 p. 100, dose qui serait inacceptable en solution aqueuse; il devient ainsi un excellent topique pour le *sycosis*, parasitaire ou non, dont il amène rapidement la disparition même sans épilation. En solution aqueuse à $\frac{1}{1\,000}$, il constitue une bonne lotion pour le *pityriasis capitis*.

Les collutoires au sublimé (solution aqueuse à $\frac{1}{500}$, solution glycérinée à $\frac{1}{50}$) étaient fort employés dans la *diphtérie* avant l'intervention de la sérothérapie. Leur application ne doit pas être aveugle ; il faut faire ouvrir largement la gorge avec un abaisse-langue, sécher les membranes avec un tampon d'ouate et les toucher ensuite avec un pinceau trempé dans le collutoire. Ces applications ne se font plus, puisque Roux les a déclarées incompatibles avec l'usage du sérum ; elles peuvent encore être prescrites deux fois par jour pour les lésions syphilitiques de l'isthme du gosier. Les solutions de sublimé à 1 p. 100 dans l'éther ont été employées sous forme de pulvérisations à l'aide de l'appareil de Richardson par TALAMON, contre l'*érisypèle* et pour faire flétrir les *pustules varioliques* de la face. Ces pulvérisations, d'un maniement très délicat, puisque en les prolongeant tant soit peu on risque de faire former des phlyctènes, n'ont pas été bien souvent essayées.

M. MESNARD, professeur agrégé de Bordeaux a fait une application des plus heureuses des propriétés parasiticides du sublimé au traitement des *kystes hydatiques*. S'il n'a pas inventé le procédé, il a du moins donné la meilleure technique qui est la suivante : antisepsie du champ opératoire, ponction, évacuation par l'appareil de Potain ou de Dieulafoy, injection d'une solution de sublimé à $\frac{1}{1\,000}$. La quantité injectée ne doit pas dépasser les deux tiers du liquide écoulé ; après cinq minutes, elle est aspirée à son tour, et pour être bien certain qu'il n'en reste plus dans la poche, on lave celle-ci à deux ou trois reprises avec de l'eau stérilisée ou naphtolée. Cette méthode a donné d'excellents résultats dans les kystes hydatiques non suppurés et dans quelques abcès du foie.

Enfin les solutions de sublimé à $\frac{1}{2\,000}$ ou à $\frac{1}{4\,000}$ sont constamment employées en chirurgie et en obstétrique pour les lavages et les injections, mais les intoxications sont plus fréquentes qu'on ne le dit.

3° Frictions mercurielles. — Après le calomel et le sublimé, la préparation la plus usitée est l'onguent mercuriel simple ou double. Dans la syphilis tertiaire, dans la syphilis cérébrale, il est, nous l'avons vu, d'un usage courant ; il peut être aussi appliqué comme topique sur les ulcérations phagédéniques de la syphilis maligne précoce. Mais, en dehors de ces usages-là, on a recours à lui très souvent ; comme antiparasitaire, rien ne vaut une friction d'onguent gris pour détruire les *poux de la tête* ou *du pubis* ; comme résolutif et fondant, on l'a employé dans la *phlébite*, dans les *pelvi-péritonites*, dans les *ostéomyélites*, les *périostites aiguës* ou *chroniques* ; on l'étale alors doucement au niveau de la région malade ; et quel que soit le mécanisme de l'absorption, il n'est pas rare de voir survenir une atténuation des phénomènes locaux. La région ainsi onctionnée est recouverte d'un cataplasme ou d'ouate ; on peut aussi panser de petits vésicatoires avec de l'onguent mercuriel simple, en place de cérat ou de vaseline ; mais il faut éviter l'application de la pommade sur de trop grandes surfaces.

CHAPITRE IV

LES ANTISEPTIQUES ORGANIQUES

Les corps de la série aromatique, si bien étudiés en chimie depuis une trentaine d'années, jouissent presque tous de propriétés antiseptiques plus ou moins développées ; mais un grand nombre a aussi des propriétés toxiques très nettes. La plupart peuvent donc être employés comme désinfectants destinés à combattre les microbes en dehors de l'organisme ; beaucoup moins peuvent servir d'antiseptiques proprement dits. Nous insisterons surtout sur ces derniers, les plus importants à connaître au point de vue thérapeutique.

En dehors de la série aromatique, la chimie organique fournit des substances moins nombreuses, mais cependant très intéressantes au point de vue de leurs applications antiseptiques.

ARTICLE PREMIER

ANTISEPTIQUES DE LA SÉRIE AROMATIQUE

§ 1. — Phénol ou acide phénique

1° Propriétés physiques et chimiques. — Le *phénol* ou *acide phénique*, C^6H^5OH, nommé aussi *carbol* ou *acide carbolique* ou *hydroxibenzol* ou *phénylalcool* n'est point acide ; il ne rougit pas le bleu de tournesol, et se distingue au point de vue chimique aussi bien des alcools que des acides. Le nom de phénol est celui qui lui convient le mieux. On le retire du goudron de houille, et il se présente sous plusieurs formes :

1° *Phénol pur cristallisé* en petites masses blanches solubles dans 20 parties d'eau, et se dissolvant en toutes proportions dans l'éther, le chloroforme et la glycérine ;

2° *Acide phénique* cristallisé en aiguilles rougeâtres, déliquescentes, d'une odeur et d'une saveur spéciales, moins soluble que le précédent.

3° *Acide phénique du commerce*, liquide impur, rougeâtre, caustique, fortement odorant, et qui, d'après Nothnagel et Rossbach, ne peut servir que pour la désinfection des fosses d'aisance, etc.

2° Action antiseptique et fermentescible. — Le phénol agit faiblement sur les ferments solubles (ptyaline, pepsine, etc.) : il agit assez bien sur les germes pathogènes, soit pour les tuer, soit pour empêcher leur reproduction, mais à des doses très variables suivant la variété des microbes ; il agit très énergiquement sur les infusoires et les champignons de la levure.

Relativement à son action sur les microbes, il faut observer que les expériences *in vitro* ne rendent pas un compte exact de sa valeur thérapeutique. Ainsi, s'il est moins actif que le sublimé pour stériliser un bouillon ensemencé de staphylocoques dorés (BOUCHARD), il n'en est pas moins vrai que son influence curative dans l'anthrax dû à ces mêmes staphylocoques est incomparablement supérieure à celle de ce même sel mercuriel.

Les solutions phéniquées chaudes sont plus actives que les froides : les solutions alcooliques et glycérinées, moins que les solutions aqueuses. Fait intéressant et bien mis en lumière par CARLES, la glycérine et l'alcool atténuent les propriétés caustiques et même toxiques du phénol aussi bien que sa puissance antimicrobienne, de telle façon que, dans un cas de brûlure par acide phénique, on devrait immédiatement laver avec de la glycérine ou de l'alcool étendu.

3° Action physiologique. — L'acide phénique est absorbé avec la plus grande facilité par toutes les muqueuses, par le tissu cellulaire sous-cutané. Il peut même être absorbé par la peau : les accidents toxiques observés chez les enfants à la suite d'applications de compresses et de pommades phéniquées ne laissent aucun doute à ce sujet. Il faut d'ailleurs noter que les enfants qui supportent si bien certaines substances sont d'une susceptibilité extrême à l'égard des phénols, et que ces remèdes et leurs dérivés doivent être maniés dans la thérapeutique infantile avec la même réserve que les opiacés. Passe-t-il à travers l'épiderme sain à l'état de vapeur ? ou désorganise-t-il le revêtement corné en le traversant ? La question est litigieuse ; mais ce qui est hors de doute, c'est que la peau saine n'offre qu'une barrière insuffisante à la pénétration du phénol.

Parvenu dans l'organisme, ce corps paralyse les mouvements des leucocytes et des cils vibratiles, tend à enlever aux hématies leur hémoglobine et à coaguler les substances albuminoïdes, et exerce sur la nutrition une influence qui se manifeste par deux actes principaux : la dépression de la température et la désassimilation plus rapide et plus abondante du soufre et de la potasse (déminéralisation de M. A. ROBIN). Peu appréciables à l'état normal et avec des doses modérées, ces phénomènes se révèlent sous forme de graves accidents, quand on a dépassé la dose

permise ou que le sujet présente certaines conditions pathologiques, et doivent être étudiés avec les faits relatifs à l'intoxication.

Si l'organisme se dépouillle ainsi des sulfates, c'est pour
former un acide phénylsulfurique qui est inoffensif. Si la dose
est trop forte, la désassimilation des sulfates ne se fait sans
doute pas assez vite, et il se constitue alors une série de substances phénol-formatrices (NOTHNAGEL et ROSSBACH), qui s'accumulent surtout dans le cerveau, dont elles compromettent gravement les fonctions.

En définitive, l'acide phénique s'élimine en nature en très
petite quantité par l'urine, et finit par quitter l'organisme soit
à l'état d'acide phényl-sulfurique ou de corps phénol-forma-
teurs, soit tout à fait méconnaissable après des oxydations énergiques qui l'ont réduit en hydroquinone, acide oxalique et acide
carbonique.

4° Accidents locaux. — Pris à l'intérieur à la dose de 0.50
dans 100 grammes d'eau, le phénol peut irriter la muqueuse
buccale, la muqueuse stomacale et provoquer des vomissements.

En solution aqueuse à 1 p. 100, il détermine sur les muqueuses
l'apparition d'une plaque blanche, comme cartonnée, sorte d'es-
chare superficielle. A la dose de 5 p. 100, il amène la formation
d'une plaque semblable sur l'épiderme corné, plaque blanche
sèche, dure, anesthésique, qui ne tarde pas à se fendiller, à s'entourer d'une auréole rouge et à s'éliminer. Les chirurgiens qui
manient l'acide phénique sont exposés à cet accident très pénible
au niveau des doigts en raison des fourmillements, des engourdissements qu'il détermine. Les divers sujets sont très inégalement sensibles à cette action locale.

Quand une plaie est pansée à l'acide phénique, il n'est pas rare
de la voir s'entourer d'une zone inflammatoire. Tantôt il s'agit
d'un *érythème phéniqué fébrile* avec phénomènes généraux rappelant presque ceux de l'érysipèle, moins le frisson ; tantôt
d'une véritable poussée *eczémateuse*, qui pourra dépasser les
limites du pansement, et même survivre aux modifications qu'il
aura subies. Les prédispositions individuelles, les impuretés du

phénol, la présence de résines irritantes dans les gazes antiseptiques modifient ou aggravent ces divers accidents.

5° Accidents généraux. — Ils sont aigus et chroniques. Mais dans presque tous les cas, ils sont accompagnés ou précédés d'une modification spéciale de l'urine, la *mélanurie*. La coloration est vert olive, brun sale, brun noirâtre, et même tout à fait noire (FALKSON), suivant l'abondance des dérivés phéniqués éliminés : en même temps l'urine diminue de quantité, se charge de chlorures et de sulfates, subit plus facilement la fermentation ammoniacale et parfois même peut être albumineuse. Cet accident peut rester isolé ; il peut n'être suivi d'aucune autre complication, mais il est souvent associé à une série de troubles graves. Bien qu'il puisse se produire, quelle que soit la voie de pénétration du phénol, il survient rarement après les injections hypodermiques, très fréquemment après les pulvérisations et les applications locales.

L'intoxication aiguë grave (nous passons sous silence les cas où tout se borne à un peu de malaise et de vertige, à quelques vomissements après avoir séjourné dans une atmosphère phéniquée) peut se manifester d'une façon foudroyante. Ici c'est un malade qui tombe brusquement en syncope, puis en coma, après un lavement phéniqué (1 gramme pour 200 par exemple) : là c'est un opéré qui, après une intervention chirurgicale faite au milieu du spray, passe sans transition du sommeil chloroformique au coma phénolé. Le malade est plongé dans un état de collapsus profond, la peau d'une pâleur mortelle est couverte d'une sueur visqueuse, les extrémités sont froides, la sensibilité est éteinte, le contact de la cornée ne détermine plus l'occlusion des paupières, les réflexes sont absolument ou partiellement abolis[1].

La mort peut brusquement terminer ce drame ; si l'individu survit, des vomissements bilieux, verdâtres, une diarrhée abondante, des sueurs profuses, une hypothermie allant jusqu'à 34°, des irrégularités respiratoires, la mélanurie, l'albuminurie

---

[1] A. BARX. *Accidents imputables aux antiseptiques*, Th. d'agrégation, 1886.

laissent pendant plusieurs jours le pronostic en suspens. Des améliorations suivies de rechutes se produisent souvent. Enfin, quand le malade survit à cette première phase, une néphrite toxique, un ictère à pathogénie complexe, une pneumonie, des ulcérations de la cornée produites par les larmes chargées de produits phéniqués, une anémie intense rendent la convalescence longue et difficile, ou amènent progressivement la mort.

Il est à noter que tandis que le phénol agit chez les animaux comme un *convulsivant*, il se révèle chez l'homme comme un *paralysant* de haute puissance.

L'*intoxication chronique*, qui serait plus justement appelée *intoxication lente* (Baux) résulte de l'usage prolongé de l'agent antiseptique. Chaque ingestion nouvelle, chaque application de phénol amène la recrudescence des accidents qui consistent surtout en mélanurie, troubles gastriques, somnolence ou délire léger et fièvre. Car ici, contrairement à ce qui a lieu pour les accidents aigus, les chiffres 38° et 39°.5 sont communément notés dans les observations. La suppression de l'usage du toxique suffit en général à faire cesser tous les troubles.

Quant aux empoisonnements aigus, leur *traitement* doit être actif et rapide et comprend les points suivants : 1° suppression de la cause, transport du malade dans une autre pièce, lavage de l'estomac ou de l'intestin suivant le mode d'introduction du poison ; 2° stimulation, injection d'éther ou de caféine ; 3° réchauffement : eau chaude, frictions, enveloppement ; 4° soustraction du poison : saignée-transfusion ; 5° neutralisation du poison ; lavement avec eau filtrée 1500, sulfate de soude 60, faire un véritable entéroclysme et laisser dans l'intestin une forte quantité de ce liquide. Le sulfate de soude absorbé neutralisera le phénol et économisera les sulfates de l'organisme ; Reale conseille d'en donner préventivement 20 grammes par jour lorsqu'on croit devoir faire une médication phéniquée intensive ; 6° inhalations d'oxygène, respiration artificielle.

6° Usages thérapeutiques et indications. — L'acide phénique a été l'un des premiers agents antiseptiques appliqués au traitement des maladies internes. Après les premières découvertes de Pasteur, on crut un moment qu'il serait aussi facile d'attaquer les microbes au dedans qu'au dehors de l'organisme, et que la méthode antiseptique guérirait les infections déjà réalisées aussi facilement et aussi sûrement qu'elle les prévenait. Cette espérance a été trompée. La rencontre, au sein de nos tissus, du germe pathogène et de l'agent antiseptique ne se réalise pas aussi simplement que dans un tube à expériences ; et à côté de son influence sur le microbe, le remède exerce toujours sur l'organisme une action spéciale, plus souvent fâcheuse qu'utile, étrangère dans tous les cas à son rôle antibactérien et propre à modifier ses indications. Le phénol est à ce point de vue un bon exemple à étudier. Introduit dans la thérapeutique sous le couvert de l'antisepsie, nous le verrons se comporter surtout comme un médicament nervin.

a. *Fièvre typhoïde, fièvre intermittente, fièvres éruptives, fièvre puerpérale, érysipèle.* — Il a été appliqué au traitement de ces infections, soit en potion, soit en lavement (deux lavements par jour), soit en injections hypodermiques (2 à 4 centigrammes chaque jour en deux fois). On ne saurait dire qu'il abrège la durée ou qu'il modifie l'évolution de ces maladies. Il est incontestable que la température baisse deux heures environ après l'absorption de la dose administrée, que souvent le patient éprouve alors un bien-être passager. Mais bientôt des sueurs profuses surviennent, puis une grande sensation de faiblesse, puis le retour de la chaleur au niveau antérieur ou même plus haut. Très souvent si le malade délirait, un grand calme survient rapidement, calme qui persiste quelquefois, qui quelquefois n'est que temporaire.

Chaque fois que la dose est répétée, les mêmes phénomènes se reproduisent ; et si l'on a trop forcé la mesure, l'intoxication peut apparaître. Si, en allant avec prudence, on évite cette grave complication, on réussit à faire évoluer la maladie presque sans fièvre, mais elle n'en suit pas moins son cours et aboutit à une convalescence pleine de difficultés. Une anémie intense et difficile à combattre, des eschares multiples, une dépression profonde du système nerveux; quelquefois une tendance à l'algidité menacent longtemps encore la vie du malade alors que, traité différemment, il serait vite arrivé à une guérison franche; la mort subite a même été signalée. Les pertes excessives en soufre et en potasse signalées par Robin expliquent l'état si préoccupant de ces sujets.

En résumé, on pourra user *momentanément* de l'acide phénique pour faire baisser une température excessive ou calmer un accès violent de délire infectieux ; on n'en fera pas le remède régulier de ces pyrexies.

Dans la *variole*, outre le traitement général, l'acide phénique peut être appliqué localement, suivant la méthode de Schwimmer,

Acide phénique . . . .   5 grammes.
Huile d'olive   40   —
Craie lavée en poudre.   60   —

pour faire une pâte qu'on étalera sur des pièces de toile, lesquelles seront appliquées sur la face. On éviterait ainsi les cicatrices profondes.

Dans l'*érysipèle*, on a conseillé de circonscrire la plaque rouge par une série d'injections sous-cutanées d'acide phénique; Hayem badigeonne la bordure de la plaque avec une solution à parties égales d'alcool et d'acide phénique, qu'on essuie aussitôt. Mais ce procédé expose à des cicatrices.

L'*éléphantiasis* étant le résultat d'une série d'érysipèles récidivés sur le même membre, j'ai tenté de le combattre par des injections interstitielles; mais les malades n'ont pas eu la patience de me laisser poursuivre l'expérience.

Dans la *fièvre puerpérale* le traitement phénique interne ou hypodermique ne dispense pas bien entendu, du traitement antiseptique local, et l'injection intra-utérine reste là bien souvent le procédé sauveur, quelles que soient d'ailleurs les autres médications.

b. *Tétanos.* — Cervellini, et après lui Eddowes et Poli, ont traité des cas graves de tétanos traumatique par des injections hypodermiques d'acide phénique à 2 p. 100. Les doses employées par Cervellini étaient réellement fortes : injections de 2 centigrammes toutes les deux heures, et matin et soir, un grand bain de 40° pendant deux heures. Au bout de quatre jours, l'amélioration se produisait, et on pouvait espacer les injections; la guérison fut complète en trois semaines. ASCOLI, ZORI ont traité des tétaniques par l'acide phénique.

Au Congrès de Gênes (1905), BACCELLI a de nouveau préconisé cette méthode. Les doses peuvent être portées jusqu'à 1 gramme. 1gr,50 par jour, bien entendu par injections multipliées et successives. Les doses courantes sont de 0gr,60 à 0gr,70. On n'observerait jamais d'intolérance ni de lésions rénales. La mortalité des cas ainsi traités est seulement de 10 p. 100.

L'acide phénique sans être un remède spécifique contre le tétanos est donc utile, et nous pensons qu'il y a tout intérêt à panser à l'acide phénique les plaies souillées de terre. Peut-être est-ce à l'abandon des pansements phéniqués que l'on doit la fréquence relative des cas de tétanos dans ces dernières années.

c. Diphtérie. — Avant la découverte du sérum antidiphtérique l'acide phénique correctement appliqué avait donné les plus satisfaisants résultats. Dans cette affection, le virus reste confiné à la surface des muqueuses et sauf exceptions, ne franchit pas cette barrière : c'est seulement par ses toxines qu'il compromet l'organisme. Si on réussit à le détruire sur place, on guérira donc le mal. Or, l'acide phénique, et en particulier l'association de l'acide phénique et du camphre paraissent très actifs pour empêcher la pullulation du bacille de LÖFFLER. On choisira un des collutoires indiqués plus bas (la formule GAUCHER est certainement une des meilleures) : et à l'aide d'un pinceau ou d'un tampon d'ouate imbibé de ce liquide, on badigeonnera les fausses membranes : il sera bon au préalable de les assécher par l'application d'un peu d'ouate : on ne cherchera pas à les arracher pour éviter les érosions : le but est de les imprégner d'acide phénique pour y détruire les germes. Cette petite opération, délicate et douloureuse, difficile chez les enfants, devra être renouvelée toutes les trois heures même la nuit, si le malade dort, il faut le réveiller. Car, pendant son sommeil, les bacilles peuvent de nouveau pulluler et regagner le terrain qu'on leur a fait perdre pendant la veille. Ce traitement, méthodiquement appliqué, donne de très grands succès, surtout si on peut le mettre en œuvre dès le premier ou le second jour, et si l'enfant n'est pas trop jeune.

Dans bien des cas, il est malheureusement insuffisant, c'est lorsque les pseudo-membranes ont envahi les fosses nasales, le larynx et les bronches et qu'elles échappent en ces points à toute application topique. Les *irrigations* dans la gorge, faites dans l'intervalle des badigeonnages avec une solution phéniquée à 1 p. 100, sont un bon adjuvant chez les adultes ; mais elles n'arrivent pas au contact de ces organes et chez l'enfant très susceptible à l'intoxication, elles sont dangereuses. Les *vaporisations*, les *pulvérisations* semblent au contraire réussir assez bien ; introduite avec l'air respiré, la vapeur ou la pluie phéniquée humecte tout le tractus intéressé, pourvu que les bronches ne soient pas trop profondément atteintes, et contribue au succès définitif.

Il est regrettable que Roux et ses élèves proscrivent l'emploi de ces topiques concurremment avec le sérum spécifique. L'acide salicylique qu'ils permettent n'a pas la même valeur, malgré les services qu'il peut rendre.

d. *Coqueluche.* — Les pulvérisations à 50 p. 1 000 répétées de quatre à six fois dans la chambre d'un coquelucheux ont sûrement pour effet de diminuer le nombre des quintes et d en atténuer la violence. Mais cet effet est dû à l'action paralysante du phénol, et non à son influence antiseptique. La coqueluche en effet ne perd nullement sa virulence ; je l'ai vue après cette médication changer de forme, des phénomènes franchement infectieux et fébriles succédant à des symptômes spasmodiques, en sorte que je ne saurais dire si c'est un bien ou un mal de recourir à cette médication.

e. *Autres affections des voies respiratoires.* — En revanche, elle est réellement utile dans la *gangrène pulmonaire* ; elle assainit l'air pour le malade lui-même et pour son entourage et soit en pulvérisations, soit en inhalations, doit être en pareil cas régulièrement prescrite. Dans la *tuberculose*, la déminéralisation est trop à redouter pour qu'on ose user du phénol.

f. *Furoncle, anthrax, pustule maligne.* — Un cristal d'acide phénique pur placé sur un petit furoncle au début peut parfaitement le faire avorter. Si le furoncle ou un petit anthrax sont en évolution, on peut les arrêter ou les améliorer en faisant deux fois par jour des *attouchements* avec un tout petit tampon d'ouate hydrophile imbibé d'une solution sursaturée de phénol. L'épiderme blanchit et durcit, et on éprouve pendant quelques minutes de très douloureux agacements au point cautérisé.

Les injections interstitielles d'une solution à 2 p. 100 sont aussi très efficaces, mais atrocement douloureuses. Si on les emploie il faut circonscrire le mal d'une série de piqûres, faites avec l'aiguille de Pravaz à la limite de la zone indurée et injecter par chacune d'elles un centigramme de phénol. On peut administrer ainsi jusqu'à 15 et 20 centigrammes par jour. C'est un traitement véritablement abortif de l'anthrax, même chez les diabétiques, si le malade a le courage de le supporter.

Les pulvérisations phéniquées, préconisées par VERNEUIL, sont excellentes. On les fera avec un pulvérisateur à vapeur qui projettera une solution phéniquée à 2 p. 100 ; on les renouvellera de quatre à six fois par jour, et dans l'intervalle la lésion sera recouverte d'un pansement phéniqué humide. L'appareil et le malade seront placés de telle sorte que le jet de poussière d'eau arrive directement sur le mal et y détermine une sensation de douce chaleur. Chaque séance dure de dix à vingt minutes. Ce traitement n'arrête pas toujours l'évolution de l'anthrax, mais il diminue la douleur, assouplit la peau si fortement indurée, limite la gangrène, restreint la suppuration ; il peut être continué après les incisions, si celles-ci ont dû être pratiquées. Il ne peut être mis en usage pour les anthrax de la face à cause des lèvres et des yeux, et les pulvérisations boriquées sont tout à fait insuffisantes.

Bien que moins actif que l'iode, il est applicable dans les mêmes conditions que ci-dessus à la *pustule maligne* et à l'*œdème charbonneux*; on a pu en pareil cas injecter jusqu'à 0^{gr},50 de phénol (NÉARTSCHENKOFF).

g. *Pansement des plaies*. — Au point de vue purement chirurgical, l'acide phénique est bien déchu de son ancienne réputation. LISTER, le fondateur de l'antisepsie, en usait tellement qu'aux yeux du vulgaire, antisepsie et acide phénique étaient presque devenus synonymes. En effet, dans le rite de LISTER, tout passait par le phénol : la région opératoire, les mains et les instruments du chirurgien, les drains, le catgut, la gaze, le protective, le mackintosh ; et l'opération ou le pansement se faisait dans une atmosphère phéniquée, le spray. Aujourd'hui le spray est condamné, les gazes phéniquées remplacées par des gazes salicylées, ou simplement stérilisées, et le phénol n'est plus employé que pour le lavage des plaies septiques : la méthode est restée ; les procédés et les agents ont été changés.

h. *Maladies diverses*. — Enfin le phénol est utilisé dans une foule de conditions les plus dissemblables. A 30 centigrammes par jour il fait temporairement disparaître le sucre de l'urine des *diabétiques* ; en solution concentrée, appliqué sur une *pulpe dentaire dénudée* et *enflammée*, il calme la douleur ; porté à l'aide d'un stylet de BOWMANN sur un *ulcère cornéen* il en amène la cicatrisation rapide ; injecté en solution à 2 p. 100 dans l'épaisseur de l'amygdale il prévient les rechutes de l'*amydalite*, à la condition de répéter cinq à six fois cette petite opération.

7° Préparations et doses. — L'acide phénique a été utilisé de bien des façons, de toutes les façons possibles.

1° *Usage interne*. — CHAUFFARD préconisait la potion suivante :

        Potion gommeuse. . . . .   120 grammes.
        Acide phénique. . . . .   50 centigr.
    Par cuillerée toutes les heures.

Un grand nombre de sirops antiseptiques, antituberculeux ont également pour base la même substance. L'administration à l'intérieur du phénol se restreint de plus en plus.

Des pilules phéniquées ont aussi été utilisées dans le traitement du psoriasis (KAPOSI).

        Acide phénique. . . . .   5 à 10 centigr.
        Masse pilulaire . . . .   Q. s. pour une pilule.
    De 6 à 10 par jour.

2° *Lavements*. — La dose habituellement indiquée est certainement trop forte ; on fera bien de ne pas dépasser la suivante :

> Eau . . . . 150 à 200 grammes.
> Acide phénique. . . . . . . 25 centigr.

Il sera bon que le malade ne garde pas indéfiniment le lavement.

3° *Pulvérisations.* — Elles doivent se faire avec le pulvérisateur à vapeur et non avec la soufflerie de RICHARDSON.

> Eau. . . . . 1 000 grammes.
> Acide phénique . . . . 20 à 50 —

Tenir compte de la dimension et de l'aération de la pièce. Renouveler l'air souvent. Ces pulvérisations ont l'inconvénient de donner, lorsqu'on les multiplie, une humidité considérable en répandant partout une véritable pluie. Il sera quelquefois avantageux, si l'on veut agir sur les voies respiratoires, de les remplacer par la simple évaporation de la même solution sur une lampe à alcool. On n'oubliera pas que certains malades ont pour l'acide phénique une répulsion insurmontable, et que ses vapeurs leur donnent de véritables suffocations qui obligent à les priver de ce remède.

4° *Injections sous-cutanées.* — La solution ci-dessous parfaitement transparente peut être injectée sans grandes douleurs, à moins qu'on ne l'introduise dans des tissus enflammés (anthrax, pustule maligne, etc.).

> Eau distillée stérilisée. . . . . . . 10 grammes.
> Acide phénique pur. . . . . 20 centigr.

5° *Cautérisations :*

> Alcool. . . . . 2 grammes.
> Phénol pur.. . . . . 10 —

Liquide extrêmement caustique, que l'on appliquera par simple attouchement sur les furoncles et les anthrax.

6° *Collutoires :*

> Glycérine. . . . . 40 grammes.
> Acide phénique . . . . 2 —

7° *Huile phéniquée* à 1/20 pour enduire les instruments ou le doigt explorateur.

8° *Vaseline phéniquée* à 1/30.

9° *Gaze phéniquée, mackintosh, catgut phéniqué*, etc., tous ces objets sont préparés industriellement.

10° *Solution pour lavage des plaies* à 5 ou 10 p. 1000. Il est utile avec certains phénols d'ajouter de l'alcool ; il vaut même mieux dissoudre le phénol dans l'alcool et n'ajouter l'eau qu'ensuite, sinon l'acide phénique reste en partie en suspension sous forme de gouttes huileuses.

11° *Désinfection des objets.* — Le phénol est employé en solution à 20 ou même à 50 p. 1000 au lavage des instruments ; mais à moins qu'ils ne soient nickelés, il les fait facilement rouiller.

Pour la désinfection des locaux, il est généralement insuffisant. Cependant après la coqueluche et la rougeole la vaporisation d'eau phéniquée à 5 p. 100 dans l'appartement, suivie d'une bonne aération permet en général d'éviter la transmission de ces maladies.

Dérivés du phénol et associations médicamenteuses

Le nombre de médicaments que l'on peut ranger sous ce titre est considérable ; la chimie en découvre ou en fabrique chaque jour de nouveaux et n'a pas encore terminé l'étude de leurs propriétés naturelles : la thérapeutique en a expérimenté quelques-uns et n'a pas encore eu le loisir de juger pleinement de leurs vertus curatives ou toxiques. Nous ne citerons que les principaux :

1° **Phénol camphré**. — En mélangeant

Acide phénique	5 grammes.
Camphre	20 —
Glycérine	25 —

on obtient un liquide assez fortement caustique, mais beaucoup plus antiseptique que le phénol camphré primitif de SOULEZ (de Romorantin) à l'huile d'olive.

Le collutoire de GAUCHER pour la diphtérie est constitué à peu près de même.

Camphre	20 grammes.
Huile de ricin	15 —
Alcool.	10 —
Acide phénique	5 —
Acide tartrique.	1 —

C'est une excellente formule.

2° Phénol sulforiciné. — On peut en dire autant de cette préparation assez complexe :

Sulforicinate de soude	80 grammes.
Acide phénique	20 —

Malgré la forte proportion de phénol, ce composé se laisse très bien appliquer sur les gorges diphtériques qu'il déterge rapidement (JOSIAS).

3° Phénate de soude. — Cinq parties d'acide phénique pour : 2 de soude caustique ; 4 d'eau distillée. Préparation que NOTHNAGEL et ROSSBACH jugent superflue, que VULPIAN croyait aussi active et moins toxique que le phénol.

On peut en dire autant des phénates de potasse, de soude, de magnésie, d'ammoniaque, etc.

4° Salicylate de phénol ou salol. — (Voir aux composés salicylés, p. 419.)

5° Acide phénylborique. — Combinaison borophéniquée $C^6H^5B_0(OH^2)$ qui se présente en beaux cristaux houppés, soluble dans l'alcool et dans l'eau chaude. La saveur en est agréable ; l'odeur aromatique rappellerait celle de la marjolaine. Ce corps paraît agir sur le cerveau (vertige, céphalée, somnolence). Ses propriétés antiputrides sont énergiques ; ses propriétés théra-

peutiques, inconnues. Les doses essayées n'ont jamais dépassé
1 gramme.

6° Aseptol (sulfocarbol, acide sozolique). — $C^6H^4OHSO^2OH$.
— Obtenu par le mélange de phénol et d'acide sulfurique
à parties égales, ce corps, malgré ses redoutables composants,
n'est ni toxique ni caustique (SOULIER). C'est un liquide vis-
queux, rougeâtre, de saveur acide, facilement miscible à l'eau,
se combinant avec les sels.

En solution à 3 p. 100, il détruit les bacilles et à 10 p. 100
les spores du charbon.

Ce serait certainement un remède à étudier, surtout comme
topique, dans les affections virulentes, telles que la diphtérie ;
mais il faut se méfier de sa composition, et surtout de sa décomposition, sous l'influence de la chaleur et du temps ; car il se
produit alors des altérations qui en font une substance caustique. Son étude chimique a besoin d'être complétée, avant
qu'il ne prenne en clinique la place qu'il doit légitimement y
occuper.

7° Sulfophénate de zinc. — Le sulfophénate de zinc, très
employé par les Anglais, n'est qu'une variété d'aseptol. Les
cristaux transparents sont faiblement solubles dans l'eau.

On l'emploie contre la diarrhée des enfants (3 milligrammes
de deux en deux heures, associé au bismuth ; pour un enfant
de un à deux ans) et en solution de 1 à 5 p. 1000 pour injections antiblennorragiques.

8° Sozoïodol (acide sozoïodolique). — Corps blanc, cristallisé en aiguilles prismatiques, très soluble dans l'eau. Il contient 54 p. 100 d'iode, 20 de phénol et 7 de soufre ; il se combine avec la plupart des métaux formant des sels, dont les uns
ne sont pas toxiques (potassium, sodium) et dont les autres
sont caustiques (zinc, mercure).

On a présenté le sozoïodol comme un succédané inodore de
l'iodoforme. « On prescrit ses préparations en solutions aqueuses,
en poudres isolantes avec du talc, en pommades. Leurs indications sont les maladies de la peau (mycoses), les ulcérations de

toute nature ; rhinologistes et laryngologistes s'en louent beaucoup. » (SOULIER.)

9° Autres dérivés. — Il faut citer encore :

1° Le *monochlorophénol*, corps cristallisé, peu soluble, très antiseptique, employé en solution glycérinée de 5 à 20 p. 1000 dans les affections tuberculeuses du pharynx et du larynx, les lupus ulcérés, la carie dentaire ;

2° Le *trichlorophénol*, également cristallisé, très soluble, et non irritant (*Journal de l'antisepsie*, 1898) ;

3° Le *tribromo-phénol* ou *bromol*, poudre jaune citron, insoluble dans l'eau, employé en poudre et en pommade comme l'iodoforme ;

4° Le *xéroforme* ou *tribromophénate de bismuth*, poudre fine, insoluble, insipide, bon topique pour les chancres mous, les plaies infectées, les brûlures, jouissant de propriétés analgésiques (*Journal de l'antisepsie*). Se méfier de son absorption par de trop grandes surfaces.

§ 3. — ANILINE, PYOCTANINE

1° Propriétés physico-chimiques. — L'*aniline* C^6H^5Az (*phénylamine* ou *amidobenzol*) est un liquide incolore, mobile, odorant, de saveur âcre et brûlante, soluble dans trois parties d'eau. Ce n'est pas un remède, c'est un poison, et il n'est mentionné ici qu'à cause de ses dérivés, dont on a tenté l'utilisation thérapeutique, et qui ne sont autres que les couleurs d'aniline.

On les désigne sous le nom générique de *pyoctanines* (Πύον, pus ; κτείνειν, tuer) ; STILLING, G. SÉE et MOREAU ont particulièrement étudié la *pyoctanine bleue* (*violet de méthyle*) et la *pyoctanine jaune* (*auramine*). Une solution à $\frac{1}{3\,000}$ empêche le développement du *penicillium glaucum*, et une solution à $\frac{1}{64\,000}$ tue les bactéries pyogènes.

Malgré ces brillantes qualités, les pyoctanines n'ont pas encore eu le privilège de s'imposer à l'approbation des médecins. Les résultats obtenus en oculistique sont assez bons dans l'ophtalmie purulente, médiocres dans les granulations conjonctivales ; les membranes diphtériques résistent mieux aux applications de pyoctanine qu'aux collutoires phéniqués ; les cancers que Mosetig avait cru modifiés profondément par des injections interstielles n'ont pas paru améliorés à Le Dentu, Reclus, Quenu ; les rhinologistes s'en servent avec assez d'avantages après les cautérisations de la muqueuse nasale.

La difficulté d'avoir ces substances chimiquement pures mettra longtemps un obstacle sérieux à leur emploi. Les taches colorées qu'elles font sur la peau disparaissent par le lavage avec une solution d'hypochlorite de soude.

2° Mode d'emploi. — Doses :

1° *Poudre*. — Pour saupoudrer les plaies et ulcères, mélangée à une poudre inerte, telle que le talc, dans la proportion de 1 à 20 p. 1000.

2° *Solution*. — 1 à 10 p. 1000 pour badigeonnage des conjonctives ou de la gorge.

3° *Crayons et pommades*. — 1 à 10 p. 100.

4° *Coton et gaze* à 1 p. 100.

§ 4. — Bleu de méthylène

Nouveau venu dans la thérapeutique, le bleu de méthylène a guéri, au rapport de ses initiateurs, presque toutes les maladies au traitement desquelles on a bien voulu l'employer, et il a servi au diagnostic de quelques autres qu'il a peut-être aggravées. Il nous offre un bel exemple des enthousiasmes irréfléchis avec lesquels on accueille les innovations et de l'influence que les vives couleurs peuvent exercer par suggestion sur les malades et même sur les médecins.

Il fait partie du groupe des pyoctanines (Stilling) : c'est un colorant dérivé de l'aniline, poudre amorphe d'un bleu foncé mat, sans saveur ni odeur, souvent mêlé à une petite proportion de chlorure de zinc ; 5 centigrammes se dissolvent dans 3 grammes d'eau (Combemale).

1° Pouvoir antiseptique. — Le bleu de méthylène arrête le développement de la bactéridie charbonneuse.

2° Action physiologique. — Donné à l'intérieur, à faible dose, il s'élimine par l'urine qu'il colore en bleu et n'apparait dans aucune autre sécrétion (20 centigrammes par jour), mais peut colorer les fèces. A dose plus forte (1 gramme à l'intérieur ou 8 centigrammes en injections sous-cutanées), il bleuit la plupart des sécrétions. La manière dont il s'élimine avec l'urine a servi à MM. Achard et Castaigne à mesurer la perméabilité du rein : un quart d'heure après l'injection, l'urine devient verdâtre, bleue au bout de deux heures, bleu foncé à la quatrième heure et reprend ensuite graduellement sa teinte naturelle. Le retard dans l'apparition de ces nuances, leur persistance anormalement prolongée leur avait paru des indices certains que le rein perdait sa perméabilité normale. Mais ils n'ont pas tardé à voir, ainsi que d'autres observateurs, que le problème était plus complexe et que la mesure de la perméabilité rénale n'était pas en équation exacte avec le temps employé pour l'expulsion complète du bleu. L'urine, en effet, en conservant sa couleur naturelle, peut contenir des substances incolores dérivées du bleu, et capables, si on chauffe le mélange avec addition d'acide acétique, de régénérer la matière colorante : ce sont les substances chromogènes ou leucodérivées. Rares dans l'urine de l'homme sain, elles représentent au contraire la forme presque exclusive sous laquelle le bleu s'élimine chez le chien, le lapin et le cobaye. MM. Bard et Bonnet ont montré que la perméabilité rénale variait d'une part avec les substances ingérées, d'autre part avec les lésions du parenchyme : d'après eux, elle est accrue dans les néphrites épithéliales, et elle est dissociée dans les néphrites interstitielles secondaires aux néphrites épithéliales, le bleu s'éliminant alors avec facilité, tandis que l'iodure de potassium traverse difficilement le rein. Le bleu de méthylène est donc un agent de diagnostic, dont la valeur n'est pas absolument fixée. Il serait bon dans les études ultérieures de ménager ces explorations, M. Galliard ayant montré dans quelques cas des troubles assez sérieux (vertiges, gastralgies, dysuries et même albuminuries) succédant à l'emploi du remède.

Chez les animaux, la dose de 30 centigrammes par kilogramme est mortelle. La mort survient par empoisonnement des nerfs,

sur le cylindraxe desquels on a pu déceler le bleu de méthylène,
et par transformation de l'hémoglobine en méthémoglobine.

3° Indications thérapeutiques. — Ce fut d'abord un médicament de la douleur ; il a été prescrit dans les *douleurs rhumatismales*, dans les *névrites*, les *névralgies trifaciales*, les
névralgies spermatiques, les *douleurs fulgurantes* du tabes. Son
action quelquefois rapide et définitive, quelquefois nulle, laisse
croire que la suggestion est responsable d'une partie des guérisons obtenues.

Guttmann et Ehrlich l'ont vanté dans la *malaria*, en s'appuyant sur ce fait que *in vitro* il colorait et tuait les microzoaires
de Laveran. Bien que Laveran lui-même ait contesté l'activité
du remède, le bleu de méthylène n'en est pas moins un remède
tout à fait utilisable dans le *paludisme*, soit que la quinine ait
échoué, soit qu'elle ait été contre-indiquée par suite d'hémoglobinurie ou d'idiosyncrasie. Il a à son actif un nombre très respectable de succès et constitue dans bien des cas une précieuse
ressource (25 centigrammes trois fois par jour). Il agirait sur les
formes adultes de l'hématozoaire, alors que la quinine agirait
plutôt sur les spores en sorte qu'il y aurait intérêt à administrer
simultanément aux malades les deux remèdes (Ivanoff).

Dans la *diphtérie*, Kazan-Bech l'a employé *intus* et *extra*, en
cachets de 10 centigrammes (quatre ou cinq par jour) et en badigeonnages (trois fois par jour). Les fausses membranes se détachent bien, et la fièvre tombe. — Les effets sont nuls contre la
tuberculose. Pierre-Marie le considère comme utile dans la *glycosurie*, et Lemoine le croit capable d'améliorer les *albuminuries*
de toutes causes, à la condition de le prescrire à doses modérées
(20 à 50 centigrammes). Il ne faudrait pas, parce que le bleu de
méthylène a par lui-même provoqué des albuminuries, le croire
incapable de guérir d'autres fois ce syndrome. Il n'est pas un
remède qui ne puisse, suivant les circonstances, provoquer ou
faire disparaître les mêmes phénomènes. Dans l'espèce, l'action
bienfaisante du bleu sur les lésions rénales pourrait bien n'être
que passagère, à moins qu'il ne s'agisse de lésions infectieuses.

Comme topique cette substance a été employée en solution

à 1.800 en ophtalmologie, à 2 p. 100 en otologie ; on en a même saupoudré des ulcérations septiques de petites dimensions.

Enfin on a utilisé l'action locale de cette substance dans les *épithéliomas*. Des injections pratiquées dans le tissu néoplasique du cancer utérin ont donné quelques satisfactions au point de vue de la douleur et peut-être de la marche même du mal. Dans les épithéliomas de la face inopérables, DU CASTEL et MAZET DARIER ont appliqué avec avantage le traitement suivant : débarrasser la surface ulcérée des végétations, croûtes, callosités, etc., soit par des cataplasmes, soit par le thermo-cautère ; la surface étant ainsi détergée, la badigeonner trois fois par semaine avec une solution de bleu à $\frac{1}{10}$, puis avec une solution d'acide chromique à $\frac{1}{5}$. Au bout de quelque temps on laisse de côté l'acide chromique et on se contente de la solution de bleu. On obtiendrait ainsi des guérisons assez rapides et persistantes.

4° Modes d'administration et doses :

1° A *l'intérieur*, capsules ou cachets de 5 ou 10 centigrammes. Dose moyenne 20 centigrammes par jour ; dans les cas de fièvres graves paludéennes, aller jusqu'à 75 ou 80 centigrammes, mais pas au delà.

2° Pour *injections hypodermiques* : *eau distillée*, 10 grammes ; *bleu*, 50 centigrammes ; injecter un centimètre cube.

3° *Badigeonnages* : *glycérine, alcool* : ãã 5 grammes ; *bleu de méthylène* 1 à 5 grammes.

§ 5. — TRYPANROTH

Le rouge succède ici au bleu. Le trypanroth est un produit colorant de la série benzo-purpurine que LAVERAN a essayé en l'associant à l'arsenic pour le traitement des *trypanosomiases*. Les succès qu'il a obtenus dans quelques variétés de ces affections parasitaires chez le chien et le rat lui donnent l'espoir que ce remède pourra peut-être être utilisé dans la maladie du sommeil.

Appliquant ces recherches au traitement du *cancer*, JABOULAY a donné à une femme d'abord des cachets, puis des injections hypodermiques de ce remède (*Société de Médecine de Lyon*, juillet 1905). Après cinq injections de 0gr50 de trypanroth, la tumeur de cette malade a été très fortement améliorée et l'état général s'est maintenu très bon. D'après LAVERAN, le remède serait irritant pour le rein. Signalons enfin un inconvénient assez bizarre, c'est que ce remède amène une coloration rouge généralisée de la peau.

§ 6. — RÉSORCINE

1° Propriétés physiques et physiologiques. — Avec le *pyrocatéchine* et l'*hydroquinone*, la *résorcine* $C^3H^4(OH^2)$ constitue le groupe des *diphénols* ou des *dihydroxybenzols* employés en médecine. C'est une substance cristallisée en prismes rhomboïdaux, incolores, parfois très volumineux, sentant légèrement le phénol, très soluble dans l'eau, la glycérine et l'éther.

Son pouvoir antiseptique est assez développé : à 1 p. 100 elle suspend les fermentations.

Son action physiologique est celle des antithermiques analgésiques, dont elle a tous les inconvénients au point de vue de la toxicité et dont elle possède à un faible degré les avantages au point de vue de l'antipyrèse et de l'analgésie (voir plus loin ch. VII). Aussi, après l'avoir assez souvent donnée contre la fièvre typhoïde dans laquelle elle ne produit qu'un abaissement thermique très passager, a-t-on cessé de la prescrire comme médicament interne.

2° Usages thérapeutiques. — En revanche, elle rend de grands services comme antiseptique à l'usage externe. Contrairement à tant d'autres antiseptiques, qui sont kératolytiques, elle aurait en effet des propriétés kératoplasiques. Aussi est-elle très utiles dans les cas de dermatoses et d'ulcérations septiques. C'est ainsi qu'on peut la prescrire dans les *eczémas* suintants, surtout à complications impétigineuses, plutôt que dans les eczémas squameux invétérés; dans la *séborrhée du cuir chevelu*; contre le *psoriasis*, elle doit être prescrite à dose plus forte. Les mêmes pommades résorcinées sont utiles dans les *ulcères de jambes*, dont elles calment les douleurs, et dans la *pourriture d'hôpital* qu'elles font disparaître.

Si la résorcine n'est pas un analgésique par action générale, comme l'antipyrine, elle semble avoir sur les muqueuses et sur les plaies une action locale sédative assez marquée : de là son emploi en gargarismes ou en badigeonnages dans les *angines syphilitiques* (JULLEN), dans les *angines scarlatineuses* (JOSIAS).

Son emploi le plus original est celui qu'en fait MONCORVO (de Rio de Janeiro). Il a eu l'idée de faire des applications d'une solution de résorcine à 3 p. 100, à l'aide d'une petite éponge sur les bords mêmes de la glotte dans les cas de *coqueluche*. Ces sortes de badigeonnages peuvent être faits une ou deux fois par jour. Les pemières fois, l'enfant a presque sûrement une quinte très violente, mais peu à peu il s'y habitue ; les quintes diminuent de nombre et d'intensité, et le malade guérit assez rapidement. D'autres médecins ont suivi cet exemple, et PATTERSON déclare que la résorcine est son médicament de choix dans les affections spasmodiques du larynx et des bronches. Cependant les chiffres que citent ces auteurs comme durée de la coqueluche chez les sujets ainsi traités montrent que la maladie n'est pas très sensiblement abrégée.

3° Préparations et doses :

1° *A l'intérieur.* — 1 gramme matin et soir en solution.

2° *A l'extérieur :*

Pommade avec :

Vaseline	150 grammes.
Alcool	50 —
Résorcine	1 — (HARTZELL.)

Pommade avec :

Vaseline.	15 grammes
Poudre d'amidon.	{ àà 8 grammes.
Oxyde de zinc.	
Résorcine	1 gramme.
(pour l'eczéma).	

Pommade avec :

Vaseline.	20 grammes.
Résorcine	1 —

Pour le psoriasis et pour le pityriasis capitis.

Solution à $\frac{10}{200}$ ou à $\frac{10}{100}$, pour gargarismes dans les angines syphilitiques. — *Solution glycérinée* à 5 *ou* 10 p. 100 dans les angines scarlatineuses (2 à 4 badigeonnages par jour).

Solution à 2 ou 3 p. 100, pour les applications sur la glotte (MONCORVO).

L'*hydroquinone* et la *pyrocatéchine*, très peu employées, et dont les effets sont comparables à ceux de la résorcine, se prescrivent à l'intérieur à la dose de 30 à 60 centigrammes ; à l'extérieur, en solution à 1/100 ou 1,50.

§ 7. — CRÉSOL OU CRÉSYLOL ET SES DÉRIVÉS

Le *crésol* (acide crésilique, phénolcrésylique, crésylol) est un produit de la distillation du goudron, qui passe avec les huiles lourdes, C^7H^7O. C'est l'homologue supérieur du phénol ; c'est un liquide incolore, réfringent, d'odeur créosotée, composé de trois principes isomères (ortho, méta et paracrésol).

Son pouvoir antiseptique est supérieur à celui de l'acide phénique ; mais son insolubilité rend ce pouvoir peu utilisable ; un peu moins toxique que le phénol, mais plus caustique, le crésol ne peut être utilisé que comme désinfectant et non comme remède.

Il en est de même du *solutol*, solution de crésol dans le crésylate de soude, de même aussi du *solvéol*, solution de crésol dans le crésolinate de soude.

Au contraire, le *crésalol* ou *salicylate de crésol* est un corps cristallin, se dédoublant dans l'organisme en crésol et acide salicylique comme le salol se dédouble lui-même en phénol et acide salicylique ; il présente à peu près les mêmes propriétés thérapeutiques que le salol.

Dose : 1 à 2 grammes par jour en cachets de 25 centigrammes (BOCQUILLON et LIMOUSIN).

Le *paracrésolate de soude* est une poudre blanche, fine, amère, soluble dans vingt-quatre fois son poids d'eau, dont les propriétés encore peu étudiées seraient analogues à celles du salicylate de soude dans le rhumatisme articulaire aigu.

Dose : 5 à 8 *grammes*, divisés en cachets de 50 centigrammes chez l'adulte.

Le *lysol* obtenu « par un tour de main particulier », en maniant le crésylol impur, est un liquide brun, épais, à odeur pénétrante, soluble dans l'eau, très antiseptique, bon pour la désinfection des mains, des objets de pansement, des déjections.

L'irrégularité de sa composition ne permet pas de l'employer à l'intérieur. A l'extérieur, comme lavages ou injections vaginales, on peut se servir de solutions variant de 1 à 5 p. 100.

§ 8. — CRÉOLINE OU CRÉSYL

1° Propriétés physico-chimiques. — Les produits vendus sous ce nom ne sont pas identiques ; la créoline anglaise de Jeyes n'est pas la même que la créoline allemande d'Artmann. Le crésol paraît cependant l'élément actif de l'une et de l'autre ; elles seraient composées de naphtaline, paracrésol, xylol, etc. Leur coloration est tellement foncée que les solutions à 2 p. 100 sont absolument opaques : ces liquides brun noir, à odeur bitumineuse, peuvent tuer rapidement les staphylocoques dorés, les bacilles cholérique et typhique, voire même les bacilles de Koch.

Spath, Hiller, H. Garrigues ont vanté leur absence de toxicité ; mais Magnat a constaté que 10 grammes tuent un lapin, et Stokvis cite un cas de mort après une injection utérine d'une solution à 2 p. 100. Il faut donc se tenir sur la réserve. La créoline n'irrite pas la peau.

On en a conseillé l'emploi pour les lavages antiseptiques en *obstétrique* et en *chirurgie* ; mais il faut veiller à ce que tout le liquide revienne ; en pommade dans l'*érysipèle*, l'*eczéma chronique*, les *affections sèches prurigineuses*. Lichtwitz le conseille en injections dans les *affections du nez et de la gorge*, quand il y a indication à désinfecter ces cavités et à tarir des sécrétions purulentes (*ozène, otorrhée fétide, ulcérations*, etc.).

2° Mode d'administration et doses :

1° *Solution* : 1 à 2 p. 100. Ajouter de l'alcool, si l'on veut augmenter le titre de la solution ;

2° *Pommades : vaseline ou lanoline : 1 sur 10* ;

3° *Gaze et ouate creolinées.*

§ 9. — ACIDE SALICYLIQUE ET SALICYLATES

L'acide salicylique, ses composés et ses dérivés ont pris depuis trente ans une place de plus en plus importante dans la thérapeutique. Quelques essais isolés étaient restés sans écho, quand en 1876-1877, les travaux de STRICKER, de LÉPINE et surtout la retentissante communication de G. SÉE à l'Académie de médecine mirent au premier plan de l'actualité l'action de l'acide salicylique et du salicylate de soude dans le rhumatisme articulaire aigu et la goutte aiguë. Depuis cette époque, les travaux se sont multipliés, en même temps que la chimie fournissait chaque année à la médecine de nouveaux produits salicylés, et ceux-ci sont aujourd'hui d'un emploi courant dans le traitement des affections cutanées et des maladies infectieuses fébriles.

1° Caractères physiques et chimiques. — *L'acide salicylique (acide amybenzoïque* — $C^7H^6O^3$) est une poudre blanche, cristalline, à la saveur sucrée et un peu irritante ; peu soluble dans l'eau froide (1/450), facile à dédoubler en acide carbonique et en acide phénique, altérable à la lumière.

L'aspirine, éther acétique de l'acide salicylique, possède à plus faible dose les mêmes propriétés.

Le *salicylate de soude* $C^7H^5O^3$ Na est une poudre blanche, formée d'écailles soyeuses, un peu grasse ou savonneuse au contact, soluble dans l'eau à 1/100.

Le *salicylate de lithine* est peu soluble dans l'eau.

Le *salicylate de bismuth* est une poudre blanche, cristalline, à peu près insoluble dans l'eau.

Le *salicylate de méthyle* est un liquide clair, volatil, d'une odeur suave, pénétrante et persistante.

L'ulmarène, qui fait comme l'aspirine partie de la famille des éthers salicyliques est beaucoup moins odorant que le salicylate de méthyle.

Le *salol* est une poudre blanche, cristalline, d'odeur légère et agréable, insipide et insoluble dans l'eau ; formée par l'association du phénol et de l'acide salicylique (salicylate de phénol).

Le *salophène* $C^{13}H^{13}AzO^5$ (éther salicylique de paramidophénol) se présente en cristaux lamellaires, blancs, inodores, insipides, insolubles ; il contient 51 p. 100 d'acide salicylique.

Le *salacétol* ou *salicylacétol* est une combinaison de monochloracétone et de salicylate de soude ; le *salinaphtol* est du salicylate de naphtol ; la *salipyrine* est une association d'antipyrine et d'acide salicylique.

L'*acide salicylique* combiné aux *alcaloïdes* (quinine, atropine, cocaïne, etc.) forme des combinaisons peu altérables, mais qui, malgré cet avantage incontestable, ont été jusqu'à présent peu utilisées.

2° Produits salicylés extraits des végétaux. — Un assez grand nombre de plantes renferment des produits variés qui peuvent par des séries de combinaisons diverses donner dans le tube digestif de l'acide salicylique ou des corps analogues. Ce sont :

1° La *reine des prés* (spiræa ulmaria), dont l'essence contient de l'aldéhyde salicylique ($C^7H^6O^2$) ; 2° les *bourgeons de peuplier* et la *pensée sauvage* ; 3° l'*anthoxanthum odoratum*, le *mélilot*, le *faham*, l'*aspérule odorante* où l'on trouve la coumarine (salicylate d'acétyle), poison cardiaque et stupéfiant d'une odeur agréable ; 4° l'*écorce de saule blanc*, d'où l'on retire la salicine à la saveur assez amère pour qu'on puisse la faire passer pour de la quinine ; 5° le *gaultheria procumbens*, plante de l'Amérique du Nord (famille des Erycacées) d'où l'on retire l'essence de Wintergreen.

L'empirisme de la vieille thérapeutique avait reconnu dans la plupart de ces plantes des propriétés utiles au traitement soit des fièvres palustres, soit du rhumatisme. Mais la découverte de la quinine et des salicylates les a fait tomber dans l'oubli, et, malgré quelques récents essais de rénovation, ces vieux remèdes n'ont plus qu'un intérêt purement historique.

3° Pouvoir antiseptique. — L'action antiseptique de l'acide salicylique est assez forte, mais variable suivant les milieux où elle s'exerce. Il empêche la fermentation de la glycose, prévient le développement des champignons à la surface de la bière, et conserve en général assez bien les substances et les boissons alimentaires : propriété fâcheuse, car elle a été trop souvent utilisée, et l'on a trop souvent payé cette conservation des aliments par l'ingestion inconsciente de doses répétées d'acide salicylique, qui ne sont pas sans exercer à la longue une influence fâcheuse, malgré leur minime proportion. Fait curieux : cet agent retarde la putréfaction plutôt qu'il ne l'empêche, sans doute parce qu'il forme avec les composés sodiques qu'il rencontre du salicylate de soude, qui est sans valeur antiseptique. Au bout d'un certain temps, rien n'empêche donc les substances salicylées de revenir à l'état septique, à moins que l'addition d'acides forts (HCl) ne prévienne cette neutralisation de l'acide salicylique.

4° Action locale. — Appliqué sur la peau en solution forte ou en pommade, cet acide amène le détachement de la couche cornée, qui se clive de la façon la plus exacte, sans amener habituellement de vésication. Sur les muqueuses il exerce une action irritante plus vraie (rougeur, gonflement, piqueté ecchymotique, desquamation), à la condition d'y être déposé pur ou en solutions concentrées.

5° Effets physiologiques et toxiques. — Ils sont tout différents chez l'homme sain et chez le fébricitant. Une saveur âcre et piquante, un peu de douleur gastralgique si la dose est forte et arrive à nu dans un estomac vide, c'est d'abord tout ce que l'on observe. La douleur d'estomac peut même être assez forte pour provoquer parfois une sorte d'état syncopal ; quelquefois aussi surviennent des nausées, des vomissements et de la diarrhée. Ces phénomènes sont d'ailleurs évités si l'on fractionne les doses et si l'on donne le remède en solution ; 5 à

6 grammes pris en un seul jour amènent presque nécessairement des bourdonnements d'oreilles très pénibles, une surdité qui s'accentue quand on continue le médicament et qui disparaît quand on le cesse. A doses plus fortes, la vue est troublée ; une sorte d'ivresse se produit avec congestion de la face ; des convulsions tétaniformes ou du collapsus annoncent que la limite thérapeutique a été dépassée. Dans des cas très rares, la mort est survenue, après ingestion pendant plusieurs jours de 8 à 10 grammes d'acide salicylique. Il est possible que les produits employés aient été impurs.

A moins d'en arriver à ces doses toxiques où la mort imminente s'annonce par des convulsions ou du collapsus, par une dyspnée de plus en plus angoissante, par de l'arythmie cardiaque, par la déséquilibration de la température, le sujet sain qui prend des doses modérées d'acide salicylique ne présente pas d'autres troubles subjectifs que les phénomènes gastriques et auditifs signalés plus haut. L'anesthésie signalée par LABORDE est une exception. Comme troubles objectifs, il faut indiquer la tuméfaction du foie avec hypersécrétion biliaire, la bile étant à la fois plus fluide et plus riche en matériaux solides, l'augmentation de la sécrétion urinaire, avec élévation du chiffre de l'urée et envies fréquentes d'uriner. Il est à remarquer que les deux viscères qui se congestionnent ainsi physiologiquement sous l'influence de l'acide salicylique sont précisément ceux par lesquels cette substance s'élimine. Les sueurs profuses, les éruptions érythémateuses, ortiées et surtout scarlatiniformes sont des accidents dus à l'idiosyncrasie. La plus grande abondance du sang menstruel et peut-être une certaine tendance à l'avortement montrent que l'appareil utérin est sensible à ce médicament. Il n'est pas impossible que le lait en élimine une faible partie : cependant on a pu en donner aux nourrices les doses usuelles sans inconvénient pour les enfants.

6° Effets thérapeutiques. — Chez le fébricitant ou chez le malade qui souffre, l'action est toute différente. La température baisse, surtout dans les fièvres rhumatismales, mais aussi dans presque toutes les autres fièvres. Le degré de cette chute ther-

mique est variable suivant la nature de l'infection ; il est rare
qu'il aille jusqu'au refroidissement, comme cela se voit avec
d'autres agents antithermiques. HAYEM a noté que le pouls ne
se modifiait pas toujours parallèlement à la température ; quelquefois au contraire le cœur est particulièrement excité par l'action de l'acide salicylique. La sensibilité normale n'était pas
intéressée par ce remède, la sensibilité douloureuse l'est, et
bien des douleurs articulaires, bien des névralgies sont calmées
et guéries par lui, tandis que d'autres échappent absolument à
son action. La physiologie n'a pas encore donné l'explication
de ces effets différents.

Elle l'a pourtant recherchée avec acharnement et sans entrer
dans le détail de tous les travaux publiés, il nous faut, d'après
BINZ et POUCHET critiquer les principales hypothèses formulées
à ce sujet.

L'acide salicylique se transforme dans le sang en salicylate de soude : or ce sel, bien que cliniquement très actif.
ne paraît avoir par lui-même aucune valeur antiseptique ou
antithermique. Mais sous l'influence de l'acide carbonique que
le sang contient toujours à l'état naissant, l'acide salicylique
serait remis en liberté, liberté momentanée, puisqu'il se recom-
poserait immédiatement avec la soude des éléments sanguins.
C'est au moment de cette libération provisoire qu'il agirait
comme antiseptique, comme antithermique et comme analgésique. Dans les conditions normales, ces transmutations incessantes de l'élément salicylé se feraient à un faible degré ; mais
dans l'asphyxie, dans les tissus enflammés, peut-être dans la
fièvre, l'acide carbonique du sang acquiert une tension plus
forte qu'à l'état normal, alors les transmutations sont plus
faciles, plus rapides et plus nombreuses, et le remède qui
était resté indifférent à l'état normal a son action décuplée
par le fait même de la maladie qu'il est destiné à combattre.

Après avoir subi ainsi une série de transformations inverses.
l'acide salicylique finit par s'éliminer avec la bile et avec
l'urine. Quelques minutes après l'ingestion, on peut en retrou_
ver déjà dans cette dernière ; mais l'élimination demande

quarante-huit heures, et même cinq à six jours si les doses ont
été successives. Il peut y être retrouvé à l'état libre, sous forme
de salicylate de potasse et d'acide salicylurique. On y décèle
sa présence en versant dans le verre à expériences quelques
gouttes d'une solution très étendue de perchlorure de fer.
L'urine prend une belle coloration noir violet.

**7° Effets variables et effets constants de composés
salicylés**. — Les composés salicylés employés en médecine sont
très nombreux ; leurs actions thérapeutiques sont variables suivant la nature des éléments qui entrent dans leur composition
(phénol, alcaloïde, etc.), suivant leurs propriétés physiques, les
uns étant insolubles (salicylate de bismuth), les autres volatils
(salicylate de méthyle). Mais leur physiologie est dans ses grands
traits toujours la même : mise en liberté de l'élément associé
à l'acide salicylique, et ultérieurement action isolée des éléments
composants, de telle façon que le phénol, le bismuth, les alcaloïdes ainsi dégagés produisent leurs effets propres, tandis que
l'acide salicylique devenu indépendant agit aussi à sa façon.

**8° Usages et indications thérapeutiques de l'acide sali-
cylique**. — Une fois absorbés, l'acide salicylique et le salicylate
de soude ont la même action, et si on compte sur leurs effets
généraux, il est presque indifférent de donner l'un ou l'autre ; il
n'en est pas de même si on veut obtenir en même temps ou
seulement des effets locaux.

Dans la *fièvre typhoïde*, l'acide parait être un très bon remède,
il commence par exercer sur le tractus digestif une action antiseptique et une fois absorbé, fait baisser la température. La
dose est de 1 à 2 grammes en vingt-quatre heures dans une
potion gommeuse ; il serait mauvais d'en donner une plus forte
proportion. On a en effet accusé ce remède de favoriser les hémorragies intestinales et je ne serais pas surpris que son action irritante sur les ulcérations de l'iléon ne fût pour une part dans
cette complication. Une fièvre très élevée en légitime l'emploi ;
des selles abondantes et striées de sang, la faiblesse du cœur
le contre-indiquent.

Comme topique, l'acide salicylique est très fréquemment employé dans la *diphtérie*, depuis que Roux, en préconisant le sérum antitoxique, a interdit l'usage du sublimé et de l'acide phénique. L'effet antiseptique de cet acide est un bon adjuvant à l'action du sérum : les applications doivent en être faites toutes les trois heures. Il est bon de ne pas dépasser la proportion de 1 pour 30 ou 40 dans le collutoire prescrit ; sinon l'action caustique prédominerait, et les érosions ainsi produites dans l'isthme du gosier aggraveraient le mal.

L'action desquamative de l'acide salicylique le fait rechercher en dermatologie dans les *hyperkératoses* (*lichen corné* de la plante des pieds ou de la paume des mains, *cors* aux pieds, *verrues* cornées, etc.). Nul agent n'est plus propre à faire tomber une production cornée fortement adhérente, soit qu'on applique quotidiennement une couche de collodion salicylé, soit qu'on étale à la surface malade une épaisse couche d'emplâtre salicylé. Au bout de quelques jours, collodion ou emplâtre se détachent, entraînant avec eux la totalité ou la plus grand partie de la masse cornée, au-dessous de laquelle un nouvel épiderme est déjà régénéré.

9º Préparations et doses :

    1º Potion gommeuse. . . . . 120 grammes.
        Acide salicylique   2   —
Par cuillerée toutes les 2 heures.

    2º Collutoire avec :

        Glycérine . . . . 30 à 40 grammes.
        Acide salicylique.   1   —

3º Gaze et ouate salicylées pour le pansement des plaies.

4º Collodion salicylé :

        Acide salicylique . . . .   1 gramme.
        Extrait alcoolique de chanvre indien. 50 centigr.
        Alcool à 90º. . . . .   1 gramme
        Éther à 62º . . . .   2 gr. 50
        Collodion élastique   5

5º Pommades à l'acide salicylique, avec vaseline, lanoline ou glycérolé d'amidon, dans la proportion de 1 à 30 ou 50, suivant l'épaisseur de l'épiderme de la région malade.

6° Emplâtre salicylé :

Emplâtre simple. . . . . 10 grammes
Acide salicylique   1   —

10° Usage et indications thérapeutiques du salicylate de soude. — a. *Rhumatisme articulaire aigu.* — Le salicylate de soude est, dit-on, le remède spécifique du *rhumatisme articulaire aigu*, comme la quinine est le remède de la fièvre paludéenne. La formule est peut-être un peu enthousiaste, elle est vraie dans la plupart des cas. Un jeune sujet est atteint de polyarthrite rhumatismale, il a une fièvre de 40° environ, il est couvert de sueurs, et il souffre ces douleurs atroces et exquises qui l'immobilisent dans son lit et lui font redouter non seulement le moindre mouvement, mais l'ébranlement du plancher par les personnes qui circulent autour de lui. Après deux ou trois jours de traitement salicylé, tout est transformé ; la fièvre est tombée, le sommeil est paisible, les jointures gonflées et douloureuses sont redevenues souples et normales ; la peau est fraîche et moite, une polyurie abondante a remplacé l'urine trouble et rare que le malade émettait avec tant de difficulté.

Le salicylate de soude est l'auteur de cette guérison que les jours suivants vont accentuer et affirmer. Il ne s'agit pas en effet, comme on a voulu le prétendre, d'une simple insensibilisation des articulations ; c'est la maladie elle-même qui a cédé au remède. Pour obtenir ce résultat, qui malheureusement n'est pas constant, il faut plusieurs conditions. La première est d'intervenir dès le début ; si la médication est commencée tardivement, son effet sur le mal déjà invétéré est moins net, moins précis, moins complet. Elle peut cependant être conseillée à toutes les périodes de l'évolution du rhumatisme. La seconde condition est de donner d'emblée une dose suffisante. Si l'on veut tâtonner, aller en progressant, on permet à l'organisme du malade ou au microbe pathogène de s'accoutumer à l'agent thérapeutique dont les effets restent désormais frustes et insuffisants. Il est difficile assurément de frapper ainsi juste et fort : STRICKER en conseillant 1 gramme par heure, dépassait le but ; G. SÉE indique 7 à 8 grammes pour les adultes : aux enfants on ne donnera que 2 à 4 grammes, suivant leur âge. Ces quantités seront divisées en plusieurs doses et associées à des sirops ou des infusions plutôt que données à sec dans des cachets. La troisième condition est de continuer le médicament pendant une huitaine ou une quinzaine de jours à doses décroissantes, à partir du moment où l'amélioration se sera accentuée. Enfin il est entendu que l'hygiène du malade sera très surveillée : éviter les refroidissements, les écarts de régime, les mouvements, les fatigues intellectuelles ; envelopper les jointures dans de l'ouate ou de la flanelle, etc.

Il est incontestable qu'à ces conditions, et au prix de quelques bourdonnements et de vertiges, bien des malades ont eu le bonheur de voir juguler leur attaque de rhumatisme aigu. Pourquoi quelques-uns n'ont-ils que du soulagement au lieu de la guérison ? Pourquoi d'autres enfin ne peuvent-ils tolérer le remède et présentent-ils, quoi qu'on fasse, de la diarrhée ou des vomissements ? Ces questions ne sont pas tranchées, et d'ailleurs elles peuvent être posées pour tous les remèdes.

Mais en dehors de ces points, le traitement salicylé du rhumatisme articulaire aigu soulève une série de problèmes. Prévient-il les *complications viscérales* ? Il semble agir favorablement sur la pleurésie ; mais celle-ci passe si souvent inaperçue et guérit si souvent toute seule au cours d'un rhumatisme aigu, qu'on ne peut guère s'y arrêter. Pour les complications cardiaques la difficulté est autrement sérieuse. Bien des médecins croient que les membranes interne et externe du cœur subissent la même influence que les synoviales : malades de la même cause, elles guérissent par le même traitement. Mais en face de ces optimistes, nous trouvons les gens prudents et même pessimistes. NOTHNAGEL et ROSSBACH ont vu des péricardites se développer pendant que les jointures guérissaient. BOUDET fait observer que les salicylates produisent un éréthisme cardiaque susceptible de favoriser l'endocardite. JACCOUD enfin les accuse formellement de faciliter les complications cardiaques. L'embarras du prati-

cien est donc grand, quand il se trouve en face d'un rhumatisme
et que, privé d'autorité personnelle, il hésite entre les opinions
des deux partis. La conduite que j'ai l'habitude de tenir en pareil
cas est la suivante : si le malade est atteint pour la première
fois, si le cas est récent et le cœur intact, je prescris le salicylate ; si c'est une récidive, si le cas est déjà ancien, si le cœur
est déjà pris, je m'abstiens. Il ne saurait entrer dans ma pensée
de donner cette manière de procéder comme modèle ; j'indique
seulement où m'ont amené les divergences des auteurs et mes
propres hésitations.

Pour les *complications cérébrales*, il convient d'être plus sévère
encore. Les bourdonnements, les troubles visuels, les modifications thermiques indiquent sûrement une action élective du salicylate sur le système nerveux central et d'ailleurs on a cité des
cas de psychose avec hallucinations après son emploi. Aussi,
pour peu que l'insomnie, la fixité du regard, l'irrégularité du
pouls ou de la respiration fasse redouter l'imminence d'un
rhumatisme cérébral, je crois qu'il est bon de suspendre la médication. Les antécédents cérébraux personnels ou héréditaires
du malade devront aussi entrer en ligne de compte.

L'état du filtre rénal devra aussi être noté ; une néphrite,
l'insuffisance fonctionnelle de la glande sont des contre-indications.

Appliquant au rhumatisme articulaire aigu ses idées sur le
traitement local des maladies infectieuses, BOUCHARD a pratiqué
au voisinage de quelques grandes articulations enflammées des
injections hypodermiques de salicylate de soude ; les jointures
ainsi traitées ont été améliorées, alors que les autres ne l'étaient
pas ou l'étaient beaucoup moins. SANTINI développant la méthode a fait des injections endo-articulaires après évacuation
partielle du liquide épanché. Il y a une assez vive réaction locale
suivie d'une notable détente. Le procédé sera utilisé, lorsqu'au
cours d'un rhumatisme une articulation est particulièrement
douloureuse, que le traitement général a échoué ou que les voies
digestives ne tolèrent pas le remède.

b. *Affections rhumatismales diverses*. — Les *arthrites infectieuses*, ou, comme on dit souvent, les pseudo-rhumatismes

infectieux (blennorragie, scarlatine, érythème polymorphe, etc.) peuvent être combattus par le salicylate de soude, qui tantôt réussira merveilleusement et tantôt ne donnera aucun résultat, sans que nous sachions actuellement préciser quel sera l'effet du traitement.

Dans le *rhumatisme chronique*, dans le *rhumatisme musculaire*, le salicylate est vraiment infidèle ; mais il donne quelquefois de beaux succès dans les *névralgies rhumatismales*, dans la *sciatique* en particulier. Il réussit aussi dans les *douleurs fulgurantes* du tabes.

Il trouve aussi son emploi dans l'*iritis rhumatismale* et dans l'*érythème noueux*.

Bien des théories ont été émises pour expliquer le mode d'action de ce remède : resserrement des artérioles par excitation des vaso-moteurs, influence directe sur les éléments anatomiques. Toutes ces hypothèses doivent être réservées ou revisées jusqu'au moment où l'on saura si, comme l'ont annoncé ACHALME et THIROLOIX, le rhumatisme articulaire aigu est réellement une maladie microbienne.

c. *Fièvres de diverses natures.* — Les doses qui jugulent la fièvre rhumatismale amènent un abaissement de quelques dixièmes ou d'un degré tout au plus dans les autres fièvres (*fièvre intermittente, typhoïde*, etc.) ; c'est que dans celles-ci le salicylate n'a pas l'effet spécifique qu'il a dans celle-là et agit simplement comme antithermique. Aussi est-il très peu employé, d'autres remèdes ayant une action plus importante. Dans la *fièvre des tuberculeux*, soit à la deuxième, soit à la troisième période, on le prescrit quelquefois ; et, malgré son peu d'efficacité, on y revient encore assez souvent, aucun remède n'ayant d'effet bien déterminé dans cette terrible infection.

d. *Goutte.* — Dans la *goutte aiguë*, le meilleur remède de l'accès est le salicylate de soude, aux mêmes doses que dans le rhumatisme. D'après SOULIER, il agirait même mieux que le colchique. Mais convient-il de traiter l'accès de goutte et n'est-il pas plus sage de lui laisser poursuivre son évolution ? C'est une question de doctrine, qui peut être indiquée ici, mais non discutée.

e. *Affections du foie.* — Le passage du salicylate à travers le foie peut être utilisé à plusieurs points de vue. Cholagogue, il est utile dans l'*ictère* par spasme des voies biliaires et dans les *congestions hépatiques*. Antiseptique, il est utile dans les *hépatites infectieuses*, puisqu'il va combattre le coli-bacille jusque dans le parenchyme même de la glande. M. CASSAET a insisté sur son utilité dans la *lithiase biliaire*. Administré à propos au décours des maladies infectieuses, il aseptise les voies biliaires et prévient ainsi les cholécystites qui en sont souvent les conséquences et produisent à leur tour la lithiase. Donné pendant les coliques hépatiques, il prévient par le même mécanisme les complications septiques qui s'ajoutent si souvent aux phénomènes douloureux (angiocholites) et prépare par son action cholagogue l'expulsion des calculs.

f. *Organes génito-urinaires.* — L'action sur les voies urinaires est à rechercher dans les cas de *pyélites* et de *gravelle urique*, à éviter absolument dans les *néphrites*. Le salicylate de soude est assez nettement emménagogue ; il doit par conséquent être proscrit du traitement des femmes enceintes.

g. *Préparations et doses* — 2 à 8 grammes par jour ; en cachets, solution ou potion. Si la tolérance est difficile à établir, le faire prendre aux repas ou simultanément avec un peu d'eau alcaline. Pour les injections hypodermiques ou endoarticulaires, solution isotonique à 3 p. 100; injecter de 3 à 5 centicubes.

Comme *topique*, le salicylate de soude a été prescrit en collutoires et en gargarismes, mais son action est de beaucoup inférieure à celle de l'acide salicylique.

11° Aspirine. — C'est l'éther acétique de l'acide salicylique. Poudre blanche, cristalline, peu soluble, moins irritante que l'acide salicylique, elle aurait toutes les propriétés antirhumatismales de ce corps, mais fatiguerait moins l'estomac et donnerait beaucoup moins souvent naissance à des phénomènes d'intolérance. Son grand avantage, si l'expérience confirme les premières observations, c'est qu'elle respecterait le cœur et ne saurait être soupçonnée de favoriser les manifestations cardia-

ques du rhumatisme articulaire aigu. La dose quotidienne est
de 1 à 3 grammes en quatre ou six prises.

12° Salicylate de lithine. — Soluble, peut se donner en
cachets ou en potion ; moins actif que le salicylate de soude
dans le rhumatisme articulaire aigu, peut être plus efficace
dans les formes subaiguës.

Dose : 4 à 5 grammes.

13° Salicylate de bismuth. — Poudre blanche, insoluble,
qui se dédouble peu à peu dans l'intestin en acide salicylique, et
en bismuth qui se combine avec les sulfures de l'intestin, ce qui
donne aux selles une coloration noir foncé. Il a été préconisé
par Bouchard dans le traitement de la fièvre typhoïde, où il a
l'avantage de désinfecter les selles. Quoique tendant à produire
la constipation, il est loin d'être à ce point de vue aussi actif
que le sous-nitrate de bismuth et n'a pas par conséquent dans la
dothiénentérie les inconvénients graves de ce dernier sel.

Doses : 2 à 4 grammes en potion gommeuse ou cachets de
50 centigrammes avec association à d'autres antiseptiques de
l'intestin (naphtol β, charbon, etc.).

14° Salol. — Le trait caractéristique de l'action du salol est
son dédoublement dans le duodénum en acide salicylique et en
phénol. Ce corps traverse le milieu stomacal acide sans s'y
décomposer et se dédouble au contact du suc alcalin de l'intestin
et du pancréas. Presque aussitôt après, l'acide salicylique apparaît dans l'urine. Le temps écoulé entre l'ingestion du salol et
son élimination (une heure et demie environ) mesure assez
exactement le temps du séjour du remède dans l'estomac ; il
peut donc donner une idée de l'activité motrice de cet organe
(Ewald). Si l'élimination de l'acide salicylique est lente, insuffisante ou tardive, c'est que le suc pancréatique manque ou est
altéré (atrophie du pancréas, fièvre intense, etc.). Il ne faudrait
pas croire, quoi qu'en aient dit certains auteurs, que l'action du
suc pancréatique soit indispensable : j'ai parfaitement vu le
dédoublement s'opérer sur le salol donné en lavement.

Les deux corps composant le salol une fois séparés, chacun

agit suivant ses aptitudes ; l'acide salicylique aseptise l'intestin jusqu'au point où il est absorbé, l'acide phénique est absorbé à son tour et s'élimine aussi avec l'urine, à laquelle il donne souvent la couleur noire caractéristique. Dans l'urine d'un enfant intoxiqué par le salol j'ai également constaté la présence de pigment biliaire, bien que le sujet n'eût pas le moindre ictère. Les doses toxiques varient beaucoup suivant les individus : 4 grammes sont une dose presque trop forte ; certains malades ne supportent même pas 1 gramme.

a. *Indications*. — On a prétendu faire du salol un succédané du salicylate de soude, on a prétendu que, donnant dans l'intestin grêle de l'acide salicylique à l'état naissant, il devait être le meilleur des remèdes salicyliques. C'est une exagération ; de plus, le dédoublement du salol dépend de facteurs très nombreux ; il s'opère d'une façon si variable qu'on ne peut pas compter d'une façon absolue sur son action. Enfin chaque gramme de salol dédoublé met en liberté 0^{gr},38 de phénol ; et pour avoir dans certaines maladies la dose suffisante d'acide salicylique, on sera obligé d'exposer le sujet à l'intoxication phéniquée. Aussi le salol est-il absolument incapable de remplacer l'acide salicylique dans le rhumatisme articulaire aigu. Son usage à l'intérieur doit être réservé aux cas suivants : 1° le *choléra*, soit à titre curatif dans les cas légers, soit à titre prophylactique dans les diarrhées suspectes. Le privilège qu'il possède de traverser l'estomac sans y être altéré et de pouvoir être amené intact jusqu'au contact du bacille spécifique dans le duodénum, le rendrait précieux dans cette maladie (Löwenthal) ; 2° les *suppurations des voies urinaires*. Sans doute, M. Guyon a démontré qu'on ne pouvait compter sur lui pour obtenir l'asepsie de ces conduits ; sans doute il est plutôt dangereux que favorable dans les néphrites brightiques ; mais il rend d'incontestables services dans les *pyélites*, dans les *cystites* avec exsudation purulente ; aussi les chirurgiens font-ils prendre quelques doses de salol aux malades qu'ils doivent opérer, de manière à purifier autant que possible le champ opératoire. Quelques médecins ont reconnu à ce remède la propriété d'abréger la blennorragie (?) ; 3° les *infections des voies biliaires*. Dans les ictères infectieux, dans les cholécystites, dans les angiocholites, dans tous les cas où le salicylate de soude est indiqué pour une lésion du foie ou des conduits biliaires, le salol m'a paru donner d'excellents résultats. De faibles doses (1,50 à 2 grammes), maintenues pendant plusieurs jours, ont très souvent réussi. Il est à croire que le phénol joue son rôle en pareil cas et participe, comme son congénère salicylique, à l'antisepsie des canaux biliaires. M. FERREIRA a conseillé le salol dans la *fièvre jaune*.

PHILIPSON l'a employé avec succès dans la *sclérodermie*.

b. *Accidents*. — Les phénomènes de saturation et d'intoxication sont à la fois ceux de l'empoisonnement salicylé (érythèmes, sifflements dans les oreilles) et de l'empoisonnement phéniqué (collapsus, urines noires). Mais il peut arriver que le salol ne se dédouble pas et forme dans l'intestin des calculs assez volumineux ou assez nombreux pour déterminer de l'obstruction (ROBIN). De tels incidents suffisent à faire interdire son emploi dans la fièvre typhoïde.

c. *A l'extérieur*. — Le salol, presque insoluble, est employé en poudre ou en pommade pour le pansement des *ulcères atoniques*, des *eschares fessières*. Son odeur assez agréable le fait rechercher ; bon pour les plaies profondes, qu'il maintient dans un état louable, il doit être abandonné quand l'épiderme est près de se régénérer, l'acide salicylique qu'il contient pouvant nuire à la formation régulière de la cuticule cicatricielle. Il faut s'abstenir d'en saupoudrer les surfaces trop étendues, par crainte d'intoxication.

d. *Préparations et doses* : à *l'intérieur*, cachets de 0^{gr},50, n° 1 à 10 ; — à *l'extérieur*, salol en poudre ; vaseline au salol à 1 10 ; gaze et ouate salolées.

15° Salophène. — Comme le salol, il se dédouble seulement dans l'intestin, après avoir échappé à l'action des sucs stomacaux et donne environ la moitié de son poids d'acide salicylique. La toxicité est moindre que celle du salol. Il a été employé avec succès dans le *rhumatisme articulaire aigu*, dans les *névralgies*, dans les *migraines*, et réussit très bien aussi comme antiseptique de l'intestin, son dédoublement n'ayant lieu que progressivement et permettant à l'acide salicylique de se trouver ainsi à l'état naissant sur toute l'étude du tractus intestinal : de là son emploi dans les entérites inférieures et dans les diverses formes de *dysenterie*. Les accidents du salicylisme sont moindres avec lui qu'avec les autres préparations.

Préparations et doses : cachets de $0^{gr},50$ n°s 1 à 15. Doses beaucoup plus faibles chez les enfants.

16° Salicylate de méthyle. — Parmi les très nombreuses préparations salicylées, ce corps mérite une mention spéciale. Liquide volatil, d'une odeur pénétrante, agréable au premier abord, mais dont la ténacité provoque bientôt une céphalée assez pénible, le salicylate de méthyle a été l'objet d'études des plus intéressantes au point de vue de son absorption et de ses effets thérapeutiques. M. LINOSSIER, à la suite d'expériences bien conduites, a montré que cette substance comme la plupart des substances volatiles, passe à travers la peau saine, que dans ses applications comme topique, l'absorption pulmonaire ne joue qu'un rôle effacé et l'absorption cutanée, le rôle principal ; que l'action désorganisatrice des préparations salicylées sur l'épiderme n'est pour rien dans cette absorption, car celle-ci est d'autant plus active que la peau est moins altérée; MM. SIGALAS et LE STRAT, à part quelques points de détail, ont confirmé et contrôlé ces expériences.

Il suit de là que les propriétés analgésiantes du salicylate de méthyle peuvent être utilisées localement. Son application comme topique réussit bien dans les *arthrites rhumatismales douloureuses*, dans les *névralgies* sciatiques, même dans la *colique hépatique* où CHAMBART-HENON en fait le plus grand éloge. On peut verser 3 à 5 ou 6 grammes de salicylate de méthyle sur une feuille d'ouate hydrophile, dont on enveloppe la région douloureuse, ou badigeonner celle-ci avec la même quantité de cette substance. Dans les deux cas, il faut faire une bonne occlusion avec une feuille de gutta-percha qui déborde de tous côtés la pièce d'ouate et que l'on fixe avec une bande. Le pansement est renouvelé deux fois en vingt-quatre heures. L'action sédative se fait sentir au bout d'une demi-heure.

Si un très grand nombre d'articulations demandait de semblables applications, il y aurait lieu de redouter une absorption excessive.

Le salicylate de méthyle a été conseillé, sans grand succès, en inhalations, dans l'asthme et les autres affections spasmodiques des bronches.

17° Ulmarène. — L'odeur persistante du salicylate de méthyle est souvent un obstacle à son emploi. Sous le nom d'ulmarène, on a récemment préparé un corps faisant partie de la famille des éthers salicyliques, contenant 75 p. 100 d'acide salicylique, et dont la faible odeur, rappelant celle du salol, permet l'usage chez les malades les plus susceptibles. C'est un liquide lourd, jaune rosé, absorbable par la peau, toxique seulement à doses très élevées et qui peut remplacer comme topique le salicylate de méthyle ; on l'emploie en badigeonnages.

18° Mésotane. — C'est l'éther méthyloxyméthylique de l'acide salicylique, c'est un liquide transparent, odorant, il contient 71 p. 100 d'acide salicylique. Il agit comme le salicylate de méthyle et l'ulmarène. On l'emploie mêlé à parties égales dans l'huile d'olive, en badigeonnages. Le mélange à la glycérine est irritant.

19° Autres composés salicylés. — Enfin il faut citer le *salicylamide*, étudié par DENIGÈS, plus soluble et plus maniable que l'acide salicylique ; le *salacétol* ou *salicylacétol*, dont les propriétés sont analogues à celles du salol, mais qui ne donnant pas de phénol par son dédoublement est beaucoup moins toxique et qui, associé à l'huile de ricin (3 pour 30), serait un médicament de choix dans beaucoup d'affections intestinales ; le *salinaphtol*, dont le nom indique la composition et est un bon agent d'antisepsie intestinale (1gr,50 à 2 grammes) ; la *salipyrine* combinaison d'antipyrine et d'acide salicylique qui serait excellente pour les cas d'influenza sans fièvre (0gr,50 à 3 grammes par jour) ; la *saliformine*, dont les propriétés dans le traitement des affections des voies urinaires seraient analogues à celles de l'urotropine (1 à 2 grammes par jour), le *salicylate de mercure* dissimulé (0ᵍʳ.01 en injection hypodermique, 0,05 en pilules), à la condition qu'il soit maintenu dissous par une faible quantité de benzoate d'ammoniaque : le *salicylasyrate de mercure*, où l'on trouve associés l'arsenic, le mercure et l'acide salicylique (dose : 0,01 ou 0,02 par jour). Chaque jour voit naître de nouveaux composés salicylés, que leurs inventeurs se hâtent de proclamer excellents et infaillibles, mais qui tous présentent plus ou moins les avantages et les inconvénients de l'acide salicylique et des autres corps qui entrent dans leur constitution.

20° Essence de Wintergreen. — Le salicylate de méthyle se trouve à l'état naturel dans l'essence de Wintergreen ou huile de gaultherie, que l'on extrait des feuilles du *gaultheria procumbens* (Éryeacée de l'Amérique du Nord). D'une saveur agréable, ce produit est depuis longtemps populaire dans le traitement du rhumatisme et a été particulièrement préconisé par TAYLOR dans le rhumatisme blennorragique. Son action n'est autre que celle du salicylate de méthyle, qui est son principe actif.

Doses : I à III gouttes à l'intérieur, plusieurs fois par jour (NOTHNAGEL et ROSSBACH) ; à dose plus forte, se méfier de l'action emménagogue ; à dose excessive (30 gr.), accidents toxiques mortels.

En applications externes : 2ᵍʳ,50 en solution hydro-alcoolique (200 gr.), utile comme topique dans le *rhumatisme*, et aussi dans la *pelade* (HALLOPEAU).

ARTICLE II

ANTISEPTIQUES ORGANIQUES

NE DÉPENDANT PAS DE LA SÉRIE AROMATIQUE

§ I. — IODOFORME

1° Propriétés physiques et chimiques. — L'iodoforme CHI^3 est un dérivé du méthane, analogue par sa constitution

chimique au chloroforme et au bromoforme, obtenu par l'action
de l'iode sur l'alcool en présence des alcalins ; il renferme plus
de 90 p. 100 d'iode.

Découvert par SÉRULLAS (de Metz) en 1822, proposé pour l'usage
externe par BOUCHARDAT en 1836, étudié par DEMARQUAY, LAL-
LIER, BESNIER, FÉRÉOL en 1867, l'iodoforme n'est devenu en France
un remède populaire que le jour où des études faites à l'étranger
par MOSETIG-MOORHOF ont appelé sur lui l'attention. Dès ce jour
sa fortune a été rapide, mais ses adversaires ont été nombreux
et si KONIG le considère comme un antiseptique aussi puissant
qu'inoffensif, dont le maniement peut même être abandonné à
des mains inexpérimentées (1881), W. DUBREUILH (1888) réunit
dans le *Bulletin médical* une série de documents qui montrent son
inefficacité habituelle et KOCHER, tout en lui reconnaissant certains avantages, trouve à son emploi de tels inconvénients qu'il
propose de le bannir de la pratique chirurgicale. Comme toujours, la vérité est entre ces opinions extrêmes et l'iodoforme est
un médicament qui dans quelques cas, mais non dans tous,
peut donner les meilleurs résultats.

C'est une poudre jaune soufre, cristallisée en paillettes hexa-
gonales brillantes, d'une saveur douceâtre, mais d'une odeur
pénétrante et tenace qui trahit de loin les malades qui en font
usage et même les médecins qui en ont manié quelques heures
auparavant. La porphyrisation très exacte de ces tablettes cris-
tallisées, l'addition d'une goutte d'essence d'amandes amères
atténuent un peu cette odeur, qui met obstacle souvent à l'emploi du remède. On a proposé aussi de dissoudre l'iodoforme
dans l'éther que l'on a fait évaporer : l'iodoforme se dépose
alors sous forme d'une poudre très fine, amorphe, relativement
peu odorante. Insoluble dans l'eau et la glycérine, il se dissout
très bien dans l'éther, le chloroforme, les huiles, le napthol
camphré et assez mal dans l'alcool 1.80. En dissolution, il se
décompose en donnant de l'iode sous l'action de l'air et de la
lumière.

2° Pouvoir antiseptique. — Sur la foi de MOSETIG-MOO-
RHOF et de ses élèves, ce pouvoir antiseptique a été longtemps

regardé comme considérable. HEYN et ROVSING ont les premiers élevé contre ces assertions des protestations bien documentées, et des travaux très nombreux publiés en cette matière on peut conclure ainsi. *In vitro*, l'iodoforme n'a aucune espèce d'action sur les microbes de la suppuration (staphylocoques, streptocoques, etc.) : il agit puissamment, même à distance, sur le bacille du choléra, il atténue la virulence de la bactéridie charbonneuse, il retarde la pullulation des germes de la putréfaction. Ces points sont généralement considérés comme exacts; mais il n'est pas moins vrai que dans la pratique l'iodoforme rend les plus grands services pour les pansements des plaies anfractueuses, des caries osseuses, des ulcères tuberculeux, ainsi qu'on le verra plus bas. Cette contradiction entre les faits cliniques et les expériences de laboratoire s'expliquerait par les considérations suivantes : l'iodoforme exerce une action favorable sur les plaies en desséchant leur surface : · s'il ne combat pas les microbes directement, il se combine avec les ptomaïnes et les neutralise en formant avec elles un iodure inoffensif : enfin il donne, dans bien des circonstances de l'iode, à l'état naissant, lequel est un excellent antiseptique et il est ainsi lui-même un antiseptique indirect (FRIEDLANDER).

3° Effets physiologiques. — L'iodoforme est absorbé par la peau dénudée, surtout au niveau des plaies contenant beaucoup de graisse (amputation du sein, plaies des os); il peut l'être aussi par les cavités séreuses, les parois des abcès, par les muqueuses digestives ou génitales.

Dans le sang, il se transforme en iodates et en iodures, et tous les liquides de l'organisme ne tardent pas à se charger d'iode en plus ou moins grande quantité (RIGHINI).

L'élimination par l'urine se fait avec rapidité, puisqu'elle peut être commencée deux heures après l'absorption ; mais elle peut se continuer avec lenteur : des malades ont éliminé de l'iode plus de huit jours après la cessation de pansements iodoformés. L'iodoforme n'est jamais éliminé en nature ; il donne lieu à la présence dans l'urine soit d'iodures alcalins, soit d'un composé organique (iodalbuminat de HARNACK), impossible à déceler par les réactifs ordinaires de l'iode.

L'application de l'iodoforme sur les plaies est indolore, elle peut même provoquer sur la surface malade un certain degré d'anesthésie. Mais l'épiderme de quelques sujets supporte mal ce contact qui provoque alors au pourtour des ulcérations de l'érythème simple, papuleux ou vésiculeux. Ces érythèmes, que l'on a trop assimilés à l'érythème mercuriel s'en distinguent généralement par les dimensions plus grandes de leurs vésicules. Toutes les fois qu'autour d'une plaie pansée à l'iodoforme on voit se développer des érythèmes, il faut songer que le topique est peut-être la cause de cet accident et modifier le pansement.

4º Intoxication. — L'absorption de l'iodoforme, soit qu'il ait été donné à l'intérieur, soit qu'il ait été appliqué sur des plaies peut donner lieu à des symptômes d'intoxication. Cette complication survient quelquefois après le premier pansement : elle peut survenir tardivement, après dix et vingt jours comme si l'iodoforme s'accumulait dans l'économie. L'intoxication est grave ou légère. Dans le premier cas, l'inappétence, l'embarras gastrique, le hoquet constituent à peu près tout le tableau clinique; il faut y joindre le *signe de l'argent* (PONCET), qui consiste dans la saveur pénible qu'éprouve le malade lorsqu'il porte à la bouche une cuillère d'argent ou dans l'odeur fétide que dégage une pièce d'argent frottée avec la salive du sujet. La production d'iodure d'argent avec formation d'acétylène expliquerait ces phénomènes (CAZENEUVE).

A un degré plus accentué, des troubles nerveux apparaissent : pendant la nuit, insomnie, agitation, hallucinations, délire ; pendant le jour, la lucidité est généralement meilleure, mais le malade est apathique, inerte ou, au contraire, tourmenté de mille soucis à la façon des neurasthéniques, quelquefois aussi il délire sans interruption. Des éruptions morbilliformes ou scarlatiniformes, une rapidité excessive du pouls (110 à 120), sans élévation corrélative du thermomètre, et, au milieu de ces incidents, l'évolution régulière de la cicatrisation complètent le tableau clinique de cette intoxication qui peut se prolonger pendant des semaines, et qui persiste même plusieurs jours après la suppression du pansement iodoformé.

La violence du délire la nuit, la profondeur de la dépression qui, le jour, peut aller jusqu'au coma, caractérisent les formes graves de l'intoxication. L'albuminurie, la diminution de l'urine, les vomissements, la diarrhée, la sécheresse de la bouche, la fièvre, l'adynamie, donnent au malade un aspect typhique. La mort peut terminer la série de ces phénomènes ; si leur nature est assez tôt reconnue, et l'iodoforme supprimé, la guérison peut être obtenue au prix d'un amaigrissement excessif et d'une longue convalescence.

Les causes et le mécanisme des accidents iodoformiques sont complexes. En premier lieu, il faut citer la dose employée : on n'a pas saupoudré certaines plaies de moins de 250 grammes d'iodoforme, et si l'on songe que Mosetig conseille de se borner à 10 grammes, on voit qu'on a en pareil cas de beaucoup dépassé la mesure. Le tassement de l'iodoforme dans des plaies anfractueuses, dans des cavités déclives, dans des plaies chargées de graisse favorise l'absorption. L'âge avancé du sujet, l'altération ou l'insuffisance préalable des reins sont des conditions fâcheuses. Mais les circonstances les plus importantes sont celles qui tiennent à la façon dont l'iodoforme réagit chimiquement en présence des tissus de l'organisme. « Chez les malades pansés à l'iodoforme, mais non intoxiqués, les iodures alcalins étaient assez abondants dans les urines, tandis que les combinaisons iodées organiques semblaient y faire absolument défaut. Lors d'intoxications au contraire, les iodures alcalins seraient dans l'urine en quantité très faible, les combinaisons iodées organiques s'y montrant extrêmement abondantes. » Le vrai poison, d'après Harnack à qui Brux emprunte cette théorie, ne serait donc pas l'iodoforme lui-même, mais l'iodalbuminat qui se forme à ses dépens. D'après des expériences de Behring, les alcalins à hautes doses seraient à la fois prophylactiques et curatifs de l'intoxication iodoformique.

5° **Usages thérapeutiques.** — a. *Plaies chirurgicales.* —

L'emploi de l'iodoforme se restreint peu à peu en chirurgie comme en médecine à un nombre de cas moindre qu'au début, mais mieux déterminé. Les opérateurs ont renoncé à en saupoudrer la surface des plaies ou les sutures.

C'est sous forme de *gaze iodoformée*, que cet agent est le plus souvent utilisé pour le pansement des *plaies septiques* et des *plaies anfractueuses* ou *cavitaires*, après les opérations ou les traumatismes qui portent sur les fosses nasales, les oreilles, le vagin, le rectum, etc.; après les incisions de collections purulentes profondes, après les curetages, etc. Un tamponnement complet, ou l'application d'une longue mèche sont, suivant les cas, les procédés le plus communément employés. Les *crayons* à l'iodoforme sont fréquemment introduits dans la cavité utérine pour modifier sa muqueuse chroniquement enflammée. Les incisions en croix ou en rosace des gros *anthrax* si faciles à infecter et qui donnent assez de sang sont particulièrement bien traitées par la gaze iodoformée tassée au fond des sillons qu'elles forment. Dans les *brûlures*, SCHIFF a fait un éloge enthousiaste des services que rend l'iodoforme (*Congrès de dermatologie*, 1889).

Le *collodion iodoformé* est un excellent topique pour fermer et aseptiser les petites plaies récentes et en particulier les ponctions pleurales ou abdominales. Appliqué en couches sur le scrotum, il aurait l'avantage de calmer les douleurs de l'*orchite ourlienne* (LEJARS, ABRADAS).

b. *Chancres et fissures*. — A l'état pulvérulent, l'iodoforme est pour les *chancres mous*, pour les *chancres syphilitiques* et pour les *fissures anales*, un excellent topique, mais sur l'efficacité duquel on ne doit pas compter d'une façon absolue. On l'applique en nature ou uni à la vaseline.

c. *Tuberculoses locales*. — Quoique les expériences de laboratoire n'aient jamais démontré l'efficacité de l'iodoforme à l'encontre des bacilles de Koch, c'est dans un très grand nombre de variétés de tuberculoses locales ou générales que l'iodoforme trouve ses principales indications. Son emploi est de règle après toutes les opérations qui se pratiquent sur les os *cariés* ou *nécrosés*, et il donne alors des résultats meilleurs que tout autre pansement.

Mosetig-Moorhof traite toutes les pertes de substance osseuse par le plombage iodoformé dont il a lui-même établi la formule :

Iodoforme . . . . 60 grammes.
Blanc de baleine . . . . } àà 40 grammes.
Huile de sésame . . . . }

Ce mélange solide au-dessous de 45° est liquéfié au bain-marie, puis coulé dans la cavité osseuse où il se moule sur les moindres anfractuosités en se solidifiant. Puis il se résorbe peu à peu sans jamais produire d'intoxication. L'application de ce procédé se fait au moyen d'une technique très précise dont le développement ne saurait trouver place ici. Mosetig-Moorhof compte plus de 2 000 observations[1].

On a proposé d'injecter l'iodoforme par la voie épidurale pour guérir les foyers tuberculeux des vertèbres dans le *mal de Pott*. Il en est de même pour les *fissures anales*, qu'elles soient ouvertes par le bistouri ou par le thermocautère. Les *ulcérations tuberculeuses* des lèvres, du pharynx, des orifices naturels, sont assez bien influencées par ce même topique ; mais pour les ulcérations linguales, il semble qu'on doive lui préférer l'acide lactique. Le *lupus* ne paraît pas, par contraste, favorablement actionné par lui, et après les scarifications ou les raclages, les dermatologistes appliquent volontiers d'autres substances (acide borique, sublimé, etc). Après les laparotomies faites pour les *péritonites tuberculeuses*, plusieurs chirurgiens projettent de l'iodoforme en poudre sur les anses intestinales et le mésentère et pensent ainsi contribuer à la guérison qui pour d'autres est le fait de la laparotomie même et de l'entrée de l'air dans le péritoine. Enfin on a proposé de traiter la *méningite tuberculeuse* par l'application à la tête de vésicatoires, pansés à la vaseline iodoformée. Mais les principales applications de l'iodoforme au traitement de la tuberculose ont été faites à propos des abcès froids, des adénites chroniques et de la tuberculose pulmonaire elle-même.

[1] Codet-Boisse, *Journal de médecine de Bordeaux*, 1906, p. 594.

C'est par l'*éther iodoformé* à $\frac{1}{20}$ que VERNEUIL a obtenu le plus de succès dans le traitement des *abcès froids*. Le pus une fois évacué à l'aide d'un trocart, sans exercer ni pression, ni aspiration, on injecte lentement par la même canule de 50 à 100 grammes au maximum de la solution éthérée et on les retire après un séjour de quelques minutes; il faut que le volume du liquide injecté soit toujours moindre que celui du pus écoulé ; car l'éther se volatilisant à la température du corps distend la poche, et pourrait la rompre s'il y était introduit en quantité exagérée. L'opération est un peu douloureuse et n'est suivie d'aucun incident, sauf exceptionnellement d'une gangrène de la peau au niveau de l'abcès. Mais si l'on a abandonné dans la cavité de l'abcès une trop forte quantité d'iodoforme, on peut assister à de graves phénomènes d'intoxication. On évitera de traiter ainsi les gommes tuberculeuses incomplètement ramollies, dont la masse spongieuse se laisse facilement pénétrer par les liquides injectés et ne leur permet pas de resortir par aspiration. Quand les effets locaux se sont dissipés, on peut renouveler l'injection. Les *tumeurs blanches* ont été quelquefois traitées avec succès par le même procédé.

Pour les *adénites cervicales* ou *sous-maxillaires* suppurées chez les scrofuleux, l'évacuation du pus à peine collecté à l'aide d'une seringue de Pravaz et l'injection d'huile iodoformée à $\frac{1}{10}$ ou à $\frac{1}{20}$ est un excellent moyen de limiter l'extension des cavités, de préserver la peau de l'ulcération et, par suite, d'éviter ou de restreindre les cicatrices. Les injections devront être faites tous les deux ou trois jours ; si on est amené à les trop multiplier, il est sage, pour écarter toute chance d'intoxication, de retirer l'huile iodoformée au bout de quelques minutes ou de renoncer à leur emploi ou d'injecter alternativement de l'huile iodoformée et d'autres antiseptiques.

d. *Tuberculoses générales.* — Il y a quelques années, M. PICOT avait cru trouver dans les injections sous-cutanées de *gaïacol iodoformé* un procédé curateur de la *tuberculose pulmonaire* et LEMOINE a guéri une *méningite tuberculeuse* par des cachets d'iodoforme de 25 centigrammes administrés deux fois par jour.

Mais on ne saurait compter sur ces traitements ; et si l'iodoforme agit favorablement sur certaines tuberculoses locales, c'est à la condition d'être porté au contact même des lésions bacillaires.

e. *Fièvre typhoïde.* — Malgré M. Bouchard, son emploi dans la *fièvre typhoïde* paraît avoir eu peu de succès.

f. *Goitre exophtalmique.* — M. Pitres a appliqué avec succès l'éther iodoformé au traitement de cette maladie : injection d'un centimètre cube en plein goitre à répéter toutes les semaines. On peut entendre une sorte de bouillonnement au niveau du point traité. Après trois ou quatre injections, le goitre durcit, le sommeil revient, l'exophtalmie diminue. Mais le cœur reste longtemps excité, et le traitement doit continuer plusieurs mois. J'ai obtenu de très bons effets chez une basedowienne par l'usage interne de l'iodoforme à très petites doses.

h. Le *lupus érythémateux,* dans sa forme discoïde, lorsque les glandes sébacées sont manifestement intéressées et montrent leurs orifices encombrés de produits cornés et pulvérulents, se trouve quelquefois bien de l'usage interne de l'iodoforme.

i. *Gangrène pulmonaire.* — Enfin cette substance est très avantageusement mélangée à de la térébenthine et à de la teinture d'eucalyptus pour former une mixture au milieu de laquelle on fait barboter de l'air que l'on fait respirer aux sujets atteints de *gangrène pulmonaire* ou de *suppurations fétides* des bronches. Ces produits volatils, entraînés avec l'air respiré, exercent une action désinfectante et antiseptique jusque dans les profondeurs de l'appareil respiratoire. Les séances d'inhalation doivent durer de huit à dix minutes et être renouvelées de six à dix fois par jour.

6° Préparations et doses :

A. Usage externe.

1° *Iodoforme en poudre cristallisée.*

2° *Iodoforme en poudre amorphe,* obtenu après dissolution dans l'éther et évaporation de ce liquide. La poudre est très fine et moins odorante que l'iodoforme cristallisé.

Ces poudres se versent directement sur les points malades,

ou sont appliquées à l'aide de tampons, ou même encore projetées à l'aide d'insufflateurs au fond des plaies anfractueuses.

3° *Gaze iodoformée* (à 10 p. 100 environ de son poids). Le dosage de l'iodoforme dans les gazes que l'on achète toutes préparées est extrêmement variable.

4° *Vaseline iodoformée*, à 1/10.

5° *Crayons iodoformés*. — Dosage variable. Ils contiennent en général deux à quatre fois plus d'iodoforme que de masse inerte (gomme, gélatine, etc.).

6° *Éther iodoformé* à 1/20.

a. Injection d'un centicube dans le goitre exophtalmique.

b. Injection de 20 à 50 centicubes dans les cavités d'abcès. Ne jamais dépasser 100 : retirer au bout de quelques minutes.

7° *Huile d'olive iodoformée* à 1/10.

8° *Collodion iodoformé* à 1/10.

B. Usage interne.

Les doses de $0^{gr},25$ par cachet qui ont été conseillées, me semblent beaucoup trop fortes. Des pilules de $0^{gr},01$ ou $0^{gr},02$ prises deux fois par jour sont suffisantes. Leur usage prolongé, trois semaines, peut même amener de l'intoxication.

§ 2. — Succédanés de l'iodoforme

Le flot montant des nouveaux antiseptiques bons ou mauvais nous submergerait si nous voulions dénommer, décrire et étudier toutes les substances proposées pour tenir la place de l'iodoforme. Nous indiquerons seulement les principales, celles qui, d'après Manquat, cèdent avec plus ou moins de facilité l'iode qu'elles renferment et doivent sans doute à cette propriété leur activité thérapeutique.

1° Iodoformine. — C'est une poudre fine, blanche, jaunissant à la lumière, inodore quoique composée aux trois quarts d'iodoforme, insoluble dans l'eau, l'alcool et l'éther, n'irritant pas la peau ni les plaies, et fort utile dans le traitement des chancres (Bardet). Sa formule est $C^3H^6Az^2I^2$.

2° Diiodoforme (C^2I^4). — C'est un iodure de carbone, poudre jaune, inodore, insoluble dans l'eau, cristallisable, et qu'il faut porphyriser avant de l'employer comme topique. Il agit sur le chancre simple comme l'iodoforme, et pourtant il se dépouille difficilement de l'iode, ce qui laisse douter de son pouvoir antiseptique.

3° Iodol (tétraiodopyrrol). (C^4I^4AzH). — L'iodol est une poudre légère, à peine odorante, jaune clair, finement cristalline, contenant près de 1/10 d'iode, mais le cédant très lentement. C'est sans doute une des raisons qui explique la lenteur de son élimination ; car après son ingestion, son élimination sous forme d'iodures alcalins et de combinaisons albumineuses ne commence qu'après douze heures et peut se prolonger cinq semaines.

Légèrement caustique, il modifie les plaies qui semblent se recouvrir d'un voile blanchâtre. Peu toxique, il est ingéré par l'homme à la dose de 1 à 2 grammes sans provocation de phénomènes fâcheux ; à 3 grammes, il détermine de la diarrhée ; à 4 grammes, il peut développer des symptômes analogues à ceux de l'iodoformisme.

Ses *indications*, comme topique, sont les mêmes que celles de l'iodoforme. A l'intérieur, il a été essayé avec avantage dans le traitement de la syphilis et mériterait d'être étudié à ce point de vue.

Doses. — *Usage interne* : 0 gr. 10 en une pilule, 4 à 10 par jour, on peut aussi le prescrire en cachets. — *Usage externe* : poudre, pommade à 1/10 ; gaze.

4° Iodolène. — C'est une combinaison d'iodol et d'albumine, qui se présente sous la forme d'une poudre fine, inodore et insoluble et qui ne paraît pas avoir comme topique d'avantages très marqués sur l'iodol lui-même.

5° Airol (oxyiodogallate de bismuth). — L'airol $C^6H^6BiIO^6$, est une poudre vert grisâtre, légère, inodore, insipide, inaltérable à la lumière, perdant de l'iode par l'action de l'air humide et se transformant alors en une poudre rougeâtre. Insoluble, l'airol s'emploie, comme l'iodoforme, en poudre ou en pommade ; on peut aussi le mélanger à la glycérine et l'appliquer en badigeonnages. C'est un assez bon topique pour les ulcères de jambe. Son absorption a donné lieu quelquefois à des accidents toxiques.

6° Lorétine. — C'est une substance légèrement acide, susceptible de se combiner avec les bases et de former des sels cristallisés. Elle cède difficilement son iode.

7° Autres succédanés. — Il faut seulement citer ici le *sozoïdol* (voy. p. 397), l'*iodophénol*, le *diiodophénol*, l'*aristol*, etc., quelques-uns à peine connus ou insignifiants, d'autres plus utiles. Ces derniers seront mieux à leur place dans le chapitre consacré à la *Thérapeutique dermatologique* (t. II).

§ 3. — ACIDE FORMIQUE ET FORMIATES

Une vieille croyance populaire, qui s'est encore conservée en Allemagne, attribue aux produits obtenus en distillant des fourmis, de puissantes propriétés thérapeutiques. La chimie a partiellement justifié cette opinion en retirant de ces animaux un acide particulièrement puissant, l'acide formique CH^2O^2, doué d'une grande activité antiseptique, et que ces insectes utilisent d'ailleurs pour la conservation de leurs approvisionnements.

La pharmacopée allemande admet encore le *spiritus formicarum* ; mais cette teinture ne se prépare plus avec ces animaux, c'est une solution hydro-alcoolique de l'acide artificiellement préparé : alcool 70, eau 26, acide formique 4. Ce remède, employé en frictions, est un rubéfiant énergique, bon dans les cas de paralysie, de névralgie, d'engourdissements, de fourmillements. Mais malgré sa grande valeur antiseptique, puisqu'à la dose de 0 gr. 12 dans un litre il empêche les cultures du streptocoque pyogène, il n'a pu être utilisé ni *intus* ni *extra* à cause de l'irritation et de l'inflammation qu'il détermine.

GARRIGUES a récemment préconisé le *formiate* de *chaux* comme une panacée contre toutes les maladies infectieuses contre la *tuberculose* en particulier et contre le *cancer*.

Parallèlement aux publications de GARRIGUES, CLÉMENT et HUCHARD proclamaient que le *formiate de soude* est un tonique de premier ordre et accroît manifestement la force musculaire. A la dose de 1 à 2 grammes par jour, dans du sirop d'écorces d'oranges amères, ce sel est manifestement diurétique ; mais il ne semble pas doué des propriétés thérapeutiques si brillantes. qui lui ont été prématurément attribuées.

§ 4. — FORMALDÉHYDE

(ALDÉHYDE FORMIQUE, FORMOL, FORMALINE CH^2O).

C'est un gaz qui se développe par l'oxydation des vapeurs alcooliques de l'esprit de bois (acool méthylique) sous l'influence d'un fil de platine porté à l'incandescence. C'est peut-être le plus puissant des antiseptiques connus ; à faible dose il entrave le développement des bacilles de la diphtérie, de la fièvre typhoïde, etc. Ses vapeurs pénétreraient la gélatine, les tissus animaux et les stériliseraient.

Comme désinfectant des locaux, le formol commence à être très utilisé soit préparé industriellement avec l'appareil de M. TRILLAT, soit dissous dans l'eau à 40 p. 100 et projeté en pulvérisation, soit encore sous d'autres formes. Mais il ne semble pas qu'il ait encore rendu de grands services en thérapeutique. M. ROSENBERG a vanté son innocuité, lorsqu'on en fait usage à l'intérieur, ses effets favorables sur les crachats et sur l'état des tuberculeux qui en font évaporer la nuit dans leur chambre; il a présenté deux dérivés du formol, la *holzine*, liquide volatil et le *stériforme*, corps solide, dont il a dit beaucoup de bien. Mais ses collègues de la Société de médecine de Berlin ont apporté une série de faits contradictoires et la question en est restée là (*Semaine médicale*, 21 avril 1890). A l'extérieur, une cuillerée à bouche de solution à 10 p. 100 ajoutée à un litre d'eau forme un mélange utile pour les injections vaginales dans les blennorragies féminines.

CHAPITRE V

APPLICATIONS DE LA MÉTHODE ANTISEPTIQUE

1º But de l'antisepsie. — Empêcher les germes pathogènes de pénétrer dans l'organisme, les détruire s'ils y sont déjà introduits, tel est le double but de la méthode dite antiseptique. D'une part, elle se confond avec l'hygiène publique et la prophylaxie des maladies infectieuses; de l'autre, avec une série de médications plus anciennes et depuis longtemps vulgarisées. Ce qui la caractérise, ce n'est pas l'emploi spécial de tel ou tel agent thérapeutique, ce n'est pas l'utilisation à tout propos et même hors de propos d'un médicament spécial tel que le sublimé ou l'acide phénique, c'est le souci constant dans tous les actes qu'accomplit le médecin, de lutter contre les germes morbides en dehors et en dedans de l'organisme. Instruits par l'expérience, et sachant d'une part que les antiseptiques sont presque tous quelque peu toxiques, d'autre part qu'il est souvent difficile de réduire à néant les germes introduits dans un organisme, les praticiens ont aujourd'hui une tendance marquée à faire prédominer l'*asepsie* sur l'*antisepsie*. Il est utile de donner à ce sujet quelques détails d'application pratique relatifs à la méthode antiseptique en chirurgie, en obstétrique et en médecine.

Les découvertes de PASTEUR ont révolutionné les lois et les préceptes de l'hygiène. La construction des hôpitaux, la disposition des salles de malades, l'isolement des malades contagieux, la désinfection des objets souillés, etc., tout maintenant doit s'inspirer de cette pensée dirigeante : détruire les microbes, les écarter de l'organisme humain. Sans empiéter sur le terrain de l'hygiène, il est indispensable de rappeler ici certains faits généraux dont la connaissance justifie à chaque instant les conseils et la conduite du praticien.

Les germes pathogènes peuvent arriver à l'organisme par trois voies différentes : par l'air, par les aliments, les boissons ou les remèdes introduits dans les voies digestives, par le contact direct.

2° Transport des microbes par l'air, moyens de s'en préserver. — L'air a été longtemps considéré comme le véhicule le plus habituel et le plus dangereux des germes morbides. Bien avant PASTEUR, c'est à l'air, à l'air vicié, qu'on attribuait la genèse et la propagation des épidémies ; l'air des villes était reconnu comme plus fâcheux pour les malades et les blessés que l'air des campagnes ; certains chirurgiens avaient imaginé de traiter les plaies en dehors de tout contact avec l'air atmosphérique, et dans les ponctions des plèvres et du péritoine rien n'était plus redouté que l'introduction de l'air dans la cavité que l'on vidait.

L'air des hautes altitudes est pur de tout microbe, et à mesure que l'on descend dans les plaines, que l'on va dans les villes, dans les maisons, le nombre de ces êtres microscopiques croît dans des proportions inouïes[1]. Il en résulte, ce que l'on savait depuis longtemps, la nécessité d'une bonne aération ; l'air pur pour les blessés et les malades est une condition primordiale de leur guérison, surtout quand leur affection les dispose à des complications du côté des voies respiratoires. Au lieu de confiner les sujets atteints de fièvres éruptives, de rougeole, de coqueluche dans des lits à rideaux fermés, dans le coin le plus obscur de la chambre, le médecin devra exiger qu'ils soient placés dans la partie la plus éclairée, sans rideaux et que les fenêtres soient ouvertes le plus souvent possible, au-

___

[1] 10 mètres cubes d'air recueillis à une altitude de 2.000 mètres ne contiennent aucun microbe. A 360 mètres au-dessus d'un lac de Suisse, ils en contiennent 8 ; au bord du même lac, 21. Au parc de Montsouris, 1 mètre cube en renferme 84, rue de Rivoli, 750 ; dans une maison neuve à Paris, 5.260 ; à l'hôpital de la Pitié, 11.100 (MIQUEL).

tant que le permettront les conditions de la température extérieure. L'air chargé de microbes est en effet une cause fréquente des broncho-pneumonies secondaires. Le malade finit par infecter l'atmosphère au milieu de laquelle il vit et l'on sait quels succès inespérés suivent les changements d'air dans certaines maladies des voies respiratoires, la coqueluche en particulier.

Le rôle de l'air dans l'infection a cependant été exagéré. Les premiers chirurgiens qui ont appliqué dans leurs opérations les principes de PASTEUR (ALPH. GUÉRIN, LISTER) ont eu à cœur de supprimer ou de restreindre autant que possible les contacts avec l'air. Mais s'ils ont eu des succès aussi retentissants que légitimes, ce n'est pas en évitant le contact de l'air, c'est surtout en évitant tous les autres contacts impurs. LEFORT a démontré que, dans l'étiologie des septicémies, la contamination venait beaucoup plus souvent par les objets solides que par l'air et le *spray phéniqué*, ce nuage de vapeurs antiseptiques dont s'enveloppaient opérateurs et opérés dans le rite primitif de LISTER, a pu être abandonné sans inconvénient.

Ce qui est plus dangereux que l'air lui-même, ce sont les poussières qu'il transporte. Le nombre des microbes contenu dans 1 centimètre cube de poussières est réellement colossal [1]. Aussi l'essuyage avec un linge humide devrait-il remplacer le balayage et l'époussetage, qui disséminent les poussssières et en les faisant voltiger autour des malades, exposent ceux-ci à une foule de complications. Ce précepte est de rigueur dans les chambres des malades et des blessés, ainsi que la suppression des tentures, tapis, rideaux, bibelots, etc., qui sont des nids à poussières et que l'on ne peut toucher sans disséminer au loin toute espèce de germes.

A cette question des poussières se rattache étroitement celle de la dessiccation des matières rejetées par les malades : crachats, pus, squames épidermiques, déjections intestinales. Tous ces *excreta* desséchés se réduisent en matières pulvérulentes, et,

---

[1] Un gramme de poussière contient : à l'observatoire de Montsouris 150.000 microbes ; dans les maisons de Paris de 150.000 à 200.000 ; dans les hôpitaux, des germes innombrables (MIQUEL).

mêlés aux poussières de l'air, peuvent soit se déposer sur des solutions de continuité de l'épiderme, soit pénétrer par la respiration dans la bouche, le nez ou les bronches : de là des réinfections du malade lui-même ou des infections de son entourage, qu'un médecin imbu des principes de la méthode antiseptique évitera en imposant à ses clients l'usage des crachoirs de chambre ou de poche, en faisant changer fréquemment les linges de corps, les draps, les mouchoirs souillés, etc.

3° Transport des microbes par les boissons et les aliments. — a. *Surveillance et stérilisation de l'eau.* — Les boissons, les remèdes, les aliments introduisent fort souvent dans l'organisme les éléments pathogènes redoutés. L'eau doit être d'abord l'objet d'une surveillance spéciale : il n'est pas d'eau naturelle, si pure qu'elle soit, qui ne contienne quelques microbes. En état de santé, on peut ne pas se préoccuper de cette faible teneur bactérienne; mais, si l'on est en temps d'épidémie, si les sources auxquelles on prend son eau potable sont contaminées, il faut alors avec un grand soin la filtrer au filtre Chamberland, ou la faire bouillir. L'ébullition prolongée à l'air libre ne tue pas tous les germes (STRAUS); mais elle en élimine un assez grand nombre pour que pratiquement elle constitue une précaution suffisante. Il sera bon, après l'ébullition, de filtrer l'eau, l'eau bouillie tenant en suspension des sels et des débris que la chaleur a fait précipiter et ayant un aspect désagréable. En outre la filtration lui permettra de redissoudre un peu d'air, qui remplacera celui qu'a chassé l'ébullition et la rendra plus facilement digestible; l'eau tout à fait privée d'air est en effet lourde à l'estomac et pourrait par un usage prolongé provoquer des troubles dyspeptiques.

Les mêmes précautions devront être prises quand on traite un malade atteint d'affection des voies digestives, dont l'épithélium gastrique et intestinal, affaibli ou déjà desquamé, n'offre qu'une barrière insuffisante aux microbes pathogènes; ou bien lorsque le foie altéré ne peut plus suffisamment remplir ses fonctions antitoxiques. La stérilisation de l'eau sera donc imposée dans tous les cas de gastrite ulcéreuse, d'entérite, de choléra, de dysenterie, de fièvre typhoïde, d'ictère infectieux ; les anciens répondaient inconsciemment à cette indication en donnant aux malades des infusions, que leur préparation même stérilisait. Cette précaution devra être étendue non seulement à l'eau des boissons, mais à l'eau qui entre dans la composition des remèdes ; pour les potions, les gargarismes, les lavements même, la mention *eau stérilisée* devra être portée sur toutes les ordonnances.

b. *Les boissons alimentaires.* — Le lait, le bouillon, le vin. toutes les boissons doivent être aussi très surveillés. Que de fois ils ont été les véhicules de contagions graves (tuberculose, fièvre typhoïde, scarlatine). L'ébullition du lait. la conservation du vin et du bouillon dans des vases absolument propres sont des précautions indispensables. Les rechutes d'entérite, de choléra, sont dues fréquemment à l'ingestion de boissons contaminées.

c. *Les aliments solides.* — Les mêmes considérations sont applicables aux aliments solides. et il faut apprendre à l'entourage des malades à sacrifier, sans hésiter toute viande suspecte d'un commencement de fermentation, tout légume mal cuit ou mal lavé.

d. *L'asepsie des médicaments.* — Au point de vue des médicaments, ils sont presque tous stériles par leur nature même ou par les conditions de leur préparation et de leur conservation. Mais les extraits organiques, devant être préparés à froid, constituent des remèdes que les microbes peuvent parfaitement envahir et en fait M. SABRAZÈS a constaté que la plupart donnent des cultures de différents microbes. A ce point de vue, les sucs glycérinés plus stériles sont supérieurs aux extraits aqueux. poudres, tablettes et pilules organiques. Plusieurs des accidents observés au cours des traitements opothérapiques proviennent de l'usage de médicaments altérés.

4° Transport des microbes par les contacts médiats ou immédiats. — L'idée de l'antisepsie doit donc poursuivre le médecin dans toutes ses interventions. dans toute sa conduite, dans le choix et le détail de ses plus simples prescriptions alimentaires ou médicamenteuses. Mais elle doit l'inspirer plus incessamment encore lorsqu'il se met en contact direct ou indirect avec son malade. Il est incontestable que trop souvent le médecin, et surtout le chirurgien et l'accoucheur ont porté d'un malade à un autre les affections qu'ils soignaient : variole, diphtérie, érysipèle, infection purulente, fièvre puerpérale, etc. Nous n'avons pas à insister sur les nombreuses observations ou expériences qui ont montré que les mains, les habits, les instruments et les objets de pansement ont été les intermédiaires de ces contagions. Il devrait suffire de savoir qu'il en est ainsi et de connaître ce que l'on a à faire pour que d'aussi tristes exemples ne se reproduisent plus.

a. *Le médecin véhicule des contages.* — Cette question du transport des germes par le médecin est si grave que l'on s'est demandé si, après avoir vu un cas de maladie infectieuse, un praticien ne devait pas s'abstenir de voir d'autres malades le même jour. Ainsi posée en termes absolus, elle constitue une véritable exagération. Mais ce qui est certain, c'est que la visite auprès des malades contagieux comporte avant et après, un certain nombre de précautions indispensables ; c'est que si le cas est particulièrement virulent : phlegmon gangréneux, fièvre puerpérale, diphtérie hypertoxique; le médecin devra alors, autant que possible, s'abstenir d'aller ailleurs, notamment chez les sujets que leur état rend plus susceptibles d'être contagionnés (blessés, opérés, femmes en couches). C'est qu'en effet, dans ces cas tout à fait graves, les précautions antiseptiques les plus minutieuses et un délai de vingt-quatre heures ne suffisent pas toujours à débarrasser le médecin des germes qui ont pu souiller ses mains et ses vêtements dans l'exercice de sa profession.

b. *Asepsie des vêtements.* — Pour empêcher les vêtements d'être contaminés, l'usage des grandes blouses de toile que l'on met avant d'aborder le malade et que l'on quitte aussitôt après, est excellent. Les chirurgiens l'ont unanimement adopté ; il est à désirer que les médecins les imitent. Grâce à ces précautions, leurs vêtements ne transporteront pas à droite et à gauche des germes de variole, de diphtérie, de peste, de septicémie, etc.

Les pulvérisations antiseptiques (acide salicylique, thymol, etc.),
sur les habits de drap, leur tenue en état d'irréprochable propreté sont indispensables.

c. *Asepsie des mains.* — Un des points capitaux pour un chirurgien, pour un accoucheur, même pour un médecin, c'est
l'asepsie des mains. La main qui a palpé un malade souillé et
contaminé, qui a été au cours d'une opération éclaboussée de
sang et de pus, le doigt qui a touché un utérus infecté gardent
sur l'épiderme et même dans l'épaisseur de l'épiderme, gardent
surtout dans les sillons unguéaux des collections énormes de
germes pathogènes. Il faut donc en faire un nettoyage minutieux
après chacune de ces interventions ; et il faut le faire aussi avant
ces mêmes interventions, car les poussières que l'on accumule
inconsciemment à la surface de la peau sont toujours plus ou
moins riches en microbes, et déposées par une main médicale
au contact d'une plaie saine, d'une muqueuse intacte ou d'un
épiderme légèrement excorié peuvent faire des inoculations dangereuses. Tel a été, tel est encore trop souvent, le mécanisme
de la propagation de l'infection purulente, de la fièvre puerpérale, de l'érysipèle, etc.

Ce nettoyage, si simple en apparence, doit pour être efficace
s'accomplir suivant certaines règles. La première condition est
de n'avoir aux mains ni plaie ni lésions septiques (furoncle,
panaris, etc.). Le chirurgien ou l'accoucheur, porteur de ces
affections, doit momentanément renoncer à la pratique. Les
petites érosions pourront être protégées par du collodion, aussi
bien dans l'intérêt du médecin que dans celui du malade. La
toilette des ongles est une mesure préliminaire indispensable :
car les sillons sous et sus-unguéaux sont, par excellence, des
lieux d'asile pour les poussières et les microbes; ils seront donc
fréquemment et soigneusement curetés, et, ceci fait, le nettoyage
des mains comprendra « la série des actes suivants, qui demandent environ de trois à cinq minutes : 1° savonnage et brossage
des mains, des doigts et des ongles avec la solution de sublimé
à 40 centigrammes pour 1 000 pendant une minute au moins ;
2° toilette des sillons unguéaux avec un linge humide et, au
besoin, avec un cure-ongles en bois; 3° lavage à l'alcool à 80°

pendant une minute : 4° nouveau lavage des mains au sublimé sans savon [1] ». L'essuyage des mains ne doit se faire qu'avec des linges ou des ouates aseptiques ; ou même ne pas se faire du tout.

D'autres chirurgiens ont proposé des règles un peu différentes ou d'autres solutions antiseptiques pour le lavage ; ces modifications sont peu importantes : « car le degré de la désinfection est moins en rapport avec la nature et le titre de la solution antiseptique qu'avec le soin apporté au brossage et au savonnage préliminaires des mains ». Malgré toutes les précautions, on voit souvent les doigts plongés, au sortir de tous ces nettoyages, dans des bouillons nutritifs leur fournir les germes des cultures les plus variées. Le secret des succès pour les chirurgiens et les accoucheurs, le secret de la non-propagation des maladies par les médecins réside en grande partie dans la propreté minutieuse des mains.

Une excellente précaution consiste à revêtir le doigt d'un doigt de caoutchouc pour explorer les cavités viscérales, doigt de caoutchouc qui est ensuite jeté. Le médecin évite ainsi tout transport de germes et se protège lui-même.

d. *Nettoyage antiseptique du malade.* — Les mêmes soins d'antisepsie doivent être reproduits sur la partie du corps du malade où l'on va intervenir. Le champ opératoire doit être aussi exactement lavé, brossé et désinfecté : que les microbes infectant une plaie viennent de la peau du médecin ou de celle du malade, le résultat serait le même. Les détails d'application varieront avec la région intéressée, mais le principe sera le même.

e. *Asepsie des instruments médicaux et chirurgicaux.* — Enfin, et c'est là un point sur lequel on ne saurait trop insister, l'asepsie doit être rigoureuse pour tous les instruments et objets de pansement. Elle est relativement facile pour les objets qui ne servent qu'au malade et qui ne lui servent qu'une fois, quoiqu'il arrive trop souvent et malheureusement de les laisser exposés aux poussières ou de les faire porter par des aides ou

---

[1] Tarnier. *De l'asepsie et de l'antisepsie en obstétrique*, p. 352.

des serviteurs aux mains mal nettoyées. Les instruments tranchants dont les manches aujourd'hui lisses et nickelés ne recueillent plus de germes, sont faciles à laver, et doivent être passés à l'étuve et enfermés dans des boîtes métalliques et stérilisées jusqu'au moment de l'opération. Mais les sondes et les canules à injections ou à lavements, tous les instruments en caoutchouc en un mot, sont d'un entretien plus difficile : ils doivent être construits de manière à présenter le moins possible de creux ou de culs-de-sac où s'accumulent les impuretés, ils doivent être faits de substances qui ne s'altèrent pas soit dans l'eau bouillante, soit dans les solutions antiseptiques ; ils doivent être lavés avant et après chaque séance où on les utilise : ils doivent être conservés soit enveloppés de linges ou d'ouate stérilisés, soit plongés dans les solutions antiseptiques (sublimé à 1 p. 1000, thymol, etc.). Certains chirurgiens aiment à conserver les sondes dans de grandes éprouvettes pleines d'eau pure, au fond desquelles on a versé un peu de mercure. Les vapeurs mercurielles suffiraient à maintenir les instruments dans un bon état d'asepsie.

Il va de soi que ces considérations s'appliquent intégralement aux spéculums, abaisse-langue, seringues de Pravaz, à ces instruments plus médicaux que chirurgicaux, mais qui n'en sont pas moins astreints aux lois les plus sévères de l'antisepsie. Que de contagions n'évite-t-on pas par l'entretien régulier de ces objets.

f. Asepsie des objets de pansement et des médicaments topiques. — Tout ce qui sert aux pansements doit, après les instruments, être l'objet de la constante surveillance du praticien. En première ligne on trouve l'eau et les solutions antiseptiques destinées aux lavages. Il est inutile de répéter ce qui a été dit à propos de l'eau prise en boisson : les règles sont les mêmes. La grosse difficulté n'est pas d'avoir de l'eau bien stérilisée ou des solutions bien préparées, mais d'avoir des aides assez dévoués et instruits, d'être assez vigilant sur ses propres actes, pour être assuré qu'au cours du pansement aucune main souillée de pus ou de sang ne viendra contaminer les liquides ou leurs récipients, et compromettre ainsi l'évolution ultérieure de la plaie.

Les éponges qui transportent si facilement les germes d'un malade à un autre, d'une plaie à une autre chez le même blessé, de l'œil malade à l'œil sain chez le porteur d'une conjonctivite sont généralement abandonnées et remplacées par des tampons d'ouate hydrophile, que l'on jette dès qu'on s'en est servi. Les linges, les ouates et les gazes antiseptiques seront soigneusement enveloppés dans des papiers blancs ou des serviettes dans l'intervalle de deux pansements; les cuvettes où doivent être versés les liquides destinés aux lavages ou aux applications topiques seront lavées ou flambées à l'alcool.

Les pommades, les collutoires et, d'une façon générale, les médicaments topiques ne sont généralement pas, de la part des médecins, l'objet de soins assez méthodiques. Que de fois j'ai vu plonger le doigt dans un pot de pommade pour y prendre ce qu'il est nécessaire d'étaler sur une lésion cutanée! Que de fois j'ai vu le même pinceau plongé dans un collutoire, porté sur la gorge enflammée d'un malade et reporté ensuite dans le flacon! Ce sont là des pratiques détestables, bonnes tout simplement à transformer les topiques en bouillon de culture pour les plus dangereux microbes; aux applications suivantes, ce n'est pas un topique bienfaisant c'est une nouvelle chance de septicémie, d'infections secondaires que l'on apporte au malade. Il faut, avec les précautions voulues, prendre de ces médicaments la quantité qui servira pour une séance et, si l'on en a trop pris, ne jamais remettre le reste dans le pot ou le flacon.

5° Difficultés d'une antisepsie parfaite. — D'après ces quelques indications, pourtant bien sommaires, on voit combien il est difficile de ne pas commettre de faute contre l'antisepsie. Aussi doit-on ne pas abuser des explorations des cavités muqueuses, être avare de ponctions exploratrices, faire des pansements rares, ne procéder aux vraies opérations chirurgicales qu'armé de toutes les ressources antimicrobiennes, se rappelant que chaque intervention, chaque contact peut être pour le malade, malgré les plus minutieuses précautions, l'occasion d'une contagion fâcheuse et même fatale. A ce sujet, il est utile de s'expliquer sur une pratique que les premiers travaux de l'école microbiologique avaient considérablement développée et qu'une plus juste critique tend aujourd'hui à restreindre : je veux parler des injections et des lavages, envisagés à un point de vue tout à fait général.

6° Des lavages et injections dans les cavités naturelles et artificielles. — Considérant avec raison les sécrétions des organes enflammés comme des liquides chargés de germes et de toxines, on s'est hâté de laver toutes les cavités naturelles ou artificielles pour en expulser ou en désinfecter les liquides. Il semblait que si l'on réussissait à enlever la dernière goutte de pus d'une plèvre malade, d'un vagin enflammé ou d'une fosse nasale atteinte de coryza chronique, c'était assurer une guérison tout à fait rapide. De là la grande extension des lavages et des injections dans les gastrites et les ectasies stomacales, les entérites coliques et rectales, les uréthrites, les cystites, les vaginites, les métrites. les suppurations articulaires, pleurales, péritonéales, etc. Or les succès sont loin d'avoir répondu régulièrement à cette pratique pourtant poursuivie avec méthode et persévérance. On a pu incriminer en cas d'échec l'insuffisance des qualités antiseptiques des liquides employés. Mais les insuccès tiennent le plus souvent à des causes autrement importantes qu'il faut connaître.

a. Causes de leurs insuccès. — D'abord les injections ne pénètrent pas toujours dans toutes les anfractuosités des cavités naturelles ou artificielles. En faisant circuler des liquides colorés dans le vagin, les fosses nasales ou telles autres excavations. l'examen pratiqué immédiatement après montre que nombre de points ont échappé complètement au contact du liquide injecté. Les sécrétions pathologiques accumulées dans ces points ne subissent donc en aucune façon l'action des injections. du moins telles qu'on les pratique habituellement.

En second lieu, il peut arriver inversement que l'injection pénétrant dans des points que l'inflammation a jusqu'alors respectés, y entraîne des sécrétions pathologiques et amène ainsi la propagation des lésions spécifiques. Plus d'une blennorragie doit aux injections d'avoir pénétré de l'uréthre antérieur dans l'urèthre postérieur : elles sont alors non seulement inutiles, mais nuisibles.

Mais les deux grands motifs qui expliquent l'insuccès des lavages, c'est la disposition des microbes sur les muqueuses enflammées, ce sont les conditions d'écoulement du liquide sécrété. L'anatomie pathologique a montré que les bactéries pathogènes, dans la plupart des cas, on pourrait dire dans tous les cas, ne sont pas seulement étalées à la surface des membranes, mais logées dans des couches plus ou moins profondes de l'épithélium ou même du derme muqueux (uréthrite, métrite puerpérale, etc.). Il est bien clair qu'un simple lavage est alors absolument incapable d'agir sur ces bactéries, véritables causes de la prolongation ou de l'aggravation du mal. Si l'on veut obtenir une action efficace, il faut que le liquide injecté puisse modifier les parois des cavités par cautérisation ou par absorption, mais autrement, en tout état de cause, que par des propriétés simplement antiseptiques. Quand aux conditions d'écoulement, ce sont elles qui le plus souvent dominent la situation. Quelle que soit la septicité du pus ou du liquide sécrété, le malade a des chances de se sauver si l'écoulement est bon, si le liquide ne peut s'accumuler ou séjourner dans les cavités, parce qu'alors il échappe à la résorption des toxines. Au contraire, un liquide modérément toxique sera tout particulièrement dangereux s'il ne peut librement fluer au dehors et s'il ne sort pour ainsi dire que par regorgement. Dans de telles circonstances un lavage aura peut être quelque avantage en substituant dans les clapiers un liquide aseptique ou antiseptique au liquide de sécrétion morbide, mais il ne faut pas se faire illusion sur la valeur de ce moyen thérapeutique. Car le liquide injecté, s'il est fortement antiseptique, sera en partie retenu et exposera le sujet à des troubles d'intoxication, et, s'il est anodin, il n'empêchera nullement la reproduction des germes, peut-être la favorisera-t-il. Voilà pourquoi les lavages des pleurésies purulentes sont si souvent suivis d'élévation de la température, lorsqu'on n'a pas le soin de vider très exactement les culs-de-sac pleuraux.

b. *Indications et contre-indications générales des lavages.* — Partant de là, quelles seront les indications et les contre-indications générales des lavages et injections : 1° On s'abstiendra en général d'injections préventives; toute introduction d'instruments et de liquides dans une cavité pouvant être l'occasion d'introduction de germes ou de substances toxiques dans celle-ci. C'est ainsi qu'en obstétrique, après avoir énergiquement préconisé les lavages vaginaux chez les femmes saines, on commence aujourd'hui à recommander l'abstention ; 2° On fera des lavages lorsqu'il s'agira d'expulser des débris, des caillots, des concrétions qui séjournent dans les cavités et qui ne peuvent en être chassés que par un liquide circulant sous une certaine pression : injections intra-utérines dans les cas de rétention placentaire ou autre, irrigations nasales après les épistaxis, dans les ulcérations scrofuleuses recouvertes de croûtes, etc. ; 3° on fera encore des lavages, quand la sonde ou le tube introduits permettent de retirer les liquides toxiques ou septiques et de retirer en outre intégralement le liquide injecté (lavage de la vessie, lavage de l'estomac, etc.) ; 4° on n'en fera pas si ce retrait est incomplet ou incertain, et la véritable antisepsie consistera alors avant toutes choses à assurer l'écoulement régulier des liquides sécrétés, le lavage ne pouvant intervenir efficacement qu'après cette première intervention (contre-ouverture, dilatation des conduits, etc.).

7° Résultats généraux de l'antisepsie. — Tels sont, rapidement exposés, les principes et les modes d'application de la méthode antiseptique. On ne peut prévoir tous les cas, c'est à chaque praticien de s'inspirer dans les circonstances spéciales de cette crainte de la contagion et de l'infection qui doit dominer sa vie médicale et lui inspirer les mesures les plus tutélaires dans l'intérêt de ses malades. Grâce à cette méthode, on a pu depuis vingt ans pratiquer avec sécurité les opérations qui étaient si souvent autrefois suivies de septicémies mortelles ; et la chirurgie a pu oser des interventions dont le seul énoncé eût semblé folie à nos pères, venant ainsi au secours de la médecine défaillante dans les affections viscérales les plus profondes (calculs biliaires, tumeurs du cerveau, gangrène pulmonaire, etc.). En obstétrique, on a pu, sinon supprimer, du moins réduire à des proportions infimes la fièvre puerpérale dans les maternités et conserver ainsi un nombre considérable de jeunes femmes [1]. En médecine, le jour où les pouvoirs publics voudront bien entrer avec fermeté dans les applications de l'antisepsie à l'hygiène publique, on verra se restreindre, les affections épidémiques ou endémiques les plus graves (choléra, peste, tuberculose, lèpre, etc.) ; et dès à présent il appartient au médecin instruit d'en combattre efficacement la propagation dans les familles ou dans les villes où il est appelé à donner ses conseils. Les médications antiseptiques appliquées au traitement des maladies infectieuses ont en outre donné des résultats très appréciables (antisepsie intestinale, antisepsie des voies biliaires et du poumon, etc.).

CHAPITRE VI

SÉROTHÉRAPIE ANTITOXIQUE

§ 1. — GÉNÉRALITÉS

1° Idée générale de la sérothérapie antitoxique. — « La préoccupation de l'heure présente, c'est de combattre les maladies par les microbes, ou par les produits des microbes ou par les humeurs des animaux qui sont réfractaires aux microbes. » Cette phrase, empruntée au magistral discours par lequel le professeur BOUCHARD inaugurait en 1895 le congrès de Bordeaux contient tout le programme de ces méthodes thérapeutiques que l'on a appelées, suivant les cas, bactériothérapie, toxinothérapie, sérothérapie, et que pour la commodité du langage on englobe généralement sous ce dernier nom.

a. *Bactériothérapie.* — La véritable bactériothérapie consiste à mettre un microbe aux prises avec un autre microbe : la bac-

---

[1] Mortalité des femmes en couches.

    1858-1869. Période d'inaction. . . . . 9.30 p. 100.
    1870-1880. Période de lutte contre la
      contagion. . . . . 2.32 —
    1881-1889. Période d'antisepsie. . . . 1.05 —

                     TARNIER, *loc. cit.*, p. 28.

téridie charbonneuse avec le bacille pyocyanique, le bacille de Koch avec le bacterium termo. L'organisme est le champ de bataille où les deux adversaires luttent ensemble pour la vie, soit en s'attaquant directement l'un à l'autre, soit en s'empoisonnant réciproquement, soit en épuisant le terrain animal des substances nécessaires à leur existence. Si le microbe le plus nocif est détruit, le malade est guéri, sans avoir d'ailleurs rien fait par lui-même pour obtenir cette guérison. A part quelques tentatives de traitement de la tuberculose par ce procédé, ce mode de bactériothérapie n'est guère sorti des laboratoires.

b. *Immunité naturelle et immunité acquise.* — L'étude clinique de l'immunité a amené à des essais thérapeutiques beaucoup plus étendus. Des sujets, des espèces ou des races peuvent être réfractaires à telle ou telle maladie infectieuse, être dans l'impossibilité de la contracter : c'est l'*immunité naturelle*. D'autres, après avoir été atteints par certaines infections, en sont désormais à l'abri pour un temps plus ou moins long, quelquefois pour toujours ; leur organisme est devenu inapte à la pullulation du microbe dont il a primitivement souffert : c'est l'*immunité acquise*. Cette immunité n'est pas le résultat constant de toutes les infections. A côté de celles qui confèrent l'immunité définitive ou à peu près définitive (variole, scarlatine, syphilis), il y a celles qui ne donnent qu'une immunité temporaire (fièvre typhoïde) ; il y a enfin celles qui prédisposent à leur propre réapparition (érysipèle).

c. *Vaccination et inoculation.* — En s'en tenant au côté purement clinique, purement empirique de la question, on a été amené de bonne heure par la constatation des immunités à la pratique suivante : donner à un sujet une maladie infectieuse bénigne, en la lui faisant contracter dans les conditions les meilleures pour le guérir et le préserver ainsi pour plus tard de cette même maladie qui fortuitement contractée, pourrait être mortelle. C'est dans ce but qu'on a jadis inoculé la variole, c'est dans ce même but que Pasteur a préconisé les vaccinations anticharbonneuses et institué son traitement antirabique. Assez facilement applicable aux maladies dont le microbe est bien connu, cette bactériothérapie devient très délicate quand le germe pathogène n'en est pas encore découvert et qu'on ne peut mesurer la virulence de l'agent inoculé. Elle a néanmoins rendu les plus grands services, non seulement à titre préventif (charbon), mais à titre vraiment curatif quand elle est appliquée à des sujets soupçonnés d'être en incubation de la maladie dont on veut les préserver (rage).

d. Théories de l'immunité. — Il est possible que l'immunité puisse être acquise par d'autres procédés que par une atteinte même de la maladie. La vaccine jennérienne qui préserve de la variole est un exemple certain, mais c'est le seul; et nous ignorons absolument comment se fait cette préservation. On le sait mieux dans l'immunité acquise par les moyens ordinaires; on a pensé d'abord que dans la maladie infectieuse, les microbes pathogènes épuisaient l'organisme des substances qui leur étaient indispensables pour se nourrir (théorie de l'épuisement) et que ce corps, désormais stérile pour eux, était par conséquent à l'abri de leurs atteintes. De nombreux motifs ont fait abandonner cette hypothèse, et on s'est rallié à l'idée qu'après l'infection il restait dans l'économie des substances nuisibles aux microbes et préservatrices pour le malade (théorie des substances vaccinantes, des antitoxines).

e. Les antitoxines. — On a cru d'abord, mais on ne s'est pas longtemps arrêté à cette opinion, que ces matières antitoxiques étaient un reliquat des produits bactériens fixés sur la matière animale et échappant à l'élimination. Il n'en est rien. BOUCHARD a parfaitement démontré que ces substances vaccinantes se détruisent dans le corps vivant et que si l'immunité persiste, c'est qu'elles s'y reforment indéfiniment. Elles sont un produit de l'organisme, modifié dans sa nutrition par le passage momentané des bactéries; elles ne sont pas le produit de ces bactéries elles-mêmes.

Ces expériences sont du plus haut intérêt. Elles montrent que l'on faisait fausse route en cherchant à détruire les microbes par leurs propres sécrétions. Sans doute tout être vivant, et les microbes n'échappent pas à cette loi, exhale autour de lui les déchets de sa nutrition, et ces déchets sont pour lui des poisons. Mais ceux-ci ne sont jamais assez abondants pour tuer tous les microbes qui nous hantent, et ils peuvent l'être assez pour nous faire beaucoup de mal. L'histoire de la lymphe de Koch en est un triste et solennel exemple. C'est à l'organisme même, à la *nature médicatrice*, comme auraient dit nos pères, qu'il faut demander les processus de guérison. Pour mettre en activité ces processus, pour les exalter, on peut recourir à des produits d'origine bactérienne, mais c'est le malade lui-même qui, sous leur influence, réalise sa guérison.

Partant de là, on conçoit qu'un des procédés d'immunisation ou peut-être de guérison auquel il nous est permis de recourir sera le suivant : inoculer au sujet que l'on veut préserver soit les bactéries, soit les toxines spéciales à une maladie ; son organisme fabriquera sous leur excitation des substances antitoxiques, et si sa réaction est normale, il en fabriquera désormais pendant des mois et des années, de manière à être pendant ce délai à l'abri de cette maladie. La difficulté pratique est de trouver un degré de virulence atténuée pour les microbes, une modification des toxines par chauffage ou par d'autres moyens, dans de telles conditions que microbes et toxines ne soient pas dangereux pour les malades et aient pour principal effet l'incitation à produire des antitoxines.

f. *La sérothérapie.* — Pour la diphtérie cette recherche a pleinement réussi : en injectant à des moutons des toxines atténuées de diphtérie, BEHRING a complètement immunisé ces animaux ; ROUX a répété les mêmes expériences sur les chevaux avec les mêmes résultats ; et de là est née une nouvelle méthode de traitement. Prendre aux animaux immunisés leur sérum et l'injecter à des êtres humains atteints de diphtérie, c'est inoculer à ces derniers le contrepoison de leur mal, puisque le sérum contient le contrepoison des toxines diphtériques ; c'est leur donner la dose d'antidote nécessaire à la guérison, dose que leur organisme délabré est peut-être incapable de produire et faute de laquelle ils vont mourir. Tel est le principe de la *sérothérapie*, dont les résultats ont été si brillants dans la diphtérie et que l'on essaie d'appliquer, mais avec moins de succès, à d'autres maladies infectieuses. Comme le dit BOUCHARD, c'est une thérapeutique antiseptique avec cette particularité que la

substance antiseptique a été fabriquée, non par le chimiste.
mais par l'animal.

Il est juste de rappeler que BEHRING et ROUX avaient eu des
précurseurs. Les premiers, les vrais initiateurs avaient été RICHET
et HÉRICOURT, qui retardaient l'évolution de la tuberculose chez
le lapin en injectant dans son péritoine du sang de chien ; puis
BOUCHARD qui étudia le premier les propriétés bactéricides du
sérum des animaux vaccinés.

2° Préparation des sérums antitoxiques. — Le principe

de la sérothérapie étant ainsi établi, son application comporte
une série de faits, de procédés et d'études qu'il faut indiquer au
moins sommairement.

a. *Choix de l'animal.* — Ce choix est loin d'être indifférent.
Il vaut mieux, pour combattre une maladie, prendre le sérum
d'un animal immunisé contre elle que celui d'un animal qui
lui est naturellement réfractaire ; le premier fabrique plus
d'antitoxine que le second : soit que la propriété immunisante
réside chez ce dernier plutôt dans les éléments solides de l'organisme que dans le sang, soit pour toute autre raison, son sérum
a des vertus thérapeutiques beaucoup moins actives. L'expérience amène donc à prendre un animal récemment et artificiellement immunisé.

En second lieu, il faudra que le sérum de cet animal ne soit
pas à l'état normal trop fortement toxique. Or il faut bien se
rappeler que tout sérum est plus ou moins chargé de poisons, que
les sérums normaux injectés à des animaux d'une autre espèce
sont des agents de déglobulisation, de dénutrition, de désassimilation des sels minéraux. ROGER a dressé un tableau compa-
ratif des sérums de différents animaux à l'égard du lapin.

Animal fournissant le sérum	Dose mortelle pour 1 kg. de lapin.
Bœuf.	8 cc.
Brebis	12 —
Veau.	13 —
Homme.	15 —
Poulet	20 —
Cheval.	80 —

Ces chiffres ne peuvent s'appliquer exactement à la toxicité de ces liquides pour l'homme; ils sont cependant à peu près vrais, et pour lui comme pour le lapin, le cheval et les équidés en général sont ceux dont le sérum lui est le moins dangereux : c'est donc ce sérum que l'on prend de préférence, tout en n'oubliant pas qu'il peut parfaitement, en dehors de toute antitoxine, provoquer des éruptions exanthématiques ou ortiées, des arthralgies et même un peu d'albuminurie.

b. *Immunisation de l'animal.* — Elle sera obtenue par des procédés divers suivant la maladie visée. On peut vacciner le sujet soit par des inoculations microbiennes de plus en plus virulentes, soit plutôt par des injections de toxines modifiées spécialement à ce sujet et amenées à un degré de toxicité réglé d'avance.

c. *Récolte du sérum antitoxique.* — L'animal devenu réfractaire, on a voulu chercher les antitoxines ailleurs que dans le sang. Le lait et les œufs en contiennent une certaine quantité, mais n'ont pu être jusqu'à présent utilisés pratiquement. DELBET a pensé que le sang défibriné serait plus riche en matières vaccinantes que le sérum seul, mais le maniement de ce sang est des plus difficiles. Aussi se borne-t-on à l'extraction et à l'utilisation du sérum. Pour cela on pratique à l'animal une saignée, et le cheval par l'abondance du sang qu'on peut lui tirer sans danger et par la facilité avec laquelle on peut revenir à cette opération est un animal précieux. Le sang étant recueilli avec les précautions antiseptiques les plus minutieuses, et dans des conditions spéciales de température, on le fait coaguler, et on en isole le sérum qui contient les antitoxines.

La chimie biologique n'a pas pu jusqu'à présent aller plus loin ; le sérum contient les antitoxines ; ces antitoxines révèlent leur existence par les effets qu'elles produisent ; mais on n'a pas pu les isoler du sérum où elles sont dissoutes ; on ne connaît même aucun réactif chimique, capable de les déceler dans un sérum. On y reconnaît leur présence par les seuls réactifs physiologiques, c'est-à-dire par leurs effets curatifs, lorsqu'on les injecte à un animal infecté.

3° Modes d'action du sérum. Évolution des doctrines.

— On a cherché à évaluer la puissance thérapeutique de ces remèdes inconnus, et pour cela on a créé deux nomenclatures différentes. La première est celle de Behring-Ehrlich, la seconde appartient à l'Institut Pasteur. Mais l'une et l'autre sont imparfaites et reposent sur des bases tellement variables qu'on ne peut encore s'y fier.

On pourrait croire que la neutralisation des toxines par les antitoxines est une sorte de combinaison chimique à proportions définies. Or il n'en est rien. Prenons par exemple 1 centimètre cube de toxine diphtérique, mélangeons-le à 4 centimètres cubes de sérum antitoxique et injectons la mixture à un animal ; il ne surviendra aucun symptôme fâcheux. Faisons un mélange dans les mêmes proportions, mais avec des quantités plus fortes : 3 centimètres cubes de toxine et 12 d'antitoxine, l'animal inoculé sera alors très malade ou même mourra.

Autre expérience : reprenons le premier mélange à 1/4, que nous avons vu inoffensif : faisons-le chauffer avant de l'injecter ; l'animal mourra. Si la neutralisation avait eu lieu par la seule mise en présence de la toxine et de l'antitoxine, le chauffage n'aurait pu certainement régénérer un poison détruit ; il faut donc admettre que ce poison n'était pas détruit, et que si son action ne se développe pas, c'est que l'antitoxine agit sur lui autrement que par les processus chimiques.

Il faut ici encore, et comme toujours, faire intervenir l'être vivant, faire intervenir le malade. Le sérum antitoxique est plus qu'un antiseptique, c'est un excitant de l'organisme ; il pousse l'économie à résister, il en développe les défenses, il exalte la vitalité des cellules, et probablement dans cette œuvre salutaire, la question de dose n'est pas très importante, l'organisme ne réagissant pas beaucoup plus sous l'influence d'une forte dose que sous l'influence d'une faible. Au contraire, s'il s'agit de toxines, la question de dose est capitale : plus le poison est abondant, plus le danger est imminent. C'est probablement pour cela que le même mélange de toxines et d'antitoxines, fait dans les mêmes proportions, est d'autant plus dangereux qu'on en injecte une plus grande quantité.

Les sérums curateurs ne sont pas seulement antitoxiques, ils sont aussi antiinfectieux, antimicrobiens; ils s'opposent au développement et à la pullulation des germes. On a pensé que cette propriété était due à l'exagération de la fonction phagocytaire des leucocytes. Il est possible que les leucocytes soient rendus plus actifs par le sérum antitoxique, mais il est certain aussi que leur concours n'est pas indispensable. Pfeiffer prend un animal vacciné contre une maladie déterminée, et dans le péritoine pratique une injection d'une culture des microbes pathogènes de cette maladie. Au bout de quelques heures, il la retire et constate que tous les germes sont morts, mais sans avoir subi l'action phagocytaire. Seulement une grande quantité de sérum a été exsudée dans le péritoine et a pu par son seul contact tuer les bactéries. Cette propriété bactéricide du sérum des vaccinés est d'une importance considérable.

Quel est donc, en réalité, le mode d'action des sérums ? A vrai dire, on l'ignore absolument. Au début de la bactériothérapie, tout semblait assez simple : les antitoxines accumulées dans le sang d'un animal immunisé devaient combattre spécifiquement les toxines à l'encontre desquelles le susdit animal les avait sécrétées; et chaque sérum devait être le remède spécifique d'une malade déterminée. Mais il n'en va pas ainsi : le sérum antidiphtérique combat très bien les angines à associations microbiennes, et il a été inoculé avec succès à des pneumoniques complètement indemnes du bacille de Lœffler. La spécificité n'existe pas; et le sérum ne semble agir qu'en excitant les propriétés bactéricides ou antitoxiques des cellules de notre organisme. S'il en est ainsi, pourquoi donc se préoccuper d'avoir le sérum d'un animal immunisé ? Le sérum d'un animal bien portant ne suffira-t-il pas ? C'est ce qu'a pensé Engel qui traite simplement la scarlatine par du sérum normal et qui prétend la guérir ainsi. Les *alexines*, les substances vivifiantes du sérum, seraient alors les agents de la guérison.

Ne semble-t-il pas que de subtilité en subtilité la science s'égare peu à peu, et qu'elle nous ramène au plus vulgaire empirisme. Telle est l'opinion de Vidal qui dans un article très étudié (*Progrès médical*, 1901) établit que la plupart des sérums proposés ne sont ni antimicrobiens, ni antitoxiques, sauf cependant le sérum antidiphtérique ; qu'ils n'ont aucune action spécifique certaine, mais une simple action tonique générale.

La bactériothérapie a perdu sa consistance du jour où elle a renoncé aux faits positifs pour accepter comme certaines des hypothèses douteuses et même vaguement formulées ; et ce jour est celui où elle a accepté sans plus ample contrôle la doctrine des antitoxines. Aux toxines qu'elles n'a jamais vues, mais dont les effets révèlent la présence, elle a opposé des antitoxines qu'elle n'a jamais vues non plus, mais dont la réalité est incertaine ; et ces antitoxines lui échappant, elle fait appel à des alexines plus vagues et plus vaporeuses encore. Il est temps qu'elle revienne à son point de départ, l'étude des toxines, l'étude du sang, et qu'elle explore mieux le terrain où elle s'est avancée, avant de partir à de nouvelles conquêtes. Sinon elle s'expose à de cruels déboires ; nouveau Tantale, elle verra encore s'éloigner la coupe de vérité aux bords de laquelle elle avait appliqué ses lèvres et qu'elle se flattait d'épuiser d'un trait rapide[1].

4° Différences entre les résultats cliniques et les résultats expérimentaux. — Si bien conduites, si précises que soient les expériences de sérothérapie, il faut toujours s'attendre à ce que les résultats thérapeutiques de la clinique soient moins brillants que ceux du laboratoire. ROGER a bien mis en lumière les raisons de ces différences : 1° L'homme que l'on soigne est tombé malade parce qu'il était surmené, affaibli, mal nourri, parce qu'il présentait un terrain déjà mauvais. L'animal au contraire n'était pas en état d'opportunité morbide ; il était tout à fait sain et n'avait pas subi la dénutrition préalable, si fréquente chez l'homme infecté ; 2° il a été rendu malade d'un seul coup, par

____

[1] Depuis que nous écrivions ces lignes dans notre édition de 1903, la situation de la bactériothérapie ne s'est point simplifiée, au contraire. Chaque expérience nouvelle aboutit à la découverte hypothétique de corps nouveaux : *anticorps, précipitines, sensibilisatrices, aggressines*. Ce n'est plus du positivisme, c'est de la métaphysique. La discussion, fort intéressante d'ailleurs, de ces théories et de ces expériences, nous paraît devoir rester en dehors du programme essentiellement pratique de cet ouvrage.

une seule injection, sans subir, comme l'homme dans la plupart des cas, une série de contagions ou d'inoculations auxquelles son organisme finit par succomber ; 3° enfin l'animal peut être soigné immédiatement, même dans la période d'incubation, avant que la maladie n'éclate, tandis que l'homme est déjà en proie à la maladie quand on peut commencer le traitement. La statistique des laboratoires est donc toujours meilleure que celle des hôpitaux ; cela tient à des causes bien connues et inévitables.

5° Modes d'administration. — Avant d'aborder l'étude particulière des principaux sérums antitoxiques, il faut indiquer quel est le meilleur mode d'administration de ces nouveaux remèdes. La voie stomacale n'est que rarement utilisée, elle est de beaucoup inférieure à la voie hypodermique, par laquelle le sérum pénètre absolument intact dans la grande circulation. Il faut reconnaître cependant que cette voie n'a pas été suffisamment étudiée. Il n'y a aucune raison de croire que les sucs digestifs altéreraient les principes antitoxiques, alors qu'on les voit respecter si parfaitement les principes opothérapiques. L'action serait peut-être moins rapide ; peut-être aussi éviterait-on de redoutables complications. Il est entendu que l'asepsie la plus rigoureuse devra être pratiquée, et que l'on évitera le contact des sérums avec le sublimé, les phénols, etc. et tout autre agent capable de coaguler les substances albuminoïdes. L'application directe des sérums sur certaines lésions locales peut avoir son utilité, mais a été jusqu'à présent peu étudiée.

§ 2. — SÉROTHÉRAPIES EN PARTICULIER

A) SÉROTHÉRAPIE ANTIDIPHTÉRIQUE

C'est en appliquant à la diphtérie les idées et les travaux de RICHET, de HÉRICOURT, et de BOUCHARD que BEHRING a, par une inspiration véritablement géniale, créé la sérothérapie ; ROUX dont les études ont eu en France et en Europe un si légitime retentissement a perfectionné et rendu réellement pratique la découverte qui sur certains points était restée inachevée.

La préparation du sérum antidiphtérique se fait maintenant d'après une technique absolument précise. Nous en empruntons la description à l'excellent ouvrage du professeur LANDOUZY[1].

1° Préparation du sérum antidiphtérique. — « On ensemence une culture diphtérique virulente dans de grands ballons contenant du bouillon. Au bout d'un mois, on jette la culture sur filtre Chamberland et on en retire la toxine qui sera injectée au cheval dans le but de l'immuniser.

La méthode employée par ROUX et MARTIN[2] pour immuniser les animaux a été celle des toxines iodées, déjà mises en usage par ROUX et VAILLARD dans leurs recherches sur le tétanos ; la toxine diphtérique additionnée d'iode est beaucoup moins dangereuse que la toxine pure. On ajoute donc à la toxine 1 10 de son volume de liqueur de Gram, au moment même de l'employer chez le cheval à qui on l'injecte sous la peau, à la dose de 1 4 de centimètre cube.

Le lendemain, on fait une nouvelle injection à une dose un peu plus élevée, et l'on continue ainsi jusqu'à ce que l'on se soit assuré que l'animal ne réagit plus contre la toxine iodée.

On lui injecte alors des doses progressivement croissantes de toxine pure. On arrive ainsi à injecter à un cheval, en une fois, et sans inconvénient aucun, la dose énorme de 250 centimètres cubes.

L'animal a alors acquis une immunité solide et durable, et on peut, après quelques jours de repos, le saigner et recueillir son sérum, lequel est doué de propriétés préventives et curatives vis-à-vis de la diphtérie.

Pour préparer le sérum, suivant la méthode que je viens de vous décrire, il faut, comme bien vous le pensez, un temps fort long. C'est là évidemment un des inconvénients de la méthode.

---

[1] LANDOUZY. *Les Sérothérapies*. Paris, 1898, p. 199.

[2] ROUX et MARTIN. Contribution à l'étude de la diphtérie (sérumthérapie). *Annales de l'Institut Pasteur*. 1894, septembre).

léger en vérité, surtout maintenant qu'en tous pays s'organisent des laboratoires pour la fabrication du sérum.

Il peut arriver, qu'au cours de l'immunisation, le cheval présente quelques phénomènes d'intoxication, à la suite d'une injection massive de toxine ; il suffit alors de suspendre l'immunisation et d'injecter une certaine quantité de sérum antitoxique.

Le cheval préparé, on le saigne à la jugulaire, on recueille le sang dans un vase stérilisé ; celui-ci est placé danc un endroit frais, de façon à favoriser la formation du caillot. Le sérum est ensuite recueilli avec une pipette Chamberland, à l'aide de laquelle on peut le répartir dans de petits flacons d'une contenance ordinaire de 10 ou de 20 centimètres cubes : c'est, pour le dire tout de suite en passant, cette dernière dose que je vous engage à employer d'emblée chez vos malades, les bébés exceptés pour lesquels la dose initiale doit être de 10 centimètres cubes.

Ce sérum ainsi obtenu, est un liquide transparent de couleur jaunâtre, ambrée, rappelant la teinte de l'urine ; sa saveur est légèrement salée, il n'a pas d'odeur. Il importe de le conserver à l'obscurité, dans des vases bien remplis et bien bouchés ; car la lumière et le contact de l'air altèrent ses propriétés.

Pour empêcher le développement de microorganismes ou de champignons, on a proposé de l'additionner de substances antiseptiques. En Allemagne, on emploie pour le sérum de Behring l'acide phénique ; pour celui d'Aronson la formaldéhyde ; à l'institut Pasteur, on met dans chaque flacon un petit fragment de camphre fondu, d'où l'odeur qui vous frappera quand vous déboucherez un flacon de sérum. »

2° Essais du sérum sur les animaux. — Le sérum ainsi obtenu n'a été appliqué à l'homme, ainsi que cela devait être, qu'après de longues expériences sur les animaux. Le cobaye, animal exposé à contracter la diphtérie, a été choisi comme sujet d'étude. Chez lui l'inoculation du sérum a un effet d'immunisation préventif contre le microbe de la diphtérie (bacille de Klebs-Lœffler) et contre ses toxines ; c'est-à-dire que le cobaye préalablement injecté de sérum subit impunément soit l'inoculation d'une culture, soit l'injection d'un liquide toxinique de diphtérie. La durée de cette préservation ne paraît pas du reste extrêmement longue.

Ce sérum est aussi curatif. Injecté à un cobaye qui est déjà en proie à la diphtérie ou qui a subi comme première expérience une injection de toxines, il enraie la maladie et empêche la mort, qui sans son intervention est fatale. Pour que ses effets salutaires puissent se faire sentir, il faut que l'intervention sérothérapique ait lieu douze heures au plus après l'introduction des toxines, dix-huit heures au plus après l'inoculation des cultures. Les chances de guérison sont d'autant plus grandes qu'elle est plus hâtive.

Les résultats sont à peu près constants quand il s'agit de diphtérie, mais ils sont moins bons, et surtout moins réguliers s'il s'agit de diphtérie associée (pneumocoques, streptocoques, staphylocoques, etc.).

3° Applications à l'homme, technique. — Suffisamment

éclairé par de nombreuses expériences, on s'est décidé à appliquer à l'homme le même traitement. La méthode employée dès le début, et qui est encore celle que l'on suit, consiste à faire sous la peau des régions latérales de l'abdomen une injection hypodermique de sérum antitoxique. Cette petite opération devra être faite avec la plus minutieuse antisepsie, l'injection sera poussée lentement pour éviter la douleur et la formation d'une boule de pseudo-œdème. Elle pourra être renouvelée chaque matin pendant deux, trois ou quatre jours : on s'arrêtera quand l'amélioration obtenue montrera que le but est atteint. Les doses un peu élevées dans les débuts ont été ramenées de 75 à 20 centimètres cubes pour les adultes, 10 pour les enfants, et 5 pour les enfants de moins d'un an. A partir du second jour, on peut, suivant les circonstances, maintenir la dose initiale ou la dédoubler. Quelques médecins ont eu des succès en administrant le sérum par les voies buccale ou rectale ; mais leur pratique n'est guère imitée. Doit-on faire en même temps un autre traitement ? Les promoteurs de la méthode recommandent de s'abstenir de toute médication interne, et à l'extérieur d'éviter toute application d'acide phénique ou de sublimé sur les fausses membranes ; mais ils permettent d'user, comme topique, de collutoires salicylés ou d'huile mentholée.

4° Effets thérapeutiques. — Les effets de l'injection de sérum sont merveilleux :

a. Au point de l'injection, il ne se produit aucune réaction ni inflammatoire, ni douloureuse.

b. Aux régions infectées de diphtérie, le changement est extraordinaire. L'enfant présente au moment de l'injection des fausses membranes grisâtres, épaisses, adhérentes, laissant aux points où on les a détachées une muqueuse érosive, saignante, douloureuse. Les narines tapissées de fausses membranes jusqu'à leur orifice sont entourées d'une zone érythémateuse qui s'étale sur la lèvre supérieure. Les premiers phénomènes du croup apparaissent déjà (tirage, accès de suffocation, aphonie, etc.). Dès la quinzième heure, l'amélioration commence et, le lendemain, les menaces de croup se sont dissipées ; les fausses membranes pharyngées détachées ont disparu ou pendent recroquevillées dans l'isthme du gosier, prêtes à tomber ; et leur aspect de loques flétries fait comprendre qu'elles ont pour ainsi dire perdu toute vitalité et que le mal dont elles sont la significative manifestation est vaincu. La muqueuse qu'elles laissent à nu est d'une rougeur de bon aloi, revêtue de son épithélium ou à peine exulcérée. Du côté du nez la transformation est un peu moins rapide, mais déjà notable cependant. Le surlendemain, dans le larynx, le pharynx et le nez, tout est en général revenu à l'état normal au point de vue objectif et fonctionnel ; l'engorgement ganglionnaire lui-même a rétrocédé.

c. Les phénomènes généraux marchent de pair avec les phénomènes locaux. Il n'est pas rare de voir le thermomètre monter après l'injection de quelques dixièmes de degré. Mais cette élévation est toute passagère, elle précède une chute de la fièvre qui est souvent définitive ; le pouls perd sa fréquence, la respiration se fait plus ample et plus régulière ; le petit malade reprend sa vivacité et bientôt son appétit. Il est guéri.

5° Résultats généraux de la sérothérapie antidiphtérique. — Un si brillant résultat est la règle, mais cette règle comporte malheureusement des exceptions. On meurt encore de diphtérie ; mais on en meurt bien moins qu'autrefois. La statistique vient en aide à l'observation clinique pour proclamer les heureux effets de la sérothérapie. A Paris la proportion des morts par diphtérie, qui était de 60 p. 100 avant l'intervention du sérum, est tombée à 24,4 p. 100 ; à Boston, elle est descendue de 30 p. 100 à 15 p. 100 ; en Allemagne, de 64 p. 100 à 33 p. 100. En France, si l'on résume les statistiques des vingt dernières années, établies pour les villes comptant plus de 20 000 habitants et où les déclarations sont faites avec régularité, statistiques qui portent sur un ensemble de trois millions d'individus, on voit que pour le premier semestre de chaque année de 1884 à 1894, le nombre des décès par diphtérie s'est élevé à 2.627 en moyenne ; or dans ce même semestre d'hiver, en 1895, il y a eu seulement 904 morts, soit une diminution de 63 p. 100.

Au congrès de Nancy (1896), M. HAUSHALTER a fait un rapport basé sur un nombre considérable de statistiques. Il résulte de ses calculs que la mortalité moyenne par diphtérie était de 35 p. 100 dans les années les meilleures et pouvait monter jusqu'à 55 p. 100 dans les plus mauvaises. Depuis l'application du sérum, le chiffre le plus défavorable est de 25 p. 100 ; le plus favorable est de 12 p. 100. Nos plus défavorables années valent mieux que les meilleures d'autrefois. Enfin au congrès de Moscou 1897, des médecins venus des pays les plus divers d'Europe ou d'Amérique se trouvèrent presque tous d'accord pour reconnaître que sous l'influence de la sérothérapie la diphtérie n'enlève plus que 15 p. 100 de ceux qu'elle frappe.

Plus récemment, DE MAURANS qui sans contester la valeur thérapeutique du sérum, ne le croit pas spécifique a publié une série de statistiques des principales villes d'Europe (*Semaine médicale*, 1901), d'où il résulte que si la mortalité par diphtérie a très rapidement baissé dans les premiers temps de l'application des méthodes nouvelles, elle avait commencé à décroître sur beaucoup de points avant l'intervention de ce traitement et tend à se relever malgré lui.

6° Objections et discussions des résultats. — Sans contester les chiffres ci-dessus, les adversaires de la sérothérapie ont prétendu que leur interprétation n'était peut-être pas aussi en faveur du nouveau traitement qu'on l'avait cru tout d'abord, et ils ont élevé deux objections qui méritent d'être discutées.

a. La diphtérie, a-t-on dit, est moins grave en ce moment qu'autrefois. Comme toute maladie épidémique, elle présente dans son évolution à travers les âges, des phases d'exacerbation et des phases d'atténuation. De même que la syphilis et le choléra sont actuellement moins virulents que jadis, de même la diphtérie est aussi moins maligne ; en outre, l'abandon des traitements mauvais et dangereux, l'adoption de mesures antiseptiques publiques et privées contribuent à abaisser la mortalité, et tout cela, indépendamment du sérum, suffit à expliquer le nombre actuellement faible des décès. L'objection contient en elle-même une part de vérité, elle s'appuie sur des faits exacts, mais elle n'explique pas que dans la même période à l'hôpital des Enfants où l'on suit le traitement de Roux (1894), la mortalité tombe à 24 p. 100, tandis qu'à l'hôpital Trousseau où le nouveau traitement n'a pas encore été essayé, elle reste à 60 p. 100. Cette différence ne peut être attribuée qu'à la sérothérapie, et de pareils exemples pourraient être cités en grand nombre.

b. L'examen bactériologique permet aujourd'hui de classer comme diphtériques nombre d'angines bénignes qu'on n'aurait pas osé jadis qualifier de ce nom. De là augmentation apparente du nombre des angines spécifiques, et le pourcentage de la mortalité s'abaisse sans que peut-être le chiffre absolu de la mortalité soit diminué. La première partie du raisonnement est vraie ; la seconde est fausse. En effet, le nombre total des morts par diphtérie est moindre qu'autrefois : à Bordeaux en 1895, 95 au lieu de la moyenne habituelle de 250 à 300 (FERRÉ) ; à Berlin dans les hôpitaux, 484 au lieu de 523 dans la meilleure année et de 951 dans la plus mauvaise (KOSSEL). C'est donc le chiffre réel, et non pas seulement le chiffre proportionnel de la mortalité qui est diminué par la sérothérapie. La statistique et la clinique sont d'accord pour le proclamer.

7° Circonstances qui modifient l'action curative du sérum. — Si de l'étude d'ensemble qui vient d'être faite, on en arrive à l'examen des cas individuels, on contate que le résultat du traitement varie suivant les mêmes circonstances qui influencent aussi les résultats des traitements antiseptiques seuls employés jusqu'à présent :

a. C'est d'abord le moment de l'injection : plus elle est précoce, plus elle a chance d'être efficace. WILLIAM WELCHE, qui a comparé à ce point de vue plus de 80 statistiques, conclut que si les malades sont traités avant le troisième jour, il y a seulement 5 p. 100 de décès; 13 à 29 p. 100 si l'on intervient du troisième au sixième jour et 34 p. 100 si la sérothérapie n'est appliquée qu'après le sixième jour.

b. L'âge du malade joue aussi un rôle important. Très grave avant un an, la diphtérie l'est moins de un à trois ans, et l'est beaucoup moins encore quand on a dépassé cet âge. Cette considération n'est point modifiée par la sérothérapie.

c. Les associations microbiennes assombrissent le pronostic. La diphtérie pure céderait assez facilement à la sérothérapie ; c'est du moins l'opinion générale ; mais j'ai vu quelques faits qui démentent cruellement cet optimisme. Les microcoques ne représentent pas une complication très dangereuse. Les streptocoques sont au contraire pour le bacille de Lœffler de redoutables complices : ils peuvent cependant céder eux-mêmes à la sérothérapie.

On a voulu régler le pronostic sur la dimension des bacilles de Lœffler et établir une sorte d'équation : bacilles longs = diphtérie grave; bacilles courts = diphtérie bénigne. La facilité avec laquelle dans les cultures les bacilles donnent des générations de dimensions tout à fait différentes ne permet pas d'accepter cette opinion.

d. La multiplicité des localisations diphtériques est une condition défavorable à l'heureuse influence du sérum. D'abord elle indique une infection déjà assez ancienne ; ensuite les fosses nasales se détergent assez lentement. Enfin le croup, quand il existe, est une menace de tous les instants (suffocation, asphyxie, etc.) : le sérum fait détacher les membranes laryn-

gées comme les autres, mais il demande seize à vingt heures pour
agir; et dans ce délai le malade peut être enlevé. L'injection
pratiquée sans retard sauve beaucoup d'enfants : d'ailleurs
si les accidents mécaniques du croup paraissent menaçants,
rien n'empêche de pratiquer en même temps la trachéotomie
ou le tubage. La bronchite pseudo-membraneuse, surtout si elle
s'étend vers les ramuscules bronchiques est très grave, même
avec l'injection de sérum.

8° Accidents de la sérothérapie. — Comme toute médication, la sérothérapie antidiphtérique a ses inconvénients et ses
accidents :

a. Ce sont d'abord des *exanthèmes* à forme d'urticaire, de
prurigo, ou d'érythème polymorphe, qui, chose curieuse, semblent se produire avec le sérum de certains chevaux et n'apparaissent pas avec le sérum des autres. Les pétéchies sont une forme
d'exanthème plus grave, mais aussi plus rare. Ces exanthèmes
débutent quelquefois le lendemain de l'injection, plus souvent
vers le troisième ou le quatrième jour, exceptionnellement après
le vingtième, durent deux ou trois jours, puis pâlissent et n'offrent que très rarement une nouvelle poussée. Sur 1.800 cas,
W. DUBREUILH a noté leur apparition 14 fois pour 100. Il faut se
rappeler que la diphtérie produit par elle-même des éruptions
rubéoliques, scarlatiniformes, ortiées, et on ne verra dès lors dans
ces exanthèmes généralement très bénins que des accidents plutôt que des complications.

b. Les *arthropathies* très douloureuses siégeant aux genoux,
aux coudes, aux poignets, aux épaules, sont des accidents de la
convalescence, du quinzième au vingtième jour, plus sérieux
que les efflorescences cutanées, mais en général sans gravité.

c. VARIOT a noté que la température monte toujours un peu
après l'injection. Mais au lieu de cette ascension normale de
quelques dixièmes de degré, il peut y avoir une *hyperthermie*
véritable avec accidents graves (collapsus, troubles nerveux, etc.)

d. Au point de vue des urines, on a signalé de la polyurie
(ROGER), de l'azoturie (MONSOUR), de la peptonurie (HOECKEL). Ces
phénomènes, qui échappent aux investigations cliniques ordi-

naires, ne sont que des incidents. Plus importante est l'albuminurie, quelquefois précoce et confondue alors avec les complications de la diphtérie, d'autres fois tardive et se présentant alors avec toutes les allures d'une néphrite épithéliale aiguë (urines rares, cylindres, pâleur, œdème, troubles visuels, etc.), qui d'ailleurs peut évoluer favorablement.

Ces accidents guérissent en général et guérissent très bien, mais il y a eu quelques cas de mort, à la suite, je ne dis pas à cause des injections de sérum. Le plus retentissant a été celui de l'enfant du professeur LANGERHANS (de Berlin) qui avait reçu du sérum à titre préventif et qui mourut peu d'instants après. Ces faits ont donné lieu à des discussions passionnées : les uns voulant, à cause de quelques faits malheureux, mais très rares, incriminer la méthode elle-même ; les autres défendant la sérothérapie comme un dogme sacré dont il serait sacrilège de douter. Le professeur LANDOUZY, avec le bon sens et la verve qui caractérisent tous ses écrits, a étudié un à un ces divers cas. Il a montré que les uns sont le fait de la maladie plutôt que du remède : que les autres, comme l'a établi SEVESTRE, sont attribuables à des infections streptococciques secondaires. Enfin si un très petit nombre est peut-être attribuable au sérum, ce qui n'est pas démontré, quel est hélas ! celui de nos remèdes au passif duquel on ne peut pas mettre au moins autant de méfaits cocaïne, antipyrine, chloroforme, et que nous nous gardons bien cependant de rayer de nos cadres thérapeutiques. Ces accidents, s'ils sont réels, s'ils sont possibles, doivent nous déterminer non pas à nous priver de cette merveilleuse médication, mais à ne l'employer qu'à bon escient et à préciser ses indications et ses contre-indications.

9° Indications et contre-indications. — *a.* Suffit-il de constater dans la gorge d'un enfant la présence du bacille de Lœffler pour pratiquer immédiatement une injection ? Non, car ce microbe peut habiter les gorges saines : sur 330 personnes absolument bien portantes, examinées à ce point de vue, on l'a rencontré 24 fois. La sérothérapie est donc dans ces cas tout à fait inutile.

b. La présence d'une fausse membrane dans une gorge est-elle suffisante pour commander l'injection ? On ne peut faire de réponse absolue, car la conduite à tenir dépend d'une série de circonstances très différentes et même en parties étrangères à la maladie même. Si la plaque grisâtre est petite, ne dépasse pas l'amygdale, et si le médecin peut avoir dans un assez court délai le résultat d'un examen bactériologique, il attendra. Si, au contraire, la plaque est assez large, si elle envahit le voile ou les piliers, si on peut supposer d'après les commémoratifs que le mal a déjà plusieurs jours de date, enfin s'il n'est pas possible de connaître avant deux jours le résultat de l'examen bactériologique, l'injection doit être pratiquée sur-le-champ, car il y a certainement plus de chances de faire l'injection à propos qu'il n'y a de chances de la faire hors de propos.

c. Les associations microbiennes (streptocoques, staphylocoques, etc.) commandent l'injection du sérum. Les résultats sont peut-être moins bons, mais c'est la faute de la complication bactérienne, et non du traitement. On a proposé d'associer l'injection de sérum antistreptococcique à celle de sérum antidiphtérique; mais cette pratique n'a pas prévalu.

d. Les manifestations de la diphtérie en dehors de la gorge et du larynx demandent à être traitées par le sérum spécifique, en particulier la conjonctivite diphtérique si terriblement grave avant l'invention de ce traitement.

e. Le chapitre des contre-indications n'est pas encore ouvert ; il est probable cependant que çà et là des circonstances doivent se rencontrer où l'hésitation est tout au moins permise. En présence d'un brightique, d'un cardiaque, d'un scarlatineux, d'une femme enceinte atteinte de diphtérie, doit-on pratiquer l'injection ou s'abstenir? RAHX estime que chez les enfants tuberculeux, le sérum peut provoquer une aggravation des processus qui siègent en général dans les ganglions trachéo-bronchiques. L'expérience n'a pas encore répondu à ces questions, et jusqu'à ce qu'elles soient théoriquement résolues, chaque praticien se guidera d'après son instinct clinique.

---

¹ RAHX, *Therap. monatshefte*, février 1906.

10° Points à élucider. — L'étude du sérum antidiphtérique est loin d'être épuisée. Bien des points restent à élucider; nous allons en établir quelques-uns.

a. Peut-on donner le sérum par d'autres voies que par la voie hypodermique? ZABORSKY a essayé une cinquantaine de fois l'ingestion stomacale : l'action a été plus lente (vingt-quatre à trente-six heures) atténuée et suivie des mêmes incidents. Il ne semble donc pas qu'il y ait avantage à se servir de la voie digestive. La voie veineuse a des dangers qu'il est inutile d'affronter.

b. Peut-on employer le sérum en applications topiques? Cette pratique, que la logique devrait faire admettre, n'a guère tenté les praticiens. Cependant M. MONGOUR (de Bordeaux) a fait des instillations de sérum (quelques gouttes toutes les quatre heures) dans la conjonctive d'enfants atteints d'ophtalmie diphtérique. Il faisait également l'injection sous-cutanée, mais attribue en partie ses succès au traitement local. C'est évidemment une pratique à imiter.

c. Le sérum peut-il agir favorablement sur les paralysies post-diphtériques? On a eu au début une certaine tendance à croire le sérum coupable de produire ou de favoriser les paralysies, celles-ci paraissant plus nombreuses qu'avant la sérothérapie. On s'est rendu compte qu'il n'en est rien, et si les paralysies semblent plus fréquentes (ce qui n'est pas démontré), c'est qu'elles surviennent chez des sujets qui seraient morts sans l'injection de sérum. M. FERRÉ poursuit des études expérimentales très intéressantes, qui montrent que chez des oiseaux paralysés par injection de toxines diphtériques, le sérum antitoxique exerce la plus heureuse influence.

En clinique humaine, on cite dès maintenant un nombre respectable d'observations où l'injection de sérum antitoxique a favorisé la guérison de paralysies diphtériques tardives.

d. Le sérum peut-il guérir d'autres maladies que la diphtérie? Théoriquement c'est avant tout un contrepoison, et on ne conçoit pas bien qu'il agisse sur autre chose que sur le poison. Mais, en réalité, c'est un agent excitant les cellules de l'organisme et cette excitation peut les pousser non seulement à sécréter des antitoxines, mais aussi à modifier leur nutrition dans des cas fort éloignés de la diphtérie. Quoi qu'il en soit, on a d'abord essayé le sérum dans l'ozène, parce qu'on avait trouvé sur la pituitaire un bacille ayant quelques ressemblances avec celui de LŒFFLER. Les résultats ont été bons : disparition de l'odeur, modifications des sécrétions. On l'a ensuite expérimenté dans l'asthme, la coqueluche, la pneumonie et la tuberculose, parce que ce sont des maladies de l'appareil respiratoire, puis dans la pourriture d'hôpital parce qu'il y a une sorte d'enduit membraneux. Les résultats ont encore été très bons. Est-ce enthousiasme de novateur ? Est-ce vrai ? Il est bon de signaler ces faits, mais de ne les accepter qu'avec réserve et sous bénéfice d'inventaire.

11° Des inoculations préventives. — Il faut rappeler d'abord que le sérum antidiphtérique ne vaccine pas au sens vrai du mot; il ne donne qu'une immunité passagère, et les malades traités et guéris par son intervention sont parfaitement sujets aux récidives; sur ce point la clinique humaine et l'expérience sur les animaux sont d'accord. Dans ces conditions, on ne peut songer à injecter le sérum d'une façon générale et universelle comme on vaccine contre la variole. Mais dans certains cas, lorsqu'un enfant ou une collectivité sont en contact forcé avec des diphtériques, que l'isolement est irréalisable, il sera bon de faire pendant la durée de l'épidémie des injections préventives. CHANTEMESSE, NETTER, CERF (d'Angers), ont insisté avec force arguments en faveur de cette pratique, et SEVESTRE l'a préconisée dans un rapport très documenté qu'a approuvé l'Académie de médecine.

B) SÉROTHÉRAPIE ANTITÉTANIQUE

1° Un mot d'historique. — Le sérum antitétanique est un de ceux dont l'histoire est la plus intéressante, par la logique scientifique qui a présidé à sa découverte et à son étude, par les beaux résultats qu'il a déjà donnés en médecine vétérinaire, par ceux qu'il fait espérer en médecine humaine. En 1884, NICOLAÏER a découvert le bacille pathogène du tétanos, CARL et RATTONI l'ont inoculé les premiers avec succès au lapin ; GUELPA a démontré que ce bacille restait localisé à la plaie et agissait sur l'économie par ses toxines ; KITASATO l'a cultivé ; VAILLARD et VINCENT ont mis en relief le rôle des associations microbiennes, en montrant que les accidents tétaniques se montraient surtout dans les plaies qu'infectent à la fois le bacille de Nicolaïer et d'autres germes.

2° Poison tétanique et immunité. — Le poison tétanique, étudié par les mêmes auteurs est d'une activité inouïe ; $\frac{1}{100000}$ de centimètre cube tue une souris, deux gouttes tuent un cheval. Il se fabrique dans la plaie même, à la surface de laquelle il est absorbé et va se répandre dans les viscères et les sécrétions où on peut le retrouver. Il paraît être de nature diastasique. Son mode d'action est mal connu ; il paraît agir sur la moelle dans laquelle MARINESCO a relevé des lésions qu'il croit caractéristiques et il ne manifeste son action qu'après une période d'incubation, sur la signification exacte de laquelle plus d'un auteur a exercé en vain sa sagacité.

L'immunité a été obtenue chez les animaux de deux façons différentes : par BEHRING et KITASATO en inoculant des cultures atténuées par le trichlorure d'iode, par VAILLARD en inoculant des cultures chauffées à 60°, puis à 55°, puis à 50°, etc. Elle s'acquiert par une série d'inoculations de plus en plus virulentes et peut durer un an chez les lapins et chez les cobayes. Le cheval peut être immunisé par le même procédé ; et c'est son sérum que l'on applique ensuite comme sérum vaccinant ou curateur.

3° Action préventive du sérum, pas d'action curative. — Les propriétés préventives du sérum ont été tout d'abord reconnues : injecté une heure avant l'inoculation des toxines tétaniques, il empêche absolument le développement de la maladie ; il en est de même si la toxine et le sérum sont injectés en même temps et au même point. Si le sérum est injecté dans un membre. et qu'en même temps on inocule les toxines dans un autre membre, il se développe dans ce dernier un tétanos local, mais le mal ne se généralise pas et l'animal guérit. Si l'injection de sérum est faite après la blessure envenimée ou l'injection des toxines, le pronostic varie suivant le temps écoulé, suivant la dimension de la plaie, suivant la quantité de toxine injectée. Enfin, lorsque l'on attend pour introduire le sérum que le tétanos ait déjà commencé, même si à ce moment on ampute l'extrémité blessée, la mort est la règle ; c'est-à-dire que le sérum, dont l'action préventive est si nette, ne parait avoir aucune vertu curative. On croyait du moins qu'il en était ainsi jusqu'à ces temps derniers. Mais Roux et Borrel, ayant observé que les cellules nerveuses n'ont pas pour l'antitoxine la même affinité que pour la toxine, que l'antitoxine injectée aux animaux reste dans le sang alors que la toxine en est extraite et fixée par les éléments nerveux, eurent l'idée de porter directement par trépanation le sérum antitétanique dans la substance même du cerveau, et cette opération a parfaitement réussi à guérir des tétanos en voie d'évolution. D'autre part, Wassermann et Takaki, en combinant l'injection de substance nerveuse diluée avec celle du sérum antitoxique, ont pu également arrêter des tétanos déjà en activité. Cette double découverte a donné de grands espoirs que la clinique n'a malheureusement pas confirmés.

4° Résultats obtenus en médecine humaine. — Les résultats obtenus en médecine humaine dans le traitement du tétanos confirmé sont en effet assez médiocres. Haushalter (congrès de Nancy, 1896) a réuni une statistique de 44 cas traités par la sérothérapie hypodermique et comprenant 26 guérisons et 18 morts. C'est à peu de chose près la même proportion que l'on rencontre dans les cas de tétanos traités par toute autre méthode. Comme avec tous les traitements, les cas bénins guérissaient, lentement. Les cas graves emportaient le blessé rapidement ; on ne pouvait saisir aucune modification dans l'évolution du mal, sauf ce détail curieux, mais peu important comme résultat, que le sang des malades traités devenait antitoxique. En somme la clinique, d'accord avec le laboratoire, montrait l'inefficacité de la sérothérapie antitétanique comme méthode curative.

C'est alors qu'appliquant à la clinique les expériences de Roux et Borrel, Chauffard et Quénu réussirent à guérir un tétanique par *l'injection intra-cérébrale* d'antitoxine après trépanation. L'enthousiasme fut d'abord très grand ; puis les revers se mêlèrent aux succès, les autopsies révélèrent des lésions graves dues à l'injection même ; une statistique définitive donna 61 p. 100 de mortalité, et la conclusion dernière a été que le « traitement par les injections intra-cérébrales est à repousser d'une façon absolue » (Vallas). La voie de l'arachnoïde lombaire a été essayée sans succès, enfin Collier a injecté l'antitoxine dans le liquide céphalo-rachidien, après trépanation du crâne, et a guéri son malade. Son procédé n'a pas été appliqué de nouveau.

Il reste enfin une voie, c'est celle des nerfs périphériques suivant lesquels se ferait la propagation des principes morbides de la périphérie au centre. Un homme blessé à la main avec un flacon contenant une culture de bacilles de Nicolaier fut pris de tétanos, malgré une injection de sérum faite aussitôt après l'accident. Les symptômes devenant menaçants, Küster mit à nu les troncs nerveux des plexus brachial et cervical et y introduisit directement de l'antitoxine. Le blessé fut sauvé[1]. Il y a là une ressource suprême qu'il convient de ne pas oublier.

5° Résultats obtenus en médecine vétérinaire. — Par contre, les vétérinaires qui l'emploient à titre préventif ne se lassent pas d'en proclamer la haute valeur. Nocard a publié la superbe statistique suivante : 2.300 animaux blessés ou opérés ont reçu une première injection de sérum immédiatement : aucun n'a eu le tétanos ; 400 autres ont subi l'injection de un à quatre jours après, quelques-uns ont eu le tétanos, mais aucun n'en est mort. Or ces sujets appartenaient en partie à des troupeaux, à des fermes, à des écuries où le tétanos avait récemment fait des victimes. C'est d'ailleurs un fait bien démontré que les vétérinaires qui traitent systématiquement par l'injec-

---

[1] Chavbux. *Revue de thérapeutique*, 15 mai 1906.

tion préventive les animaux blessés ne voient plus de tétanos, tandis que ceux qui repoussent cette pratique en comptent toujours de nombreux cas.

6° Conduite à tenir. — Quelle devra donc être la conduite du médecin en présence d'une plaie récente ? Si elle est souillée de terre, si elle n'a pas été immédiatement désinfectée, si elle se produit dans un pays où le tétanos est endémique, s'il s'agit d'une blessure par arme empoisonnée avec un poison tétanisant comme celui que Le Dantec a découvert sur les flèches des naturels des Nouvelles-Hébrides, il sera sage de faire immédiatement une injection de 20 centimètres cubes de sérum, d'en faire une seconde également préventive dix à quinze jours plus tard. Il semble aussi qu'il soit bon, pendant cette période, de pratiquer chaque jour une injection de suc nerveux. Ces injections se feront de préférence dans les environs de la blessure.

Si le tétanos éclate, on continuera les mêmes injections, et on appliquera le traitement médical usuel, en particulier par l'acide phénique (Bacelli).

7° Préparations et doses. — Les sérums antitétaniques que l'on peut utiliser en thérapeutique humaine sont de trois sortes :

a. Le sérum liquide, préparé suivant la méthode usuelle de fabrication des sérums et dont Vaillard a démontré qu'on pouvait élever presque à l'infini le pouvoir antitoxique, puisque un quintillionième de centimètre cube suffit à immuniser une souris. La dose à injecter ne peut être établie que lorsqu'on connaît le pouvoir immunisateur du sérum dont on dispose.

b. Le sérum sec. — C'est le sérum précédent desséché dans le vide et tenu à l'abri de l'air et de l'humidité. Un gramme de sérum sec représente 10 grammes de sérum liquide. Au moment de l'injection on le dissout dans six fois son volume d'eau.

c. L'antitoxine de Tizzoni. — Les principes immunisants du sérum sont précipités par l'alcool et desséchés : 0ᵍʳ,25 dissous dans 10 centimètres cubes sont utiles pour la première injection :

0gr,06, pour les suivantes. Ces doses d'antitoxine sont bien inférieures à celles du sérum de Roux et Vaillard.

C) Sérothérapie antipesteuse

L'antiquité et le moyen âge avaient fait la description clinique de la peste; sa pathogénie et son traitement n'existaient pas; ils ont été faits en quelques mois par un médecin des colonies, le Dr Yersin, élève de Roux à l'Institut Pasteur. Le microbe de la peste trouvé par lui est un coccus-bacille, se groupant en chainettes dans certaines cultures (strepto bacilles). L'inoculation de cultures mortes par chauffage à 50° rend les animaux malades, sans les tuer, et les vaccine contre une injection de microbes vivants et virulents. Le lapin s'immunise assez facilement; le cheval, ce grand fournisseur de sérum, est plus long à immuniser. On ne peut y arriver qu'après plusieurs mois. Yersin ayant réussi cette délicate manœuvre put constater que le sérum de cet animal était préventif, qu'il était aussi curatif pour la souris quand l'inoculation de la peste lui était faite depuis déjà douze heures. Après ces patientes études, Yersin se décida à appliquer son sérum à l'homme : trois injections de 10 centimètres cubes de sérum guérirent en une nuit Tsé, jeune Chinois de la mission catholique de Canton. Sur les 26 premiers cas traités, 14 guérirent : proportion énorme quand on songe que la mortalité habituelle de la peste est de 80 p. 100. Plus tard à Bombay, Yersin a appliqué son traitement sur un plus vaste théâtre : la mortalité moyenne a baissé pour les inoculés de 80 à 40. Quelques points de détail sont encore à éclaircir : le dosage de la valeur antitoxique du sérum est peut-être assez difficile à établir; mais on peut dire que le remède de la peste est trouvé. Malheureusement sa préparation est extrêmement délicate. Haffkine obtient par d'autres procédés un sérum dont la valeur est aussi très appréciable.

Comme pour le sérum antidiphtérique, plus on intervient hâtivement, plus on a chance de voir guérir la peste et de la voir guérir rapidement. La dose habituelle est de 3 ou 4 injections de 10 centimètres cubes. Il ne parait pas y avoir inconvénient à donner davantage ; on peut aussi l'employer à titre préventif. Les éruptions et autres accidents sérothérapiques sont très fréquents après son emploi (Frioul, 1901).

D) Sérothérapie antityphoïdique

En 1898, CHANTEMESSE annonçait au Congrès de Madrid qu'il avait pu préparer une toxine typhoïdique soluble et qu'il était en possession d'un sérum provenant d'un cheval immunisé par des injections successives de cette toxine. En 1901, à la Société médicale des hôpitaux de Paris, et au Congrès du Caire en 1902, il a communiqué deux statistiques : l'une personnelle de 356 cas avec 17 décès, soit 4,7 p. 100, l'autre de MM. PLANTÉ et FOUCAULT de 151 malades avec 13 morts, soit 8.7 p. 100. La dose est de 14 centicubes et doit être injectée le plus près possible du début de la *dothiénentérie;* une seconde dose de 5 à 10 centicubes peut être injectée dix jours après si l'apyrexie n'est pas complète. Le traitement doit se poursuivre concurremment avec les bains froids et les boissons abondantes, tant que la fièvre dure. Mais celle-ci tombe en général très vite ; la durée de la maladie et de la convalescence est très notablement abrégée.

JOSIAS a récemment préconisé ce même sérum dans la fièvre typhoïde des enfants (*Revue de thérapeutique,* 1er avril 1906).

E) Sérothérapie antistreptococcique

1° Les streptocoques. — Ce que BEHRING et KITASATO, ce que ROUX avaient fait pour la diphtérie, MARMOREK d'une part. CHARRIN et ROGER d'autre part ont tenté de le faire pour les affections à streptocoques et de fabriquer un sérum capable de les juguler. Mais les conditions du problème sont loin d'être les mêmes, et les résultats n'ont pas été aussi satisfaisants. Le bacille de LOEFFLER est un microbe très nettement spécifié, qui, sauf exceptions, ne se rencontre pas dans l'organisme sain et qui produit toujours des affections tout à fait comparables entre elles et caractérisées la plupart du temps par des fausses membranes d'aspect spécial. En outre, les différences morphologiques que présentent entre eux ces bacilles se réduisent à des différences de dimensions, et sur les cultures il est fréquent de voir les formes longues succéder aux formes courtes ou inversement, preuve qu'il n'y a pas entre elles de distinctions radicales. Les streptocoques au contraire, microbes en chaînettes, ont une biologie toute différente : ils sont eux aussi gros, petits ou moyens, et les chaînettes qu'ils forment par leur groupement sont elles-mêmes longues ou courtes ; mais ils gardent plus fidèlement dans leurs cultures leurs caractères originaux, comme si chaque aspect spécial correspondait sinon à une espèce, au moins à une race différente de streptocoques. Ils sont nos hôtes habituels, ils pullulent dans les fosses nasales, la cavité buccale et ailleurs, à l'état d'inoffensifs saprophytes, jusqu'au moment où une modification du terrain humain nous rendant plus vulnérables ou les rendant plus virulents leur permet de provoquer une maladie infectieuse. Mais cette cohabitation constante de l'homme et du streptocoque s'accompagne probablement d'une certaine réaction antitoxique constante de notre part, réaction variable suivant le tempérament, suivant le degré de santé de chacun et suivant aussi le degré de virulence de nos streptocoques. Aussi les maladies dont ils sont les germes pathogènes sont loin d'avoir l'uniformité de la diphtérie : le plus souvent ils provoquent des maladies secondaires, des complications, et on les voit alors par leur pullulation compléter l'œuvre de destruction de maladies plus nettement spécifiées : quand la scarlatine, la variole, la fièvre typhoïde, etc., ont frappé et troublé l'organisme ils arrivent pour ainsi dire à la curée et amènent les broncho-pneumonies, les méningites, les péritonites auxquelles succombent tant de malades. D'autrefois c'est un traumatisme grave ou léger qui, ouvrant à leur invasion des voies qu'ils n'auraient pas pu s'ouvrir, est la cause initiale des plus graves infections : érysipèles, phlébite, fièvre puerpérale, phlegmon diffus.

2° **Défaut d'immunité acquise**. — Enfin un dernier caractère qui les distingue malheureusement de la plupart des autres microbes, c'est que loin de conférer à l'organisme qu'ils ont attaqué une immunité contre leurs ravages futurs, ils le laissent au contraire plus prédisposé que jamais à subir leurs assauts : brancho-pneumonies, angines, érysipèles, phlébites, sont des affections essentiellement récidivantes, bien distinctes en ce point des fièvres éruptives, de la dothiénentérie, et même de la diphtérie, dont l'immunité n'a pourtant pas une durée bien considérable.

3° Difficultés du problème. — Ces notions bien sommaires suffisent pour faire comprendre combien la recherche d'un sérum antistreptococcique est compliquée. Il peut arriver en effet que le même sérum ne puisse pas combattre toutes les variétés de streptocoques, que les doses doivent varier considérablement suivant les malades, qu'il y ait lieu de tenir compte du point par où le streptocoque a envahi l'organisme : car la voie suivie par les microbes a une influence capitale sur leur degré de virulence et sur l'intensité des phénomènes réactionnels qu'ils provoquent. Or il n'a pas été possible jusqu'à présent de tenir compte de toutes ces données.

4° Sérum de Marmorek. — Marmorek a commencé par exalter la virulence des streptocoques par des passages successifs sur des lapins et par des cultures sur du bouillon de bœuf peptonisé mêlé à du sérum humain : il arrive ainsi à obtenir une culture tellement virulente qu'un *cent milliardième* de centimètre cube suffit à tuer un lapin. Puis en possession de ce terrible poison, il l'inocule d'abord très dilué, puis de plus en plus concentré, à un cheval dont l'immunité s'établit peu à peu et finit par être complète au bout de six mois. C'est le sérum de ce cheval qui est le sérum immunisateur antistreptococcique.

5° Sérum de Charrin et de Roger. — Le procédé de MM. Charrin et Roger qui dans l'ordre chronologique ont précédé Marmorek, est différent. Au lieu d'immuniser un cheval par des cultures très diluées de virus hypertoxique, ils l'immunisent en lui inoculant des cultures de streptocoques atténuées par le chauffage à 115°. Il est possible que la résistance organique de l'animal ayant été provoquée par des moyens différents n'aboutisse pas à la production des mêmes antitoxines·

6° Résultats thérapeutiques. — Les résultats thérapeutiques obtenus par la sérothérapie antistreptococcique sont encore très discutés. Les expériences cliniques ont été faites dans la fièvre puerpérale, l'érysipèle, la scarlatine, les angines et les broncho-pneumonies. On admet généralement qu'elles sont inoffensives, ou tout au moins qu'elles ne donnent lieu à d'autres accidents que ceux que peut provoquer une injection de sérum même normal (exanthèmes, arthralgie, etc.). Mais le nombre des tentatives a encore été très limité. On reconnaît ensuite qu'elles font très régulièrement baisser la fièvre : la chute de la température est un fait presque constant après la première, ou tout au moins après la seconde injection, chute qui peut atteindre un, deux degrés et même davantage, qui peut être temporaire, qui peut aussi être définitive. Cela ne suffit pas pour déclarer que le malade est guéri ; car bien des agents ont une puissance antithermique considérable (antipyrine, tartre stibié) sans être pour cela des remèdes guérisseurs ; mais c'est au moins la preuve d'une activité thérapeutique très considérable.

a. *Fièvre puerpérale*. — Voyons maintenant les résultats spéciaux à chacune des maladies traitées. Pour la fièvre puerpérale il y a eu des succès incontestables, soit par le sérum de Marmorek, soit par celui de Roger et Charrin. Il y a eu aussi des insuccès, il y a eu des cas où l'on a eu l'apyrexie sans guérison (Gaillard), des cas où l'apyrexie n'a même pas été obtenue (Chaleix). Actuellement le remède ne semble pas assez sûr pour qu'on l'applique d'emblée à tous les cas ; il a donné assez de preuves de sa valeur pour qu'on le tente dans les cas graves et sans attendre trop tard. M. Marmorek exige qu'on s'abstienne de toute intervention antiseptique locale ; c'est une exagération. Mais il n'est que trop certain que dans l'ardeur de la chasse au microbe on s'est laissé entraîner à fatiguer les accou-

chées par des manœuvres pénibles et trop multipliées, qui leur
causaient plus de dépression que l'expulsion de quelques streptocoques déjà noyés dans le sublimé ne pouvait leur faire de bien.
La conduite *optima* doit être à égale distance de ces deux excès.

b. *Erysipèle*. — Dans l'érisypèle, M. CHANTEMESSE expéri-
mentant le sérum de MARMOREK, a une mortalité de 3.40 p. 100.
Les traitements ordinaires donnent une mortalité de 3,50 p. 100.
L'écart est assez faible, et la variabilité dans la gravité de l'é-
rysipèle est assez grande pour qu'on n'ait pas le droit de proclamer la grande efficacité du sérum. L'érysipèle est grave
surtout par l'état antérieur du sujet qui en est atteint. S'il existe
une tare cardiaque, rénale ou hépatique, ou même nerveuse,
le pronostic semble devoir être réservé, malgré l'emploi du sérum. D'ailleurs M. COURMONT a expérimentalement démontré
que le sérum de MARMOREK n'immunise pas contre le streptocoque de l'érysipèle. Il faut noter en effet que ce sérum a été
originairement préparé avec des streptocoques provenant d'angines.

c. *Scarlatine*. — JOSIAS l'a essayé dans la scarlatine avec des
résultats douteux ; puis il a observé avec SEVESTRE, au niveau
des piqûres des abcès graves, des purpuras, des éruptions, etc.
Bien que, à l'étranger, on essaie encore de réhabiliter ce sérum,
nous le croyons inapplicable à la scarlatine, voire même dangereux.

d. *Angines et broncho-pneumonies*. — Quant aux angines et
aux broncho-pneumonies, LANDOUZY a cité quelques observations
favorables, mais ici les conditions pathogéniques sont tellement
variées, les associations microbiennes si fréquentes et si complexes que l'on ne peut encore tirer aucune conclusion définitive.

7° Résumé. — En résumé, les sérums de MARMOREK, de
CHARRIN et ROGER, d'autres sérums obtenus d'après des principes
analogues (DENIS et LECLEF, RUFFER et ROBERTSON, etc.) n'ont pas
donné tous les résultats qu'on en espérait. A côté de succès certains, les échecs ont été moins bruyants, mais très nombreux.
Le sérum antistreptococcique, après de grands perfectionne-

ments, pourra devenir le remède de l'avenir; il n'est pas à coup sûr celui d'aujourd'hui.

F) SÉROTHÉRAPIE ANTITUBERCULEUSE

1° **Premières recherches.** — Il y a quatorze ans, MM. Héricourt et Richet ayant guéri des lapins inoculés de tuberculose aviaire en leur injectant dans le péritoine du sang de chien (*hémocyne*), essayèrent d'améliorer la tuberculose humaine soit par des injections sous-cutanées, soit en donnant aux malades des préparations de ce sang. Suivant la voie tracée, MM. Bertin et Picq, Bernheim, Lépine, firent chez les animaux et chez l'homme des injections hypodermiques ou intraveineuses de sang de chèvre. L'idée théorique était que chien et chèvre sont des animaux réfractaires à la tuberculose. Or ces animaux ne le sont pas tous d'une façon absolue. On ne sait donc pas si l'on injecte au malade du sang appartenant à un sujet susceptible ou non de contracter la tuberculose, on ignore totalement le degré d'activité du remède employé. Les résultats furent médiocres et contradictoires, et le procédé abandonné.

2° **Antagonisme entre le bacille de Koch et d'autres microbes.** — On a cherché à utiliser cette rivalité en faisant inhaler aux malades des vapeurs d'un bouillon ensemencé de *bacterium termo* (Cantani), ou en leur injectant sous la peau de V à XXX gouttes de cultures atténuées de *streptocoques* de l'érysipèle (Solles, Hallopeau, Roger). Ce dernier procédé est fondé sur le fait clinique bien connu de la guérison possible par un érysipèle de certaines tuberculoses locales (lupus, fistules, etc.). Les résultats n'ont pas paru très encourageants.

3° **La lymphe de Koch et la tuberculine R.** — On doit à M. Koch, la mise en circulation de deux remèdes antituberculeux. Le premier qui a fait beaucoup de bruit dans le monde en 1889-1890, est l'extrait glycériné concentré d'une culture morte de bacilles tuberculeux, liquide brunâtre et clair, et très fortement toxique, puisqu'à la dose d'un milligramme il provoque déjà des effets intenses.

De ses expériences préalables, Koch concluait que cette « lymphe » amènerait la nécrose des tissus tuberculeux et que ceux-ci en s'éliminant entraîneraient au dehors tous les bacilles. Les effets nécrosants furent réels, l'expulsion des bacilles resta problématique ; les résultats cliniques furent lamentables. Dès les premiers jours une réaction fébrile violente (40° à 41°) épuisait les malades, qu'angoissait en outre une congestion pulmonaire intense ; ensuite des congestions rénales, du collapsus cardiaque menaçaient et quelquefois supprimaient leur existence. Ceux qui avaient des foyers tuberculeux viscéraux étaient bien plus malades après l'injection qu'avant, et plus d'un vit se transformer en phtisie rapide une tuberculose torpide. Ceux qui avaient des lupus purent les voir améliorés au prix de souffrances générales et locales très vives.

La lymphe de Koch, après quelques jours de gloire, tomba donc dans l'oubli. Mais la médecine vétérinaire la conserva comme moyen de diagnostic. Si comme remède elle est en effet détestable, elle permet de déceler chez un sujet le foyer le plus petit, le plus latent, le plus profond de tuberculose. La fièvre réactionnelle qui se développe chez lui manque totalement chez l'animal sain. Elle constitue donc un moyen précieux, presque infaillible, de savoir si une vache est tuberculeuse, et est devenue ainsi entre les mains de M. Nocard une des meilleures armes qu'on puisse avoir pour dépister, et par suite combattre et détruire la tuberculose de nos troupeaux. Chez l'homme ce moyen de diagnostic doit être sévèrement proscrit.

En 1897, M. Koch a lancé une nouvelle tuberculine obtenue par la trituration de cultures aussi jeunes que possible de bacilles tuberculeux d'abord desséchés, puis émulsionnés avec de l'eau distillée. Le mélange est ensuite soumis à une centrifugation énergique, et donne au fond des éprouvettes deux couches très distinctes : l'une supérieure liquide, opalescente ; l'autre inférieure consistant en un précipité boueux adhérent aux parois et qui est la tuberculine résiduale, tuberculine R. Diluée avec la glycérine, puis avec la solution physiologique de chlorure de sodium, de manière à contenir $\frac{1}{500}$ de milligramme de substance solide pour chaque injection ! cette tuberculine a été importée d'Allemagne sous forme d'un produit généralement impur, contenant des levures, mais dont les derniers échantillons semblent plus proprement préparés. Instruits par les méfaits de la première tuberculine, les médecins n'ont essayé la seconde qu'avec beaucoup de réserve. Les plus optimistes déclarent qu'elle n'est pas dangereuse ; bien peu ont osé parler de succès ; la plupart la croient nuisible, et avec un peu moins de fracas, après moins de désastres, la tuberculine R va peu à peu rejoindre dans l'oubli son aînée.

4° Derniers travaux. — Depuis cette époque, depuis le moment où les médecins et les gouvernements ont compris que c'était un opprobre pour notre siècle de ne pas lutter mieux qu'on ne le faisait contre la tuberculose, le nombre des travaux entrepris pour débarrasser l'humanité du redoutable fléau est réellement immense, et la seule énumération de leurs titres remplirait un volume. Il nous est impossible d'en donner même une courte analyse. Nous indiquerons seulement les principes, les idées directrices qui ont présidé à de si patientes, à de si ingénieuses recherches.

1° On a cherché à isoler les différentes toxines sécrétées par les bacilles, toxines dont les unes seraient hyperthermisantes, les autres propres à donner du collapsus (MARAGLIANO) ; à les combiner, à les atténuer, à les doser de manière à pouvoir immuniser un animal dont le sérum serait ensuite apte à traiter ou à prévenir la tuberculose humaine (MARAGLIANO, MARMOREK).

2° On a de nouveau cherché si le sang des animaux réfractaires naturellement (chèvre, âne) ou sujets à une tuberculose spéciale (oiseaux, VIGUIER DE MAILLANE) ne pourrait pas donner un sérum immunisateur ou curateur.

3° On a cherché à dépouiller des bacilles de Koch de leurs qualités virulentes soit en les tuant tout à fait (MARAGLIANO), soit en les réduisant à un état tel qu'ils puissent être transformés en *substance amorphe* (BEHRING), et à obtenir ainsi une substance qui immuniserait les animaux.

Les travaux récents de CALMETTE et GUÉRIN, ROUX, ARLOING, sont basés sur ce même principe. C'est encore en injectant, ou en faisant ingérer des bacilles de Koch diversement modifiés, aux sujets à préserver, que ces derniers expérimentateurs ont tenté de réaliser une nouvelle méthode de vaccination antituberculeuse.

CALMETTE et GUÉRIN, ROUX [1], ont eu recours pour cela à des bacilles tuberculeux d'origine humaine et bovine, mortifiés par la chaleur. Les jeunes veaux auxquels ils faisaient ingérer deux doses successives de bacilles morts ou de virulence atténuée, supportaient ensuite impunément l'ingestion (CALMETTE et GUÉRIN) et même l'injection intra-veineuse (ROUX), de bacilles virulents qui tuaient en quelques semaines les animaux témoins.

ARLOING [2] a employé des bacilles d'origine humaine, affaiblis au moyen d'une série de passages sur bouillon glycériné et par le maintien prolongé à la température dysgénétique de 43°-44°. Les bacilles ainsi traités perdent leur pouvoir tuberculisant et conservent seulement la faculté de provoquer une réaction défensive fort utile pour l'animal auquel on les injecte. Ils constituent un véritable vaccin.

En définitive, on n'a pas trouvé et on a même un peu cessé de chercher un sérum curateur; on s'attache surtout à obtenir des produits immunisateurs et vaccinants. Il semble bien que BEHRING, CALMETTE, ROUX, ARLOING aient fait en ce sens d'heureuses découvertes. Mais si leurs méthodes réussissent à préserver quelques animaux vigoureux contre les inoculations du bacille de Koch, il n'est point démontré qu'elles aient le même effet chez les hommes affaiblis et dégénérés. Ne seraient-elles même pas chez ces derniers plus dangereuses qu'utiles? On ne peut le savoir et on oserait à peine le rechercher.

5° Autosérothérapie chez les pleurétiques. — Chez ces malades, surtout lorsque le mal a une certaine tendance à la chronicité, tout au moins à une prolongation fâcheuse, le professeur GILBERT a proposé de retirer quelques centicubes du liquide épanché et de les leur réinjecter sous la peau. Cette

[1] *Acad. des Sciences*, 11 juin 1906.
[2] *Acad. des Sciences*, 18 juin 1906.

autosérothérapie a été pratiquée avec succès en Russie par Tschigaïeff.

G) Sérothérapie antidysentérique

Arché, professeur agrégé à Bordeaux, a étudié cette question avec Mlle Campana son interne, dans une série de travaux. Ces auteurs établissent que la *dysenterie infantile* peut être produite par un des trois agents pathogènes suivants : bacille de Shiga, bacille de Flexner, bacille de Strong. Un sérum préparé par Vaillard et Dopter ou par Blumenthal avec un cheval immunisé par le bacille Shiga a amené l'amélioration ou la guérison des dysenteries, quel que soit l'agent pathogène dont elles relèvent. Bien que les succès aient été un peu plus brillants dans les dysenteries type Shiga, le fait n'en est pas moins très suggestif et de nature à corroborer l'opinion de ceux qui ne croient pas à la spécificité des sérums antitoxiques.

Doses : 5 à 10 centicubes, suivant l'âge : à renouveler ou non suivant les résultats obtenus.

H) Sérothérapie antipneumonique

On a pu immuniser contre les pneumocoques des lapins et des souris, et on a fait des essais réguliers de traitement soit avec le sérum d'animaux vaccinés, soit avec le sérum de malades convalescents de pneumonie franche ou de méningite pneumococcique. Cette application du sérum humain à la thérapeutique (Audeoud) est un fait nouveau et intéressant, et l'expérience a montré que ce sérum de convalescent avait pour les animaux les mêmes propriétés vaccinantes ou curatrices que le sérum d'animaux artificiellement immunisés. Chez les malades atteints de pneumonie ou de méningite pneumococcique, cette sérothérapie a donné entre les mains de Foa, Carbone, Audeoud des résultats satisfaisants : amélioration des symptômes, défervescence précoce survenant le soir ou le lendemain du traitement, mais les résultats sont encore trop peu nombreux pour qu'il soit permis d'émettre un jugement. Les doses injectées ont été de 5 à 6 centimètres cubes de sérum, injecté chaque jour pendant deux ou trois jours. Fane et de Renzi se servent avec succès d'un sérum antipneumococcique venant de l'âne immunisé.

I) Sérothérapies diverses

Il est peu de maladies infectieuses qui n'aient tenté les séro-thérapistes et qu'on ne se soit évertué à guérir par des injections de sérum ou de toxines. Mais la plupart de ces tentatives sont réellement fantaisistes, hasardées ; elles cessent de s'appuyer sur ce qui doit être la base immuable de tout traitement séro-thérapique : la connaissance exacte du microbe pathogène et l'immunisation préalable d'un animal. C'est ainsi qu'on a pré-tendu guérir les blennorragies, la fièvre jaune, la lèpre, le rhu-matisme articulaire aigu, le choléra, la variole, la rougeole, la coqueluche, etc. Il y a là une série de tentatives intéressantes, mais qui ne suffisent pas encore à créer une méthode thérapeu-tique applicable à ces maladies.

J) Sérothérapie anticancéreuse

Cette sérothérapie a donné lieu récemment à des discussions passionnées qui ne sont pas encore éteintes. Le sérum d'âne immunisé (?) après injection de suc cancéreux (Richet et Héri-court), le sérum d'oies, immunisées de même par Wlaïeff, la cancroïne d'Adamkiewicz n'ont fait que passer. Mais la méthode de Doyen laissera peut-être plus de traces. Doyen[1] a trouvé dans les tumeurs malignes un microbe spécial, le *micrococcus neoformans*, dont la présence, sinon la valeur pathogène, a été vérifiée par Metchnikow. Par ce microbe, il a obtenu un sérum qui après quelques essais a été jugé inefficace, voire même dan-gereux.

Mais des cultures de ce micrococcus il a extrait un vaccin qui injecté dans de certaines conditions pourrait avoir un effet[2]

[1] Doyen, *Revue de thérapeutique*, 1905, p. 728.

[2] Jacobs et von Geets, *Acad. méd. de Bruxelles*, 27 janvier 1906.

utile. Il faut d'abord évaluer la valeur *opsonique* du sang du malade, c'est-à-dire son degré de résistance à l'infection cancérogène. Une première injection de vaccin étant faite, la valeur opsonique qui doit être examinée très régulièrement baisse d'abord, puis remonte et tend après une phase stationnaire à redescendre. C'est le moment de pratiquer une nouvelle vaccination et ainsi de suite. Si la valeur opsonique reste basse, après une injection, c'est que la réaction organique est épuisée, et toute vaccination nouvelle sera dangereuse. Si elle suit la courbe normale, on pourra voir l'état général s'améliorer, les tumeurs diminuer de volume, perdre leurs adhérences et devenir opérables. On ne saurait contester le haut intérêt de ces recherches.

K) LE TRAITEMENT PASTORIEN DE LA RAGE

Quelle place faut-il donner à ce traitement dans l'étude des médicaments d'origine animale ? Est-ce une vaccination par inoculation de microbes de virulence atténuée ? Est-ce une toxinothérapie ? Est-ce simplement de l'opothérapie ? On ne saurait encore le dire ; et ces points resteront obscurs, tant qu'on n'aura pas découvert le microbe de la rage. Ce traitement, qui a mis le comble à la gloire de PASTEUR, trouve les théoriciens en défaut, quand ils veulent en expliquer la physiologie. Nous devons donc nous borner à en exposer la genèse, la technique et les résultats.

1° Recherches de Pasteur, son procédé. — Appliquant à la rage la méthode qu'il avait suivie pour les vaccinations charbonneuses et pour celles du choléra des poules, PASTEUR ayant obtenu par des inoculations en séries chez les lapins, un virus rabique à peu près fixe et ayant observé que les moelles de ces lapins conservées dans un air sec et pur y perdaient peu à peu leur virulence, réussit à rendre les chiens réfractaires à la rage, soit avant, soit après morsure, par le procédé suivant : « Dans une série de flacons dont l'air est entretenu à l'état sec par des fragments de potasse déposés dans le fond du vase, on suspend chaque jour un bout de moelle rabique fraîche de lapin mort de rage, rage développée après sept jours d'incubation. Chaque jour également, on inocule dans la peau du chien une pleine seringue de Pravaz de bouillon stérilisé, dans lequel on a délayé un petit fragment d'une de ces moelles en dessiccation, en commençant par une moelle d'un numéro d'ordre assez éloigné du jour où l'on opère, pour être bien sûr que cette moelle n'est pas du tout virulente. Des expériences préalables ont éclairé à cet égard. Les jours suivants, on opère de même avec des moelles plus récentes, séparées par un intervalle de deux jours, jusqu'à ce qu'on arrive à une dernière moelle très virulente placée depuis un jour ou deux seulement en flacon. Le chien est alors rendu réfractaire à la rage [1]. »

C'est ce procédé que PASTEUR appliqua intégralement à J. MEISTER et à JUPILLE, les premiers qui aient bénéficié de sa découverte. Commençant par des moelles du quinzième jour en faisant au début du traitement deux inoculations par jour, il arriva le dixième jour à inoculer des moelles du premier jour. Les deux enfants furent préservés de la rage. Dès lors, le traitement préventif de la rage était fondé. Sauf quelques modifications, il est resté tel, depuis cette époque, à l'institut Pasteur.

Les inoculations de moelles desséchées et diluées se font à l'hypochondre droit ou gauche; elles sont un peu douloureuses sur le moment, ne s'accompagnent d'aucune autre réaction ni locale ni générale. Les dilutions de moelle se font soit dans du bouillon stérilisé, soit dans de l'eau distillée dans la proportion de 1 millimètre de moelle pour 1 gramme d'eau. La durée moyenne du traitement est de quinze jours, pendant lesquels on fait 20 injections (dix les cinq premiers jours, et dix les dix derniers). Les injections sont de 3 centimètres cubes pour les moelles anciennes et 2 centimètres cubes pour les plus fraîches. — Quand les morsures siègent à la face, comme l'incubation de la rage est plus courte, on hâte le traitement en faisant au début quatre injections par jour ; puis à partir des moelles du sixième jour, on reprend la méthode ordinaire :

[1] PASTEUR. *Semaine médic.*, 188), p. 302.

mais on peut recommencer une ou deux séries. Dans le traitement intensif que Pasteur a appliqué aux morsures de loups on va plus vite encore.

2° Statistiques. — C'est par la statistique seule que l'on peut juger la valeur de cette méthode. Les sujets qui subissent le traitement viennent d'être mordus ; or pour aucun d'eux on ne peut affirmer que la rage se serait développée; mais ce que l'on sait, c'est que jusqu'à présent 16 p. 100 des personnes mordues succombaient à la rage, tandis que pour les blessés traités à l'Institut Pasteur, la mortalité varie de 0,94 dans les années mauvaises à 0, 24 dans les années favorables. Tous les individus traités ne sont donc pas préservés de la rage ; mais le traitement en sauve la très grande majorité, soit 15 p. 100 environ. N'est-ce pas un véritable bienfait pour l'humanité ?

3° Accidents paralytiques. — Au cours du traitement, REMLINGER a relevé sur plus de 100 000 cas 40 observations de paraplégie. Ces fait signalés dès le début par PETER, puis par RENDU, avaient été étudiés par ROXDOT qui les considéra comme des rages myélitiques atténuées par le traitement pastorien. REMLINGER établit que contrairement à cette explication séduisante, il faut attribuer ces accidents soit à une contamination de la morsure, soit au traitement lui-même. Il conseille, dès l'apparition des premiers signes de paraplégie de suspendre les inoculations, et de les reprendre quand ces phénomènes généralement bénins se seront dissipés[1].

4° Cautérisation de la morsure. — Le traitement doit-il faire oublier les pratiques anciennes, les cautérisations en particulier de la plaie contaminée ? Non : car BABÉS a démontré que si moins de trente minutes après la morsure on la brûlait au thermo-cautère, les animaux survivaient souvent ; si le fer rouge est appliqué plus de trente minutes après la morsure l'animal meurt le plus souvent, mais la rage est retardée. Or un

---

[1] REMLINGER. *Annales de l'Institut Pasteur*, 25 octobre 1905.

retard, n'est-ce pas déjà une atténuation ? N'est-ce pas un moyen de faciliter l'action des vaccinations pastoriennes ?

L) SÉROTHÉRAPIE ANTIVENIMEUSE

1° Mortalité par morsures de serpents. — Les morsures de serpents venimeux ne sont dans nos climats ni très fréquentes ni très dangereuses. Elles causent cependant plus d'accidents mortels que des maladies justement redoutées, telles que la morve ; en Amérique, en Océanie, elles sont très graves, et dans les Indes, c'est par une moyenne annelle de 20 000 que l'on compte les victimes de ces animaux. Il est donc loin d'être indifférent aux médecins qui exercent en Europe, il est indispensable aux médecins de la marine et des colonies d'être pourvus d'un moyen efficace de lutter contre les accidents qui suivent ces morsures et qui les suivent parfois avec une rapidité surprenante. Ce remède a été récemment découvert grâce aux patientes et dangereuses recherches de CALMETTE, BERTRAND et PHISALIX en France, de FRASER en Angleterre.

Dans les pays où les reptiles sont nombreux et redoutés, il a existé depuis la plus haute antiquité des individus, des corporations ou des familles paraissant avoir le privilège de supporter sans accidents les morsures des serpents les plus venimeux. Les récits des voyageurs, des médecins et des missionnaires qui ont pu étudier les mœurs de ces « charmeurs » concordent assez bien pour constater que ces privilégiés ont l'habitude de s'inoculer à eux-mêmes des venins de serpent, de manger des serpents crus et de recourir en outre à des applications ou à des ingestions de sucs végétaux sur la valeur desquels on n'est nullement fixé. C'est sans doute à ces pratiques qu'ils doivent leur immunité.

2° Immunisation des animaux. — L'expérience montre en effet que, en procédant avec le venin des serpents, comme avec le virus charbonneux, c'est-à-dire en inoculant d'abord des doses trop faibles pour tuer, puis des doses de plus en plus fortes, on peut *mithridatiser* l'animal et arriver à lui faire supporter sans danger des doses qui eussent été mortelles au début. Cette immunisation ne dure pas très longtemps et doit être fréquemment corroborée et renouvelée par de nouvelles inoculations. D'autre part on a constaté que le sang des serpents, des hérissons, des mangoustes et en général des animaux réfractaires aux morsures des serpents venimeux contient des antitoxines qui seraient soit du venin même en dilution dans la masse sanguine, soit un principe diastasé spécial, différent du venin, mais destiné à participer à sa constitution définitive.

3° Sérum antivenimeux. — Ces notions ont été les premières à l'aide desquelles les savants dévoués dont nous avons donné le nom ont réussi à créer le sérum antivenimeux. CALMETTE ayant constaté que le chauffage modifie le degré d'activité des venins, mais que le meilleur moyen de les atténuer est de les mélanger à de l'hypochlorite de chaux, immunise un cheval par des doses progressivement croissantes de venin, mêlées à des doses progressivement décroissantes de ce sel de chaux. Quand l'immunisation du cheval est acquise (il faut pour cela au moins six mois), on lui fait une saignée, on calcule la valeur immunisante de son sérum par des inoculations à des lapins auxquels on inocule ensuite du venin de cobra; et si le sérum a une activité d'au moins 1/10000, on peut le préparer pour les usages thérapeutiques. En Angleterre, FRASER a retiré du sérum des animaux immunisés une substance solide, pulvérulente à l'aide de laquelle il obtient les mêmes effets qu'avec le sérum et qu'il appelle *antivenin*. En France, on préfère habituellement se servir du sérum préparé à l'Institut Pasteur de Lille sous la direction et d'après la technique de M. CALMETTE. Voici comment M. LANDOUZY résume, d'après ce dernier, la conduite à tenir en présence d'une personne mordue par une vipère ou un autre serpent[1], le même sérum pouvant servir dans tous les cas.

4° Conduite à tenir. — Serrez le membre mordu à l'aide

----

[1] LANDOUZY, *Les sérothérapies*, p. 95.

d'un lien ou d'un mouchoir, le plus près possible de la morsure
entre celle-ci et la racine du membre.

Lavez la plaie avec une solution récente d'hypochlorite de
chaux diluée à 1 gramme pour 60 d'eau bouillie environ, et
titrant à peu près 0^{gr},800 à 0^{gr},900 de chlore par 1000 centimètres cubes.

Injectez ensuite, le plus tôt possible après la morsure, une
dose de sérum antivenimeux dans le tissu cellulaire sous-cutané,
au niveau du flanc, avec les précautions antiseptiques habituelles, comme s'il s'agissait du sérum antidiphtérique.

La dose à employer varie suivant l'espèce du serpent mordeur,
suivant l'âge de la personne mordue et le moment de l'intervention. En général 10 centimètres cubes suffisent pour les
enfants au-dessous de dix ans, et 20 centimètres cubes pour les
adultes. Néanmoins, lorsque le serpent mordeur appartient aux
espèces très dangereuses, cobra, naja, haje, crotale, bothrops
de la Martinique, il sera plus prudent d'injecter d'emblée une
dose double.

Après avoir fait cette injection de sérum, injectez avec la
même seringue, dans le trajet de la morsure et autour de celle-
ci, en trois ou quatre endroits différents, 8 à 10 centimètres
cubes environ de la solution d'hypochlorite de chaux. Ces injections ont pour but de détruire sur place le venin qui n'a pas été
absorbé. A ce moment, vous pourrez enlever la ligature du
membre.

N'administrez à votre malade ni alcool ni ammoniaque, et ne
cautérisez le membre mordu ni au fer rouge ni avec des substances chimiques.

5° Résultats. — Les applications faites à l'homme du sérum
antivenimeux ne sont pas encore très nombreuses, mais elles se
multiplient et ont donné souvent des résultats inespérés. La
diffusion du venin des serpents se fait dans l'organisme avec
une rapidité inouïe ; il importe donc d'agir vite, et lorsqu'on
fait des voyages ou des explorations à travers les pays habités
par ces dangereux reptiles, d'être toujours muni du précieux
sérum et du modeste outillage nécessaire pour en faire l'appli-

cation. Dans ces conditions bien faciles à réaliser, on peut assurer que la découverte du sérum antivenimeux sera une des plus utiles et une des plus brillantes conquêtes de la thérapeutique contemporaine.

CHAPITRE VII

LES ANTITHERMIQUES ANALGÉSIQUES

1° Signification et importance clinique de la fièvre. — Dans la plupart des maladies infectieuses, le degré de la fièvre mesure le degré de l'infection. Quelle que soit la cause vraie ou supposée de l'élévation thermique, qu'elle provienne de la multiplication même des microbes se développant comme des ferments et produisant dans nos liquides des mutations chimiques avec dégagement de calorique, ou qu'elle traduise l'effort de l'organisme luttant contre l'invasion des bactéries, plus la fièvre est violente, plus l'infection est intense. Cette loi comporte pas mal d'exceptions : les ictères infectieux graves, certaines péritonites, les infections urinaires sont le plus souvent hypothermiques, soit à cause des intoxications spéciales qui surviennent dans ces cas, soit peut-être en raison d'une propriété spéciale au coli-bacille. Mais la règle générale, c'est que l'élévation du thermomètre et l'intensité de l'infection marchent de pair.

Cette notion, depuis des siècles déjà acceptée par la généralité des médecins, les a entraînés à rechercher des agents capables de diminuer la fièvre. On espère en effet en modifiant celle-ci atténuer l'infection dont elle est le signe. Ce raisonnement n'est pas à l'abri de tout reproche, et sans aller aussi loin que M. TEISSIER qui traite la fièvre de quantité négligeable, il faut bien reconnaître qu'on s'est un peu égaré dans cette étude des agents antithermiques, que l'on a trop souvent et à tort substitués aux agents anti-infectieux. La connaissance des remèdes antifébriles et antipyrétiques n'en reste pas moins un des points importants de la thérapeutique : d'abord ils ont tenu dans la médecine de tous les temps et surtout de notre temps une place considérable ; en second lieu, quelques-uns de ces agents ont en même temps que leur propriété d'abaisser la température fébrile, des vertus antiseptiques ou autres qui en font des médicaments absolument précieux : enfin même réduits à leur rôle antithermique, ils peuvent encore rendre des services, car l'élévation excessive de la température, l'hyperthermie peut par elle-même créer des dangers au malade. Au delà de 40°, si surtout la température se maintient à ce chiffre élevé, la myosine peut se coaguler, la fibre cardiaque peut être frappée de dégénérescence, la grossesse peut être interrompue dans son cours, la substance des centres nerveux peut être altérée. Il est donc utile à certains moments d'agir sur la fièvre elle-même, quand on ne peut agir directement sur sa cause : on fait de la médication symptomatique toujours inférieure à la médication pathogénique : mais on doit en faire dans l'intérêt du malade.

2° Des agents antithermiques. — Les substances ou les procédés que l'on emploie pour faire tomber la fièvre, au lieu de s'adresser à l'agent infectieux, comme ceux du chapitre précédent, s'adressent à l'organisme du malade ; c'est en provoquant certaines réactions vitales, c'est en agissant sur la nutrition du système nerveux qu'ils réussissent à amener l'abaissement de la température. Quelques-uns, qui ont joui à ce titre d'une grande faveur, ne sont plus employés aujourd'hui qu'à des points de vue thérapeutiques tout différents, tels le tartre stibié et la digitale ; d'autres, bannis de la médecine, après y avoir régné en souverains absolus, y rentrent par des voies détournées, comme la saignée ; d'autres enfin, agents de réfrigération directe, comme les bains froids, après avoir été longtemps discutés et repoussés, s'imposent à la pratique médicale par les grands services qu'ils rendent à ceux qui savent bien les manier.

Les agents antithermiques dont l'étude va suivre forment trois groupes naturels : 1° les antithermiques analgésiques : 2° la quinine et ses succédanés, qui bien que se rattachant par

quelques liens au premier groupe, s'en distinguent par leur origine végétale, leurs effets et leur spécificité d'action : 3° les
bains froids.

3° Les antithermiques analgésiques. — Les remèdes que

l'on groupe sous cette double dénomination la doivent à leur
double propriété d'abaisser la température et de calmer la douleur. Tous présentent ces deux actions, en apparence si différentes ou si indifférentes l'une à l'autre, mais qui se trouvent
au contraire intimement liées ensemble en raison des rapports
étroits, peut-être même de la fusion complète sur certains
points, des centres sensitifs et des centres thermiques dans le
système nerveux.

4° Leur division en six groupes. — Dans son remarquable

rapport au Congrès de Bordeaux sur les antithermiques analgésiques, SCHMITT groupe ces médicaments de la façon suivante :

a. *Groupe des phénols.* — L'*acide phénique* C^6H^5OH en est le
type, et à ce type se rattachent la *résorcine*, le *pyrocatéchine*,
l'*hydroquinone*, le *thymol*, le *gaïacol*, et le *naphtol*.

b. *Groupe des acides aromatiques.* — Le terme le plus important de ce groupe est l'*acide salicylique*, auquel se rattachent
tous ses dérivés (*salicylates*, *salol*, *salophène*, etc.) et en outre
l'*acide benzoïque*.

c. *Groupe des anilides.* — Une anilide est de l'aniline $C^6H^5AzH^2$,
dans lequel un atome de H du groupe AzH^2 est remplacé par
un radical acide. L'*aniline* elle-même a été essayée ; mais les
substances les plus intéressantes de cette classe sont l'*acétanilide*
ou *antifébrine*, la *méthylacétanilide*, ou *exalgine*, la *formanilide*,
la *benzanilide*, la *phénacétine*, le *salacolle*, et la *lactophénine*, qui
sont tous des *amidophénols*.

d. *Groupe de la phénylhydrazine*, dont les éléments sont généralement très toxiques (*pyrodine*, *agathine*, *orthine*, etc.).

e. *Groupe de la quinoline.* — La quinoline $C^9H^5\begin{cases} CH - CH \\ | \\ Az - CH \end{cases}$

est considérée actuellement comme étant le noyau de la plupart
des alcaloïdes naturels, de la quinine en particulier. En cher-

chant à obtenir la synthèse de la quinine, FISCHER a composé plusieurs corps dont les plus connus sont la *kairine* (chlorhydrate de tétrahydroxyméthylquinoline) et la *thalline* (tartrate de tétrahydroparaquinanisol).

A cette catégorie appartient encore la *cupréine*, alcaloïde phénol retiré du quina-cupra, dont la *quinine* est l'éther méthylique, et qui par différents procédés de synthèse arrive à donner la *quinéthyline* (cupréine éthylique) et la *quinopropyline* (cupréine propylique). Ces corps que l'on doit aux beaux travaux de MM. GRIMAUX et ARNAUD ont été étudiés expérimentalement et cliniquement par MM. LABORDE et BOURRU.

f. Groupe du pyrrol, dont la substance la plus importante est l'*antipyrine*, que son inventeur KNORR avait rattaché à une base hypothétique, la quinizine (diméthyloxyquinizine) et que l'on fait aujourd'hui dériver du pyrazol.

5° Effets physiologiques. — Dans cette énumération nous avons vu reparaître plusieurs médicaments déjà étudiés avec les antiseptiques (phénols, acide salicylique, etc.); ils reprennent ici leur place au milieu de groupes naturels auxquels ils appartiennent, montrant ainsi combien sont faibles et artificielles nos classifications puisque les mêmes noms se retrouvent très légitimement dans deux catégories différentes. Nous ne reviendrons d'ailleurs pas sur leurs effets détaillés.

Les effets de ces remèdes sur l'homme ou sur l'animal sains sont peu apparents. LABORDE a démontré par des expériences très bien conduites qu'ils abaissent la température et donnent une insensibilité plus ou moins complète, que ces effets résultent de l'action des antithermiques sur les centres nerveux céphaliques et non sur la moelle ou sur les nerfs; mais pour obtenir de pareils résultats, il faut donner des doses véritablement toxiques; et les mêmes quantités de remèdes, qui chez un sujet malade amènent des phénomènes très nets, passent inaperçues chez un sujet bien portant.

6° Effets thérapeutiques; analgésie. — A l'état pathologique, les antithermiques analgésiques agissent sur la douleur, sur la température fébrile et sur la composition du sang. La sédation de la souffrance est un de leurs grands bienfaits, le seul peut-être. Nous n'y insisterons pas en ce moment, l'étude détaillée des plus importants de ces médicaments devant prendre place dans les modificateurs du système nerveux. Disons cependant que dans les céphalées, les névralgies faciales, leur action calmante est quelquefois admirable, presque aussi rapide que celle de l'injection de morphine, mais sans provocation au sommeil; que tous n'agissent pas sur les mêmes douleurs, l'antipyrine par exemple ayant une sorte d'effet électif sur les douleurs de la tête et de la face, l'acétanilide apaisant les fulgurations de l'ataxie dans les membres inférieurs.

7° Antithermie. — Au point de vue de l'action sur la fièvre, ce qu'on peut demander à un bon antipyrétique, « c'est d'avoir sur la température du fébricitant une action sûre, prolongée et exempte de toute manifestation fâcheuse, générale ou locale. Les médicaments que nous venons de passer en revue remplissent-ils ces conditions [1] ? »

Les effets observés varient, d'après SCHMITT, suivant le remède et suivant les caractères et la nature de la fièvre :

1° L'influence individuelle est incontestable ; au lieu de l'expliquer (?) par le mot toujours vague d'idiosyncrasie, SCHMITT pense que l'état des voies digestives suffit à donner dans bien des cas la raison de ces variations. La diminution de l'absorption est quelquefois un motif suffisant pour atténuer l'effet du remède dont la quantité utilisée est ainsi fort réduite. Plusieurs antithermiques, les anilides par exemple, qui agissent comme amido-phénols, ont besoin pour leur transformation de l'acide chlorhydrique de l'estomac; leur action sera donc d'autant plus énergique que l'acide chlorhydrique leur sera fourni en plus grande quantité.

2° « Les doses nécessaires pour produire un abaissement donné de la température varient suivant chaque médicament :

[1] SCHMITT, *Loc. cit.*, p. 281 et suiv. Bordeaux 1895.

d'une façon très générale, on peut admettre que 1 gramme d'antipyrine est l'équivalent de 2 grammes de salicylate de soude, de 0ᵍʳ,25 d'acétanilide, de 0ᵍʳ,50 de phénacétine, de 0ᵍʳ,10 de thalline, de 0ᵍʳ,60 de thermodine, de 1ᵍʳ,50 de quinine (HEUSNER). » Jusqu'à une certaine dose, l'abaissement thermique est proportionnel ou à peu près à la dose administrée ; au delà, les effets restent les mêmes, et si l'on pousse plus loin encore, on arrive à l'hypothermie et aux accidents toxiques.

L'abaissement, d'autant plus rapide en général que le remède est plus facile à dissoudre et à absorber, débute au bout d'un quart d'heure avec le phénol, une demi-heure avec l'antipyrine, une heure avec l'acétanilide et l'acide salicylique, il tarde jusqu'à deux heures avec la quinine.

La durée de l'abaissement thermique, fait des plus importants à considérer, change beaucoup suivant les antithermiques : avec la kairine et le phénol, l'ascension recommence dès que le minimum est atteint ; avec la quinine et l'acide salicylique, l'abaissement peut durer jusqu'à douze et dix-huit heures ; pour la plupart des antithermiques analgésiques, il est de cinq à six heures.

Le pouls et la respiration sont quelquefois ralentis en corrélation avec la chute de la température ; mais cet heureux résultat n'est pas constant et on voit souvent se maintenir la fréquence du cœur et de la respiration, malgré des dépressions thermométriques de 2 à 3 degrés.

3° Les fièvres à oscillations sont plus sensibles à l'action des antithermiques que les fièvres véritablement continues, et c'est quand la température a une tendance naturelle à s'abaisser que l'on obtient les effets maximum, quelquefois même des effets toxiques.

En dehors de cette influence du caractère de la fièvre, ce dont il faut tenir le plus de compte, c'est la nature même de la fièvre. Pour les fièvres paludéennes, la quinine ; pour le rhumatisme articulaire aigu, le salicylate de soude sont des remèdes presque spécifiques ; leur action n'est évidemment pas infaillible, mais leur succès est tout à fait habituel. Ces mêmes remèdes n'agissent pas ou agissent mal dans d'autres pyrexies, telles que la dothiénentérie, la variole, la pneumonie, etc. Au contraire l'antipyrine, l'acétanilide, la thalline, la phénacétine, le thymol abaissent facilement la température de la plupart des fébricitants, quelle que soit la nature de leur fièvre. La fièvre continue de la tuberculose miliaire aiguë est amendée par les badigeonnages de gaïacol (SCIOLLA, BARD), ce médicament partageant avec quelques autres, volatils comme lui, le privilège d'être absorbé par la peau (LANOSSIER).

8° Troubles gastriques et exanthèmes. — Pour bien juger de la valeur relative des antithermiques, il faut considérer non seulement le thermomètre, mais toute une série de modifications qui surviennent après leur usage et dont quelques-unes ont une importance considérable. La plupart de ces remèdes amènent ou peuvent amener des troubles gastriques en général peu graves et peu durables : ils peuvent aussi provoquer des éruptions papuleuses, érythémateuses, scarlatiniformes, ortiées ; rares avec la quinine, moins rares avec les salicylates, ces exanthèmes sont très fréquents avec l'antipyrine, qui « a à cet égard une véritable spécialité », et dont l'emploi a été suivi quelquefois de pemphigus. Ces lésions cutanées, de même que des hémorragies par les diverses muqueuses doivent être attribuées à la dilatation vasculaire périphérique qui succède à l'emploi de tous ces remèdes.

9° Modifications du sang. — Mais l'accident le plus important et le plus difficile à dépister tant qu'il n'atteint pas un degré où il soit véritablement dangereux, c'est l'altération du sang. Il n'est pas un seul antithermique dont le globule rouge n'ait à souffrir, pas un seul, même la quinine, même l'acide salicylique ; seulement ces lésions globulaires très légères, très frustes avec ces deux médicaments, deviennent graves et même irréparables avec d'autres. SCHMITT en distingue trois degrés : 1° La fixation de l'oxygène sur l'hémoglobine ; 2° la production intraglobulaire de méthémoglobine susceptible de repasser de nouveau à l'état d'hémoglobine ; 3° la formation de méthémoglobine irréductible, entraînant la dissociation du globule et la méthémoglobinurie. Ces altérations du sang se traduisent par de la dyspnée, des palpitations, des faux pas du cœur et surtout la cyanose qui peut atteindre une intensité véritablement effrayante. « A un degré plus avancé, le bulbe est intéressé : il y a alors du collapsus, de l'adynamie, de l'hypothermie, et la mort peut survenir. » Ces terribles complications frappent quelquefois des malades accoutumés au médicament, sans qu'aucune élévation de la dose puisse l'expliquer. Les antithermiques les plus redoutables à ce point de vue appartiennent au groupe phénylhydrazyne; ceux du groupe phénol sont d'un maniement difficile : la quinine, l'acide salicylique, l'antipyrine, la phénacétine sont les moins dangereux.

10° Les antithermiques guérissent-ils les maladies fébriles ? — Les antithermiques analgésiques, au prix de quelques accidents légers ou graves, peuvent donc abaisser la température. Peuvent-ils par cela même guérir les maladies fébriles ? La réponse à cette question importante mérite d'être bien étudiée. Théoriquement, pour ceux qui avec LIEBEHMEISTER et son école admettent que le danger des fièvres réside surtout dans la fièvre, les antithermiques doivent rendre de grands services; mais, pour ceux, bien plus nombreux, qui ne voient dans la fièvre qu'un symptôme, important sans doute, mais incapable de produire par elle-même l'adynamie, l'ataxie, les grands troubles nerveux, les dégénérescences des parenchymes, la réponse sera différente : « l'hyperthermie peut indiquer la gravité de la maladie, elle ne la produit pas (BOUCHARD) : elle est le baromètre qui annonce l'orage ; briser l'instrument n'est pas conjurer la tempête (GLAESER). »

Si on se place au point de vue physiologique, on observe que la fièvre diminue le coefficient d'oxydation (ROBIN), augmente le coefficient urotoxique (BOUCHARD), accélère la respiration et le cœur, diminue les propriétés antitoxiques du foie (ROGER). Or les antithermiques analgésiques abaissent les oxydations, diminuent le pouvoir absorbant du globule pour l'oxygène, dépriment le cœur, affaiblissent le fonctionnement du foie : ils agissent donc dans le sens même de la fièvre sur la plupart des grandes fonctions, du moins sur les plus importantes, et si l'on ajoute que ces mêmes remèdes, sauf ceux de la série aromatique, mettent une entrave sérieuse à l'élimination par le rein des déchets de la nutrition, on sera porté à se méfier de leur action.

11° Indications et contre indications. — Quelle raison physiologique a-t-on donc de les employer ? On peut recourir à leur usage parce qu'ils ont une certaine puissance antiseptique (très restreinte d'ailleurs et bien inférieure à celle de beaucoup d'autres agents) et qu'à ce titre ils agissent peut-être sur les germes pathogènes de la fièvre ; et en second lieu, parce que l'hyperthermie peut produire par elle-même, quand elle se maintient trop longtemps au niveau de 40°, des accidents de toxicité de dénutrition, de perturbation de la vie cellulaire que nous avons indiqués plus haut et qu'il importe de combattre vite et directement. Dans ces cas, les antithermiques pourront être utilisés, bien qu'ils ne soient peut-être pas les meilleures armes que la thérapeutique mette aux mains du praticien et que les bains froids, les réfrigérations locales et même la saignée puissent souvent leur être préférés. Encore ne faut-il pas toujours se laisser effrayer par le chiffre élevé de la température ; il faut tenir compte de la maladie et du malade lui-même. 40° au début d'une scarlatine ou au cours d'une pneumonie sont moins préoccupants que dans une fièvre typhoïde ou une diphtérie ; l'hyperthermie est plus ou moins grave suivant l'affection qui les produit et elle doit être rigoureusement combattue dans telle pyrexie, alors que dans telle autre on peut rester sur l'expectative. Il appartient à la pathologie d'établir ces distinctions dont la thérapeutique fait ensuite son profit.

Mais toutes ces discussions d'un haut intérêt spéculatif ne peuvent être tranchées que par l'étude des résultats obtenus en clinique. Or à ce point de vue, le silence qui se fait peu à peu sur les avantages des antithermiques est significatif : il y a une quinzaine d'années, les antithermiques nouveaux naissaient chaque jour et leur apparition était saluée avec enthousiasme. Aujourd'hui on n'en parle plus et on s'en sert beaucoup moins. C'est que les fièvres typhoïdes, les pneumonies, les fièvres éruptives que l'on fait évoluer à basse température avec l'antipyrine, la thalline, la pyrodine, etc., ne semblent pas perdre un jour de leur durée, que leur convalescence, quoi qu'on en dise, n'en est pas abrégée, c'est que les tuberculeux dont on abaisse artificiellement la température paraissent affaiblis par cette action médicamenteuse, et que leur consomption semble se précipiter. Nous ne voulons pas condamner en bloc et sans appel tous les antithermiques analgésiques; il en est quelques-uns d'utiles à doses modérées, nous les indiquerons quand, au chapitre des médicaments nervins, nous étudierons en détail ces mêmes agents; et puis il ne faut pas oublier que la quinine reste le médicament héroïque du paludisme et qu'elle est utile dans beaucoup d'autres pyrexies, que le salicylate de soude est le remède par excellence du rhumatisme articulaire aigu. Mais en dehors de ces deux exceptions, nous ne pouvons mieux faire que de reproduire la conclusion du rapport de M. Schmitt, à qui nous avons emprunté les principaux éléments de cette question.

12° Conclusion. — « En abaissant systématiquement la température, le médecin se prive, sans grand profit pour le malade d'un élément important d'appréciation ; c'est d'après le tracé thermique qu'il juge dans bien des pyrexies de la marche régulière ou anormale de la maladie, et l'abaissement tout artificiel qu'il obtient par les antithermiques n'est le plus souvent qu'un masque d'apyrexie, sans aucune valeur (Renaut), un trompe-l'œil (Jaccoud).

J'ajoute cependant que dans certaines affections fébriles peu graves, dans les grippes légères, dans l'angine herpétique, etc., où la température se trouve brusquement portée à un taux très élevé, nos antithermiques qui sont également analgésiques, ne l'oublions pas, peuvent, en abaissant la température qui les tient directement sous sa dépendance, faire cesser la céphalée, le délire, les courbatures, la sensation pénible de chaleur mordicante et, par les sueurs qu'ils provoquent, le sentiment d'ardeur et de sécheresse de la peau qui fatigue les malades : procurer, en un mot, cette euphorie dont on a tant parlé. Ce sont là, à mon sens, les seules indications de l'antipyrèse médicamenteuse : élévation brusque de température, réaction nerveuse excessive, caractère passager de la fièvre, bénignité de l'infection.

Hors de là, s'ils n'ont pas toujours les inconvénients que paraît indiquer la théorie, ils sont au moins inutiles et les quelques bénéfices passagers qu'on peut tirer ne me semblent pas compenser les dangers qu'ils font courir aux malades ».

13° Quelques antithermiques en particulier. — Quelle que soit l'activité de ces remèdes comme antipyrétiques, c'est surtout comme *nervins*, comme analgésiques, qu'ils trouvent leur emploi en médecine; leur étude détaillée sera donc mieux placée avec celle des modificateurs du système nerveux. Il en est deux cependant dont il convient de dire ici même quelques mots, à cause de leur peu d'action sur la sensibilité.

a. *Cryogénine.* — Cette substance, en style chimique *méta-benzamido-semi-carbaside*, serait, d'après DUMAREST, antithermique sans être analgésique; elle abaisserait la fièvre et serait sans action sur la douleur. Chez les *tuberculeux*, où elle a été surtout employée, elle paraît agir assez bien sur la fièvre des premières périodes, tant que les accès restent peu violents et bien espacés. Dans la granulie, dans la fièvre hectique de la dernière période, elle est inactive ou fâcheuse. La dose varie de 0gr,20 à 0gr,50 et 1 gramme, elle n'a pas besoin d'être renouvelée tous les jours, les effets antithermiques se prolongeant plus de quarante-huit heures; à la longue, comme les autres remèdes du même type, il se produit une certaine déglobulisation.

b. *Xylol.* — Le produit appelé vulgairement xylol et qui est bien connu des histologistes est un mélange des trois xylènes ou diméthylbenzines. Très toxique chez les animaux, ce remède donné à la dose de 60 à 120 gouttes, réparties en cinq prises par jour, dans du vin, a donné chez les varioleux des résultats inespérés : éruption avortée, disparition de l'odeur fétide, atténuation de la suppuration, absence de cicatrices. Du jour où BELIN a appliqué ce traitement, la statistique de son service s'est notablement améliorée. Si le xylol n'agit pas très nettement comme antithermique, du moins en entravant la suppuration, il abrège la durée et diminue l'intensité de la fièvre[1].

CHAPITRE VIII

QUININE

1° Propriétés physiques et chimiques. — Jusqu'en 1820, on ne connaissait que les différentes préparations de quinquina (poudre, extraits, vin, décoctions, etc.). En retirant de l'écorce du *quinquina calysaia*, l'alcaloïde le plus actif, la quinine, PELLETIER et CAVENTOU firent une découverte du plus haut intérêt. La quinine entra rapidement dans la pratique médicale; elle ne possède pas les propriétés du quinquina en tant qu'astringent et amer; mais son action spécifique dans la fièvre intermittente paludéenne, son action antithermique dans d'autres pyrexies en font un remède de premier ordre, dont l'histoire doit être étudiée avec le plus grand soin.

Sa formule est $C^{20}H^{24}Az^2O^2$. C'est une poudre amorphe à peine soluble, très amère. Elle est elle-même peu employée; mais jouant le rôle d'une base diacide, elle se combine facilement avec les acides les plus variés, formant avec eux des sels neutres ou des sels basiques, dont la solubilité est très variable. L'activité d'une combinaison quinique dépend d'une part de sa solubilité, d'autre part de la quantité de quinine qu'elle contient; il importe donc d'être bien renseigné sur ce double caractère de ces sels.

	Teneur en quinine p. 100	Quantités d'eau à 15° nécessaires pour dissoudre 1 partie de sel quinique.
Chlorhydrate neutre	89,90	1 et même moins,
— basique	71,69	25
Lactate	78,26	3
Bromhydrate basique	76,60	60
Valérianate	76,05	110

[1] J. BELIN et SALOMON. *Tribune médicale*, 21 octobre 1905.

	Teneur en quinine p. 100	Quantités d'eau à 15° nécessaires pour dissoudre 1 partie de sel quinique.
Sulfate basique (sulf. ordin.)	74.30	755
Chlorhydrosulfate	74,20	1
Sulfovinate	72	déliquescent.
Bromhydrate neutre	60	7
Sulfate neutre (ancien sulf. acide)	57,24	11
Tannate	20	à peine soluble.

Les sels acides ou neutres sont en général plus solubles que les sels basiques, mais contiennent moins de quinine. L'addition d'une petite quantité d'acide (eau de Rabel, acide tartrique) augmente beaucoup leur solubilité. Ce sont pour la plupart des poudres blanches, cristallines, d'une saveur extrêmement amère.

A s'en rapporter au tableau précédent ce sont les chlorhydrates qui devraient être choisis, et ils sont en effet préférés en Angleterre et en Allemagne.

En France une vieille habitude fait choisir le sulfate basique qui a une grande activité clinique, mais qui ne peut être donné que par la voie stomacale. Le chlorhydrosulfate a été vanté par GRIMAUX et LABORDE. Le tannate réputé inactif à cause de son insolubilité, est pourtant très souvent administré sans qu'on s'en doute : car associé au café auquel on le mêle souvent pour masquer son goût, le sulfate de quinine donne un précipité de tannate. Le chimisme stomacal corrige sans doute ce défaut : car la préparation ainsi faite agit sûrement au double point de vue physiologique et thérapeutique.

Un grand nombre d'autres sels, tels que le salicylate, le borate, l'arséniate, le ferrocyanate, le tartrate de quinine, ne sont pas usités.

2° Absorption, élimination. — La quinine n'est pas absorbée par la peau intacte. Malgré ce fait unanimement affirmé par les physiologistes, maints praticiens continuent à faire appliquer des pommades à la quinine chez les enfants, dans les régions dont l'épiderme est réputé plus facilement perméable (aisselles, aines, régions plantaires) et déclarent en retirer de bons effets.

C'est dans l'estomac, sous l'influence de l'acidité du suc gastrique, que les sels de quinine seraient le plus facilement absorbés. L'alcalinité de la bile et du suc intestinal géneraient l'absorption de ces mêmes sels ; cependant le rectum absorbe assez facilement et rapidement les lavements quiniques. Il est possible que dans certains états pathologiques, la fièvre typhoïde en particulier, la muqueuse intestinale se refuse à la pénétration des préparations quiniques. Le foie leur fait subir un temps d'arrêt et une série de transformations qui sont encore peu connues.

Les plaies absorbent bien ces remèdes ; mais la vive douleur que provoque leur contact avec l'épiderme dénudé empêche de les utiliser par la méthode endermique. Par contre l'hypoderme reçoit sans trop de difficultés le chlorhydrate et le bromhydrate de quinine, dont l'action est alors très rapide ; en injections sous-cutanées, le sulfate détermine de vives douleurs et des eschares.

La quinine s'élimine par toutes les sécrétions, mais spécialement par l'urine. Ce liquide traité à froid par le réactif d'ESBACH présente alors un précipité blanc, tout à fait analogue à celui de l'albumine, mais qui se dissipe par la chaleur. Il ne semble pas que ce soit la quinine en nature que l'on retrouve dans l'urine, mais simplement un isomère (SOULIER), ou encore une dihydroxylquinine (KERNER), c'est-à-dire une quinine qui a reçu 2HO dans sa composition. Cette substance malgré une si faible différence de composition, a perdu presque toutes les propriétés physiologiques de la quinine. On trouve des détails absolument analogues dans l'histoire de la morphine.

L'élimination commence quelques minutes après l'injection, et a sa plus grande activité au bout de six heures; elle est plus lente chez les fébricitants.

3° Action sur les organismes inférieurs. — La quinine arrète assez facilement les fermentations dues à des organismes vivants, elle empêche même les fermentations putrides. Mais les diastases, la pepsine, les ferments solubles et amorphes sont beaucoup moins sujets à son influence Alors que la morphine, l'atropine et d'autres alcaloïdes absolument toxiques pour les animaux supérieurs sont sans action sur les infusoires, celles-ci sont rapidement tuées par une solution de chlorhydrate de quinine $\frac{1}{800}$. La même substance fait prendre la forme cadavérique à l'hématozoaire de Laveran, fait important à rapprocher de l'action spécifique de la quinine sur la fièvre intermittente.

Quant aux microbes pathogènes (streptocoques, staphylocoques, bacilles d'Eberth, bacilles de Koch, etc.), malgré le grand nombre d'expériences faites, on n'est arrivé à aucune conclusion suffisamment précise.

4° Effets physiologiques. — La quinine est un des remèdes qui a excité à la fois les plus grands enthousiasmes et les plus violentes réprobations ; nul n'a eu plus que lui d'ardents partisans et de sincères détracteurs. La connaissance plus exacte de ses propriétés physiologiques, surtout de son action sur le sang et sur les microbes pathogènes nous donnera tôt ou tard la raison de ces divergences ; mais en ce moment il reste bien des points obscurs.

La saveur très amère et très tenace de la quinine excite la sécrétion salivaire. Y a-t-il corrélativement une hypersécrétion du suc gastrique qui activerait la digestion ? C'est possible, quand la dose est faible. Mais au point de vue purement chimique, le mélange de la quinine aux matières albuminoïdes en retarde la digestion ; et chez l'homme il n'est pas rare de voir l'usage prolongé du remède amener de la gastralgie, de l'inappétence, des vomissements et une dyspepsie intestinale caractérisée le plus souvent par une constipation opiniâtre, quelquefois par une petite diarrhée avec ténesme. Si, dans quelques cas, la quinine semble relever l'appétit, c'est en améliorant la maladie qui compromettait les fonctions digestives.

Aux doses thérapeutiques, la respiration n'est pas influencée. Il en est de même de la circulation ; mais si l'on force les doses il se produit une vaso-dilatation par paralysie des nerfs vasculaires, et même un arrêt du cœur en diastole. Ces phénomènes sont tout à fait indépendants de ceux que la quinine exerce sur la fièvre, grâce à son action sur les germes pathogènes ; cliniquement, ils n'ont donc pas une grande importance, hors le cas où le malade est atteint de myocardite infectieuse grave ou de collapsus cardiaque. Il m'a toujours paru que dans ces conditions l'influence de la quinine sur l'organe central de la circulation devait être très surveillée, que les effets fâcheux sur l'organe pouvaient compenser et même dépasser les effets heureux sur la maladie, et que bien souvent il y avait intérêt à en suspendre l'administration.

Le système nerveux est particulièrement influencé par la quinine, et c'est surtout le cerveau qui en est impressionné. Il y a de l'excitation, de l'agitation ; certains enfants par l'usage de ce remède deviennent temporairement insupportables et méchants. La céphalée peut être violente et angoissante, surtout quand viennent s'y ajouter les troubles et les hallucinations des sensibilités spéciales : bourdonnements, bruits de cloches, sifflements, surdité, vertiges, sont les plus fréquentes ; viennent ensuite les hallucinations de la vue et l'amblyopie, même l'amaurose ; j'ai vu de fausses sensations d'odeurs causer des malaises tout à fait pénibles.

La genèse de ces divers phénomènes est en rapport complexe avec le degré de tolérance individuelle, l'âge du sujet et la dose employée. Cette dernière est des plus importantes à considérer ; aux environs d'un gramme pris en une seule fois, les troubles sont encore supportables ; à 2 grammes, ils deviennent plus intenses et le tableau clinique est celui d'un véritable empoisonnement (*quinisme aigu, ivresse quinique*). Après 4 grammes, on peut observer des convulsions, du collapsus et la mort.

Le bromhydrate et le valérianate de quinine paraissent produire des accidents moins aigus que le sulfate et le chlorhydrate.

On a dit que les fiévreux supportent mieux la quinine que les sujets sains ; il ne faudrait pas se fier absolument à cette affirmation. J'ai eu souvent besoin de prendre de la quinine, et les bourdonnements et la céphalée ont redoublé au moment où la température fébrile remontait.

Quelques sujets éprouvent de la dysurie par l'usage de la quinine. L'utérus serait également influencé ; et on aurait observé suivant les cas, soit l'avortement, soit l'accouchement prématuré. En dehors d'indications très nettes, il faut donc être très avare de quinine chez les femmes enceintes ; on doit aussi en user avec modération pendant l'époque menstruelle, l'hémorragie physiologique pouvant être exagérée ou restreinte, pouvant en tout cas être troublée par cette substance.

5° Action sur le sang et la nutrition. — L'action de la quinine sur les éléments figurés du sang est assez nette dans les expériences, et très vague dans les observations cliniques. *In vitro* l'addition d'un sel de quinine à du sang amène la destruction rapide d'un assez grand nombre de globules rouges et l'immobilité avec état sphérique des globules blancs. En clinique les doses employées étant proportionnellement beaucoup plus faibles, ne produisent rien de pareil. On a accusé la quinine de s'opposer à la diapédèse des leucocytes, mais le fait n'est pas démontré.

Les effets sur la circulation varient avec la dose : une faible dose donne de l'accélération du cœur et de la vaso-constriction des vaisseaux périphériques, une forte dose ralentit le cœur et paralyse les vaisseaux. Chez les fébricitants, ces phénomènes sont modifiés par ce fait que la quinine pouvant agir sur le germe pathogène et détruire l'influence de ce germe sur la circulation, le problème est beaucoup plus complexe ; chez eux, la quinine provoque presque toujours un ralentissement du pouls.

Les combustions organiques sont ralenties par la quinine, fait qui se traduit par la diminution des matériaux solides de l'urine. Peu sensible chez le sujet sain, cette diminution n'entraîne chez lui qu'un abaissement insignifiant de la température organique : plus accentuée chez le fébricitant, elle détermine alors une chute bien plus prononcée du thermomètre, mais seulement avec de très fortes doses. La véritable action de la quinine s'exerce alors non pas directement sur les combustions organiques dépendant de la fièvre, mais sur les germes pathogènes ; et elle varie suivant que le remède combat efficacement ces germes, comme dans la malaria, ou est impuissant contre eux, comme dans la tuberculose.

6º Phénomènes de toxicité. — Les notions qui précèdent sur l'action physiologique de la quinine ne font prévoir que très imparfaitement son action thérapeutique, mais elles laissent prévoir en partie les phénomènes toxiques observés chez certains sujets, et qui ne sont que l'exagération des phénomènes physiologiques. Ces accidents sont les vertiges, les bourdonnements d'oreille, la surdité, l'amblyopie ou l'amaurose, les troubles de l'intelligence et de la parole allant d'une part jusqu'au délire, d'autre part jusqu'au mutisme, c'est ensuite la dysurie avec une véritable cystite ; ce sont les vomissements, l'entérite dysentériforme, l'angoisse cardiaque avec dyspnée ; c'est l'affaiblissement du cœur, c'est une série d'éruptions cutanées (urticaire, érythème, roséole, bulles, etc.). Citons aussi les hémorragies gingivales. Toutes ces complications sont en général la conséquence de doses trop fortes ou trop longtemps données, mais en vertu d'idiosyncrasies spéciales dont le praticien fera toujours bien de tenir compte, elles peuvent survenir avec des doses modérées, et constituent alors une contre-indication formelle à l'emploi du remède, car elles pourraient être suivies de mort.

7º Indications thérapeutiques. — a. *Fièvre paludéenne simple*. — Avant la découverte de la quinine, on traitait les fièvres intermittentes par de fortes doses de poudre de quinquina (8 grammes environ), et on discutait ferme sur le moment le plus opportun pour administrer le médicament. En simplifiant la médication, la découverte de la quinine n'a pas empêché ces discussions. Aujourd'hui elles n'ont plus qu'un intérêt rétrospectif ; on est à peu près d'accord sur cette question d'heure. L'école romaine (Torti) faisait prendre le remède immédiatement avant l'accès ; l'école anglaise (Sydenham) immédiatement après, c'est-à-dire aussi longtemps que possible avant l'accès à venir ; enfin l'école française, après quelques oscillations, est arrivée à cette conclusion que le moment le plus opportun est de huit à dix heures avant l'accès attendu. L'observation clinique a été confirmée en ce point par la physiologie qui a montré qu'en faisant prendre ainsi la quinine, ce remède se trouvait en plus grande abondance dans le sang juste au moment où l'accès va commencer, au moment où les hématozoaires y sont le plus nombreux et le plus actifs, et où par conséquent l'action thérapeutique trouve les meilleures conditions pour s'exercer.

On s'est évertué à établir des distinctions entre le début apparent de l'accès par le frisson et le début réel caractérisé par la suractivité des combustions organiques et l'augmentation de l'urée dans l'urine (JACCOUD). L'écart entre le début apparent et le début réel peut varier de deux à dix-huit heures suivant le type de l'accès. Ces considérations très intéressantes au point de vue de la physiologie générale n'ont actuellement aucune sanction pratique.

L'état des voies digestives a fortement appelé l'attention des médecins : il existe presque toujours en effet avec la fièvre intermittente un état saburral des premières voies ; et l'on a craint que l'absorption de la quinine ne fût rendue difficile. Un émétocathartique est quelquefois une bonne introduction à la médication quinique ; mais si le temps presse, si l'on craint des accès à forme pernicieuse, il ne faut pas perdre son temps, il faut donner immédiatement la quinine, par voie hypodermique ou intraveineuse si l'on se méfie du pouvoir absorbant de l'estomac. Le traitement de l'embarras gastrique viendra plus tard, quand la fièvre aura été coupée ; d'ailleurs il sera le plus souvent inutile, l'état saburral ayant disparu avec les accès, et n'étant comme eux qu'une manifestation de l'infection palustre.

En présence de chaque fait clinique, le médecin qui veut s'en tenir à la pratique rigoureuse des principes, est singulièrement embarrassé. Sous l'influence des premières doses, pourvu qu'elles soient suffisantes, le type de la fièvre se modifie ; les quotidiennes deviennent des tierces : les accès retardent sur le moment où on les attend ; et il devient impossible, surtout si le traitement réussit, de rester fidèle aux préceptes du début. LAVERAN est persuadé que la même formule de traitement peut s'appliquer à tous les cas, sans qu'il soit nécessaire de la modifier suivant le type, et il prescrit ainsi :

1 gramme de chlorhydrate de quinine, pendant trois jours ; repos pendant quatre jours ;

80 centigrammes de chlorhydrate de quinine pendant trois jours ; repos pendant quatre jours ;

80 centigrammes de chlorhydrate de quinine pendant deux jours ; repos pendant quatre jours ;

80 centigrammes de chlorhydrate de quinine pendant deux jours. Ces quantités seront divisées en deux doses.

Il ne faudrait pas s'attacher aveuglément à cette formule. La véritable règle c'est de ne diminuer la quinine que lorsqu'on a obtenu une amélioration réelle et de n'en cesser l'usage que lorsque les accès ont disparu. Sous l'influence du traitement les accès deviennent à la fois plus tardifs, moins violents et plus courts ; le frisson est moins intense, la sueur moins abondante, le retour des forces plus rapide. Bientôt l'accès manque complètement ou ne manifeste une faible tendance à éclater que par un malaise vague et passager. La tuméfaction splénique s'efface peu à peu et en même temps disparaissent tous les symptômes concomitants. Dans l'infection paludéenne franche, dans la fièvre intermittente légitime, cet heureux résultat est à peu près constant. Malheureusement quelques cas restent rebelles ; malgré l'augmentation des doses de quinine, les accès reviennent soit avec régularité, soit sans périodicité bien accusée ; peu à peu le malade alors présente les signes de la *cachexie palustre*. Le moment est venu de cesser définitivement un remède qui n'agit plus et de passer à une autre médication dont l'arsenic et le quinquina sont les éléments les plus importants.

b. *Accès pernicieux.* — Dans les cas pernicieux, la seule règle est de donner la quinine immédiatement, aussitôt le diagnostic établi. On craignait jadis que prise pendant l'accès elle n'augmentât la fièvre et on attendait le prochain intervalle d'apyrexie. Ce qui a pu donner lieu à cette opinion, c'est que l'estomac rejette souvent le médicament lorsqu'on l'administre en pleine période fébrile ; mais ce léger inconvénient n'est pas à mettre en balance avec le danger qu'il y aurait à attendre une apyrexie, peut-être chimérique, et à laisser le mal s'aggraver. Donc en pareil cas, la quinine tout de suite, et à fortes doses : un à deux grammes suivant la violence de l'infection ; et comme les voies digestives ne sont pas alors sûres au point de vue de l'absorption, il faut l'introduire par les voies hypodermique, trachéale ou veineuse.

c. Fièvres larvées. — Les accès intermittents, simples ou pernicieux, ne sont pas les seules manifestations du paludisme. Cette infection donne lieu quelquefois à des fièvres continues ou rémittentes ou se déguise sous ces formes si multiples qui constituent en pathologie le chapitre des fièvres *larvées* ou des fièvres *accompagnées* : fièvre intermittente pneumonique, fièvre dysentérique, névralgies trifaciales ou autres à retour périodique, hémorragies à retours périodiques, etc., etc. La quinine donne alors des succès dans des cas où tout autre médicament échoue ; elle calme les douleurs que les meilleurs narcotiques ne peuvent apaiser, elle arrête des hémorragies gingivales, dentaires ou autres qui ont résisté aux meilleurs hémostatiques ; elle guérit mieux une broncho-pneumonie ou une diarrhée que les révulsifs ou les astringents ; des femmes enceintes menacées d'avortement sous l'influence d'accès fébriles ont vu ces menaces se dissiper par l'action de la quinine qui combattait leurs fièvres. Toute la difficulté pour le clinicien consiste alors dans l'établissement d'un bon diagnostic de la genèse du mal : celui-ci une fois posé, le traitement suit logiquement et réussit presque toujours. Dans les cas douteux, l'usage de la quinine peut même être une épreuve décisive : le mal sera jugé d'origine palustre, s'il guérit (*naturam morborum curationes ostendunt*). Cette épreuve n'a d'ailleurs rien d'absolu.

d. Hémoglobinurie quinique. — Un accident grave, mais rare du traitement de la malaria, c'est la fièvre ictéro-hématurique (TOMASELLI) ou plus exactement l'hémoglobinurie avec ictère hématogène. Les cas sont difficiles à interpréter comme on peut en juger d'après les faits suivants : 1° Il existe dans les pays chauds une hémoglobinurie d'origine palustre, et pouvant guérir ou être améliorée par la quinine. 2° Chez certains paludiques, la quinine provoque à la fois de l'hémoglobinurie et de l'ictère. Le retour de ces graves incidents chaque fois que le malade use du remède, leur absence s'il s'en abstient, ne permettent pas de douter de son influence pathogénique. La notion de ces faits contradictoires laisse le praticien dans une grande perplexité : il devra interroger soigneusement les antécédents du malade, les commémoratifs relatifs à ses idiosyncrasies, surveiller les phénomènes consécutifs à l'ingestion de la quinine, et la supprimer dès qu'il la soupçonne capable de provoquer l'hémoglobinurie.

e. *Action préventive.* — La quinine peut-elle exercer une action préventive à l'encontre de l'infection paludéenne ? Cette question a fait l'objet de nombreuses polémiques. Mais d'une façon générale, les médecins militaires qui ont accompagné nos soldats dans les récentes expéditions d'Afrique reconnaissent et proclament cette heureuse influence. On est moins d'accord sur la manière la meilleure d'user du remède à titre prophylactique; le plus sage est de prendre 20 à 30 centigrammes de sulfate de quinine dans un peu de rhum et de tafia, le matin des jours où l'on doit traverser des régions marécageuses et les quelques jours qui suivent. En observant cette pratique, un médecin-major de la guerre du Dahomey m'a dit avoir absolument préservé son bataillon des accès pernicieux fréquents dans d'autres troupes. Il serait déraisonnable de prendre continuellement chaque jour pendant une longue période des doses même modérées de quinine. Outre la dyspepsie qui surviendrait presque fatalement, il s'établirait une accoutumance telle que le jour où l'infection surviendrait, le remède pourrait se trouver sans action suffisante.

f. *Fièvre typhoïde.* — C'est à BROCA (de Mirande) que l'on doit l'introduction de la quinine dans le traitement de la fièvre typhoïde (1840, Acad. de Médecine). Son exemple fut bientôt suivi, et jusqu'à la découverte de l'acide salicylique et à la méthode de BRAND, la quinine est restée le remède le plus usuel de la dothiénentérie. Son action n'est pourtant pas de celles qui s'imposent à l'observation : de même qu'au laboratoire, l'alcaloïde du quinquina ne nuit pas d'une façon évidente aux cultures éberthiennes, de même en clinique, il n'enraie pas brusquement la fièvre typhoïde. Pris le soir, il accentue la rémission thermique du lendemain matin; pris le matin, il atténue l'exacerbation vespérale; on aura donc avantage à le donner le soir, quand la température s'établit trop nettement en plateau; le matin, quand les ascensions du soir sont exagérées. Il semble dans tous les cas qu'on doive le donner à fortes doses et en peu de temps : deux à quatre cachets de 0^{gr},50 de demi-heure en demi-heure. La dose de 2 grammes est déjà très forte, et il serait téméraire de suivre l'exemple de Monneret qui voulant substituer les effets toxiques du remède à l'empoisonnement typhique, donnait jusqu'à 5 grammes par jour. De pareilles tentatives ont donné lieu à des accidents faciles à prévoir.

Comme indication, Jaccoud signale la défaillance du cœur; il serait plus juste de voir avec Laborde dans ce symptôme une contre-indication, la quinine agissant d'une façon notablement fâcheuse sur les cœurs enflammés et dégénérés.

En aucun cas, la médication quinique dans la fièvre typhoïde ne doit être poursuivie sans interruption. Elle sera suspendue après deux ou trois jours, et reprise après un intervalle d'égale durée. Ainsi dirigée, elle atténuera l'intensité de la fièvre, elle n'en abrégera pas sensiblement la durée.

Il faudra d'ailleurs tenir le plus grand compte des associations microbiennes, des antécédents du malade, de la région où l'on exerce. Dans un cas de vraie fièvre typho-malarienne quand le sujet est à la fois en proie au bacille d'Eberth et à l'hématozoaire de Laveran la quinine est indispensable et agit avec son efficacité habituelle contre un des éléments de la maladie. Chez un ancien paludéen, alors même que l'infection palustre n'est pas en état d'activité, elle aura encore de bons effets: et c'est sans doute la raison pour laquelle les médecins des régions marécageuses, comme les environs de Bordeaux, aiment tant la quinine, leurs malades étant toujours quelque peu suspects d'avoir été touchés par la malaria, alors que l'école lyonnaise la proscrit absolument. Il est du reste incontestable que le bain froid est un traitement de la dothiénentérie autrement efficace que la quinine.

g. *Fièvres infectieuses diverses, grippe.* — En dehors de son action si nette dans la fièvre intermittente, de son action dou-

teuse dans la fièvre typhoïde, la quinine n'exerce pas d'influence
directe sur les maladies infectieuses spécifiques : les fièvres
éruptives, la fièvre jaune, les oreillons, etc., ne sont ni guéris,
ni enrayés par ce remède, qui peut tout au plus amener alors,
à titre d'antithermique, un abaissement passager de la température, mais ne saurait abréger la durée de l'évolution morbide ni
en modifier la marche. La grippe cependant semble faire exception à cette règle. A chaque épidémie d'influenza, on voit se
renouveler les polémiques entre partisans et adversaires de la
quinine. C'est aller trop loin que croire avec M. GELLIE (de Bordeaux) que cet alcaloïde est spécifique aussi bien de la grippe
que de la fièvre paludéenne. Mais il est incontestable d'autre
part que les malades traités par ce médicament guérissent
mieux, plus vite et avec moins de complications que ceux à qui
on prescrit des vomitifs, des purgatifs, de l'antipyrine et surtout
des vésicatoires. Dans la grande épidémie de 1890, sur 150 malades environ que j'ai eu à soigner, dans des conditions très
diverses d'âge, de sexe, d'états pathologiques antérieurs, etc.,
j'ai eu couramment recours à la quinine, et je n'en ai perdu
qu'un seul, une femme âgée de soixante-douze ans. Il est bon
de graduer les doses suivant le degré du thermomètre $= 0^{gr},50$ à
$38^\circ,5 = 0^{gr},75$ à 39°; 1 gramme à $39^\circ 5$, divisés en cachets de $0^{gr},25$.

h. *Phlegmasies secondaires.* — Si la quinine est impuissante
contre les grandes pyrexies spécifiques en général, en est-il de
même pour les infections moins caractérisées au point de vue
spécifique et pour les complications secondaires ? Les agents de
ces affections sont généralement des microbes qui vivent en
nous à l'état de microbisme latent, et dont la virulence se
trouve tout à coup exaltée ; ce sont les streptocoques, les staphylocoques et les colibacilles. Il y a lieu de distinguer l'influence de la quinine, suivant que les affections susvisées sont
produites par tel ou tel de ces microbes, suivant les cas où
l'un d'eux prédomine dans une association microbienne. Dans
les infections à streptocoques : érysipèle, angines, broncho-
pneumonies secondaires de la rougeole, de la coqueluche ou de
la grippe, la quinine est sûrement un bon remède, et avant la
découverte de l'antisepsie, elle était le seul remède, bien infi-

dèle hélas ! de l'infection purulente. Les avis sont d'ailleurs très partagés : bien des médecins la croient inutile ; quelques-uns même, avec M. Treille, la considèrent comme nuisible. Il semble que les cas traités par la quinine ont une marche plus simple et plus rapide, laissant après eux moins de séquelles, évoluant en somme plus normalement que les autres. Mais les données du problème clinique sont si complexes que l'on comprend très bien les appréciations divergentes des praticiens. Il serait à désirer que quelques expériences bien faites viennent éclaircir cette question.

Les affections à staphylocoques (furoncle, anthrax, ostéomyélite, etc.) semblent peu influencées par la quinine; dans les cas de suppuration aiguë des os, c'est cependant le seul remède à essayer tant que le diagnostic n'est pas fermement posé et que l'intervention chirurgicale n'est pas décidée.

Dans les infections colibacillaires (infection urineuse, ictère grave, péritonites d'origine intestinale), il y a souvent hypothermie, et dans ces cas l'indication de la quinine ne se pose pas. Il faut reconnaitre cependant que le problème thérapeutique n'a pas été élucidé à ce point de vue et qu'il mériterait de l'être.

Sans analyser les causes pathogéniques des affections fébriles, les médecins du siècle dernier avaient reconnu que toutes les fièvres à intermittences ou à rémittences régulières étaient heureusement combattues par le quinquina et ils les désignaient sous le nom de *fièvres à quinquina*.

Trousseau plus tard constatait que la quinine avait la propriété de prévenir les phénomènes pathologiques à retours périodiques. La périodicité des phénomènes morbides serait donc la véritable indication de l'usage de la quinine. Cela est vrai en général, mais n'est point absolu ; car la fièvre des tuberculeux si souvent régulière dans son évolution nycthémérale fait à cette règle une douloureuse exception.

i. *Rhumatisme articulaire aigu.* — Le sulfate de quinine a été pendant longtemps le remède usuel du rhumatisme articulaire aigu. Briquet en donnait de fortes doses, jusqu'à 3 et 4 grammes par jour, mais fractionnées, de manière à ne pas impressionner trop violemment l'organisme. Sans être abandonné, ce médicament a laissé la place dans cette maladie à d'autres reconnus plus actifs ; sa décadence est due aux causes suivantes :

1° L'inconstance de ses effets. Si dans plusieurs cas, il a réellement amélioré la situation, en faisant tomber la fièvre et en amenant l'atténuation des douleurs articulaires, il arrive aussi bien souvent que l'on peut donner pendant trois ou quatre semaines de la quinine sans que la convalescence survienne. Même quand elle arrive, elle se présente avec de tels caractères de lenteur et d'instabilité, qu'elle ne diffère pas d'une convalescence spontanée.

2° L'excitation cérébrale. C'est on le sait, un des inconvénients de la quinine à l'état de santé. Or, l'excitation du cerveau, les bourdonnements, les vertiges, l'insomnie qui sont provoqués par la quinine simulent ou peut-être même réalisent les prodromes du rhumatisme cérébral ; et, en fait, on a accusé le remède de favoriser l'éclosion de cette terrible complication. On devra donc être très réservé dans les doses à prescrire chez les sujets à cerveau un peu taré et tenir un compte sincère des commémoratifs que le malade pourra raconter relativement à son idiosyncrasie.

3° La distinction établie entre le rhumatisme articulaire vrai, maladie probablement spécifique, due peut-ére à un microbe spécial, et presque toujours justiciable du salicylate de soude, et les pseudo-rhumatismes infectieux, dans lesquels les inflammations articulaires sont secondaires à d'autres lésions, et qui cèdent à la quinine plus facilement que le rhumatisme articulaire vrai.

Malgré ces réserves fort importantes, le sulfate de quinine à la dose de 1 gramme par jour pourra encore rendre de grands services dans cette dernière affection.

j. *Fièvre des tuberculeux.* — La persistance et l'intensité de la fièvre chez les tuberculeux a amené les médecins à lui opposer toute la série des antithermiques. La plupart de ceux dont l'étude générale a été faite au chapitre précédent réussissent momentanément à faire baisser la température, mais dépriment tellement les forces qu'on ne peut en prolonger l'emploi. La quinine a été essayée comme les autres ; et on peut dire qu'elle ne donne aucun résultat satisfaisant. Impuissante contre la fièvre initiale de l'invasion bacillaire, impuissante encore contre la fièvre de la période secondaire au moment du ramollissement et des associations microbiennes, elle est aussi inefficace contre la fièvre hectique de la troisième période. C'est donc un remède à ne pas employer chez ces malheureux malades. Il sera seulement permis de l'essayer pendant trois ou quatre jours : exceptionnellement on verra alors la fièvre baisser, soit parce que le malade est un ancien paludéen, soit pour d'autres raisons qui nous échappent ; et on pourra alors en continuer l'emploi. Mais en règle générale, la fièvre n'éprouvera aucune atténuation, et il faudra alors suspendre au plus tôt l'usage d'un remède qui ne peut avoir d'autre résultat que de compromettre les fonctions digestives du malade. L'aération bien comprise, le repos poussé jusqu'à l'immobilité sont pour les tuberculeux des antithermiques autrement utiles et efficaces que la quinine.

k. *Vertige de Menière.* — CHARCOT a été l'un des premiers à préconiser la quinine dans le traitement du vertige de MENIÈRE. On doit prendre pendant cinq jours 0^{gr},60 chaque jour, puis 0^{gr},75 pendant cinq autres jours, et enfin dans une dernière période de même durée aller jusqu'à 0^{gr},80 ou 0^{gr},90. Après cela on interrompt pendant quinze jours et on reprend de la même façon. Il y a eu d'incontestables succès, mais ils sont achetés au prix d'une recrudescence atroce des phénomènes vertigineux et des bruits auriculaires pendant les premiers jours et souvent au prix d'une surdité définitive. Pour quelques médecins cette surdité serait même la condition indispensable du succès, la quinine ne pouvant guérir la maladie de MENIÈRE, manifestation d'une excitation des terminaisons du nerf auditif, qu'en paralysant ces terminaisons mêmes. De plus, les insuccès ont été nombreux ; et si le diagnostic n'est pas bien assis, si l'on prend pour une maladie de MENIÈRE des vertiges d'une autre origine, erreur souvent pardonnable, le traitement quinique ne peut qu'aggraver le mal. On n'aura donc recours à cette médication qu'après avoir épuisé les autres remèdes (révulsion, iodures, noix vomique, etc.).

l. *Hypertrophie de la rate.* — Les succès obtenus dans la fièvre

intermittente ont amené à prescrire la quinine dans les hypertrophies de la rate de toute nature. S'il s'agit de néoplasies,
l'échec est certain. Dans la leucocythémie, même aiguë, on
pourra observer une diminution passagère de l'organe, peut-
être aussi l'atténuation passagère de quelques symptômes, des
accès fébriles en particulier ; mais le mal suit fatalement son
cours ; l'arsenic et surtout l'acide cacodylique qu'on peut du
reste administrer en même temps que la quinine, ont une action
plus nette, mais qui malheureusement n'a jamais été définitivement curative.

m. *Tumeurs malignes.* — Dans les cancers inopérables, dans
les néoplasmes récidivant après opération, dans les cas de généralisations, JABOULAY a conseillé l'usage méthodique de la quinine (chlorhydrate, sulfate ou bromhydrate, 0gr,70 à 1 gramme
par jour), en partie par la voie buccale, en partie par la voie hypodermique. Le traitement doit être longtemps poursuivi ; il amènerait dans quelques cas heureux un arrêt dans la marche inexorable du mal, quelquefois même un recul.

n. *Affections diverses.* — Il n'est pour ainsi dire pas de maladie
dans le traitement de laquelle la quinine n'ait pas été essayée.
On lui a attribué une influence heureuse dans le diabète, la
migraine, la goutte, la plupart des névroses ; elle a donné des
succès inespérés dans l'hydropisie brightique ; associée à l'iode
(iodhydrate de quinine, 2 à 3 grammes par jour), elle a été conseillée par ASSAKY dans la syphilis ; on en a fait des injections
contre la blennorragie rebelle. De toutes ces tentatives plus ou
moins justifiées, il n'y a pas grand'chose à retenir ; l'observation d'un cas favorable ne suffit pas pour constituer une
méthode thérapeutique ; contentons-nous de dire avec SOULIER,
que toute maladie quelle qu'elle soit, dont les phénomènes
sont intermittents et périodiques, mérite une tentative de médication quinique.

8° Préparations et doses. — a. *Sulfate.* — Malgré les raisons déjà données en faveur du chlorhydrate de quinine, le
sulfate est resté la préparation la plus populaire et la plus fréquemment prescrite. Il ne peut être employé que par les voies

buccale, rectale et trachéale et est complètement exclu des voies endermique ou hypodermique. L'acide qu'il faudrait ajouter à ses solutions, joint à ses propriétés irritantes, amènerait de vives douleurs et des escarres.

1° Par la voie stomacale, le sulfate de quinine est quelquefois prescrit en *potion*.

Sulfate neutre de quinine.	1 gramme.
Extrait mou de quinquina.	4 —
Sirop de punch	30 —
Eau	90 —
Eau de Rabel [1]	11 gouttes.

Il peut être prescrit en *cachets* de $0^{gr},25$ à $0^{gr},50$ que l'on administre au nombre de un, deux, trois ou quatre suivant les cas ; en *pilules* de $0^{gr},10$ en nombre également variable. Il est important que dans ce cas l'excipient soit facilement soluble. On peut encore le donner en *capsules* à enveloppes glutineuses. Les préparations sous forme de *comprimés* ont été condamnées par la Société de Thérapeutique.

Les enfants ne savent pas avaler les cachets et repoussent les préparations solubles, en raison de leur amertume excessive. On peut leur faire avaler par surprise de petites pilules de $0^{gr},05$ cachées dans de la confiture. Mais le plus simple est de leur donner le sulfate de quinine de la façon suivante : on prend une très petite quantité de café noir bien sucré, on y verse la dose voulue de sel quinique, et on agite avec une cuiller. Le sel ne se fond pas, mais il se décompose, probablement en tannate, en donnant au mélange une coloration brun chocolat. Ainsi traité le café a un goût amer, mais supportable, que les enfants acceptent en général assez bien. Les doses sont ou peuvent être très variables : en moyenne $0^{gr},05$ à $0^{gr},10$ par année d'âge, jusqu'à trois ans, mais on peut certainement aller beaucoup plus loin

---

[1] L'eau de Rabel est une solution au quart d'acide sulfurique officinal. Employée autrefois et sans grand effet comme hémostatique à la dose de 2 grammes dans une potion de 150 grammes, elle n'est plus utilisée que pour permettre la dissolution du sulfate de quinine.

à condition d'espacer les doses prises dans une même journée, la tolérance des enfants étant considérable. A partir de trois ans, $0^{gr},30$, $0^{gr},40$ jusqu'à six ans. Après cet âge, on se rapproche insensiblement des doses d'adultes.

Il y a avantage à faire prendre la quinine immédiatement avant les repas.

2° Les lavements peuvent être ainsi formulés :

<pre>
Sulfate de quinine . . . .   0 gr. 60
Eau de Rabel. . . . .   V gouttes.
Eau tiède. . . . . 150 grammes.
Laudanum de Sydenham . . . . . .   X gouttes.
</pre>

Chez les enfants, la dose de quinine sera diminuée et le laudanum diminué ou supprimé suivant l'âge.

Dans un suppositoire de 6 grammes de beurre de cacao, on peut incorporer de $0^{gr},25$ à $0^{gr},40$ et même $0^{gr},50$ de sulfate de quinine. L'alcalinité du milieu rectal gêne la dissolution du sulfate et restreint ainsi beaucoup la valeur de ce dernier mode d'administration. On n'y recourra que lorsque tous les autres moyens seront inapplicables.

3° Dans un cas pressé de fièvre pernicieuse, si l'on n'a pas sous la main de sel quinique propre aux injections hypodermiques, on peut, comme l'a fait JOUSSET DE BELLESME, introduire dans la trachée une solution de sulfate à l'aide d'une seringue de Pravaz. L'aiguille doit être enfoncée entre deux anneaux cartilagineux et le piston poussé lentement de manière à ce que le liquide tombe goutte à goutte dans les voies aériennes. L'absorption est rapide et les effets très hâtifs : les doses sont les mêmes que pour les injections hypodermiques (voir plus bas).

4° Pommade :

<pre>
Vaseline, lanoline ou axonge . . . . 20 grammes.
Sulfate de quinine, ...   2   —
</pre>

b. *Bromhydrate et valérianate.* — Le bromhydrate, le valérianate s'emploient de la même façon que le sulfate. Plus solubles ils ont moins besoin de l'addition d'un acide. On les applique plutôt au traitement des névralgies ou des accidents douloureux ; ils semblent provoquer moins de vertiges et de troubles auditifs que le sulfate, mais ils ont moins d'activité contre la fièvre.

c. Chlorhydrate, injections hypodermiques et intraveineuses. — Pour les injections hypodermiques, le lactate de quinine à $0^{gr},20$ par centimètre cube n'a pas fait ses preuves. Le bromhydrate neutre se dissout à la dose de $0^{gr},15$ à $0^{gr},16$ par gramme d'eau. Les préparations les meilleures pour ce mode d'administration sont le chlorhydrate neutre et le chlorhydro-sulfate. Le premier plus facile à dissoudre est quelquefois un peu douloureux, le second ne donne aucune sensation pénible.

> Eau distillée . . . . 10 grammes.
> Chlorhydrate neutre de quinine. . . 3 grammes.

ou bien :

> Eau distillée . . . . 10 grammes.
> Chlorhydro-sulfate de quinine. . . . 5 grammes.

Les doses restent à peu près les mêmes que par la voie stomacale. Ainsi on peut injecter suivant les cas un ou deux centi-cubes de ces solutions, et répéter ces injections plusieurs fois par jour. Elles sont peu douloureuses, et ne provoquent pas d'abcès.

Cependant si on emploie des solutions trop concentrées, si l'injection n'est pas assez profonde (il vaut mieux qu'elle soit intramusculaire), on a vu se produire des indurations et des phlegmons. Pendant la campagne de Madagascar, plusieurs cas de tétanos ont succédé à des piqûres de quinine faites dans les membres.

Dans les cas pressants, BACELLI n'a pas hésité à recourir aux injections intraveineuses. La *Riforma medica* (4 janvier 1890) a donné la formule suivante :

> Chlorhydrate de quinine . . . . 1 gramme.
> Chlorure de sodium . . . . 0 gr. 075
> Eau distillée . . . . 10 grammes.

L'injection, poussée très lentement dans une veine du pli du coude, jusqu'à concurrence de $0^{gr},50$ $0^{gr},70$ et même 1 gramme de sel quinique n'a jamais donné lieu à des accidents ; elle ne peut faire avorter l'accès commencé et ne semble pas agir plus rapidement que la quinine ingérée par les voies digestives. Elle doit être pratiquée à la fin d'un accès pour prévenir l'accès suivant. Les succès ont été constants.

d. *Glycéro-phosphate.* — FALIÈRES (de Libourne) prépare des glycéro-phosphates de quinine, qui aux effets de l'alcaloïde joignent ceux des composés phosphatés ; ils sont facilement solubles et peuvent être pris aux mêmes doses que le sulfate par les voies buccale ou rectale.

e. *Associations médicamenteuses.* — Pour faire tolérer la quinine, on peut lui associer un peu d'opium ; pour prévenir la constipation, un peu d'aloès. L'antipyrine peut être ajoutée pour faciliter la solution de la quinine, ou mélangée dans les mêmes cachets pour accentuer l'action antithermique ou antinévralgique. L'usage simultané de l'iode et de la quinine a permis de guérir des fièvres intermittentes rebelles à ce dernier médicament administré seul. Il n'y a dans ces divers cas aucune modification à apporter aux doses habituelles des remèdes.

9° Succédanés de la quinine. — Les inconvénients de la quinine, son prix élevé ont déterminé depuis longtemps les médecins à lui chercher des succédanés, d'abord dans d'autres alcaloïdes du quinquina, ensuite dans des combinaisons chimiques homologues à la quinine.

Parmi les premières la *cinchonine* est la plus importante. Elle ne diffère de la quinine que par un atome d'oxygène en moins ($C^{20}H^{24}Az^2O$), mais est presque insipide ; elle est employée sous forme de sulfate, aux mêmes doses que le sulfate de quinine, avec lequel elle est du reste souvent mélangée par fraude.

Sa caractéristique au point de vue physiologique est de déterminer des convulsions *(épilepsie cinchonique)* : au point de vue thérapeutique, d'agir assez bien, mais avec un peu d'infidélité contre les fièvres intermittentes. On peut y recourir quand la quinine est mal tolérée, dans les cas de fièvre ictéro-hématurique en particulier.

La *cinchonidine* est moins convulsivante que la cinchonine, dont elle un est isomère. Le sulfate de cinchonidine agit assez bien contre la fièvre intermittente, mais à dose deux fois plus élevée que le sulfate de quinine.

La *quinidine* serait, d'après Pasteur, un produit d'altération de la quinine sous l'influence de la lumière ; elle possède, comme celle-ci, des propriétés antipériodiques, mais avec moins d'activité ; et, comme les deux alcaloïdes ci-dessus, est assez fortement convulsivante.

La *quinoïdine* (quinetum) est un mélange en proportion mal définie, des trois principes précédents et de la quinine. Elle agit quelquefois très bien contre la malaria ; mais on ne peut se fier à elle en raison de l'inconstance de sa composition.

10 Homologues de la quinine. — Ce sont les préparations suivantes : la *cupréine*, la *quinéthyline*, la *quinopropyline*. Pour obtenir les mêmes résultats thérapeutiques qu'avec 1 gramme de quinine, il faut donner 2 grammes de cupréine, $0^{gr},75$ de quinéthyline, et $0^{gr},50$ de quinopropyline. Cette dernière est assez fortement toxique (Bourru, *Tribune médicale*, 1894).

A l'encontre de ces remèdes, qui ne sont guère sortis des laboratoires de physiologie, l'*euquinine* paraît devoir marquer sa place dans la pratique journalière. Obtenue par les actions du chloro-carbonate d'éthyle sur la quinine, elle se présente sous la forme d'une substance cristalline, peu soluble dans l'eau se combinant avec les acides et répondant à la formule $CO \begin{cases} OC^2H^5 \\ OC^{20}H^{23}Az^2O \end{cases}$.

Elle serait presque insipide, ne troublerait pas les fonctions gastro-intestinales et agirait aussi bien que les sels de quinine sur la malaria et les autres fièvres (Von Hoorden, Panegrossi, Alexiew). Doses : $1^{gr},50$ à 2 grammes par jour chez les adultes. — $0^{gr},50$ à 1 gramme chez les enfants.

L'*aristochine*, éther diquinin-carbonique, insoluble donne avec les acides des sels solubles, dont la posologie est la même que pour l'euquinine, et qui ont été recommandés dans la *coqueluche*.

11 Calaya. — Avant la découverte du quinquina et de la quinine, les médecins essayaient de combattre la fièvre paludéenne, à l'aide de diverses préparations végétales, telles que l'écorce de saules, l'écorce d'ormeau, le gaultheria procumbens, etc., qui contenaient soit des principes amers, soit (l'analyse l'a démontré plus tard) des principes salicylés. Les résultats merveilleux obtenus par la quinine ont fait oublier ces médicaments : mais comme bien des cas de fièvres restent encore rebelles à ce remède, on continue à chercher d'autres spécifiques. L'*eucalyptus*, si précieux pour l'antisepsie des voies respiratoires, n'est pas à ce point de vue sans valeur. Le *pambotano* est une plante mexicaine qui a beaucoup fait parler d'elle et qui est inconnue aujourd'hui.

Le *calaya* est une préparation qu'on ne rencontre guère que sous forme de spécialité pharmaceutique. Le sirop de Calaya est un sirop alcoolisé d'extrait aqueux d'un rizome appartenant à la famille des légumineuses (*anneslea febrifuga*). L'ingestion d'extrait de Calaya n'est pas toxique pour le lapin à la dose de 5 grammes par kilogramme ; il détermine simplement une prostration passagère, accompagnée d'abaissement de température. « Le sirop de Calaya ne contient pas de sels de quinine (CHASSEVANT). » Malgré la répugnance légitime que j'ai à me servir de remèdes dont je ne puis contrôler la composition, j'ai eu recours à cette préparation dans quelques cas de fièvres palustres, réfractaires à la quinine, et plusieurs fois j'ai observé des succès.

La dose habituelle est de 120 grammes de sirop à prendre en huit fois d'heure en heure. La saveur est assez désagréable ; le malade a souvent ensuite de la diarrhée et est fortement déprimé ; il doit être tenu à jeun pendant la durée de l'administration du remède.

CHAPITRE IX

LES BAINS DANS LES FIÈVRES

1° **Historique**. — L'application de l'eau froide ou plutôt des bains froids au traitement des fièvres n'est pas à coup sûr une nouveauté. Elle était connue des médecins grecs et romains, mais elle avait été oubliée au moyen âge, et condamnée comme contraire aux saines doctrines médicales par les plus grands médecins du xvii⁰ et du xviii⁰ siècles. C'est certainement à CURRIE (1797), que revient l'honneur d'avoir établi sur des bases solides la valeur de la méthode réfrigérante, RÉCAMIER semble après lui l'avoir pratiquée, mais n'a rien écrit à ce sujet. GIANNINI en Italie, JACQUEZ en France la préconisaient par leur exemple et leurs travaux. Mais il faut arriver, à BRAND (Stettin, 1861) pour voir l'usage des bains dans la fièvre typhoïde présenté comme un traitement rationnel et comme le plus efficace des traitements. Les travaux successifs de LIEBERMEISTER vinrent à l'appui de sa doctrine ; et sa méthode était à peu près généralement appliquée en Allemagne, au moment de la guerre de 1870. Prisonnier à Stettin, le D⁰ GLÉNARD constata les résultats excellents de cette thérapeutique, et, revenu à Lyon après la paix, se fit véritablement l'apôtre de cette médication. Grâce à lui, l'école lyonnaise l'adopta assez vite, et, en 1880, BOUVERET et TRIPIER ont publié sur elle un ouvrage magistral. Plus difficilement acceptée à Paris et dans le reste de la France, la méthode des bains froids a fini par pénétrer à peu près partout. Cependant, soit en raison des difficultés de son application, soit pour d'autres motifs, elle est loin d'être adoptée partout et surtout d'être régulièrement employée, suivant la formule de son fondateur. On la modifie, on l'atténue, on cherche si les bains chauds ne valent pas mieux que les bains froids (Bosc, O. MARTIN). Enfin quelle que soit sa supériorité sur la plupart des traitements antérieurs, il ne semble pas qu'elle réalise encore le traitement spécifique cherché pour combattre la redoutable pyrexie.

2⁰ Effets généraux du bain froid. — Quand un malade, atteint de fièvre, est brusquement plongé dans un bain dont la température est de 10⁰, 15⁰, 20⁰, et même 25⁰ au-dessous de la sienne, il éprouve, en même temps qu'une sensation de froid intense et bien explicable, une sorte d'angoisse et d'effroi qui se traduit soit par un tremblement soudain, soit par des cris. Mais il s'acclimate bientôt à ce milieu nouveau et les deux premières minutes ne sont pas encore écoulées, que le calme reparait sur ses traits et, dans son attitude, et dans la plupart des cas, il déclare même être satisfait de ce bain. Cet état de bien-être ou tout au moins de tolérance persiste de huit à dix ou quinze minutes, puis le malade se sent plus faible, son pouls s'accélère, une sensation plus profonde de froid l'envahit, et un frisson avec claquements de dents commence : c'est l'indication que la température centrale qui s'était jusqu'à ce moment maintenue à son degré initial ou même un peu au-dessus commence à s'abaisser ; c'est le moment de retirer le malade du bain. Une fois remis dans son lit, et après avoir reçu les soins que nous indiquerons tout à l'heure, il est rare que le malade ne présente pas progressivement une amélioration subjective et objective des principaux symptômes dont il souffre : cet état persiste d'une heure à deux heures et demie ; puis, peu à peu les phénomènes atténués reprennent leur intensité, et, trois heures environ après le bain, l'aspect du malade est à peu près identique à celui qu'il présentait auparavant.

Les effets de ce puissant moyen de réfrigération doivent être étudiés dans les principaux appareils et dans les grandes fonctions de l'organisme.

3° Modification des températures centrale et périphérique. — Les modifications de la température du malade sous l'influence du bain froid ont tout naturellement attiré l'attention des observateurs. Les recherches de BRAND, AUBERT et SIGALAS sont du plus haut intérêt. Quant le bain est réellement froid (18 à 20 au maximum), le premier effet de l'immersion du fébricitant est une légère élévation de la température centrale qui peut persister toute la durée du bain. Mais si l'eau est plutôt fraîche que froide, cette élévation manque généralement. Les tracés comparatifs des températures rectales et des températures axillaires, relevées de cinq en cinq minutes par SIGALAS et son élève LAFFARELLE[1] sont des plus instructifs. Au sortir du

---

[1] LAFFARELLE, Thèse de Bordeaux, 1892-93 ; les figures ci-dessous (p. 500) sont empruntées à cette thèse.

bain la température périphérique fortement abaissée commence aussitôt à remonter : la centrale au contraire s'abaisse peu à peu jusqu'au moment où elle n'est plus supérieure à l'axillaire que de trois ou quatre dixièmes de degré. A partir de ce moment les deux températures remontent parallèlement jusqu'au degré

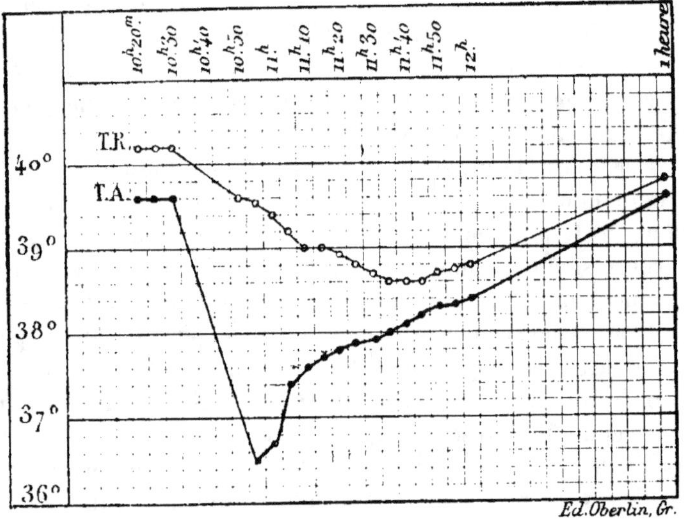

Fig. 2.

Tuberculose miliaire aiguë.

Température du bain : 25°. — Entrée du bain : 10 h. 24. — Sortie du bain : 10 h. 37

constaté avant le bain. Les choses semblent donc se passer ainsi : les parties superficielles du corps dépouillées par le bain d'une partie de leur chaleur se réchauffent ensuite aux dépens de la chaleur centrale qu'elles détournent partiellement, ce qui explique la prolongation des effets antithermiques et la sensation de bien-être du malade pendant deux heures et demie environ après la sortie de la baignoire.

Si le malade ne se réchauffe pas graduellement après le bain, si sa peau reste froide, si les extrémités, si la face surtout, présentent un peu d'algidité, on peut considérer la situation comme grave. Il n'est sans doute pas à désirer que la température revienne au degré primitif; mais cette ascension même rapide est préférable à la persistance de l'hypothermie qui permet souvent de pronostiquer une issue fatale.

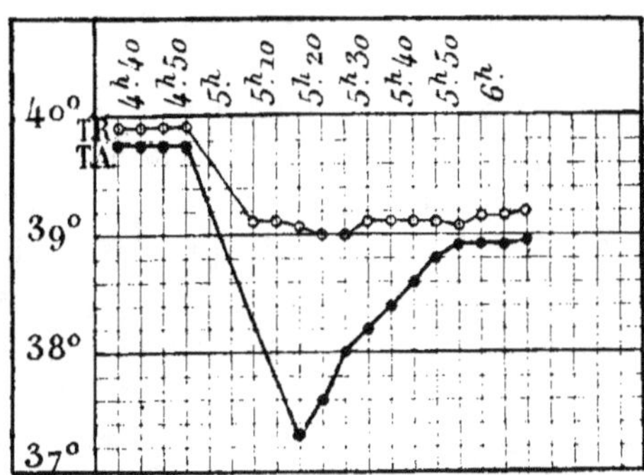

Fig. 3.
Fièvre typhoïde.
Température du bain : 26°. — Entrée du bain : 4 h. 50. — Sortie du bain : 5 h.

D'après Liebermeister, Tripier et Bouveret, une forte élévation de la température centrale pendant le bain serait d'un pronos-

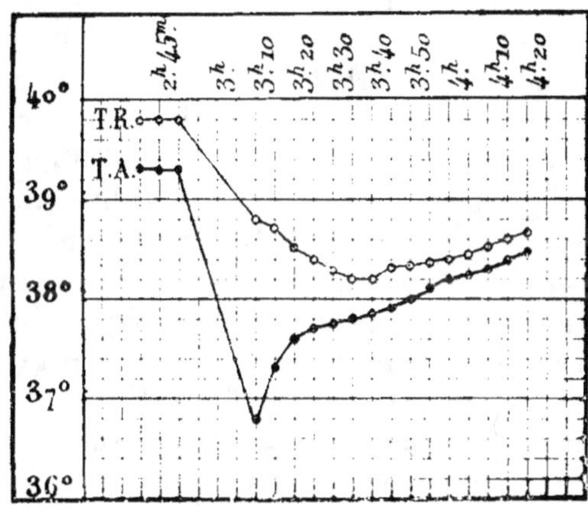

Fig. 4.
Broncho-pneumonie.
Température du bain : 30°. — Entrée du bain : 2 h. 45. = Sortie du bain : 3 h.

tic fâcheux. Les quantités d'oxygène absorbées pendant ces diverses phases ne sont pas en rapport avec les résultats thermométriques et les combustions paraissent plus actives pendant la période de refroidissement que pendant celle de réchauffement (SIGALAS, *Soc. Biologie*, 1894).

4° Action sur le cœur, la respiration, le système nerveux, la sécrétion urinaire. — Le cœur est très fortement influencé par le bain froid. L'immersion peut, par action réflexe, provoquer sur lui une inhibition telle que dès l'entrée au bain, il s'arrête en syncope ; le fait est rare, il n'est pas exceptionnel, surtout lorsque le cœur est déjà touché par l'infection, et que la rapidité et la faiblesse de ses battements indiquent une altération du myocarde ou un trouble grave de l'innervation cardiaque. Le premier bain est, à ce point de vue, particulièrement à surveiller ; et le médecin fera bien d'y assister lui-même ou de le faire donner par un aide intelligent, capable de parer aux événements, de faire opportunément remettre le malade dans son lit et de lui administrer une injection hypodermique d'éther. A part ces accidents, le pouls, un peu troublé par l'entrée au bain, reprend vite son équilibre et dans le bain même se remet à battre avec plus de force et de régularité et moins de rapidité qu'avant. Au moment du frissonnement de la fin du bain, il s'accélère. La respiration devient dans l'eau plus ample, plus profonde et perd ce caractère d'anhélation qui frappe chez certains typhiques ; le malade tousse plus franchement et crache, ce qu'il fait rarement dans son lit. Mais c'est surtout le système nerveux qui bénéficie de la réfrigération : tel sujet qui dans son lit était dans un demi-coma ou agité dans un délire incessant, recouvre la lucidité et le calme, son œil sans regard devient plus expressif et parait s'intéresser à ce qui l'entoure ; ses membres raidis deviennent plus souples et se laissent sans difficulté fléchir ou étendre par le médecin ; souvent même le typhique plongé dans la torpeur se sent assez éveillé pour parler à son entourage. Ajoutons enfin que la fonction urinaire est augmentée et que le malade pisse souvent dans son bain. L'urine devient plus pâle, plus claire et plus riche en principes toxiques.

Au sortir du bain, ces heureuses modifications persistent pendant une heure ou deux, pendant le temps que les températures périphérique et centrale mettent à remonter à leur point de départ. Leur persistance au delà de ce délai est non seulement un soulagement pour le malade, mais encore un signe de bon pronostic. Leur courte durée indique au contraire une vivacité extrême du mouvement fébrile, et sans comporter par elle-même un pronostic fâcheux, elle montre une résistance énergique au traitement.

5° Action des bains froids sur la marche des maladies infectieuses. — L'influence d'un bain froid est donc manifestement bienfaisante : elle atténue les symptômes les plus pénibles. Mais cette influence s'exerce-t-elle sur la maladie elle-même aussi bien que sur les symptômes ? En modifie-t-elle l'évolution ? En abrège-t-elle la durée ? En prévient-elle les complications ? On sait combien de pareilles questions sont difficiles à résoudre. Bien que parfois certaines pyrexies semblent céder définitivement à l'action hypothermisante des premiers bains froids, il est loin d'en être ainsi dans la généralité des cas. Les fièvres éruptives n'en continuent pas moins leur évolution cyclique, la défervescence de la pneumonie ne semble pas survenir plus précocement qu'avec les autres traitements ; la fièvre typhoïde paraît conserver sa durée moyenne. Une considération semble pourtant faire admettre que cette maladie est véritablement atténuée par l'usage régulier des bains froids : on sait que les rechutes sont souvent fréquentes dans les cas où la fièvre a été peu violente et peu compliquée, comme si chez le sujet qui en est atteint le poison typhique n'avait pas épuisé son action dans la première phase et avait simplement été atténué sans être tout à fait neutralisé. Or les rechutes sont un peu plus fréquentes après les bains froids qu'après les autres traitements, d'après BOUVERET et TRIPIER ; si elles sont un inconvénient de la méthode, elles n'en portent pas moins avec elles la preuve que cette méthode même a dans plusieurs cas amoindri l'activité du poison et transformé en bénignes des fièvres destinées avec d'autres médications à une évolution plus redoutable.

Ce raisonnement est quelque peu subtil : et s'il avait été le

30.

seul argument à donner en faveur des bains froids, il est probable que leur fortune eût été médiocre. Heureusement il y en a d'autres qui reposent sur la rareté relative des complications et sur les résultats des statistiques.

6° Fréquence moins grande des complications. — Le premier point ne peut guère se juger que pour la dothiénentérie, la méthode des bains n'ayant pas été assez souvent appliquée aux autres pyrexies d'une façon systématique, ou plutôt leur ayant été surtout appliquée pour combattre les complications déjà constituées. Au contraire, dans la fièvre typhoïde, les expériences ont été assez multipliées, pour qu'on puisse juger nettement de la valeur du traitement. D'après BRAND une fièvre typhoïde évoluant normalement comporte seulement un cycle fébrile bien connu avec ses trois stades d'oscillations ascendantes, stationnaires, puis descendantes, et en outre quelques symptômes tels que céphalée, stupeur, état saburral, diarrhée, ballonnement, léger catarrhe bronchique, taches rosées. Si des symptômes plus graves apparaissent tels que délire, coma, signes de broncho-pneumonie et surtout signes de myocardite, hémorragies graves, etc., c'est que la fièvre typhoïde *dégénère*. Nous dirions aujourd'hui : c'est que le virus typhique a atteint un degré anormal de virulence ou que des associations microbiennes viennent changer l'aspect clinique de la maladie. Quelle que soit l'interprétation pathogénique, BRAND affirme et établit que la pratique régulière des bains froids empêche les fièvres de dégénérer : cette loi n'est assurément pas absolue, les complications ne sont pas inconnues aux malades soumis régulièrement à la balnéation. Mais on ne saurait nier qu'elles sont réellement plus rares. Les accès de délire ou de coma, les broncho-pneumonies surviennent avec moins de fréquence ; il en est de même du collapsus cardiaque, cause si fréquente de mort dans la dothiénentérie. Soit parce que le malade régulièrement rafraîchi souffre moins des inconvénients de l'hyperthermie, fâcheuse par elle-même au point de vue de l'intégrité de la myosine, soit par la stimulation que l'eau exerce sur l'activité du cœur, soit pour toute autre raison, l'or-

ganc central de la circulation conserve sa force, son rythme
et sa structure, et le médecin a beaucoup moins à redouter
la tachycardie, l'embryocardie, la disparition du premier
bruit qui plusieurs jours avant la mort font redouter l'issue
fatale.

Il en est de même de toutes les complications ; on a dit cependant que les hémorragies intestinales étaient plus fréquentes
après les bains. Mais Bouveret a démontré, chiffres en mains,
que c'était là un reproche immérité.

Cette rareté des complications, leur intensité moindre, quand
elles n'ont pu être évitées, voilà les véritables et grands bienfaits du traitement des pyrexies par les bains froids, bienfaits
dont les conséquences directes sont la brièveté des convalescences et la diminution de la mortalité. De même en effet que la
fièvre ainsi traitée a évolué sans accidents, de même la convalescence se termine sans ces mille incidents fâcheux qui assombrissent encore le pronostic, même après la chute de la fièvre.
Abcès multiples, escarres, phlébite, paralysies névritiques ou
myélitiques, troubles cérébraux consécutifs, tout cela fait défaut
dans la convalescence d'un typhoïdique qui a été régulièrement baigné, et qui mis ainsi à l'abri de ces complications
tardives voit revenir avec rapidité ses forces et son embonpoint.

7º Diminution de la mortalité, statistiques. — La diminution de la mortalité ne peut se juger que par les statistiques.
Le procédé n'est pas à l'abri de tout reproche : il ne tient compte
exactement ni de la gravité des épidémies, ni de la façon plus
ou moins rigoureuse dont le traitement est appliqué. Mais
c'est en somme le seul moyen de juger pratiquement la valeur
thérapeutique d'une méthode appliquée à une maladie épidémique ; et quand le nombre des cas visés est considérable, porte
sur un très grand nombre d'années, on peut admettre que les
chances d'erreur se réduisent au minimum. Au point de vue de la
fièvre typhoïde, d'après Bouveret et Tripier, les statistiques de
la Croix-Rousse à Lyon, les statistiques des hôpitaux militaires
allemands, celle de Liebermeister à Bâle sont tout à fait compa-

rables ; elles comprennent chacune trois périodes : l'une avant le traitement par les bains froids, l'autre pendant la phase d'hésitation où les bains sont donnés avec timidité, seulement aux cas graves, le troisième où ils sont administrés systématiquement. Or l'abaissement de la mortalité suit pas à pas les progrès de la méthode, comme en font foi les chiffres suivants :

	Hôpitaux militaires allemands.	Hôpitaux de Bâle.	Croix-Rousse
Avant la méthode des bains froids	25.8 p. 100	27 p. 100	26.20 p. 100
Phase d'hésitation . .	15 —	16,2 —	16,90 —
Application méthodique de la méthode de Brand	8,9 —	8,8 —	7,80 —

La concordance de ces pourcentages est vraiment saisissante ; « N'est-ce pas là la preuve éclatante que le pronostic de la dothiénentérie peut dépendre du traitement mis en usage beaucoup plus que du caractère des épidémies[1]. » Bien que toutes les statistiques ne soient pas aussi favorables, on peut espérer que l'application plus exacte de la méthode de BRAND, l'usage des bains dès le début de la fièvre permettra d'abaisser encore le taux de la mortalité dans la dothiénentérie. Les autres fièvres infectieuses n'ont pas fait l'objet d'études statistiques suffisantes.

8° **Indications.** — Les *fièvres éruptives*, la *grippe*, l'*érysipèle*, la *pneumonie* franche ne sont pas jusqu'à présent rangées parmi les affections nécessairement tributaires des bains froids. Contre elles ce traitement n'est appliqué qu'au moment des complications : le délire, le coma, les convulsions, en tant qu'ils ne sont pas des manifestations urémiques et dépendent soit de l'hyperthermie, soit de l'action directe des virus sur les centres nerveux, sont les circonstances qui les réclament le plus souvent. En pareil cas TROUSSEAU, donnait plutôt une affusion froide ;

[1] BOUVERET et TRIPIER. *Les bains froids et la fièvre typhoïde*, p. 163.

mais le bain même est également applicable et produit les meilleurs effets.

On peut agir de même dans la *fièvre typhoïde* et réserver les bains aux cas compliqués, mais il faut bien savoir alors qu'on n'applique pas la méthode de BRAND. Pour ce médecin, c'est la fièvre typhoïde même, lorsqu'elle atteint 38°5 (température rectale), qui est l'indication souveraine du bain froid. Il peut y avoir des contre-indications, mais il n'y a pas d'autre indication. La multiplicité des accidents, leur degré de gravité, les variations du thermomètre peuvent amener le médecin à changer le nombre des bains, à en modifier la température ; mais l'indication qui reste au-dessus de toutes les autres, c'est la fièvre elle-même. On doit donner les bains froids dans la fièvre typhoïde, comme on donne la quinine dans la fièvre paludéenne. telle est la doctrine de BRAND, de GLÉNARD, de BOUVERET, TRIPIER, etc.

9° Contre-indications. — Les contre-indications sont assez nombreuses. Une des premières, assez bizarre, mais bien réelle, c'est la répugnance invincible que quelques malades éprouvent pour ce traitement. Par préjugé, par suggestion, peut-être par suite d'impressionnabilité toute personnelle, ils s'opposent à leur immersion dans le bain. Si de vive force, on les y plonge, on peut quelquefois avoir raison de leur résistance. Mais c'est un très mauvais procédé : des syncopes ou des attaques d'hystérie peuvent dans ces circonstances surprendre le médecin et le malade. et il vaut mieux agir par persuasion, par une autorité ferme et sans violence. Ces résistances deviennent d'ailleurs de plus en plus rares.

Les conditions physiologiques diverses que peut présenter le malade doivent être prises en considération. L'enfant, dont la fièvre atteint facilement un degré élevé se réchauffe assez difficilement après un bain très froid ; il est donc sage de ne pas abaisser la température de l'eau autant que pour un adulte ; les bains tièdes sont peut-être préférables. Il en est de même dans la vieillesse où une réfrigération brusque et intense créerait un véritable danger.

Les états pathologiques des organes sont tantôt des contre-indications, tantôt au contraire de véritables indications suivant les circonstances. On peut dire d'une façon générale que les lésions antérieures à la fièvre typhoïde ou à la pyrexie en traitement sont mal influencées par le bain froid, tandis que les complications inflammatoires des fièvres constituent des raisons nouvelles de recourir à cette médication. Mais il ne faut pas s'arrêter à cette formule trop générale, dont l'application rigoureuse exposerait à des mécomptes, et il est bon d'entrer dans quelques détails.

La phtisie pulmonaire sous toutes ses formes contre-indique formellement l'emploi du bain froid. Mais les complications broncho-pulmonaires des fièvres (grippe, fièvre typhoïde, etc.) ne doivent nullement empêcher d'y recourir ; si même leur apparition a été signalée par une recrudescence de la température fébrile, le bain est souvent le meilleur remède à leur opposer. Bien que ce traitement ne soit pas habituellement opposé à la pneumonie franche, de nombreux praticiens ont eu à se féliciter de l'avoir employé dans les cas de cette maladie compliqués de désordre nerveux. La pleurésie, avec épanchement, quels qu'en soient la cause, le degré et la nature, est une raison absolue de renoncer au bain froid : l'obstination à baigner quand même en pareil cas pourrait être suivie d'accidents mortels.

Le cœur est l'organe qui mérite d'être le mieux surveillé pendant la durée du traitement : les dégénérescences du muscle cardiaque, dues à des endocardites, à des lésions valvulaires anciennes sont en opposition formelle avec le bain froid. Ces mêmes lésions, parfaitement compensées, n'y mettraient peut-être pas un obstacle absolu ; mais quelle responsabilité encourrait alors le médecin s'il survenait une syncope. Quant aux accidents cardiaques des fièvres, ils constituent un des points les plus délicats à bien interpréter. Si le cœur est très légèrement atteint dans sa musculature, si la rapidité déjà un peu exagérée de ses battements, si l'assourdissement à peine reconnaissable du premier bruit dénotent un commencement, mais un simple commencement de myocardite, aucun moyen n'est aussi propre que le bain froid à modérer l'infection générale et locale et à relever l'énergie de l'organe central de la circulation. Mais si le myocarde est profondément altéré, rien par contre n'est plus propre que ce même bain à donner à cet organe un choc fatal et à provoquer une syncope. La tâche du clinicien sera alors des plus ardues, et, dans les cas douteux, il fera bien de tâter le terrain en prescrivant non pas un bain froid, mais un bain tiède progressivement refroidi. Plus encore que la pleurésie, la péricardite avec épanchement oppose un *veto* absolu.

Du côté de l'abdomen, le bain est un des meilleurs moyens de modérer la diarrhée des typhiques ; mais la péritonite par perforation ou par propagation oblige formellement à y renoncer ; j'ai vu un bain donné dans ces conditions amener immédiatement les incidents les plus alarmants (syncope, collapsus, algidité, etc.). L'immobilité la plus parfaite est nécessaire alors au malade ; et en dehors de l'action fâcheuse du froid, les mouvements et les secousses inévitables dans la mise au bain ont un effet désastreux. Les mêmes réflexions s'appliquent aux hémorragies intestinales ; il n'est peut-être pas juste d'accuser le bain froid de les produire, mais il est tout à fait capable de les entretenir, et doit être sévèrement proscrit dès que cette complication survient.

Un léger degré de néphrite infectieuse ne doit pas empêcher de le prescrire. Il n'en est pas de même si elle devient assez intense pour faire redouter l'urémie, et si l'intoxication par insuffisance rénale ajoute nettement ses effets à ceux de l'infection. Un mal de Bright constaté avant celle-ci contre-indique le bain froid.

Enfin pour le système nerveux, les lésions organiques des centres (hémorragies, ramollissements, etc.) le contre-indiquent également. Mais les névroses ne l'empêchent nullement, et les meilleures indications de son emploi dans certaines fièvres sont les états ataxiques ou adynamiques où son influence régularise et renforce à la fois l'action du système nerveux.

Les sueurs très abondantes, à la condition qu'elles s'accompagnent d'une chute de la température, les escarres étendues des fesses et de la région sacrée sont aussi des contre-indications.

10° Technique des bains froids. — L'administration d'un bain froid pour produire un résultat utile doit être conforme à une technique bien déterminée. La baignoire est placée au voisinage du lit du malade à moitié pleine. Au moment du bain, on ajoute quelques seaux d'eau chaude et on s'assure que le mélange est au degré prescrit par le médecin. Le malade est alors invité à s'y plonger de lui-même, ce qu'il fait souvent sans difficulté ; ou bien s'il est trop faible ou comateux, il y est apporté. L'immersion détermine d'emblée un frissonnement qui cesse bien vite et le calme ne tarde pas à renaître. Tout le corps doit être plongé dans l'eau jusqu'au cou. Si la baignoire est trop petite, un aide aura soin d'arroser constamment avec l'eau du bain le haut du thorax et les épaules qui émergent ; on agira de même si le malade trop faible a besoin d'être soutenu par-dessous les bras. Une compresse ou une éponge imbibées d'eau sont généralement placées sur la tête. Il sera bon de faire prendre au malade pendant le bain même une tasse de lait ou de bouillon ou un verre d'eau et de vin. La durée du bain ne peut pas être fixée à l'avance ; certes, il n'est pas raisonnable de la prolonger au delà de dix à douze minutes. Mais le moment opportun pour la sortie est le frisson qui survient au moment où la température centrale commence à fléchir.

Replacé dans son lit, le malade grelotte un bon moment, quelquefois même assez longtemps, ce qui est un inconvénient pour la continuation du traitement. Il doit être posé sur une couverture de laine recouverte d'un drap bien sec ou légèrement chauffé ; ce drap sert à l'essuyer en le frictionnant fortement sur les membres et en épongeant doucement l'abdomen, puis on le retire, et on enveloppe le sujet avec la couverture de laine. Après une demi-heure ou une heure de repos, on lui repasse sa chemise et on le remet dans son lit dans les conditions ordinaires. Une bouillotte aux pieds est quelquefois nécessaire pour y ramener la chaleur. Si la température centrale remonte rapidement, les extrémités restant froides, c'est un signe d'un assez fâcheux pronostic, qui amène à atténuer un peu la rigueur du traitement.

11° Méthode de Brand. — La formule initiale de Brand était la suivante : prendre la température rectale toutes les trois heures, jour et nuit, et si elle atteint 38°5, donner un bain froid de 18 à 20°. Dans les phases les plus violentes de la maladie, elle comporte donc huit bains par vingt-quatre heures. Dans les cas particulièrement graves, à hyperthermie résistante, on peut même placer le thermomètre toutes les heures et demie, ce qui arrive à donner seize bains par vingt-quatre heures. Peu de médecins, sauf ceux de l'école de Lyon, appliquent en France cette méthode dans toute sa rigueur. Pour des raisons de doctrine ou des difficultés de service, ils arrivent à respecter le sommeil des malades, ce qui est acceptable à la condition que ce sommeil soit réellement réparateur et ne soit pas la somnolence agitée de certains fébricitants.

12° Demi-bain tiède avec affusion. — La température du bain est plus élevée, 28° ; la durée plus courte ne dépasse jamais dix minutes, l'immersion moins complète ne va pas au delà des mamelons. Pendant le bain le malade reçoit des affusions froides à 10° sur le dos et la nuque. « C'est le bain stimulant, celui qui convient à la fièvre typhoïde hyperthermique et à certaines complications, entre autres les complications thoraciques (MANQUAT). »

13° Bain tiède progressivement refroidi. — Le malade est plongé dans un bain dont la température est inférieure de 5° (ZIEMSSEN), ou de 2° (BOUCHARD) à la sienne. Puis l'eau par des additions d'eau froide successives est ramenée peu à peu à 20° (ZIEMSSEN), à 30° (BOUCHARD). Ce procédé de réfrigération qui évite les sensations brusques est particulièrement conseillé pour les malades dont le cœur inspire quelques inquiétudes.

A ces trois procédés il faut ajouter celui de RIESS, qui plonge les malades dans des bains à 31° et attend avant de les retirer que la température axillaire soit descendue à 37°. Cette méthode est encore à l'étude. Quant aux trois autres, il ne faut pas croire qu'elles soient opposées l'une à l'autre et qu'il y ait à choisir l'une et à exclure les autres : chacune répond à des indications différentes : le bain tiède refroidi convient aux cœurs fatigués, le demi-bain tiède avec affusions aux états adynamiques et aux congestions pulmonaires ; la méthode de BRAND reste le traitement de choix des fièvres typhoïdes simples ou compliquées. Dans la pratique nous nous permettons seulement une légère atténuation : bien des malades trouvent l'eau à 20° excessivement froide, et acceptent au contraire avec plaisir des bains à 24°, à 26°. La sensation de bien-être qu'ils éprouvent alors me semble tout à fait favorable, et il m'a toujours paru que les bains agréables avaient une action plus sédative et tout aussi réfrigérante que les bains réellement froids à 18° et 20°[1].

14° Lotions froides. — L'application de l'eau froide, à titre de réfrigérant local ou général, dans les fièvres graves, comporte d'autres moyens que le grand bain ; et ces moyens peuvent être employés concurremment avec le bain ou le remplacer, quoique imparfaitement.

Le plus simple de ces procédés est la *lotion froide*, avec l'eau pure, l'eau alcoolisée, l'eau vinaigrée, le vinaigre aromatique pur (JACCOUD). Il consiste à passer sur tout le corps une grosse éponge préalablement plongée dans un de ces liquides froids et exprimée de façon à ne pas ruisseler. Faite avec un peu d'adresse, cette lotion n'exige même pas que le malade soit porté hors de son lit. Elle doit être rapide et suivie d'une application simple d'un linge sec sur les parties humectées pour les sécher sans les essuyer. Le malade éprouve une sensation de bien-être considérable après ces lotions et souvent les redemande ; mais ce serait une illusion de croire qu'elles abaissent la température d'une façon appréciable.

15° Affusion froide, drap mouillé, enveloppements humides. — L'*affusion froide* est plus énergique. Le sujet est placé dans une baignoire vide, et on lui verse d'un demi-mètre

---

[1] SIGNALAS a d'ailleurs démontré que chez l'animal la vitesse de réchauffement est plus grande si la température du bain a été très basse.

de hauteur environ des arrosoirs ou des seaux d'eau froide
(20° environ) sur le dos, la nuque, les épaules, les cuisses.
Très employée par TROUSSEAU dans la scarlatine maligne, elle
constitue une véritable douche qui agit plus encore sur les phénomènes nerveux que sur la température : le coma, les convulsions, le délire violent des fièvres sont justiciables de ce
procédé hydrothérapique qui n'exclut pas le bain froid, lequel
peut être administré immédiatement après l'affusion. Le nombre
des affusions à faire chaque jour se règle d'après les résultats
obtenus et d'après la durée de l'amélioration qui les suit.

Le *drap mouillé*, enveloppement froid, grand maillot humide,
est d'une application assez simple. Le malade est étendu sur
une épaisse couverture de laine, ou sur une toile de caoutchouc
et aussitôt enveloppé dans un drap, que l'on vient de plonger
dans un baquet d'eau froide et que l'on a légèrement tordu au
moment où on l'en retire. Il est ensuite recouvert avec la couverture de laine. Il ressent d'abord un froid vif, qui fait bientôt
place à un sentiment de douce chaleur, de bien-être et même
au sommeil. Quelques médecins enlèvent alors le drap. RENDU
au contraire y maintient le malade pendant deux ou trois
heures, il lui donne ainsi une sédation aussi prolongée qu'avec
le bain froid, et cela grâce à un moyen dont l'application est
essentiellement plus facile.

Certains typhiques semblent se trouver mieux de l'humidité
que du froid ; à ceux-là conviennent les *enveloppements humides*.
Une large pièce de gaze en huit doubles, ou plus simplement
une large lame de coton hydrophile est imbibée d'eau froide,
légèrement exprimée et appliquée sur le thorax et le ventre, puis
recouverte de gutta-percha ou de makintosch. Elle ne tarde
pas à s'échauffer vivement et doit être renouvelée ou rafraîchie
par une nouvelle immersion dans l'eau froide. Sous cette
influence, les phénomènes thoraciques et abdominaux s'améliorent notablement. Les bronchites aiguës, les broncho-pneumonies avec dyspnée intense, les congestions pulmonaires, le
ballonnement des typhiques sont rapidement amendés. Il va de
soi que l'enveloppement portera spécialement sur la cavité viscérale intéressée.

Les applications locales de *glace* seront étudiées avec l'étude générale de l'action thérapeutique du froid.

16° Bains chauds. — La pratique des bains dans certaines maladies infectieuses ne se borne pas aux bains froids. Tandis que Bouchard et Ziemssen préconisent le bain tiède progressivement refroidi, Bosc et O. Martin conseillent le bain chaud (3 ou 4 bains de 12 à 15 minutes) dans la fièvre typhoïde, et concluent de leurs très précises observations que ce mode de balnéation convient surtout aux hyperintoxiqués, aux anuriques, aux cardiaques, aux malades dont le rein et le foie sont gravement touchés [1]. Renaut (de Lyon) et Lemoine (de Lille) prescrivent les bains chauds dans les affections aiguës des voies respiratoires. Dans les bronchites graves, les broncho-pneumonies avec menace d'asphyxie, dans les pneumonies lobaires, M. Lemoine donne suivant la gravité du cas, 4, 6 ou 8 bains chauds de 36° à 38° d'une durée de dix minutes; le premier et le dernier bain de chaque jour peuvent être sinapisés. Un soulagement immédiat de la dyspnée, la diminution très nette des signes stéthoscopiques, la chute consécutive de la fièvre suivent de près l'usage de ces bains. Leur emploi plus compliqué dans la pratique que celui des bains froids, à cause de la nécessité de renouveler chaque fois le contenu de la baignoire, n'a cependant pas de grands inconvénients; car leur action dans les maladies des voies respiratoires est assez rapide pour qu'on n'ait pas à le renouveler plus de trois ou quatre jours. Ils sont d'ailleurs recommandés plus particulièrement pour les enfants, chez lesquels les difficultés pratiques sont beaucoup moindres grâce aux petites dimensions des baignoires. M. Lemoine a obtenu 63 guérisons sur 63 cas. Les complications thoraciques de la grippe, de la rougeole, de la coqueluche cèdent mieux aux bains chauds qu'aux applications de vésicatoires ou à tout autre traitement. Ils ont été prescrits avec succès à des enfants atteints de *méningite cérébro-spinale* (Slesinger).

Le mode d'action de ce traitement est encore à expliquer; il

[1] O. Martin. Thérapeutique de la fièvre typhoïde, collection Léauté.

faut tenir compte de l'effet sédatif du bain, de son effet légèrement révulsif sur la peau, effet que la moutarde (250 grammes
pour un grand bain), peut encore augmenter, de son effet déri-
vatif sur la circulation, les vaisseaux viscéraux se décongestionnant quand les cutanés se dilatent. Peut-être a-t-il aussi un effet
directement antithermique ; à 36° ou 38° le bain, tout chaud
qu'il est, est encore inférieur à la température du fébricitant et
doit lui soustraire directement de la chaleur. Il serait intéressant
de reproduire pour ces bains chauds les expériences si précises
que SIGALAS a faites avec les bains froids.

CHAPITRE X

SÉROTHÉRAPIE ARTIFICIELLE

1° Définition. — La sérothérapie artificielle consiste dans
l'emploi thérapeutique de solutions salines, dont la composition
représente plus ou moins exactement la composition chimique
des éléments minéraux du sérum du sang. La dénomination
n'est peut-être pas à l'abri de toute critique, les sérums naturels
étant toujours riches en principes albuminoïdes, et les sérums
artificiels ne contenant jamais la moindre trace de ces produits.
Mais elle est claire, comprise de tout le monde, et doit être conservée.

2° Historique. — Comme bien des méthodes thérapeutiques,
la sérothérapie artificielle peut faire remonter son origine à
une époque déjà lointaine : HERMANN (de Moscou, 1832), LATTA
(de Leith, 1832), LORAIN, DUJARDIN-BEAUMETZ, LUTON, ORÉ en
ont été les ancêtres directs, mais cet ordre de médication n'a
pris son développement réel qu'avec les travaux de HAYEM, CHÉ-
RON, DURET, DELBET, LANDOUZY, etc., et il faudrait faire une
énumération fastidieuse si l'on voulait nommer tous les médecins qui l'ont étudiée au point de vue clinique. Au point de vue
expérimental, JOLYET et LAFFONT, DASTRE et LOYE ont vivement
éclairé la question.

3° Formules de sérums artificiels. — Un grand nombre de formules a été proposé : parmi les plus employées on cite :

a. Le sérum du professeur HAYEM :

Chlorure de sodium pur	5 grammes.
Sulfate de soude cristallisé pur . .	10 —
Eau distillée bouillie	1000 —

b. Le sérum dit chirurgical :

Chlorure de sodium	7 gr. 50
Eau distillée bouillie	1000 grammes.

c. Le sérum de CROCQ (de Bruxelles) :

Phosphate de soude	2 grammes.
Eau distillée bouillie	100 —

d. Le sérum de CANTANI :

Chlorure de sodium	4 grammes.
Carbonate de soude.	2 —
Eau distillée bouillie	1000 —

e. Le sérum de LECLERC (sérum fort) :

Chlorure de sodium	4 —
Carbonate de soude.	àà 0 gr. 50
Phosphate de soude.	
Eau stérilisée bouillie	100 grammes.

f. Le sérum de CHÉRON :

Acide phénique neigeux	1 gramme.
Chlorure de sodium.	2 —
Posphate de soude	4 —
Sulfate de soude	8 —
Eau distillée bouillie	100 —

g. Le sérum de TRUNECEK (sérum inorganique) :

Sulfate de soude	0 gr. 44
Chlorure de sodium.	4 gr. 42
Phosphate de soude	0 gr. 15
Carbonate de soude	0 gr. 21
Sulfate de potasse	0 gr. 40
Eau distillée.	q. s. pour 100 cc.

h. Le sérum marin de QUINTON.

Ce dernier est de l'eau de mer, recueillie au large d'Arcachon à 10 mètres de profondeur, loin de toute pollution venant du rivage, loin de tout mélange d'eau douce. Elle doit être prise aseptiquement, et stérilisée par filtration et non par chauffage, ce qui la rendrait toxique. Elle doit n'avoir pas été puisée depuis plus de quinze jours au moment de son utilisation, et il faut en mélanger 83 parties à 190 d'eau distillée pour la ramener à l'état isotonique. Ainsi préparée elle contient 8^{gr},9 p. 1000 de NaCl, un peu plus que le sérum chirurgical. Il est probable que le sel marin est l'agent thérapeutique actif de cette préparation ; mais il ne faut pas oublier qu'elle contient aussi tous les autres composés de l'eau de mer, au nombre de plus de 25 : soufre, magnésium, potassium, calcium, iode, brome, etc., mélange naturel que la chimie n'a pas encore réussi à reproduire ; car tous les essais d'élevage d'animaux marins dans une eau de mer artificielle ont abouti à des insuccès[1]. On ne peut donc faire au seul chlorure l'honneur des effets thérapeutiques obtenus par le sérum de QUINTON[2].

Différentes idées théoriques, le désir de répondre à des indications thérapeutiques spéciales ont inspiré les créateurs de ces diverses formules, et il ne faudrait pas les considérer toutes comme équivalentes ni pour leurs effets, ni pour les doses auxquelles elles doivent être employées. Ces différences seront signalées, chemin faisant ; en ce moment, il faut se borner à cette remarque générale : c'est qu'aucun de ces sérums ne reproduit exactement la composition saline du sérum naturel. Or, si ce fait est peu important lorsqu'on emploie ces liquides par la

---

[1] VÉDY, *L'eau de mer en thérapeutique*, thèse de Bordeaux, 1905.

[2] Le sérum de BLONDEL est un produit nouveau qu'on ne peut classer ni dans les sérums artificiels, ni dans les sérums antitoxiques, mais qui n'en est pas moins doué de propriétés des plus intéressantes : obtenu par coagulation rapide à 38°, à l'aide d'un acide, du lait de vache pur, filtré à la bougie, et employé en injections sous-cutanées, à la dose de 20 centimètres cubes, il abaisse la pression artérielle des artérioscléreux et fait tomber de 2 à 4° la température des fébricitants. Il a été administré avec succès dans la fièvre puerpérale, la pneumonie et l'érysipèle (BLONDEL, *Revue de thérap.*, 1903, p. 361).

voie hypodermique ou la voie digestive, il n'en est pas de même quand on fait usage de la voie veineuse, qui est de plus en plus usitée. Il est en effet d'un haut intérêt de n'employer alors que des solutions qui n'altèrent pas les globules : or, ceux-ci sont extrêmement susceptibles, et la même substance, le chlorure de sodium par exemple, suivant le degré de sa dilution peut les détruire ou les conserver. En fait d'injections veineuses on doit autant que possible s'en tenir au sérum chirurgical, qui d'après les travaux de Hayem représente à peu près exactement la teneur du sérum vrai en chlorure de sodium. Quant à l'eau distillée, il faut bien retenir qu'elle exerce sur les globules rouges une action novice des plus manifestes.

4° Division. — Landouzy a très ingénieusement et très justement divisé la sérothérapie artificielle en S. *minima* et S. *maxima*, la première n'employant que des doses de 1 à 40 ou 50 centimètres cubes au plus, la seconde procédant au moins par demi-litre et élevant ses doses jusqu'à plusieurs litres par jour. Cette distinction ne vise pas d'ailleurs uniquement des différences de quantité, mais aussi des différences de procédés, de voies d'introduction, d'effets physiologiques et d'indications thérapeutiques. Elle est donc absolument légitime. Le S. *minima* utilise suivant les cas les différents sérums; le S. *maxima* n'utilise guère que le sérum chirurgical.

§ 1. — SÉROTHÉRAPIE MINIMA

1° Indications. — C'est à Chéron, chirurgien de Saint-Lazare, que l'on doit la sérothérapie *minima*. Au moment où Brown-Séquard faisait ses premières et retentissantes communications sur les sucs organiques, Chéron se demanda si les effets remarquables obtenus par le professeur du Collège de France étaient bien dus à la nature des substances injectées sous la peau et ne relevaient pas plutôt du fait même de leur introduction dans l'hypoderme. Pour lui, les liquides de Brown-Séquard n'avaient rien de spécifique; cette opinion, soutenable alors qu'on ne connaissait que le suc testiculaire, ne pourrait plus se défendre

en présence des effets si particuliers du suc ovarien et du
suc thyroïdien pour ne citer que les plus remarquables. Composant alors le sérum dont la formule vient d'être donnée, Chéron montra qu'il obtenait par l'injection hypodermique de ce
mélange les mêmes effets que Brown-Séquard avec le suc testiculaire, c'est-à-dire : relèvement de la pression artérielle,
renforcement du cœur, augmentation presque instantanée des
globules rouges en circulation dans le sang des extrémités périphériques, exaltation de l'activité cérébrale, régularisation du
sommeil, renforcement des fonctions nutritives (digestion,
respiration, sécrétion, etc.). Ces effets sont absolument incontestables : or, si l'on réfléchit que toutes les fonctions, relevées par
les injections minima de sérum artificiel, languissent dans la
neurasthénie, on comprendra bien vite quels bénéfices considérables les neurasthéniques peuvent tirer de cette médication; et
c'est en effet à eux qu'elle s'adresse spécialement. Neurasthéniques cérébraux, épuisés par les émotions de la lutte pour la
vie ou par les chagrins et les déceptions, neurasthéniques spinaux que met à bas le moindre effort musculaire, neurasthéniques cardiaques qui, sans lésions de l'organe central de la
circulation, se sentent toujours en imminence de syncope, neurasthéniques gastro-intestinaux qui, sans grave altération de la
muqueuse digestive, ont constamment de la gastralgie, de la
dyspepsie, de la constipation et même de l'entérite muco-membraneuse, neurasthéniques de toute nuance et de tout viscère en
un mot retirent le plus grand bénéfice de ces injections. L'effet
est rapide; la sensation de relèvement se fait sentir quelquefois dès la première injection, souvent après la troisième ou la
quatrième. Elle n'est sans doute pas définitive, mais en ajoutant
à cette médication les prescriptions d'une sage hygiène, et en
éloignant autant que possible du malade les causes qui ont en-
gendré son mal, il est rare qu'on n'obtienne pas des améliorations réelles et d'une durée sérieuse.

En dehors de la neurasthénie, l'*anémie* vraie a été aussi traitée
par la même méthode, mais avec moins de succès. La douleur
a été attaquée de même, douleur purement névralgique ou douleur liée à des lésions inflammatoires des organes profonds,

de l'appareil utéro-ovarien en particulier. Mais la pathogénie de l'élément douleur est tellement complexe que l'on peut se demander si la neurasthénie n'était pas le fait dominant dans les cas où la sérothérapie réussit à combattre les algies.

Dans tous ces cas, le sérum de CHÉROX est parfaitement applicable. Il en est de même du sérum de CROCQ, qui n'est qu'une solution de phosphate de soude. Localement, le malade éprouve souvent, non pas immédiatement, mais au bout de quelques minutes, une douleur assez vive qui passe rapidement. Il n'y a pas d'autres incidents locaux ni d'incidents généraux. Malgré la présence d'une quantité relativement forte d'acide phénique dans son sérum, CHÉROX n'a jamais observé ni urines noires ni phénomènes d'intoxication.

Le sérum de TRUNECEK a été, au moment de son apparition, considéré comme capable de combattre l'*athérome* *artériel* d'améliorer l'*artério-sclérose cérébrale* et même les *anévrysmes de l'aorte*. Il ne semble pas que l'expérience ait confirmé ces brillants débuts. La dose initiale de 1 centimètre tous les quatre jours peut être portée progressivement à 5 et même 7. L'injection est assez douloureuse.

2° **Mode d'emploi.** — Les injections peuvent être faites avec la seringue de Pravaz ou une serigue de Debove, ou encore avec une seringue de Roux. Il est superflu de répéter que les précautions antiseptiques sont toujours indispensables. Les doses sont de 10 centimètres cubes pour le sérum de CHÉROX ; mais on peut obtenir des effets manifestes avec des doses de 5, de 3 et même d'un centimètre cube si l'on emploie la formule de CROCQ. Bien que dans ces derniers cas la suggestion ait probablement un rôle important à jouer, la persistance des effets bien au delà du temps pendant lequel agissent chez les mêmes malades les médications purement imaginatives, montre que ces effets ont une cause plus sérieuse que la simple *expectant atten-tion*.

Il n'y a pas de règle fixe à établir sur la durée d'une pareille médication. La meilleure pratique semble être de faire les injections tous les jours pendant vingt à trente jours, puis de laisser reposer le malade pendant une assez longue période, et de recommencer ensuite s'il y a lieu.

3° Valeur diagnostique dans la tuberculose. — Les petites injections salées pourraient être utilisées pour le diagnostic précoce de la tuberculose pulmonaire (STRICKER, HUTINEL, SIROT, FRAIKIN). Elles détermineraient une poussée fébrile chez les tuberculeux apyrétiques, et n'amèneraient pas d'élévation thermique chez les sujets indemnes du bacille de Koch. Quoique plusieurs faits semblent confirmer cette opinion, on ne peut encore compter d'une façon certaine sur ce procédé, dont l'application exacte, il faut bien se le rappeler exige l'observation *préalable* de la température du malade pendant plusieurs jours. En attendant que cette question soit tranchée, il sera bon de n'user qu'avec réserve de la sérothérapie chez les malades en puissance de tuberculose.

§ 2. — SÉROTHÉRAPIE MAXIMA

1° Étude expérimentale. — Dans une monographie des plus intéressantes, LEJARS a récemment résumé les points les plus importants de la sérothérapie maxima[1]. Ces grandes injections de sérum, nommées par DELBET *hématocatharsise*, par DASTRE et LOYE, *lavage du sang*, doivent être d'abord étudiées expérimentalement. Chez l'animal sain, à la condition de faire pénétrer le liquide dans les veines avec une sage lenteur, (1 à 2 centimètres cubes par minute pour 1 kilo de poids d'animal), l'expérience peut se poursuivre inoffensive pendant plusieurs heures. Le sujet ne conserve qu'un poids de liquide égal au poids de son propre sang, et il le conserve en partie dans son sang, en partie dans ses *organes d'entrepôt* (séreuses, foie, etc.). Au delà de cette quantité, l'excédent passe immédiatement dans l'urine, et l'animal est à l'état de *vase percé*. Avec un appareil rénal intact, une injection à vitesse modérée peut être prolongée pendant une durée invraisemblable.

[1] LEJARS, *Le lavage du sang*, Masson, 1897.

Ces grandes injections ont été étudiées chez les animaux malades dans trois conditions différentes : hémorragies, intoxications, infections. Dans le premier cas leur influence salutaire est incontestable. JOLYET et LAFFONT, et bien d'autres après eux ont pu ressusciter pour ainsi dire des chiens exsangues, des chiens ayant perdu par hémorragie le dix-neuvième de leur poids, ce qui d'après HAYEM, amène fatalement leur mort. Elles agissent en stimulant les organes, en permettant au cœur presque vide de reprendre ses contractions, en arrêtant les hémorragies ; ce dernier point est incontestable, quoique théoriquement on ait pu craindre que le relèvement de la tension vasculaire ne favorise au contraire l'écoulement du sang.

Les effets des grandes injections de sérum artificiel dans les *intoxications* sont peut-être moins nets chez l'animal, que chez l'homme. Ils consistent surtout dans une élimination plus rapide et plus active des substances toxiques, peut-être dans un retard de l'absorption lorsque le poison est introduit dans l'hypoderme ou dans le péritoine, après que le sérum a été au préalable injecté dans les veines. Mais si poison et sérum sont inoculés l'un et l'autre dans le système veineux la mort est plus rapide que chez les animaux témoins qui n'ont reçu que le poison. Les travaux de ROGER, de CHASSEVANT ont appris à connaître plus d'un fait intéressant, mais on ne saurait dire qu'ils ont élucidé la question.

Enfin dans les *infections*, DASTRE et LOYE à qui l'on doit sur ce point les premières tentatives expérimentales, ont établi que le lavage du sang semble hâter la mort des animaux. ENRIQUEZ et HALLION sont arrivés à des conclusions analogues (toxines diphtériques), et BOSC et VEDEL les ont à peine atténués (infection colibacillaire expérimentale).

« De fait, il reste de nombreux points à élucider ; ce qui est établi, c'est que l'injection d'eau salée relève la tension sanguine, dans les infections comme après les hémorragies ; qu'elle provoque la diurèse et la mise en jeu de tous les émonctoires (diarrhée, sueur, salivation, etc.) ; qu'elle exerce peut-être une influence dynamogénique sur les centres nerveux. On ne sait rien de plus, et sans chercher à pénétrer plus avant dans le mécanisme de son action, nous devons nous contenter d'enregistrer les résultats qu'elle a fournis chez les animaux et ceux qu'elle nous donne en clinique » (LEJARS, *loc. cit.*, p. 23).

2° Résultats thérapeutiques. — a. *Dans les hémorragies.* — Chez l'homme comme chez l'animal c'est dans les hémorragies traumatiques graves que l'injection intraveineuse d'eau salée donne les plus brillants succès : blessures accidentelles, hémorragies post-opératoires, hémorragies puerpérales sont justiciables de la méthode. Quand le malade est blanc comme la cire, que la mort est peinte sur son visage, que le pouls radial est absent, que les battements du cœur ne se perçoivent presque plus, on peut voir pendant l'injection même s'effacer peu à peu tous ces signes de la mort imminente, les yeux s'ouvrir, les lèvres se colorer, la vie renaitre. Il y a sans doute des cas où la perte de sang a dépassé la limite permise et où la mort est inévitable. « Mais en pratique nous ne savons jamais si le malade est irrémédiablement condamné », et alors même que sa situation est en apparence désespérée, nous ne devons pas lui refuser le bénéfice de cette chance importante de salut, l'injection veineuse d'eau salée.

Les effets sont rapides, mais ils ne se prolongent pas très longtemps. La première injection sera poussée jusqu'à la réapparition du pouls radial ; dans de bonnes conditions, elle pourra être de 500ᵍ, 1000ᵍ, 2000ᵍ, et il faudra recommencer, dès que les signes de collapsus tendront à reparaitre. En suivant cette indication, on a pu injecter en une seule journée et avec succès jusqu'à 6 et 7 litres d'eau salée. La même médication peut être continuée les jours suivants ; à mesure que les indications deviennent moins urgentes on espace davantage les injections, on en diminue l'abondance, on les remplace par les transfusions sous-cutanées, dont il va être parlé plus bas.

Les hémorragies de cause interne (hématémèses, hémorragies intestinales d'origine typhique ou tuberculeuse, hémoptysies) ont été soumises à ce traitement ; mais les succès sont moins nets et moins constants que dans les hémorragies accidentelles. En effet, si l'injection intraveineuse remédie encore dans ces cas à l'hypotension vasculaire, elle n'a pas, comme après le traumatisme, l'heureux privilège d'exercer une influence hémostatique. Quelques auteurs se demandent même si dans les hémoptysies l'introduction d'une quantité abondante de liquide dans les veines n'est pas capable d'augmenter l'écoulement du sang en surchargeant le réseau de l'artère pulmonaire. En outre les causes provocatrices de l'hémorragie ne sont pas modifiées par l'injection ; elles peuvent malgré le traitement prolonger ou renouveler la perte de sang, et les organes hématopoïétiques plus ou moins profondément altérés ne sont pas en état comme après les traumatismes de réparer activement et hâtivement la perte subie. Toutes ces raisons expliquent dans ces cas l'infériorité relative de la sérothérapie maxima, qui n'en reste pas moins en cas d'anémie menaçante la ressource suprême. Pour les hémoptysies, on sera très modéré au point de vue des doses, on ne dépassera pas 150, 200, 250 centicubes.

L'hypotension vasculaire ne résulte pas toujours d'une hémorragie : elle est quelquefois le résultat immédiat d'un trouble nerveux grave : choc traumatique, commotion cérébrale, accident chloroformique, etc. La transfusion séreuse peut être utilement opposée à ces phénomènes menaçants ; elle peut même être employée d'une façon préventive, quand on redoute ou qu'on prévoit une longue opération. Dans ces cas, le sérum est plutôt administré par la voie hypodermique.

b. *Dans les empoisonnements : saignée-transfusion.* — Les observations d'empoisonnements graves traités par la sérothérapie artificielle ne sont pas encore nombreuses ; mais elles semblent devoir se multiplier et sont très encourageantes. Intoxications chloroformiques, intoxications par l'oxyde de carbone, par la phénylhydrazyne, etc., ont été très heureusement combattues par ce procédé. Il est utile dans ces cas de faire précéder d'une saignée plus ou moins abondante l'introduction du liquide (*saignée-transfusion*). La quantité de poison qui circule dans le sang étant limitée et ne se renouvelant pas, comme dans les auto-intoxications ou les infections, la saignée en soustrayant une certaine quantité de substance nocive a une action véritablement curative, et la transfusion séreuse qui la suit ranime la circulation générale, retarde l'absorption et facilite l'élimination du reste des matières toxiques. Théoriquement et pratiquement, quel que soit le poison et quelle que soit la porte d'entrée, la sérothérapie intraveineuse semble un procédé de choix. Il est bien entendu qu'il ne s'agit là que des poisons agissant après absorption et que ceux dont l'action s'épuise en une action caustique sur les voies digestives (acides, alcalis, etc). ne relèvent pas des mêmes indications.

c. *Dans les auto-intoxications.* — Lorsque le filtre rénal est insuffisant et qu'il y a auto-intoxication par rétention dans le sang des déchets de la nutrition (urémie, éclampsie puerpérale, etc.), la sérothérapie peut être ou très utile ou très fâcheuse. Jusqu'à ces dernières années, la question n'avait été envisagée qu'au point de vue des phénomènes mécaniques et dynamiques de la transfusion séreuse. Mais on avait oublié un point capital, que de récentes études ont mis au premier plan, c'est la présence du chlorure de sodium dans le sérum artificiel. Si l'injection réussit à forcer la barrière rénale et à entraîner toutes les toxines, le malade est sauvé. Mais si le filtre rénal reste fermé, si le malade est déjà en état de rétention chlorurée, l'injection ne peut qu'aggraver son cas. On peut voir alors la quantité d'urine émise chaque jour baisser de plus en plus, on verra l'anémie se constituer, on verra enfin le liquide injecté sous la peau ne pas être résorbé, subissant ainsi la loi des œdèmes brightiques (voy. p. 191). Il faudrait trouver pour agir en toute sécurité en pareil cas un liquide isotonique au sang, sans NaCl, et sans action nuisible sur les globules. Mais la formule de ce liquide idéal est encore à trouver. Dans les conditions actuelles on se guide d'après les principes suivants : dans les auto-intoxications d'ordre urémique, la saignée est préférable à l'injection de sérum ; si la faiblesse du pouls et la dépression générale semblent demander un stimulant rapide, ou bien on pratiquera la saignée-transfusion, ou bien on remplacera l'injection veineuse massive par une série d'injections hypodermiques à doses restreintes (200 à 250 grammes), car la guérison peut être amenée, non par une réaction extrêmement énergique et unique comme dans les injections intraveineuses, mais par des réactions modérées successives. Les diverses variétés de néphrite peuvent d'ailleurs réagir différemment à l'action du sérum. Les cas de congestion ou d'inflammation aiguë du rein (alcoolisme aigu, éclampsie gravidique, etc.) paraissent justiciables aisément de la saignée-transfusion, qui reste au contraire inutile ou dangereuse dans la période terminale des néphrites interstitielles.

Le coma diabétique, qui est le type des accidents d'auto-intoxication, a pu être traité avec un succès relatif, mais non guéri par la sérothérapie. Les injections intraveineuses de solutions alcalines suivant la méthode de Lépine seraient peut-être préférables quoiqu'elles n'aient jamais réussi qu'à retarder un peu la mort.

Les accidents graves, consécutifs aux vastes brûlures, ont été heureusement amendés par Tommasoli, à l'aide d'injections de sérum artificiel de 250 à 500 grammes, patiemment renouvelées pendant près de trois semaines.

Les petits enfants *athrepsiques* sont souvent très améliorés par des injections de 100 grammes de sérum chirurgical.

Dans une étude des mieux documentées, le Dr J. Péry étudie et recommande les lavements de 10 à 20 centicubes de sérum artificiel dans la débilité congénitale ou acquise des nouveau-nés. Il préfère de beaucoup ce mode de procéder à l'injection hypodermique.

d. *Dans le choléra.* — Le traitement du choléra par la sérothérapie mérite une mention toute spéciale, d'abord parce que c'est la première maladie infectieuse à laquelle elle a été appliquée, et en second lieu parce qu'elle y répond à des indications toutes spéciales. Conseillées dès l'épidémie de 1832, les injections intraveineuses dans le choléra ont été réellement méthodisées par Hayem, puis étudiées par Galliard, Bosc et Vedel. Elles sont pratiquées non pour combattre l'infection comme dans d'autres pyrexies, mais pour restituer au sang l'énorme quantité de liquide que lui ont soustraite les flux stomacaux et intestinaux ; aussi agissent-elles un peu comme dans les grandes hémorragies. On sait en effet que dans le choléra le sang poisseux et demi-

---

[1] J. Péry, Thèse de Bordeaux, 1903.

coagulé ne circule que péniblement dans les vaisseaux. C'est dans la période algide, quand le refroidissement se manifeste au thermomètre rectal aussi bien qu'au thermomètre axillaire, quand le malade est dans le collapsus, que le moment est venu de pratiquer la transfusion séreuse. Pendant l'injection même qui peut être poussée d'emblée jusqu'à 2 litres, le malade renaît à la vie ; puis après une période de bien-être d'une heure environ, il est pris de frissons soit légers, soit intenses à la suite desquels la température s'élève au-dessus de la normale, pour redescendre ensuite peu à peu. Si pendant cette période une diurèse abondante s'établit, le pronostic est bon; si au contraire les vomissements et la diarrhée semblent éliminer sans trêve le liquide restitué à l'appareil circulatoire (tranfusion danaïdienne), l'issue sera plus probablement fatale. Lorsque l'amélioration obtenue a duré plusieurs heures, on voit dans certains cas la convalescence s'établir progressivement ; mais plus souvent le choléra reprend sa marche; on le traite alors par les moyens appropriés, et si l'algidité reparaît, si le pouls radial se supprime de nouveau, on renouvelle l'injection veineuse. On peut dire qu'il n'y a pas de contre-indication à la sérothérapie ainsi appliquée au choléra ; mais l'âge avancé du malade, les maladies antérieures, les tares organiques que peut présenter le sujet sont autant de circonstances qui rendent le succès plus aléatoire. Sur 147 cas, GALLIARD signale 25 guérisons, soit 1/6. Or si l'on considère que ces 147 malades étaient des cholériques, chez lesquels tous les traitements avaient échoué, des cholériques, qui étaient presque fatalement condamnés ; si l'on considère que ceux qui n'ont pas été guéris ont été presque tous soulagés et que leur vie a été prolongée, on doit reconnaître aux injections veineuses une valeur considérable dans le traitement de l'algidité cholérique.

e. *Dans les maladies infectieuses.* — Dans la fièvre typhoïde, ce traitement n'a pas été appliqué systématiquement assez souvent pour qu'on puisse avoir une idée exacte de son importance. Dans certains cas *in extremis*, il a pu ranimer les forces, remonter le cœur, sauver peut-être les malades, mais il a été appliqué plutôt à l'adynamie ou au collapsus qu'à l'infection typhique elle-même, et sauf de rares exceptions n'a pas été institué comme traitement méthodique de la dothiénentérie. On peut en dire tout autant de la plupart des grandes infections : il n'en est pas une où la sérothérapie maxima n'ait donné *in extremis* d'excellents résultats (typhus exanthématique, angine infectieuse, streptococcémie, endocardite ulcéreuse, fièvres éruptives, ictère grave) : il n'en est pas non plus une seule où elle soit devenue le traitement spécifique. C'est qu'en effet elle n'a rien de spécifique et limite son action au relèvement de la tension artérielle, à la diurèse, à la stimulation des centres nerveux. C'est une médication physiologique, ce n'est pas une médication étiologique.

3° Contre-indications. — Les contre-indications de l'injection veineuse de sérum résultent surtout des accidents possibles après l'emploi de cette indication.

Les *phlébites* et les *phlegmons*, souvent cités, peuvent et doivent être évités par une asepsie irréprochable, et de fait sont à peu près exceptionnels.

La *glycosurie temporaire* a été quelquefois observée, mais ne paraît pas avoir entraîné de phénomènes graves. Ce qui est plus sérieux, c'est l'*œdème pulmonaire*, toujours à redouter quand la circulation pulmonaire est gênée, et dont l'appréhension doit rendre timide en fait de sérothérapie maxima toutes les fois que le malade présente des congestions, des inflammations ou des hémorragies de l'appareil respiratoire.

Mais les deux grandes complications qui peuvent succéder aux injections massives de sérum, c'est l'*anasarque* lorsque la perméabilité rénale est insuffisante et la *syncope cardiaque*, quand le cœur est altéré. Elles s'expliquent d'elles-mêmes sans qu'il soit besoin de longues dissertations : quand le rein est malade si le liquide injecté ne passe pas, il faut de toute nécessité qu'il s'épanche dans les séreuses ou s'infiltre dans le tissu conjonctif ; quand le cœur est malade, l'effort qu'on lui demande peut dépasser sa force de résistance et amener son arrêt au lieu d'être suivi de contractions plus énergiques. La mort subite a pu être ainsi observée au cours même de l'opération ou immédiatement après. Or si l'on songe que l'éclampsie albuminurique et le collapsus cardiaque comptent au nombre des indications du lavage du sang, on voit combien dans un cas donné la décision du médecin sera délicate à prendre. Si le cœur et le rein sont encore susceptibles d'être stimulés, la sérothérapie aura un effet heureux. Si, au contraire, leur altération a dépassé la limite au delà de laquelle toute excitation est un danger de plus, la sérothérapie peut donner au malade le coup de grâce. Quel critérium a-t-on pour juger un point si difficile et si important? Aucun. D'une façon générale, si les accidents sont encore récents, si les organes ne sont pas chroniquement altérés, si leurs désordres tiennent à des troubles circulatoires, inflammatoires ou nerveux, on peut pratiquer l'injection. Si, au contraire, ils sont sujets depuis longtemps à des lésions sclérosantes ou dégénératives, si les accidents à combattre sont la conséquence logique d'une évolution lente et progressive, il vaut mieux s'abstenir. Dans les cas douteux, on fera bien de laisser de côté l'injection veineuse, et de s'adresser à d'autres modes de pénétration du sérum artificiel.

4º Injections sous-cutanées (hypodermoclyse), lavements de sérum. — Ces modes de pénétration sont au nombre de trois : l'injection sous-cutanée, le lavement et l'injection intrapéritonéale. Cette dernière n'a été essayée qu'au point de vue expérimental, et n'a pas donné de mauvais résultats : on ne peut la citer ici que pour mémoire. Les injections sous-cutanées faites avec la technique et les précautions indiquées plus haut, peuvent être à grandes doses (250, 300, 500 cc.) ou à petites doses (10, 20, 50 cc.). L'âge des sujets, l'état du cœur sont à considérer pour la fixation de ces doses, mais il faut surtout savoir tenir compte de la nature du mal et des effets que l'on veut obtenir. Les fortes doses auront presque les mêmes effets que les injections intraveineuses et pourront leur être substituées, quand le défaut d'aide ou d'outillage empêche de pratiquer ces dernières, ou quand l'état du poumon, des reins ou du cœur oblige le praticien à être prudent. Les petites doses répétées conviennent aux lésions chroniques, lorsqu'il s'agit de déterminer, non pas une stimulation unique et forte, mais une série d'excitations successives, qui par leur répétition même finissent par changer le cours de la nutrition. Les lavements de sérum, d'une efficacité beaucoup moindre ne sont cependant pas à dédaigner, lorsque un accident imprévu survient et que tout outillage manque pour une injection veineuse ou même sous-cutanée, ou encore lorsqu'il s'agit d'enfants indociles ou timorés, ou enfin quand il est bon de rechercher à la fois les effets de l'introduction du sérum et ceux du lavage de l'intestin ; un lavement évacuateur doit alors précéder l'introduction du lavement de sérum que le malade devra conserver et qui suivant l'âge sera de 200 à 500 grammes et pourra être répété plusieurs fois par jour.

Les injections sous-cutanées à petites doses répétées ont été employées avec le plus grand avantage dans le *choléra infantile*, dans la *broncho-pneumonie infantile*, dans les *néphrites infectieuses aiguës*, dans le traitement des *brûlures*. Nous devons à Tommasoli l'indication très nette de leurs effets dans les dermatoses : elles échouent régulièrement dans le mycosis fongoïde, le pemphigus, le lupus et les syphilides : mais elles donnent des succès dans les *eczémas chroniques*, les *folliculites généralisées*, le *prurit sénile* et le *lichen plan*. Il faut compter de 20 à 30 injections en moyenne pour le traitement de ces dermatoses.

5° Choix du sérum. — Ce choix dépendra de plusieurs circonstances que l'on peut résumer ainsi.

a. Si l'on doit recourir à une grande transfusion veineuse, le sérum chirurgical est le seul que l'on doive employer.

b. Pour les injections hypodermiques, dans les cas de *débilité* et d'*anémie*, le sérum de Quinton donne des résultats nettement supérieurs à ceux du sérum artificiel. On l'emploiera à la dose de 20 à 50 centicubes et même davantage tous les deux ou trois jours. On pourra même en user chez les tuberculeux apyrétiques de la première période, à la condition que le mal soit torpide et qu'il y ait plus d'anémie que d'intoxication.

En outre on ne devra l'employer que si l'on est bien sûr de sa pureté, de sa bonne préparation et de sa récence.

c. Les mêmes réflexions s'appliquent aux lavements de sérum.

Pour terminer ce qui est relatif à la sérothérapie artificielle rappelons que l'asepsie la plus rigoureuse doit présider à toutes les phases de cette médication, depuis la préparation des sérums par le pharmacien avec de l'eau distillée bouillie, jusqu'à son introduction dans l'organisme du malade, et à ce sujet on ne saurait mieux faire que de se graver dans la mémoire la phrase du professeur LANDOUZY : « Le sérum préparé aseptiquement avec des matières aseptiques, conservé aseptiquement, doit être employé aseptiquement, par des mains aseptiques, avec un outillage aseptique sur une peau aseptisée. »

CHAPITRE XI

LES ÉMISSIONS SANGUINES

§ 1. — LA SAIGNÉE

La saignée est la soustraction volontaire d'une certaine quantité de sang ; c'est une hémorragie artificielle dont le médecin règle à son gré le siège et l'abondance.

1° Historique. — D'après PLINE l'ancien, « c'est le cheval marin, l'hippopotame qui en aurait montré sur lui-même le secret à nos premiers confrères, comme la cigogne leur enseigna, dit-on, l'usage des lavements ». Quoi qu'on puisse penser de cette légende, la saignée a été pratiquée dès la plus haute antiquité ; dès lors aussi elle fut combattue, et à l'École de Cos qui la préconisait s'opposait celle de CNIDE qui la proscrivait. Employée avec modération par les médecins grecs et romains, elle fut acceptée par le moyen âge sur la foi de GALIEN qui savait encore mettre des limites à ses indications.

Mais au XVII° siècle, elle prit un tel développement que les médecins en devinrent véritablement fanatiques ; on tirait jusqu'à 5 et 6 livres de sang en quelques jours ou même en quelques heures, on saignait les vieillards et les enfants, on saignait les pléthoriques et les anémiques : ces *pédants sanguinaires* (GUY DE LA BROSSE) ne reconnaissaient pas de bornes à leurs pratiques insensées. « On a porté si loin de telles extravagances que la postérité regardera comme fabuleuse la pratique de nos jours sur la saignée. » Le XVIIIe siècle fut plus modéré ; mais dans la première moitié du XIXe, sous l'impulsion vigoureuse de BROUSSAIS et de BOUILLAUD, on recommença à tirer du sang : et les expressions de saignées à *outrance, à blanc, coup sur coup* étaient courantes il y a à peine soixante-dix ans. Une réaction violente se produisit contre cette hématomanie, et on en arriva à ne plus saigner du tout. Un grand nombre de médecins de la génération qui nous a précédés a pu finir sa carrière sans faire, peut-être sans voir faire une seule saignée. Actuellement on reconnaît quelques indications restreintes à cette pratique dont l'exagération a été une des grandes erreurs de la médecine et a peut-être contribué à anémier notre génération.

2° Saignée déplétive et saignée dépurative. — La saignée peut être *déplétive* ou *dépurative*, ou réunir à la fois ces deux attributs. Déplétive, elle a pour but et pour effet de diminuer la masse du sang ; dépurative, elle soustrait à l'organisme une quantité déterminée de sang altéré, et par suite diminue la quantité de poisons ou de toxines que la circulation charrie à travers les organes.

3° Phénomènes physiologiques consécutifs. — La saignée n'est qu'une hémorragie veineuse dont le médecin règle à son gré le débit : or les phénomènes des hémorragies sont bien connus depuis longtemps. L'homme dont la quantité totale de sang est évaluée un peu arbitrairement à cinq ou six litres pour un poids moyen de 65 kilogrammes subit sans incident immédiatement appréciable la perte de 500 grammes de sang veineux : mais au delà de ce chiffre, quoique certains sujets supportent sans broncher la perte de 1 000 grammes, on voit le plus souvent la face pâlir, les extrémités devenir froides, le pouls devenir rapide en faiblissant. En même temps la respiration s'ac-

célère et devient superficielle, les idées se troublent, la vue s'obs-
curcit, les oreilles bourdonnent, et si le sang continue à couler,
des syncopes surviennent. d'abord passagères et incomplètes
dues à des actions réflexes ou à l'effroi du sujet (syncope nerveuse). puis plus prolongées, ne s'arrêtant que dans la position
horizontale et même avec une certaine déclivité de la tête (syncope de position). enfin définitives et mortelles (par anémie
vraie du cerveau). Ces dernières syncopes sont accompagnées et
entrecoupées de mouvements convulsifs plus ou moins étendus.

Tous ces phénomènes graves qui appartiennent aux hémorragies traumatiques ou expérimentales font défaut dans les émissions sanguines thérapeutiques. Un peu de pâleur de la face,
une sensation indéfinissable de faiblesse due autant à la suggestion qu'à la perte vraie du sang, quelques légers vertiges sont
les signes les plus communs. Le pouls s'accélère ensuite très
peu, la tension artérielle faiblit à peine pour un temps très court,
et ne tarde pas à reprendre son chiffre normal. la température
s'abaisse si le sujet a la fièvre ; elle peut alors descendre
de 1/2 ou 1° ; si le sujet est apyrétique, elle perd à peine quelques dixièmes de degré ; dans les deux cas, cette chute thermique
est extrêmement courte. Les expériences sur les animaux ont
donné suivant les physiologistes les résultats les plus contradictoires. Faite peu après un repas, la saignée peut provoquer des
vomissements.

A ces phénomènes immédiats succèdent d'autres signes, dont
les uns relèvent de l'anémie créée par la saignée même, et dont
les autres appartiennent au processus de réparation que présente le sang pour rétablir ses différents éléments dans leur
équilibre normal. La perte d'un nombre considérable de globules entraine une insuffisance de l'hématose qui est compensée par l'exagération et l'accélération des mouvements respiratoires ; la diminution de l'oxygène dans le sang entraine
une difficulté des combustions organiques, et par suite des
troubles nutritifs divers et une tendance à l'engraissement ;
contrairement à ce fait. divers auteurs signalent une augmentation de l'urée et de l'urine. L'anémie du cerveau se traduit
par une excitation nerveuse plus ou moins prononcée.

Malgré l'intérêt de ces études, on ne peut s'empêcher de constater leur insuffisance au point de vue de la connaissance des effets thérapeutiques de la saignée. En soustrayant du sang à un sujet sain, homme ou animal, on ne peut que le rendre malade. Au contraire, chez un homme dont les viscères sont congestionnés, dont le sang mal réparti envahit tel point de l'organisme et abandonne tel autre, la saignée peut ramener la circulation à l'état normal, de même qu'au moment d'une inondation, la suppression d'un barrage peut rétablir la circulation des eaux et sauver une région menacée. Les deux cas ne sont pas comparables, et la physiologie expérimentale, l'observation même chez l'homme sain ne peuvent nous faire prévoir ni nous expliquer les résultats mécaniques de la saignée chez les malades. Par contre, elles nous éclairent sur le mode de réparation du sang, que HAYEM a très complètement étudié. La sérosité lymphatique, les liquides qui circulent dans les interstices de nos organes rentrent activement dans la circulation et réparent ainsi rapidement, moins rapidement pourtant qu'on ne l'a cru autrefois, le sérum. La fibrine présente des modifications de quantité très variables, les peptones se trouvent en abondance dans le sang (D'ARSONVAL). Les globules rouges diminuent d'abord : et cette diminution va même s'accentuant pendant quelques jours : ils reprennent peu à peu leur chiffre normal, après que les hématoblastes que HAYEM considère comme des hématies en voie de formation, ont présenté pendant quelques jours une augmentation considérable de nombre et de volume (*crise hématoblastique*). Le nombre des leucocytes ne varie pas habituellement, il s'accroît après des saignées répétées.

4° Rôle physiologique du sang. — La valeur de la saignée au point de vue *dépuratif* ne peut être bien comprise que si l'on se fait une idée exacte du rôle physiologique du sang. Les expériences sur ce point spécial font encore défaut, mais les notions nouvelles et si précieuses que la médecine moderne a fait naître et a développées sur le rôle du sang dans les maladies permettent de formuler sans trop de hardiesse quelques inductions sur ce sujet. Dans les pyrexies, dans les infections en général, le sang est altéré soit par la présence de germes pathogènes, ce qui est assez rare, soit plus fréquemment par le mélange de toxines. A première vue, il peut donc paraître utile de tirer du sang dans toutes ces maladies, puisque l'on soustrait ainsi à l'organisme une quantité déterminée des agents qui lui nuisent. Mais en y regardant de plus près, on comprend que le problème ne peut pas être résolu par une réponse unique et que des distinctions s'imposent.

Le sang n'a pour ainsi dire pas d'autonomie; il n'est en réalité qu'une résultante, qu'un lieu de passage. Les éléments figurés, le sérum lui appartiennent en propre; mais tous les éléments solubles, déchets de la nutrition, leucomaïnes, toxines, etc., que charrie le sang veineux lui viennent des organes dans lesquels ils se sont formés. Aucun de ces poisons ne se forme dans le sang; tous au contraire tendent à s'y détruire, sinon dans les veines, du moins dans les artères, lorsque le sang rajeuni par la respiration est chargé d'oxygène et devient un milieu où les oxydations s'accomplissent avec la plus grande facilité. De même les germes pathogènes ne vivent pas dans le sang, ils ne font qu'y passer, sauf dans des cas exceptionnellement graves: mais dans la très grande majorité des infections, c'est dans les parenchymes viscéraux et glandulaires, dans les cellules ou dans les interstices cellulaires, et non dans le sang, qu'ils vivent et se multiplient. Le sang n'est pas le fabricateur des poisons, ni le milieu de culture des microbes, mais il est le distributeur des uns et des autres; il les reçoit de divers organes par les voies veineuses et les distribue à tous les organes par la voie artérielle. Mais il a une propriété fondamentale, reconnue seulement pendant ces dernières années et qui donne la clef de bien des phénomènes obscurs, c'est la tendance invincible qu'il a à conserver toujours le même degré de *tension osmotique*. Dans ces conditions, il est facile de comprendre et de prévoir quelles seront, au moins théoriquement les circonstances où la saignée sera utile, celles où elle sera inutile ou dangereuse.

Dans les maladies infectieuses, la saignée ne peut amener aucun résultat satisfaisant. Que peut servir en effet de soustraire à l'organisme une quantité même considérable de toxines, voire de microbes, si ceux-ci restent toujours dans les organes sans que rien les empêche de pulluler et de sécréter indéfiniment leurs toxines. Dans les maladies d'intoxication, lorsque la quantité de poison qui circule dans le sang est limitée ; par exemple s'il s'agit d'un empoisonnement d'origine extrinsèque (chloral, oxyde de carbone, phénylhydrazine, etc.), la saignée pourra être utile, puisque la quantité de poison que l'on entraine ainsi hors de l'organisme ne doit pas être renouvelée et que l'on diminue d'autant les chances de mort. Dans les maladies d'auto-intoxication, la saignée est en général inutile ; quand le foie, le pancréas ou les capsules surrénales versent dans le sang des substances délétères pour l'organisme, qu'importe de tirer un peu de sang vicié, si l'on a la certitude que dans les quelques heures qui vont suivre, une nouvelle dose de matières toxiques va être restituée à la circulation. Cependant dans toutes ces hypothèses, il peut survenir des circonstances qui non seulement permettent, mais même imposent la saignée : c'est lorsque l'empoisonnement du sang est tellement accentué que la vie est immédiatement menacée et lorsqu'on espère que cet empoisonnement est passager, soit que les sources doivent en être prochainement taries, soit que les voies d'élimination provisoirement fermées doivent être prochainement réouvertes. Cet ensemble de circonstances se réalise surtout dans l'urémie aiguë, et nous verrons tout à l'heure que la saignée alors est un moyen héroïque, puisqu'elle sauve momentanément le malade et donne à d'autres moyens à action plus lente le temps d'assurer la guérison.

5° **Caillot et couenne.** — Le sang retiré de la veine se coagule plus ou moins rapidement ; dans les maladies inflammatoires, la fibrine plus lentement coagulée qu'à l'état normal laisse les globules tomber au fond du vase, et se prend à la surface du caillot, sous forme d'une couche grisâtre, la *couenne*. Cette couenne a autrefois beaucoup préoccupé les médecins. Son épaisseur, sa consistance étaient pour eux des indications à renouveler la saignée. Or si ces caractères se rencontrent réellement dans le sang des phlegmasies, ils se retrouvent aussi dans le sang des anémies, la fibrine présentant alors les mêmes lenteurs de coagulation. Plus on saignait, plus la couenne se constituait nettement, et le lendemain le médecin recommençait à tirer du sang : cercle vicieux que venait rompre trop souvent la mort du malade.

6° Indications. — a. *L'asphyxie et les affections cardiaques.* — Bien que tout à fait théoriques, les considérations qui précèdent s'accordent tellement bien avec les résultats de la thérapeutique clinique qu'on doit les accepter comme justes. Voyons en effet ce que nous enseigne la pratique.

Il est hors de conteste que dans la dilatation aiguë du cœur droit une saignée faite à propos sauve le malade. Qu'il s'agisse d'un *surmenage violent*, d'une *émotion intense*, quand le *cœur est forcé* et que le sang veineux soumis à une tension exagérée s'accumule dans les cavités droites et dans la circulation pulmonaire, la soustraction rapide d'une certaine quantité de ce sang veineux permet au ventricule droit, dont la limite de distension normale a été dépassée, de reprendre sa contractilité et de rétablir ainsi l'équilibre dans l'appareil circulatoire. Bien que les conditions ne soient pas absolument semblables dans la *pendaison*, la *strangulation* et une série d'autres *asphyxies mécaniques*, la saignée peut être là encore un remède héroïque. S'il s'agit d'une crise d'*asystolie* ou d'*hyposystolie* au cours d'une affection cardiaque la saignée peut encore être utile ; elle permet au malade de survivre à une crise qui aurait pu l'emporter ; mais il faut alors considérer que d'une part les récidives d'asystolie sont à peu près fatales et d'autre part que la saignée devient de moins en moins efficace et de plus en plus fâcheuse : moins efficace, parce qu'à mesure que la cardiopathie évolue, les muscles des parois ventriculaires sont de moins en moins aptes à recouvrer leur contractilité, plus fâcheuse parce que le malade va se cachectisant et que les saignées répétées augmentent cette cachexie même et contribuent à l'affaiblissement du cœur. Ce serait donc une erreur de saigner systématiquement tous les asystoliques : l'ouverture de la veine ne convient qu'aux cardiopathies relativement récentes, sans dégénérescence avancée du myocarde, lorsqu'une crise aiguë constitue une menace immédiate.

b. *La pléthore.* — L'état du cœur n'est pas la seule indication de pratiquer une saignée déplétive. Si la masse du sang est trop considérable le liquide se trouve à l'étroit dans les vaisseaux et la circulation est gênée comme dans les cas précédents : c'est la *pléthore.* Les anciens ont longuement disserté sur elle. Quand on voit quelle difficulté éprouvent les physiologistes à évaluer d'une façon même approximative la quantité de sang d'un animal, malgré la perfection de leurs appareils et la précision de leurs mesures, on se demande si les caractères du pouls, la turgescence des veines, la congestion du visage, quelques vagues troubles cérébraux et respiratoires sont réellement suffisants pour porter le diagnostic de pléthore et légitimer une saignée. Ce traitement est pourtant acceptable dans quelques circonstances très déterminées, c'est lorsque les symptômes très accentués de la pléthore se rencontrent chez une femme enceinte de six à neuf mois, lorsqu'ils sont observés chez un sujet menacé par son hérédité ou ses antécédents d'apoplexie cérébrale ou pulmonaire, lorsqu'ils coïncident avec la suppression d'une hémorragie habituelle ou périodique (flux hémorroïdal, épistaxis, menstruation, etc.). Il ne faudrait pas d'ailleurs se laisser entrainer trop loin dans cette voie et pratiquer, comme les anciens, des saignées dites *préventives*, qui le plus souvent faites à tort et à travers n'ont rien prévenu, mais ont causé beaucoup d'anémies.

c. *La pneumonie aiguë.* — Le terrain des affections aiguës broncho-pulmonaires est le champ de bataille où ont lutté avec le plus d'acharnement partisans et adversaires de la saignée : ce terrain s'est même peu à peu circonscrit à la seule pneumonie franche aiguë et à la congestion pulmonaire. Car aujourd'hui on ne saigne plus et on ne doit plus saigner ni pour la pleurésie, ni pour la bronchite aiguë. L'observation clinique montre d'une façon incontestable que la saignée amène chez le pneumonique un soulagement immédiat et important : la douleur de côté cesse ou s'atténue, le facies perd son masque d'angoisse, la respiration devient plus profonde et plus régulière, le pouls s'accélère quelquefois, se ralentit un peu aussi d'autres fois, mais prend généralement les caractères d'un pouls à tension normale. Seulement cette euphorie n'est que passagère; le lendemain tous les mauvais phénomènes ont reparu : alors les partisans de la saignée recommencent à tirer du sang. Même amélioration, même rechute, et ainsi de suite pendant trois ou quatre jours. Au bout de ce temps, le malade est souvent mort : quelquefois il survit à la maladie et à son traitement, mais il est anémié, faible et menacé d'une convalescence longue et pénible. Quant à juguler la fluxion de poitrine, comme les anciens en avaient la prétention, c'est un rêve que la saignée n'a jamais réalisé. Il faut d'ailleurs noter qu'au cours de ces diverses interventions, les signes physiques ne subissent pas de modifications appréciables.

Le pneumonique, à qui l'on ne tire pas de sang, ne ressent point cet agréable soulagement qu'éprouve chaque matin celui dont on vient d'ouvrir la veine. Mais, à moins qu'il ne soit traité lui aussi par des médications fâcheuses, il arrive plus ou moins péniblement au jour plus ou moins tardif où la défervescence va s'accomplir. Alors il se réveille un matin réellement mieux, n'ayant plus de fièvre, sauvé, sinon guéri, et prêt pour une convalescence facile et rapide.

Les statistiques sont ici toutes d'accord, et personne n'a pu s'incrire en faux contre les résultats numériques si bien établis par le professeur JACCOUD et qui sont les suivants [1] :

Pneumonies traitées par la saignée seule : mortalité,	27,06 p. 100
— — le tartre stibié seul.	21,38 —
— soumises au traitement mixte (expectation dans les cas légers : saignée et émétique dans les cas graves).	14,25 —
Pneumonies traitées par l'expectation pure	3,4 —
— — les toniques	3,10 —

Il est hors de doute d'après cela, quoi qu'en aient dit nos

[1] JACCOUD, *Leçons de clinique médicale*, p. 70.

pères, que la saignée est un mauvais traitement de la pneumonie. Il faut y renoncer, hormis dans quelques cas tout à fait spéciaux qu'il s'agit de déterminer, en sachant interpréter scientifiquement les résultats bruts de l'observation clinique.

Si une émission sanguine améliore momentanément le pneumonique, c'est qu'elle répond très nettement à une indication mécanique, celle de l'engorgement pulmonaire ; elle désobstrue la circulation de l'appareil respiratoire, facilite le jeu du cœur et ramène ainsi, au moins momentanément, l'équilibre dans les grandes fonctions. Si ce soulagement n'est que passager, c'est qu'elle ne répond à aucune indication dépurative ; les toxines, si toxines il y a, se reproduisent rapidement dans le foyer pneumonique, ramènent la congestion locale et la fièvre générale ; et le lendemain tout est à recommencer. Seulement le malade déjà anémié est dans de moins bonnes conditions que la veille, et le troisième jour il sera dans des conditions déplorables, car ces pertes de sang successives l'auront spolié d'éléments essentiels à la nutrition. Partant de là, quand devrons-nous saigner un pneumonique ? Uniquement lorsqu'il est menacé d'asphyxie, lorsque la dyspnée est telle qu'il est près de suffoquer, lorsqu'il y a, soit dans le foyer inflammatoire, soit dans les autres points de la poitrine une telle gêne circulatoire que le malade peut être rapidement emporté. Alors la saignée peut le sauver, comme elle l'eût sauvé en cas de cœur forcé, mais elle ne fait rien contre la fluxion de poitrine elle-même, et en la pratiquant, il faut bien se rappeler que l'on combat l'asphyxie, mais que l'on ne fait rien, sinon peut-être un peu de mal, à la pneumonie elle-même.

d. *L'hémorragie et la congestion cérébrales.* — L'indication de saigner dans les affections cérébrales, en particulier dans les états apoplectiques, compte encore quelques partisans. Il est certain que dans le coma urémique, elle est absolument vraie ; d'autre part, les attaques apoplectiformes, telles qu'on les rencontre dans la sclérose en plaques, la paralysie générale et maintes autres maladies, se dissipent fort souvent d'elles-mêmes, et on a pu mettre à l'actif de la saignée une amélioration qui était le fait de l'évolution naturelle de l'attaque. Il s'agit donc avant tout d'avoir un diagnostic précis, ce qui était impossible autrefois. Mais ce diagnostic étant supposé ferme et juste, quels sont les états apoplectiques auxquels la saignée peut convenir ?

Elle n'est plus usitée dans les traumatismes craniens ni dans les méningites, ni dans le rhumatisme cérébral, ni dans les états comateux qui surviennent au cours des grandes maladies infectieuses (fièvre typhoïde, fièvres éruptives, etc.). La réfrigération générale, les applications de glace sur la tête, et dans quelques cas les émissions sanguines locales sont reconnues comme beaucoup plus utiles que la saignée générale, dont les résultats immédiats sont ici discutables, et dont les effets spoliateurs ne tardent malheureusement pas à devenir manifestes. On peut en dire autant relativement à la congestion cérébrale simple, dont la détermination est d'ailleurs difficile, et dont le nom sert souvent à couvrir l'absence d'un diagnostic plus précis.

Reste l'hémorragie cérébrale. On a observé depuis longtemps qu'une saignée peut avoir sur une autre hémorragie un effet hémostatique, et pendant longtemps l'ouverture de la veine a été le premier remède opposé aux hémoptysies. La circulation pulmonaire est en effet la première à bénéficier de la diminution de la tension veineuse ; et bien qu'on redoute aujourd'hui d'augmenter par une telle intervention la quantité de sang perdu, il ne serait pas illogique d'y recourir à titre exceptionnel si l'hémoptysie s'accompagnait de congestion étendue de l'appareil respiratoire et de menaces de suffocation. Cette influence hémostatique s'exerce-t-elle sur d'autres circulations locales, telle par exemple que la circulation cérébrale ? Oui, sans doute, quoique très indirectement. Or quand une artère est rompue dans l'encéphale nous n'avons pas de moyen d'arrêter l'écoulement du sang. D'autre part, la progression assez lente des phénomènes permet dans quelques cas de juger que l'hémorragie ne se fait pas d'un seul coup et avec une extrême violence, mais que le sang s'écoule peu à peu et dilacère aussi peu à peu la substance cérébrale. Il semble que l'on a le temps nécessaire pour intervenir ; et peut-être alors la saignée est-elle capable de rendre quelques services. L'hypertension artérielle, l'hypertrophie du cœur, la vigueur du sujet sont des conditions accessoires qui peuvent justifier en pareils cas la phlébotomie. On ne peut d'ailleurs compter sur un bien brillant succès ; et qui sait si la compression prolongée des carotides ne rendrait pas alors les mêmes services ?

e. *Les anévrismes intrathoraciques.* — L'action anémiante de la saignée a été utilisée par VALSALVA dans le traitement des anévrismes de l'aorte. Diète rigoureuse et saignées répétées, prolongées l'une et l'autre jusqu'à ce que le malade fût assez faible pour ne pas soulever la main, telles étaient les grandes lignes de cette cure. VALSALVA espérait que le sang ainsi spolié se coagulerait plus facilement dans le sac anévrysmal. Ce traitement est tombé dans un juste oubli.

f. *Les fièvres infectieuses.* — Dans les fièvres infectieuses, en dehors de certaines complications locales, c'est uniquement à titre *dépuratif* ou anti-infectieux que l'on pourrait employer la saignée. Or sur ce point le procès est définitivement jugé : elle est reconnue dans ces maladies non seulement comme inutile, mais comme absolument mauvaise. Il ne vient plus à l'esprit d'aucun médecin de saigner dans la fièvre typhoïde ni dans le typhus, ni dans aucune fièvre éruptive, ni même dans l'érysipèle, ni dans le rhumatisme articulaire aigu. L'expérience clinique a prononcé : dans les cas bénins l'émission sanguine est injustifiée ; dans les cas graves où l'on comprend que l'on soit amené, par le danger même que court le malade à tenter des traitements perturbateurs, elle ne réussit jamais, ni dans les formes adynamiques, ni même dans les formes ataxiques. Il est inutile d'insister.

g. *Les empoisonnements.* — Les empoisonnements par des substances empruntées à l'extérieur, en particulier par des substances minérales, peuvent être très avantageusement traités par la saignée, surtout si on la fait suivre d'une injection de sérum artificiel (voir la *saignée-transfusion* dans le chapitre de la sérothérapie).

h. *Les auto-intoxications.* — S'il s'agit d'auto-intoxications, le problème est plus complexe. Lorsque le filtre rénal fonctionne bien et que l'empoisonnement est dû à la production d'un

immense excès de matières toxiques, comme dans certains
ictères, la saignée est absolument contre-indiquée, et de fait
personne ne l'emploie plus dans ces cas. Mais dans l'*éclampsie
urémique* au contraire, telle qu'elle se manifeste surtout dans la
néphrite aiguë ou dans la *puerpéralité*, la saignée est quelquefois
le meilleur et quelquefois aussi le seul moyen d'arracher le
sujet à la mort qui le guette. Une saignée de 300 à 500 grammes
peut alors faire cesser comme par enchantement les convulsions
ou le délire ou faire succéder au coma avec stertor un sommeil
paisible avec respiration calme et régulière. Si les accidents se
reproduisent, on est parfaitement autorisé à recommencer
l'émission sanguine une ou deux fois, en tenant compte des
forces du malade.

Comment agit-elle dans ces circonstances? Uniquement en
soustrayant au malade une quantité déterminée des substances
toxiques, qui l'empoisonnent, et que le rein ne laisse plus filtrer.

Le problème est alors théoriquement assez simple : le poison
est dans le sang et ne peut sortir ; l'urine fait défaut, les évacuations intestinales et la sueur sont des émonctoires lents et
insuffisants. Le plus court est alors de tirer du sang puisqu'en
le faisant on tire aussi le poison. Bouchard n'a-t-il pas en effet
démontré que 33 grammes de sang enlevés à un urémique contiennent $0^{gr},50$ de matières extractives, soit un 1/16 de la totalité
de ces matières pour l'urine d'une journée entière, et que cette
modeste perte de sang équivaut comme dépuration à 280 grammes de liquide diarrhéique et à 100 litres de sueur. La saignée
doit donc sauver le malade ; et elle le sauve, en effet, mais elle
ne le guérit pas. Le malade reste toujours avec sa néphrite, la
parturiente avec ses lésions hépatiques et rénales ; l'un et
l'autre sont sous le coup d'une reprise des mêmes accidents,
si le médecin par un traitement et un régime appropriés ne
réussit pas à ramener la diurèse. Seulement pour arriver à ce
résultat il a gagné du temps ; les remèdes (purgatifs, sudorifiques, sérum artificiel, etc.), dont l'action eût été devancée,
sans la saignée, par la marche foudroyante du mal, ont maintenant le délai nécessaire pour exercer leur heureuse influence,
et la saignée qui n'a pas fait la guérison, l'a rendue possible.

Si la crise d'urémie survient au cours d'une néphrite chronique, la saignée trouvera moins facilement son application. S'il s'agit d'un état violent, correspondant à une poussée accidentelle de néphrite aiguë entée sur l'inflammation chronique, elle rendra encore de grands services ; mais si l'on est en présence de ces formes lentes où la dénutrition joue un rôle aussi important que l'intoxication, il faut y renoncer sous peine de faire plus de mal que de bien.

7° Contre-indications. — La rareté des indications vraies de la saignée dispense de discuter longuement les contre-indications. Il suffit de rappeler que l'enfance, la vieillesse, les convalescences, les cachexies, toutes les anémies sont autant de circonstances qui doivent s'opposer à l'intervention de la lancette. Ces temps derniers cependant on a préconisé en Allemagne le traitement de la *chlorose* par la saignée, en donnant comme raison que cette maladie est une véritable intoxication. La chlorose vraie n'en reste pas moins jusqu'à plus ample informé, au nombre des contre-indications les plus nettes.

8° Technique. — La technique de la saignée appartient à la petite chirurgie ; et sa description ne rentre point dans notre cadre. Rappelons seulement que la plus rigoureuse antisepsie est de rigueur et qu'à ce prix seulement, on évite les phlébites, les phlegmons et autres complications graves trop fréquentes autrefois.

La saignée d'une artère, assez souvent tentée jadis, est absolument proscrite ; elle n'a qu'une influence éloignée sur la circulation cardio-pulmonaire et est beaucoup plus anémiante que la phlébotomie ; elle est réellement dangereuse.

Le choix de la veine à ouvrir avait une très grande importance. Suivant que l'on voulait détourner l'inflammation d'un organe profond (saignée révulsive), ou amener sur un point déterminé un afflux de sang (saignée dérivative), on choisissait des veines plus ou moins éloignées du point malade. Aucun de nos vaisseaux superficiels n'a échappé à la lancette de nos prédécesseurs (salvatelle, veines du coude, jugulaire externe, ranine, saphène, etc.). Ces considérations nous paraissent aujourd'hui bien subtiles et bien oiseuses. Peut-être cependant ne tenons-nous pas assez de compte des influences réflexes dans les circulations locales ; les œdèmes localisés à un côté du corps dans les cas de lésions d'un seul rein montrent que le système veineux comprend des départements différents et relativement indépendants, et que tout ne s'y règle pas d'après la loi unique des vases communiquants. Si de tels exemples se multipliaient, peut-être verrions-nous réapparaître les discussions sur le côté où il convient de saigner dans la pneumonie ou dans la néphrite ; mais nous n'en sommes pas encore revenus là.

La quantité de sang retirée par une saignée ne doit jamais dépasser 500 grammes. Elle peut être beaucoup moindre. Lorsqu'il s'agit d'une désobstruction mécanique de l'appareil cardio-pulmonaire, on se guidera sur l'amélioration des phénomènes dyspnéiques, qui est immédiate, et dès qu'elle se sera produite. on arrêtera l'écoulement du sang, quelle que soit la quantité déjà versée. Dans le cas d'intoxication, le dosage est plus difficile à établir : 250 à 300 grammes suffisent le plus souvent.

Lorsque la saignée est très bien indiquée, si le sujet est vigoureux elle pourra être renouvelée à douze ou vingt-quatre heures d'intervalle, elle pourra être quelquefois pratiquée une troisième fois ; mais jamais davantage.

§ 2. — LES ÉMISSIONS SANGUINES LOCALES

La soustraction d'une certaine quantité de sang par une hémorragie capillaire a des effets différents de l'hémorragie veineuse. L'*émission sanguine locale* peut ainsi être opposée à l'émission sanguine générale.

1° Phénomènes physiologiques. — Quand un réseau capillaire est ouvert de manière à saigner assez abondamment, les veines dont il est tributaire subissent une *diminution de leur tension intérieure* ; le sang y reflue mécaniquement des veines voisines et il s'y produit une *stase* plus ou moins prononcée. Si la région intéressée est le siège d'une douleur, même névralgique, cette douleur est rapidement atténuée ; si elle est le siège d'étranglement et d'exsudats inflammatoires, le premier disparait et les seconds se résorbent au moins en partie, grâce à la diminution de la tension veineuse. Ces avantages ont pu justifier les émissions locales dans certains états inflammatoires de la peau (phlegmons, érysipèles, etc.), dans lesquels on ne les emploie guère plus aujourd'hui.

Au contraire on les utilise encore dans les inflammations et les congestions d'organes profonds : séreuses, foie, cerveau, reins, etc.). On s'est demandé par quelles voies la décongestion pouvait se propager de la surface du corps à la profondeur. La recherche des veines anastomotiques entre les réseaux cutanés et les réseaux viscéraux a fait l'objet d'intéressants travaux de Binz et après lui de Renaut. On est arrivé à établir une série de points *optimum* où une émission sanguine doit être faite pour agir spécialement sur tel ou tel organe. Ainsi pour décongestionner l'œil, il faudra ouvrir le réseau capillaire de la région temporale, ou encore celui de la région mastoïdienne ; ce point-ci, la nuque et l'angle de la mâchoire conviennent bien aux congestions cérébrales ; l'intestin, le foie et la rate qui n'ont que peu ou pas de communications avec la paroi abdominale seront attaqués de préférence par une émission sanguine au voisinage de l'anus, et seront ainsi désobstrués par l'intermédiaire des veines hémorroïdales ; les anastomoses des veines superficielles avec la circulation rénale au niveau du triangle de J.-L. Petit, permettent d'agir avec avantage en ce point bien déterminé (Renaut) dans les congestions des reins. Les organes intrathoraciques offrent moins d'aptitude à se laisser directement dégager par une hémorragie cutanée. Cependant les 3e, 4e et 5e espaces intercostaux, et la région sous-hyoïdienne, sont des points d'élection où une petite saignée locale peut agir favorablement.

D'ailleurs l'action de la saignée locale n'a pas pour condition unique l'existence des communications anastomotiques faciles entre le point où elle est pratiquée et le viscère que l'on veut décongestionner. Le seul fait de provoquer une hémorragie, de pratiquer une série de petites plaies superficielles, de sectionner en même temps que les capillaires une série de petits filets nerveux, entraîne des phénomènes vasculaires réflexes fort importants, qui étendent la zone d'influence de la saignée locale bien au delà du cercle étroit des anastomoses veineuses. Ce sont ces phénomènes que les anciens désignaient avec raison comme les effets révulsifs des émissions sanguines locales, et qui sont très réels quoi qu'on ait pu dire pour les démentir; ils consistent surtout en une vaso-constriction parfois très étendue des circulations viscérales correspondant en profondeur à la région choisie pour y pratiquer la saignée locale.

Au point de vue dépuratif, les émissions sanguines semblent avoir la même influence que la saignée générale; tout dépend de la quantité du liquide écoulé.

2° Indications et contre-indications. — Les indications générales des saignées locales consistent surtout dans l'association de ces deux éléments morbides : la congestion et la douleur locales. Lorsque la congestion, active au début, se maintient passivement parce que les exsudations inflammatoires compriment les vaisseaux de retour, comme cela a souvent lieu pour le rein (œdème anémique de RENAUT), la saignée locale rend les plus précieux services.

Les contre-indications sont les mêmes que celles de la saignée : anémie générale, adynamie, âge trop peu ou trop avancé, etc. Cependant la spoliation produite étant moins forte, il sera possible de pratiquer des émissions sanguines locales modérées dans des cas où la phlébotomie serait dangereuse.

3° Agents et procédés. — Les *sangsues*, les *ventouses scarifiées*, et les *scarifications* sont les agents ou les procédés à l'aide desquels on pratique les saignées locales. Chacun d'eux a ses inconvénients et ses avantages. Mais tous comportant la formation de plaies superficielles plus ou moins nombreuses, il est entendu que l'antisepsie la plus rigoureuse sera la condition expresse de ce mode d'intervention.

a. *Sangsues.* — Les sangsues sont des animaux de l'embranchement des Vers, classe des Annélides, famille des Hirudinées. A l'aide d'un appareil spécial placé au fond de leur ventouse antérieure, elles pratiquent à la peau de l'homme ou des animaux une incision en forme d'étoile à trois branches, et par cette incision sucent le sang. C'est pour obtenir cette perte de sang artificielle qu'elles ont été de temps immémorial employées en médecine.

Les seules espèces utilisées sont : 1° la sangsue grise (*Hirudo médicinalis*); 2° la sangsue verte (*H. officinalis*) ; 3° la sangsue dragon ou truite (*H. trochina*); 4° la sangsue granuleuse (*H. granulosa*); 5° la sangsue ponctuée de blanc (*H. albopunctata*). A part quelques traits spéciaux à chacune d'elles, toutes se présentent sous forme d'animaux allongés, formés de 95 anneaux, pourvus de deux ventouses et de trois mâchoires égales, à denticules pointues et nombreuses.

Il est préférable de se servir de sangsues *vierges*, c'est-à-dire n'ayant pas encore sucé le sang de l'homme. Cependant, après avoir été appliquées une première fois, elles peuvent encore être utilisées, si on les laisse se dégorger pendant un temps très long. La digestion des sangsues est en effet interminable; « elle peut durer de six mois à un an, et il est à remarquer que le sang contenu dans l'estomac présente à peu près sa *fluidité* et sa couleur habituelle » (E. BERTIN). Cette propriété que possède la sangsue d'empêcher le sang de se coaguler a été récemment étudiée par les physiologistes qui en ont bénéficié pour diverses expériences. Est-elle due à quelque suc spécial, sécrété par l'animal ? Les piqûres de sangsues seraient-elles inoculées par ce suc? On ne saurait l'affirmer, mais il est certain que ces petites plaies saignent quelquefois plus abondamment et plus longtemps que ne le comportent leur étendue et leur profondeur ou l'importance des vaisseaux ouverts.

L'application des sangsues est d'une extrême simplicité, mais demande certaines précautions. En premier lieu, il faut un nettoyage exact de la région où elles doivent être mises, nettoyage qui pourra être fait avec des substances antiseptiques, mais qui sera terminé par une lotion à l'eau claire ou au lait, ces animaux ayant une répugnance très accentuée pour toute espèce d'agents chimiques. Cela fait, la sangsue est portée au contact de la peau ou de la muqueuse, soit roulée dans une carte, soit tenue entre les doigts revêtus d'une petite compresse, soit logée dans un petit tube de verre. Si l'on doit en appliquer plusieurs à la fois, on peut les mettre ensemble dans une ventouse ou un verre à liqueur que l'on renverse sur la région choisie. Après des tâtonnements plus ou moins longs, elles piquent la peau et y adhèrent ; on retire alors doucement le tube ou le petit verre auquel elles peuvent encore adhérer par leur ventouse anale et dont il ne faut pas les séparer violemment.

Après une période de succion qui dure de trois quarts d'heure à deux heures, quand elles se sont bien gonflées de sang, elles tombent spontanément. Si elles tardent trop, il suffit de les arroser d'eau salée pour qu'elles lâchent prise immédiatement. L'injection d'eau salée serait aussi le meilleur procédé pour se débarrasser de ces animaux dans le cas où ils auraient fortuitement pénétré dans l'estomac, le rectum ou le vagin.

Les sangsues une fois tombées, le sang continue à couler sous le cataplasme qu'il est d'usage d'appliquer à leur place. On a calculé qu'une sangsue avale environ 5 grammes de sang, que la plaie qu'elle a faite en laisse ensuite couler 10 grammes. On peut donc compter 15 grammes environ de sang soustrait par sangsue appliquée = soit de 150 à 200 pour douze sangsues. Pour augmenter le débit, Piégu avait imaginé de perforer l'estomac de ces animaux pendant leur application même, opération qui bien faite ne leur fait pas lâcher prise. Ce procédé, qui a fait couler presque autant d'encre que de sang, était connu sous le nom de *bdellatomie* ; il n'a plus qu'un intérêt de curiosité.

L'ouverture accidentelle d'une grosse veine superficielle, voire même d'une artère cutanée chez les sujets à peau très fine, les complications septiques des plaies sont des accidents que le praticien peut prévoir et éviter. Le défaut d'arrêt spontané de l'écoulement du sang est un accident relativement fréquent et quelquefois assez sérieux. La compression à plat avec de l'amadou, l'introduction dans chaque piqûre d'une petite pyramide taillée dans la même substance, au besoin la cautérisation avec une fine pointe de thermo-cautère ont généralement raison de ces hémorragies.

Cependant le praticien doit savoir que certaines circonstances locales ou générales peuvent singulièrement aggraver cette petite complication. Sur une surface qui avait récemment subi l'application d'un vésicatoire, j'ai vu dix piqûres de sangsues donner lieu à un écoulement sanguin qui ne fut arrêté qu'avec la plus extrême difficulté. Chez les diabétiques, chez les brightiques arrivés à la période de cachexie, on fera bien d'être très avare de ces émissions sanguines ; on s'en abstiendra d'une façon absolue chez les hémophiliques, quels que soient d'ailleurs les motifs qu'on puisse avoir de décongestionner tel ou tel organe. Car chez de tels sujets, on n'est jamais sûr de pouvoir arrêter l'hémorragie, et la mort pourrait être la conséquence de cette intervention inopportune.

Les sangsues aux apophyses mastoïdes réussissent bien dans les congestions cérébrales aiguës, dans les céphalées congestives dans les traumatismes craniens. On peut en appliquer simultanément 4 à 6 de chaque côté ; ou suivant la méthode de Gama, on les met une à une successivement, ne faisant prendre la seconde que lorsque la première est tombée et ainsi de suite. Les congestions cérébrales, l'encéphalopathie urémique chez les sujets pour lesquels on redoute une saignée générale, seront heureusement traitées par 10 ou 12 sangsues aux genoux ou aux malléoles ; les congestions du foie, par les sangsues à l'anus. Les applications sur le cordon en cas d'orchite, sur les fosses iliaques en cas d'ovarite ou de salpingite sont abandonnées peut-être à tort. Les douleurs de l'appendicite les réclament quelquefois.

b. *Scarifications*. — Les scarifications sont des ponctions, des mouchetures ou de courtes incisions superficielles, n'atteignant pas même la profondeur du derme, et destinées en donnant issue à du sang à diminuer l'œdème ou l'hypérémie des tissus. Ce procédé ne s'emploie plus dans ce but que sur le col utérin pour en amener le dégorgement ou suppléer par une petite perte de sang au défaut de l'hémorragie mensuelle chez les femmes aménorrhéiques. Il exige là plus que partout ailleurs une antisepsie sévère et particulièrement délicate, mais donne du reste d'assez bons résultats. En dermatologie, on emploie les scarifications pour inciser un grand nombre de capillaires cutanés et obtenir ainsi l'anémie de certaines régions chroniquement congestionnées (*nez rouges, couperose, etc.*), on espère que

les petites veinules sectionnées s'oblitèrent en se cicatrisant;
elles servent aussi à détruire les lésions lupiques.

c. *Ventouses scarifiées.* — Les applications de ventouses scarifiées consistent à pratiquer une série de scarifications sur
des surfaces préalablement congestionnées par des ventouses
sèches, et à favoriser l'écoulement du sang en replaçant à nouveau des ventouses sur le même point.

A l'émission sanguine s'ajoute ici évidemment une action
révulsive qui augmente beaucoup l'influence de la saignée locale
et permet en tirant moins de sang d'obtenir des effets plus
marqués. La quantité de sang extraite par une ventouse est très
variable, elle dépend de la profondeur et du nombre des incisions, que l'on peut pratiquer soit au bistouri, soit avec un
appareil spécial (scarificateur) ; elle ne dépasse guère 15 à
20 grammes par ventouse.

Si les sangsues conviennent aux régions étroites ou anfractueuses, les ventouses s'adaptent mieux aux surfaces planes
ou convexes du tronc (paroi thoracique, région lombaire,
triangle de Jean-Louis Petit, gouttières vertébrales). Les contu-
sions profondes, les points de côté, l'anurie par congestion
rénale sont les principales indications. La maigreur extrême de
certains sujets rend quelquefois l'application impossible. Alors
que les ventouses sèches peuvent être mises en grand nombre,
il est rare qu'on en scarifie plus de trois ou quatre.

Les ventouses scarifiées soulagent très rapidement les *points
de côté* de la pleurésie, de la pneumonie, les douleurs violentes
de certaines *péricardites;* elles conviennent très bien au *lom-
bago;* de toutes petites ventouses scarifiées, appliquées à la
région temporale soulagent bien les douleurs de l'*iritis* et de
la *choroïdite.*

CHAPITRE XII

TRANSFUSION DU SANG

La transfusion du sang n'a plus aujourd'hui qu'un intérêt
historique.

Elle consiste dans l'introduction, dans le système vasculaire d'un blessé ou d'un malade, de sang pris à un sujet sain, homme ou animal.

Vaguement conçue par les médecins de l'antiquité, elle a été préconisée en Angleterre par RICHARD LOWER après la découverte de HARVEY et pratiquée pour la première fois sur l'homme par le médecin français DENIS (XVIIe siècle). Après avoir joui d'une grande faveur, elle tomba en discrédit sous l'influence des critiques injustes de la Faculté de Paris et d'un arrêt du parlement qui réglementait les conditions où elle pouvait être pratiquée, sans cependant la condamner. Après un siècle et demi d'oubli elle fut de nouveau mise à la mode par BLUNDELL, DIEFFENBACH et MAGENDIE. Les travaux d'ORÉ (de Bordeaux) jetèrent sur elle un dernier éclat. Les injections de sérum artificiel qui répondent aux mêmes indications qu'elle, avec beaucoup plus de sûreté, ne lui laissent guère plus de place dans la pratique courante.

L'idée des premiers transfuseurs était que le malade s'appropriait immédiatement le sang nouveau qu'on lui injectait et s'en servait comme de son propre sang pour les besoins de sa respiration et de sa nutrition. La chose est possible, mais non démontrée, si le sang transfusé est emprunté à un animal de la même espèce que celui qui le reçoit, et si dans son passage d'un sujet à l'autre il a été tenu à l'écart de toute cause d'altération et de coagulation. Elle est absolument erronée si l'opération est faite entre deux sujets d'espèce différente ; dans ce cas, les globules injectés se dissolvent dans le sérum, et il en résulte souvent de l'hémoglobinurie. Les différences que la chimie a constatées dans la constitution des hémoglobines des diverses espèces animales justifient ce processus. D'un autre côté la fibrine du sang injecté ne paraît pas avoir une grande importance comme ressource nutritive ; et, en somme, l'injection du sang dans les veines ne semble pas avoir d'autre influence que celle du sérum chirurgical.

Les effets physiologiques sont les mêmes : relèvement de la tension artérielle, renforcement des battements du cœur, retour des sujets exsangues à la connaissance et à la vie, arrêt des hémorragies. On ne saurait nier cependant que la transfusion du sang n'ait quelque chose de spécial : tandis que le sérum artificiel doit être injecté à des doses de 500 à 1 000 grammes et même au delà pour amener d'heureux résultats, des quantités bien moindres de sang, telles que 150, 200 grammes suffisent. Le sang a donc une influence propre que n'a pas la solution salée physiologique. D'ailleurs on a essayé de pratiquer des injections hypodermiques de sang frais d'agneau, et on a noté des symptômes d'excitation vasculaire, comparables à ceux de la transfusion intraveineuse, quoique très atténués. Les phénomènes physiologiques de l'opothérapie permettent de comprendre cette spécificité d'action, sans cependant l'expliquer très clairement.

Les plus beaux succès ont été obtenus dans les *hémorragies traumatiques* ou *puerpérales*. L'arrêt de l'écoulement du sang a lieu très rapidement et est bientôt suivi de la disparition des phénomènes les plus inquiétants, tels que petitesse et rapidité du pouls, tendance à la syncope, etc. Dans les hémorragies de cause interne, l'amélioration est assez accentuée, mais passagère. Dans les empoisonnements par l'oxyde de carbone, les avantages sont réels. L'oxygène des globules du sang injecté sert-il réellement aux combustions internes du sujet intoxiqué ? Peut-être : mais à coup sûr ces globules sont détruits avant d'avoir pu revenir aux poumons et y renouveler leur provision de gaz respirable. Dans la lypémanie, les anémies et le choléra, les résultats ne sont pas supérieurs à ceux que donne le sérum artificiel.

La transfusion du sang peut se faire d'artère à artère, de veine à artère, d'artère à veine ou de veine à veine. Cette dernière était presque seule pratiquée ; la première cependant n'était peut-être pas sans avantage, quand on prenait le sang à un animal.

Une foule d'appareils a été inventée pour pratiquer l'opération ; les uns ont pour but de soustraire le sang au contact de l'air, d'autres d'abréger le plus possible ce contact ; une des dispositions les plus ingénieuses consiste à interposer sur le trajet du tube injecteur un grillage métallique pour arrêter les petits coagulums qui auraient pu se former. De longues discussions ont porté sur la défibrination ou la non-défibrination du sang, qui ont l'une et l'autre leurs partisans. Il est préférable que le sang, sorti des vaisseaux soit maintenu à une température assez fraîche, aux environs de 15°, et reste en dehors de tout contact avec n'importe quels agents chimiques, même l'eau, qui altéreraient sa composition. L'opération doit être faite aseptiquement, mais sans médicaments antiseptiques.

Les accidents à redouter sont : au moment même de la transfusion, la *dyspnée*, la *cyanose* qui résultent d'embolies capillaires ou de la pénétration trop brusque du liquide ; l'*introduction de l'air dans les veines*, qui survient plutôt par suite d'une maladresse du chirurgien ; plus tard, l'*hémoglobinurie*, la *phlébite* et quelquefois des *accidents septiques* dont l'origine est mal expliquée.

Si l'on injecte du sang humain, est-il possible de transmettre certaines maladies diathésiques ou virulentes ? On prend en général assez de précautions, on choisit les sujets donneurs de sang avec assez de soin pour éviter de pareils accidents : cependant on ne saurait nier qu'ils soient possibles. Comment savoir si l'homme en apparence le plus sain n'est pas en incubation d'une maladie éruptive, n'est pas en imminence de tuberculose, et si quelques microbes pathogènes ne circulent pas déjà dans ses vaisseaux. Il y a là une redoutable inconnue. D'autre part, il faut tenir compte qu'une saignée, même peu abondante, est fâcheuse pour le sujet qui la subit.

En conséquence si l'indication d'une transfusion semble se poser nettement, on pourra prendre le sang veineux d'un homme jeune et sain ; à défaut de sang d'homme on pourra prendre du sang artériel d'agneau. Mais à moins d'impossibilité ou de raisons tout à fait spéciales, il sera meilleur de recourir aux injections de sérum artificiel.

QUATRIÈME PARTIE

RÉVULSION

———

RÉVULSION EN GÉNÉRAL

1° État actuel de la question. — Faire l'historique de la révulsion serait une œuvre de longue haleine. Sans aller jusqu'à dire avec M. Bouvier que la révulsion fait la moitié de la médecine, on ne saurait contester la place excessivement importante qu'à tort ou à raison elle a tenue dans la thérapeutique de tous les âges, depuis Hippocrate qui en est le créateur jusqu'à nos contemporains, dont un grand nombre la dédaigne et la condamne, peut-être pour l'avoir incomplètement étudiée. A travers les siècles, à travers les discussions les plus mémorables, parfois les plus passionnées et les plus scandaleuses, elle a survécu et constitue encore une méthode de traitement aussi populaire parmi les praticiens que parmi les malades. Quand une question, qui a soulevé tant de débats et fait l'objet des méditations de tant de médecins de talent et même de génie, reste encore pendante, il serait téméraire de croire qu'elle est près d'être tranchée. Notre but très simple, sans rouvrir cet immense procès, sera d'indiquer à nos lecteurs ce que la généralité des médecins pense actuellement de la révulsion, ce qu'on peut attendre d'elle au point de vue de la guérison des malades, quels sont les meilleurs moyens de la pratiquer.

2° Révulsion et métastase. — Le célèbre aphorisme d'Hippocrate « *Duobus laboribus, simul, sed non in eodem loco obortis, vehementior obscurat alterum* » est le fondement de la médecine révulsive. Une question préalable se pose : cet aphorisme exprime-t-il une vérité ? Si oui, nous poursuivrons notre étude : sinon, s'il est reconnu faux que de deux lésions évoluant simultanément, la plus forte ne fait pas rentrer l'autre dans l'ombre, si les métastases, pour les appeler par leur nom, n'existent pas, il est parfaitement inutile d'aller plus loin. Or sur ce point l'expérience clinique séculaire répond sans embarras et sans hésitation en donnant raison à Hippocrate ; les faits abondent qui prouvent que le père de la médecine avait vu juste ; citons par exemple : la disparition des arthropathies, quand éclate un rhumatisme cérébral, la guérison spontanée des dermatoses chez un sujet atteint de pneumonie ou de fièvre typhoïde, l'atténuation rapide de graves phénomènes infectieux au moment de la formation d'un abcès. Il semble donc que, dans certains cas qu'il importe de bien déterminer, notre organisme ne tolère pas sur son territoire deux lésions simultanées : l'une évolue aux dépens de l'autre. Le médecin, dont le rôle constant est d'imiter la nature dans ses processus curateurs, a donc le droit et le devoir en présence d'une lésion survenant chez un malade, de provoquer lui-même une nouvelle lésion dont il pourra diriger l'évolution et qui débarrassera son malade de la première : et ce faisant, il fera de la révulsion.

3° **Définition.** — Quelle définition peut-on donner de la *révulsion ?* Quel rapport y a-t-il entre elle et cette autre méthode thérapeutique, qu'on a appelée la *dérivation ?* Jamais question ne fut plus obscure, parce que chacun de ceux qui l'ont étudiée a donné lui-même une définition différente de ces deux termes, et a eu dès lors beau jeu pour écraser des adversaires qui n'entendaient pas ces mots dans le même sens. Pour les uns, dérivation et révulsion sont synonymes ; pour d'autres (Manquat), la dérivation détourne *mécaniquement* le sang ou les humeurs d'un organe sur un autre ou à l'extérieur, tandis que la révulsion consiste à provoquer une irritation locale dans le but de faire cesser ailleurs un état congestif ou inflammatoire. Avec

Barthez, la révulsion comprend les moyens évacuateurs ou attractifs appliqués le plus loin possible de l'organe malade ; le terme de dérivation se comprend au contraire des mêmes attractions et évacuations faites dans les parties voisines de l'organe qui est le terme de la fluxion. Il est assez difficile de se reconnaître dans cette tour de Babel des définitions. Aussi comme le dit si justement Grasset, qui adopte d'ailleurs l'opinion de Barthez, « les mots vieux ont un sens étymologique qui se rattache à une théorie et qui gêne » ; il ne faut pas s'y attarder. Laissant de côté le terme de dérivation qui peut prêter à des interprétations multiples et contradictoires, nous entendrons par révulsion, et sans avoir la prétention de donner une définition scientifique, la création artificielle d'une lésion dans le but de guérir ou d'atténuer un état morbide.

4° Caractères généraux de la révulsion. — Les procédés dont la médecine dispose pour pratiquer la révulsion sont extrêmement nombreux : vésicatoires, cautérisations, emplâtres irritants, pointes de feu, etc. Leur étude détaillée remplira la seconde partie de ce chapitre ; les caractères, spéciaux et différentiels de chacun d'eux attireront alors notre attention. En ce moment, il nous faut au contraire considérer leurs caractères communs, ceux qui permettent de les rapprocher dans une même classe thérapeutique.

C'est sur l'appareil tégumentaire que s'appliquent les révulsifs. Les émissions sanguines agissent sur les états morbides par des mécanismes qui n'appartiennent qu'à elles ; et les purgatifs, dont l'effet peut être justement comparé à celui des véritables révulsifs, ont aussi un mode d'action spécial. Or, sans nous attarder à quelques pratiques très spéciales, on peut dire que toute révulsion exercée sur la peau, comporte les trois termes suivants : 1° la provocation d'une douleur ; 2° le développement d'une congestion locale ; 3° la formation d'un exsudat.

a. *La douleur provoquée*. — La douleur peut présenter toutes les modalités connues : tantôt c'est de la démangeaison (ortie, thapsia) et même une démangeaison pouvant atteindre à des

paroxysmes inquiétants, tantôt c'est un picotement mêlé de
brûlure (moutarde), tantôt la douleur franche de la brûlure
(vésicatoire). L'intensité de cette douleur varie suivant le révulsif employé, suivant la durée de son application, suivant aussi
la sensibilité du sujet et l'organisation de son épiderme. J'ai vu
des malades chez qui la teinture d'iode amenait une sorte de
tannage de la peau sans qu'ils en souffrissent, alors que d'autres
en éprouvaient une cuisson insupportable. Cet élément douleur
est important dans la révulsion ; suivant les cas, il y aura lieu
de rechercher ou d'éviter les agents qui la provoquent ; il
montre dans tous les cas que le système nerveux est intéressé
l'un des premiers dans les actes révulsifs. Elle peut sembler n'être
qu'un phénomène passager, instantané même quelquefois, mais
la modification de la sensibilité locale est plus profonde et plus
durable qu'on ne croit ; je n'en veux pour preuve que la vive
douleur qui existe lorsque, plusieurs jours après l'application
d'un révulsif, on applique à nouveau un topique irritant sur le
même point.

b. *La congestion artificielle.* — Autour des points irrités, on
voit toujours se développer une congestion plus ou moins étendue. L'observation clinique l'a depuis longtemps constatée ; le
gonflement et la rougeur qui accompagnent l'application d'un
vésicatoire ou d'un sinapisme ont été notés de tout temps. Mais
l'examen histologique et l'expérimentation physiologique ont
montré que cette congestion est souvent beaucoup plus étendue
et beaucoup plus profonde que ne le laisse soupçonner la simple
vue de la peau. Il y a souvent une hyperglobulie au niveau des
points révulsés (DE FLEURY). Au-dessous d'une couche de
teinture d'iode, la peau s'infiltre de globules blancs, aussi complètement que dans un érysipèle (érysipèle iodique). FRANÇOIS
FRANCK enfin a montré que les phénomènes de vaso-dilatation
dépassaient si largement les limites de la région révulsée qu'ils
pouvaient s'étendre à toute la circulation périphérique. Comme
la douleur, cet élément congestif est éminemment variable suivant la nature de l'agent employé et le coefficient individuel
de réaction vasculaire ; mais il existe toujours et montre l'active participation des vaisseaux à l'acte thérapeutique. J'ajoute

que la congestion provoquée dure souvent bien au delà du temps d'application des topiques : la rougeur, après l'application des sinapismes, persiste quelquefois des jours et des semaines ; long-temps après la cicatrisation d'un vésicatoire, la place en reste rouge ou brune et saigne plus abondamment que d'autres points, si l'on y applique des sangsues ou des ventouses scarifiées.

c. *L'exsudat*. — L'exsudation est dans quelques cas — non dans tous — l'élément le plus important de l'acte révulsif. Elle est peu abondante après la simple rubéfaction ; même alors cependant elle est plus importante qu'on ne le suppose, ainsi que le prouve l'infiltration leucocytaire signalée plus haut, après les applications d'iode. Au lieu d'être interstitiel et de disparaître par résolution, l'exsudat doit souvent être évacué au dehors, comme après l'application d'un vésicatoire ou l'injection hypodermique d'essence de térébenthine. Comme pour les autres éléments de la révulsion, l'abondance et les caractères de cet exsudat sont d'abord en rapport avec la nature du révulsif : un sinapisme ne donnera jamais les mêmes résultats qu'un caustique de Vienne. Mais pour chaque révulsif en particulier, ils sont en rapport avec le degré de réaction utile du sujet : un vési-catoire qui « ne prend pas », une injection interstitielle de téré-benthine qui ne provoque pas rapidement d'abcès sont d'un mauvais pronostic. Les phénomènes contraires annoncent que la maladie suit ou va suivre une marche favorable : le vulgaire n'a pas tout à fait tort, quand il se réjouit de voir de larges bulles bien remplies se former sous l'emplâtre cantharidé.

Si la douleur et la congestion locales, tout au moins dans leurs manifestations apparentes, sont toujours passagères quel que soit le révulsif employé, l'exsudation peut au contraire être indéfiniment prolongée à l'aide de certains artifices. Ce n'est plus alors la *révulsion aiguë* opposée à la maladie aiguë, c'est pour ainsi dire la *révulsion chronique* et permanente. Ces sup-purations interminables, dont nos pères ont certainement abusé, que nous dédaignons trop aujourd'hui, ces cautères, ces vésica-toires, ces sétons, ces *exutoires* en un mot peuvent fournir une quantité de liquide relativement considérable. Bouvier avait établi qu'un séton bien entretenu laissait couler chaque jour jusqu'à 48 grammes de pus. Pour ces exutoires, comme pour les vésicatoires volants ou les abcès provoqués, l'écoulement est réglé surtout par le degré de vitalité du sujet : quand il se tarit, c'est, sauf exception, parce que quelque grave désordre se prépare dans les viscères. L'aphorisme d'HIPPOCRATE trouve encore ici sa réalisation, le mal le plus violent fait rentrer l'autre dans l'ombre ; le mal intérieur force le mal extérieur à guérir, mais en prenant lui-même un développement rapide qui va compromettre la vie du malade.

Il serait important de connaitre avec exactitude la composition chimique, la formule leucocytaire, le coefficient de toxicité, la teneur en microbes de ces liquides thérapeutiquement exsudés. Malheureusement, comme s'ils étaient moins intéressants que les liquides pathologiques, ils ont relativement peu tenté les chercheurs ; on sait qu'ils sont albumineux, riches en globules de pus, pauvres en microbes, souvent même stériles. Mais les études n'ont été sur ces points ni assez suivies, ni assez nombreuses pour pouvoir servir de base à une doctrine quelconque. Le seul point à retenir, c'est que la production de ces exsudats, aussi bien dans les révulsions rapides que dans les révulsions lentes, dénote la participation à ces actes des forces et des agents qui concourent aux phénomènes les plus intimes de la nutrition.

5° **Effets de la révulsion**. — Nous nous sommes attaché, dans les lignes qui précèdent, en dehors de toute description technique, à relever les caractères essentiels, les éléments morbides ou thérapeutiques, comme on aurait dit à Montpellier, de toute révulsion, considérée dans la région même qui a été l'emplacement, le point d'application du révulsif. Voyons maintenant quelles peuvent être, d'une façon générale, les conséquences de ces faits sur l'ensemble de l'organisme. Ces conséquences vont se retrouver, comme ces éléments eux-mêmes : 1° dans le système nerveux ; 2° dans le système vasculaire ; 3° dans la nutrition.

a. *Effets nerveux*. — L'ébranlement imprimé au système nerveux par la douleur détermine une série de phénomènes réflexes sensitifs, moteurs, sécrétoires ou inhibitoires, tels que engourdissement dans le membre intéressé, modifications de la quantité d'urine, excitation générale, etc. Ces phénomènes, peu marqués chez un sujet sain, deviennent accentués chez un malade : le plus apparent et aussi le plus important, c'est la disparition des douleurs existant dans le voisinage de la région révulsée. Points névralgiques, points de côté, douleurs de nature inflammatoire sont calmés rapidement par un vésicatoire ou par des pointes de feu, calmés passagèrement ou définitivement suivant les cas. Sans opérer comme l'aimant le transfert complet de la sensibilité, les mêmes agents rendent souvent la sensibilité aux régions anesthésiques. Leur action sur les troubles moteurs est moins nette; cependant on ne saurait méconnaître les bienfaits de la révulsion dans certaines paralysies faciales, non plus que dans l'épilepsie bravais-jacksonienne ou dans quelques affections médullaires. L'innervation cardiaque, plus que tout autre, est appelée à profiter des grandes excitations périphériques; tandis qu'à l'état normal une vive douleur peut amener l'arrêt brusque de l'organe central de la circulation, rien n'est propre à le remettre en mouvement, au moment d'une syncope, comme un sinapisme ou le marteau de Mayor appliqués à la région précordiale.

L'expérience clinique apprend d'une façon indiscutable que pour obtenir les effets précités, il n'est pas permis de choisir au hasard le point d'application des agents révulsifs. Pour calmer la douleur on choisira le point douloureux lui-même ; pour la paralysie faciale, le point d'émergence de la 7ᵉ paire ; pour l'épilepsie hémiplégique, les membres qui sont le siège des premières convulsions ; pour la syncope, la région précordiale. Ces quelques exemples suffisent à montrer quels avantages peuvent retirer de ce traitement certaines affections qui intéressent directement ou indirectement le système nerveux.

b. *Effets circulatoires.* — On doit à François Franck[1] une série d'expériences précieuses sur les réactions vasculaires qui suivent les excitations de la surface tégumentaire. Alors que les vaisseaux périphériques se dilatent, les artères des viscères (cerveau,

---

[1] François Franck, Étude des principaux effets circulatoires locaux et généraux de la révulsion cutanée, *Gaz. hebd.*, 1892, p. 485.

poumons, intestin, foie, testicules, reins, etc.), se resserrent énergiquement au point d'amener une anémie très accentuée de ces organes. Cette décongestion profonde, par dérivation du sang qui se porte à la périphérie, décongestion que l'ancienne médecine avait recherchée et affirmée, est donc scientifiquement établie. Mais comment se fait-elle ? Le mécanisme qui la produit n'est-il pas quelquefois dangereux ? Est-elle toujours désirable ? Ce sont des questions auxquelles il faut tâcher maintenant de répondre.

Le premier effet d'une forte excitation cutanée est de provoquer un resserrement intense des vaisseaux viscéraux et de faire monter d'une façon notable et même exagérée la pression intra-aortique. Cet excès de tension dans l'aorte ne dure pas longtemps : le large écoulement offert au sang dans les vaisseaux superficiels dilatés compense les effets de la vaso-constriction. Cependant il en résulte la nécessité de quelques précautions : « Il ne paraît pas inoffensif pour un système artériel altéré dans son ensemble (athérome, artério-sclérose) ou ayant perdu localement sa résistance normale (dilatation aortique, anévrisme) de subir un excès de tension notable. Il paraît logique d'employer chez les sujets atteints d'affections artérielles les révulsifs à effet progressif (sinapismes, frictions irritantes, topiques excitants) et de conserver quelque méfiance pour les révulsifs à action brusque et douloureuse comme les pointes de feu qui, dans d'autres circonstances, font merveille. » On ne saurait trop complètement approuver ces conseils. Pour ma part j'ai renoncé à user du thermo-cautère chez les aortiques, en raison des sensations d'angoisse précordiale que détermine instantanément chez quelques-uns l'application du feu. D'ailleurs cette période initiale de pression artérielle étant en rapport avec la brusquerie de la révulsion, ils supportent parfaitement les agents que François Franck appelle à effets progressifs, et ils en retirent d'excellents résultats.

Les congestions viscérales qui accompagnent les inflammations et les fièvres étaient fort redoutées des anciens médecins. Sous l'influence d'idées théoriques nouvelles, on a été porté à les considérer comme des modes de défense de l'organisme et à les respecter. Grasset s'insurge avec raison contre cet état d'esprit. Si la congestion a parfois un rôle tutélaire à remplir, il est rare qu'elle ne dépasse pas le but. Qu'elles soient simples ou qu'elles accompagnent l'inflammation, les congestions du cerveau, du poumon, du foie, etc., constituent de grands dangers et ne cèdent souvent qu'à la médication contre-fluxionnaire ou révulsive.

Mais, en pareil cas, les conditions de son application sont plus délicates que lorsqu'il s'agit d'affections du système nerveux. Car ici apparait tout d'un coup la question de savoir où il est préférable d'appliquer les agents révulsifs. Faut-il les mettre le plus près ou le plus loin possible de l'organe malade ? Cette question qui a passioné nos pères, divisés en deux camps, ne saurait être encore tranchée par la physiologie pathologique. GRASSET appliquant ingénieusement les doctrines de BARTHEZ aux idées de la médecine moderne, conclut ainsi : « Dans une poussée aiguë hyperémique brusque sur la poitrine, le trouble vasculaire est en excès ; vous essayez de le combattre en le détournant par des attractions sur un point plus ou moins éloigné. Dans une affection subaiguë ou chronique, quand la fluxion est installée, traine, ne se résout pas, dans une pleurésie ou une pneumonie, après la chute de la fièvre et la fin du cycle infectieux, vous placez un vésicatoire sur le thorax pour stimuler la circulation locale défaillante, un vésicatoire nécessaire pour la résorption et la guérison[1]. » Ces conseils sont excellents au point de vue pratique ; mais il faut bien reconnaître qu'ils manquent un peu de base expérimentale. car si FRANCK nous a montré l'influence générale des excitations cutanées sur les circulations viscérales, il ne nous a encore rien appris sur les différences de l'action exercée par les révulsifs éloignés et par les révulsifs rapprochés. De cette discussion retenons seulement les faits suivants: dans les lésions inflammatoires. les troubles circulatoires ne jouent pas toujours le rôle tutélaire que de récents doctrinaires lui ont attribué : dans les cas très aigus, les congestions sont trop actives, il faut les modérer ; dans les cas chroniques, la circulation languit, il faut l'accélérer. L'étude clinique, appuyée de

[1] GRASSET, Leçons de clinique médicale. 3e série, p. 25.

nouvelles expérimentations, montrera, je l'espère, que les vues de GRASSET sont justes et sa pratique excellente.

c. *Effets sur la nutrition, effets dépurateurs et antitoxiques.* — Les effets nutritifs de la révulsion, le rôle de l'exsudat artificiellement obtenu, les modifications que peut produire sur l'organisme malade l'élimination des liquides et des éléments figurés constituant cet exsudat, tout cela n'a pas été suffisamment étudié. L'importance de ces divers points est difficile à juger au point de vue clinique : tant de malades guérissent sans révulsions, tant d'autres meurent après les applications révulsives, les statistiques sont si trompeuses que la pratique reste hésitante après de longs siècles de discussions. Quoique, en pareille matière, les théories soient bien insuffisantes, on nous pardonnera, la clinique restant indécise, d'insister sur les points suivants. Dans les lésions infectieuses et inflammatoires, on a cru depuis quelques années que la phagocytose suffirait à la fois à tout expliquer et à tout guérir. Favoriser la phagocytose, l'augmenter, au besoin même activer les congestions, en vue de cette phagocytose, voilà depuis quelques années le but que semblent poursuivre certains médecins. Les lignes suivantes si judicieuses, dues à SOLLES et BAILLET[1], ne sont-elles pas faites pour refroidir un peu cet enthousiasme: « Les cellules phagocytes en capturant les bacilles sont prises elles-mêmes au piège de leur propre phagocytose. Le parasite, prisonnier de la cellule amiboïde, tue son vainqueur et fait de cet élément anatomique naguère si mobile des amas cellulaires, morts, désormais immobilisés. » KIENER[2] exprime la même pensée sous une autre forme. Pour ces auteurs, il est clair que les phagocytes morts encombrent nos organes, et que leur décomposition cadavérique est une cause d'intoxication aussi active et plus active même que les toxines microbiennes. Je me permettrai d'ajouter que les leucocytes non seulement s'emparent des germes vivants, mais très probablement aussi de tous les poisons solubles et insolubles qui circu-

---

[1] SOLLES et BAILLET. *Infection caséique dans la tuberculose pulmonaire. Bulletin Soc. Anat. Bordeaux*, 1898, p. 248.

[2] KIENER cité par GRASSET, *loc. cit.*, p. 12.

lent dans nos organes et que le nombre doit être immense de ceux qui succombent dans cette lutte pour la défense de l'économie.

Il n'est pas déraisonnable de croire que les solutions de continuité faites sur les téguments par les agents révulsifs peuvent servir de portes de sortie pour expulser ces leucocytes morts, qui constitueraient ainsi les globules de pus de l'exsudat. LANDERER a démontré que les globules blancs chargés de corps étrangers étaient électivement véhiculés vers les points lésés. N'est-il pas logique de croire que les phagocytes chargés de débris de microbes ou de toxines seront électivement amenés aux plaies artificielles ou aux foyers de suppuration, et que l'organisme sera ainsi débarrassé de leur présence dangereuse. Ainsi se comprendrait le rôle important de l'exsudat dans la révulsion, rôle essentiellement dépurateur et antitoxique.

6° Indications générales. — Les pages très écourtées qui précèdent sont insuffisantes pour faire l'histoire physiologique de la révulsion ; mais elles suffisent pour montrer que la révulsion reste victorieuse de toutes les attaques qu'on lui fait subir au nom de la médecine moderne, et que c'est justement dans cette médecine moderne qu'elle trouve et qu'elle trouvera de plus en plus les arguments nécessaires à sa défense.

Quelles sont maintenant les indications de la révulsion ? Nous venons de voir que cette méthode pouvait agir sur les affections douloureuses, congestives, inflammatoires et toxi-infectieuses. Or, n'est-ce pas à peu près toute la pathologie ? La révulsion doit donc trouver, et elle trouve, en effet, son emploi dans un très grand nombre d'affections. Malheureusement les moyens dont elle dispose, comme tous ceux qui constituent les multiples ressources de la thérapeutique, sont souvent infidèles et ont souvent aussi leurs inconvénients et leurs dangers. Il n'est donc pas possible d'établir d'une façon générale et précise à la fois les indications de la révulsion ; il s'agit de prendre les procédés de révulsion et de voir pour chacun d'eux ce que l'on est en droit de craindre et d'espérer de son application.

A titre général nous pouvons dire seulement : parmi les

agents de révulsion, les uns agissent *instantanément* ou **presque instantanément**, les autres *rapidement*, les derniers *lentement* et d'une *façon continue*. Les premiers, qui provoquent surtout la douleur locale et la rubéfaction, conviendront dans les cas où le système nerveux est violemment troublé et a besoin d'un stimulant brusque et énergique, par exemple dans les *syncopes*, les *collapsus*, les *états apoplectiformes*. Les seconds auront une action vasculaire prédominante et conviendront aux affections aiguës et subaiguës inflammatoires : *pneumonies, congestions pulmonaires, hépatiques, cérébrales*, etc. Les derniers enfin, remarquables par leur influence sur la composition de nos humeurs, trouveront leur application quand il y aura lieu de lutter contre les *maladies chroniques*, contre les *infections à marche lente* ou peut-être même contre *certaines auto-intoxications*.

ARTICLE II

AGENTS DE LA RÉVULSION

Les agents employés pour obtenir la révulsion sont très nombreux : suivant le degré d'excitation provoquée, on détermine simplement la rougeur de la peau, *rubéfaction ;* le soulèvement de l'épiderme en petites cloches isolées, *vésiculation* et *pustulation*, ou en une large phlyctène, *vésication ;* la destruction du corps papillaire, *cautérisation ;* la formation de foyers de suppuration profonds : *abcès de fixation*, ou superficiels, *exutoires*. Les mêmes substances, suivant la durée ou le mode de leur application, donnent des résultats différents : nous les classerons d'après le résultat qu'on recherche le plus habituellement de leur usage.

§ I. — RUBÉFACTION

La rubéfaction convient au cas où il importe d'agir vite : *suffocation, orthopnée, algidité générale* ou *partielle, syncope*, etc. On l'obtient par des *frictions au gant de crin, au gant de fla-*

nelle, etc., par l'application de *sacs de sable chaud*, de *sacs de caoutchouc pleins d'eau chaude*, de compresses chaudes sèches ou humides, etc.

L'éponge imbibée d'eau très chaude, appliquée au-devant du larynx d'un enfant qui suffoque est un excellent moyen de combattre les accès de suffocation de la *laryngite striduleuse*, et même passagèrement ceux du *croup* (GRAVES, TROUSSEAU). Le *marteau* de MAYOR, marteau vulgaire trempé dans l'eau à 60 à 70°, appliqué ensuite sur les régions épigastrique et précordiale, combat efficacement la syncope cardiaque et la syncope respiratoire.

Les rubéfiants les plus usités sont la *moutarde*, l'*ortie*, l'*iode*.

La *moutarde noire*, Brassica nigra (Crucifères), donne des graines que l'on réduit en une poudre jaune rougeâtre, d'une odeur piquante. Cette *farine de moutarde*, traitée par l'*eau froide ou tiède*, laisse développer une *essence* qui est rubéfiante et que l'on utilise de façons très variées. On la mêle avec un peu d'eau et on en forme une bouillie que l'on étale entre un linge et une mousseline (*sinapisme*) ; on la mélange dans la proportion d'un quart à de la farine de lin ou on en saupoudre un cataplasme de farine de lin tout préparé (*cataplasme sinapisé*) : on trouve dans les pharmacies des feuilles de papier épais, sur lesquelles la moutarde est fixée en couches minces, et qu'il suffit d'humecter pour en développer les propriétés irritantes (*sinapismes en feuilles*) ; on ajoute à un bain de pieds 40 à 50 grammes de farine de moutarde (*pédiluve sinapisé*) ; ou l'on met dans un bain entier un nouet contenant 250 grammes de cette farine (*bain sinapisé*).

Ces différents modes d'emploi déterminent une vive rougeur, avec cuisson insupportable, sur les points intéressés. La sensation de brûlure est bientôt assez violente pour exiger la suppression du topique. La rougeur provoquée persiste plusieurs jours et laisse souvent après elle une pigmentation passagère.

Les sinapismes, aux membres inférieurs, conviennent aux *congestions cérébrales*, aux *attaques apoplectiformes* ; il faut éviter, chez les sujets dans le coma, de les oublier après les avoir placés ; le malade ne se plaignant d'aucune douleur, ils n'en provoquent pas moins au bout de quelques heures, de profondes brûlures. Les cataplasmes sinapisés soulagent la dyspnée et combattent les phénomènes congestifs des *broncho-pneumonies* ou des *pleuro-pneumonies*; on les applique sur le thorax au niveau du point malade. Chez les tout petits enfants, il faut les éviter, l'excitation produite pouvant amener de trop vives réactions générales, ou en particulier des convulsions. Les bains sinapisés se prescrivent dans les bronchites intenses, dans le collapsus et dans le choléra infantile. Les pédiluves sinapisés sont utiles dans les céphalées congestives.

L'*ortie*, *Urtica urens* (Urticées), provoque par le contact de ses feuilles velues des démangeaisons et des plaques d'œdème cutané connues de tous. Des frictions générales aux feuilles d'ortie sont un bon moyen, trop peu employé, pour ramener à la peau les exanthèmes, la rougeole en particulier, quand l'éruption en est retardée par une congestion viscérale (Trousseau); limitées aux cuisses, elles serviraient à rappeler l'écoulement menstruel.

La *teinture d'iode* a été étudiée (p. 238).

§ 2. — Vésiculation et pustulation

L'application de quelques substances à la surface de la peau y provoque la formation de vésicules ou de pustules.

Ce procédé est de moins en moins utilisé.

Le *tartre stibié* mélangé à l'axonge (1/3) n'est plus du tout usité (pommade d'Autenrieth); il en est de même de l'huile de *Croton tiglium*. L'action très infidèle de ces remèdes, leur efficacité douteuse, les cicatrices indélébiles qui succèdent à leur emploi, légitiment cet abandon. On applique quelquefois encore des *emplâtres de thapsia* (*Thapsia garganica, faux fenouil*), qui provoquent par leur contact une vive rougeur avec semis de petits vésicules. Dès que la rougeur apparaît, ce qui exige un délai des plus variables, il faut enlever le topique. Le thapsia est indiqué dans les laryngo-trachéites, dont il calme assez rapidement la toux. Mais il provoque chez les enfants des démangeaisons extrêmement pénibles qui les agitent et entretiennent

l'insomnie. En outre, quand le malade s'est gratté et a chargé
ses ongles tout à la fois du liquide suinté et de quelques débris
de thapsia, il peut, en portant ses doigts ailleurs, aux yeux en
particulier, déterminer sur ces points une irritation très
fâcheuse.

§ 3. — VÉSICATION

La vésication consiste dans la production artificielle, en un
point déterminé, d'une large phlyctène, pleine d'une sérosité
claire, accumulée entre l'épiderme et le corps muqueux de Malpighi, et tout à fait comparable à celle que détermine une brûlure au second degré.

1° Ammoniaque. — Plusieurs moyens sont capables de produire la vésication. Le plus anciennement employé, c'est
l'application de l'emplâtre cantharidé. Comme il n'est pas
sans inconvénient, et qu'il agit assez lentement on a proposé de
lui substituer divers autres agents; c'est ainsi que le contact
d'une rondelle de linge ou d'amadou imprégnée d'ammoniaque
et protégée contre l'évaporation par un verre de montre, une
pièce de monnaie ou un appareil quelconque suffit à donner
en quelques minutes une phlyctène de vésication. La pommade
de GONDRET (suif de mouton et axonge : ââ 10 grammes;
ammoniaque à 0,92 : 20 grammes) agit de même en cinq ou dix
minutes.

2° Menthol et chloral. — Le menthol et le chloral, associés
en proportions diverses à des masses emplastiques, constituent
aussi de bons emplâtres vésicants, mais dont la formule définitive n'est pas encore fixée (DUBREUILH).

Le but des médecins et des pharmaciens qui s'attachent à ces
recherches est de doter la thérapeutique d'un vésicatoire incapable de provoquer, comme le font les cantharides, des néphrites
et des cystites. On ne saurait trop encourager ces études; mais
il ne faut pas se bercer de trop grandes illusions. Les excitations
cutanées, les brûlures étendues peuvent provoquer l'albuminurie;
et il est à craindre que la vésication, par elle-même et indépen-

damment de l'agent qui la détermine, ne soit toujours responsable de quelques accidents.

3° Cantharides. — La cantharide étant l'agent le plus employé, c'est d'elle que nous allons maintenant nous occuper d'une
façon spéciale.

La cantharide est un insecte coléoptère, d'un vert brillant et
doré, dont l'histoire zoologique est fort intéressante, et que l'on
recueille sur les frênes dans la région du Midi et en Italie.
Séchée et pilée, elle donne une poudre dont le principe actif
est la *cantharidine* $C^{10}H^{12}O^4$. Cette poudre mêlée à la résine
élémi (100), à l'huile d'olive (40), à la cire jaune (400) (à la dose
de 420), forme l'emplâtre vésicant. Celui-ci étalé en couche
mince et suivant une forme à déterminer dans chaque cas,
sur un morceau de peau blanche ou de sparadrap, constitue
le vésicatoire.

4° Vésicatoire cantharidé. — L'application d'un vésicatoire
sur la peau est suivie d'une sensation d'engourdissement, puis
d'un douleur cuisante, qui s'apaise au moment où l'épiderme
se soulève ; au bout d'un temps variable, deux heures chez les
enfants, six à huit heures chez l'adulte, les petites vésicules qui
se sont formées isolément sont devenues confluentes, une large
bulle est constituée, correspondant à l'étendue même du vésicatoire. La sérosité qui la remplit est claire, quelquefois un peu
louche contenant des leucocytes vivants chez l'adulte, morts chez
le vieillard (MAUREL).

Le vésicatoire étant alors enlevé, on le remplace après avoir
évacué la bulle, par un pansement aseptique à la vaseline boriquée ou simplement à l'ouate hydrophyle, et la guérison s'effectue
en quelques jours.

5° Accidents du vésicatoire. — Les accidents que l'on a
imputés au vésicatoire et dont il est en effet le plus souvent responsable sont nombreux.

a. *Accidents locaux*. — Localement, il peut y avoir *sphacèle
de la peau*, ou *ulcération profonde* du derme, si le topique est

resté trop longtemps appliqué, ou si le sujet a des tissus dont la nutrition est compromise par une cachexie grave (albuminurie, diabète). Il peut y avoir des complications septiques accidentelles : *érysipèle*, *diphtérie*, etc., qu'on aurait dû éviter par de bonnes mesures prophylactiques, mais qui ont trouvé dans la solution de continuité de l'épiderme une voie facile à leur éclosion. La cicatrisation laisse après elle des *plaques pigmentaires*, souvent indélébiles ; la surface vésiquée est assez souvent, pendant les premières semaines, le siège de *furoncles*, d'*anthrax* ou d'*ecthyma*. Ce dernier inconvénient peut survenir même dans les cas où la surveillance a été irréprochable.

b. *Accidents généraux*. — Les accidents généraux sont plus importants encore. Le plus fréquent, tout au moins le plus apparent, c'est la *cystite* avec ténesme du col vésical, urines chargées de muco-pus, quelquefois d'un peu de sang, quelquefois de membranes fibrineuses. Les phénomènes douloureux ne durent guère que vingt-quatre à quarante-huit heures et disparaissent seuls ou par la médication alcaline. La *néphrite*, due comme la cystite à l'absorption de la cantharidine, ou plutôt à son élimination par les reins et à sa circulation dans le tractus urinaire, est un accident plus insidieux et plus grave. Il se produit sans attirer l'attention ; l'urine devient rare, si rare quelquefois que c'est véritablement l'*anurie*, elle est riche en albumine ; l'urémie peut survenir. Ce terrible accident m'a semblé fréquent surtout chez les enfants, il peut ne pas être mortel si le rein était primitivement sain. Mais si cet organe était déjà altéré ou insuffisant, il peut entraîner la mort. En dehors de la néphrite, le vésicatoire peut-il amener une diminution de la sécrétion urinaire ? J'ai fait faire quelques recherches à ce sujet, elles n'ont pas donné de résultats concluants.

Des *érections douloureuses*, plutôt qu'un véritable *priapisme*, de l'*agitation*, de l'*insomnie*, la *dilatation pupillaire* sont des incidents qui s'ajoutent fréquemment aux précédents,

On a voulu faire de ces accidents un motif pour interdire absolument l'usage du vésicatoire. Le procédé de discussion n'est pas logique. En effet il n'est pas un seul remède qui n'ait malheureusement à porter la responsabilité de quelques accidents : en second lieu, le plus souvent ils peuvent être évités par des précautions judicieuses relatives aux dimensions, à la durée d'application de l'emplâtre et aux pansements ultérieurs ; enfin quoique la statistique soit impossible à établir, ils sont en réalité trop rares pour légitimer une pareille proscription. La vraie question, celle qui aurait dû être le plus complètement discutée et qui l'a été le moins, quand on a instruit récemment le *Procès du vésicatoire*, ce n'est pas celle des accidents locaux, ni même celle de la néphrite cantharidienne, ni encore celle de l'intoxication, c'est de savoir à quelles maladies le vésicatoire fait du bien, à quelles autres il fait du mal. Or sur ce point, malgré la pratique plusieurs fois séculaire de la médecine, nous ne sommes pas encore bien éclairés.

6° **Indications**. — Il y aurait peut-être lieu de chercher si l'action du vésicatoire est la même dans les maladies fébriles et dans les maladies apyrétiques, mais la distinction n'ayant pas été faite, nous nous bornerons à rechercher les effets thérapeutiques obtenus dans les affections où les praticiens ont l'habitude de recourir à son emploi.

a. *Pneumonie et broncho-pneumonies*. — L'opinion semble à peu près faite sur ce point. Le vésicatoire n'abrège en rien la durée de ces maladies. En empêche-t-il l'extension ? Ce n'est pas démontré. Favorise-t-il la résorption des exsudats au moment de la défervescence. C'est possible, si la résolution est lente à se faire.

Partant de là, il n'apparaît pas comme un remède dont l'emploi doit être très répandu dans ces affections. Il l'est cependant et le sera longtemps encore ; car il soulage excellemment deux des plus pénibles symptômes : le *point de côté* et la *dyspnée*. En dehors de l'injection de morphine, rien ne calme cette douleur atroce du point de côté comme un petit vésicatoire, appliqué *loco dolenti* ; sous son influence elle disparaît et ne reparaît plus. Contre la suffocation, contre la sensation de plénitude thoracique qui étouffe le malade, c'est encore un moyen très efficace, mais dont l'action n'est ici que temporaire comme celle de la saignée. Le malade qui a une première fois bénéficié de ce soulagement, le réclame bientôt à nouveau.

Le vésicatoire ne guérit ni les *pneumonies,* ni les *broncho-pneumonies,* mais au cours de ces affections, il peut avoir des indications très nettes.

b. *Pleurésie.* — Il en est de même dans la pleurésie. BARTH en fait un très grand éloge dans la *pleurésie sèche.* Quand il y a *épanchement,* sans aller jusqu'à croire avec LABORDE que le vésicatoire favorise la suppuration, j'avoue n'avoir pas vu une seule fois le liquide diminuer après son application. Je l'ai vu par contre provoquer nettement des accès de fièvre, au cours de la défervescence très lente d'une pleurésie aiguë. Quand la période inflammatoire est passée, si l'on juge inopportun de pratiquer la thoracenthèse ou si le liquide se reproduit obstinément après les ponctions, une série de petits vésicatoires peut avoir son utilité.

c. *Phtisie pulmonaire.* — Avec GRANCHER, la plupart des praticiens considèrent les petits vésicatoires répétés, comme un des meilleures moyens de combattre un foyer limité de *tuberculose apyrétique* ou très légèrement fébrile. Le nombre des tuberculeux est, hélas! assez considérable pour qu'on puisse bien étudier ce facile traitement. Je l'ai fait et je n'hésite pas à me ranger à cette opinion ; j'ai connu des malades qui, à la moindre gêne thoracique, au plus petit retour de toux opposaient l'application d'un petit emplâtre cantharidé, les uns ont eu une très longue survie, les autres peuvent être considérés comme guéris.

L'absorption de la cantharide et son action sur la circulation des foyers de tuberculose ne sont peut-être pas étrangères à ces bons résultats.

d. *Aortite, congestions pulmonaires.* — Les douleurs si angoissantes de l'aortite avec dilatation de la crosse, les congestions pulmonaires si subites et si fréquentes, si graves en même temps qui accompagnent cette lésion, m'ont toujours paru avantageusement combattues par le vésicatoire, appliqué à la région présternale ou au niveau du point congestionné.

e. *Péritonite aiguë, péritonites chroniques.* — Le vésicatoire était autrefois le traitement inévitable de la péritonite ; j'ai vu couvrir le ventre d'un seul vésicatoire, sans succès d'ailleurs.

La glace ou les cataplasmes, l'opium sont des traitements préférables quand l'inflammation est aiguë et générale ; mais dans les péritonites localisées, l'application répétée de petits révulsifs est encore utile : elle calme bien les douleurs persistantes des pelvi-péritonites et des inflammations annexielles.

f. *Autres inflammations.* — Il est souvent difficile de se refuser à prescrire un vésicatoire à la nuque dans les *méningites*, à la région précordiale dans les *péricardites* et les *endocardites*. Est-ce réellement utile aux malades ? Je ne sais ; je ne crois pas d'ailleurs que ce leur soit nuisible.

g. *Rhumatisme articulaire, arthrites aiguës.* — Sur les *hydarthroses*, VELPEAU appliquait des vésicatoires monstres, enveloppant toute la jointure. L'enveloppement simple avec ouate et gutta-percha est préférable et donne d'aussi bons résultats. Cependant si des douleurs persistent en un point de l'article, un vésicatoire de 4 à 5 centimètres de côté pourra efficacement les combattre. Quant au *rhumatisme articulaire*, on ne peut s'empêcher de remarquer que les mêmes auteurs conseillent ces applications au niveau des jointures, pour y combattre la fluxion inflammatoire, quand elle est trop aiguë, et pour l'y rappeler quand elle en a disparu au moment des complications cérébrales. Ce défaut de logique jette un certain trouble dans l'esprit.

h. *Affections du système nerveux, névralgies.* — L'épilepsie *jacksonnienne* est souvent améliorée, quelquefois guérie par le vésicatoire. Ce procédé connu depuis longtemps a été méthodisé par PITRES et CROZES, dont on fera bien de suivre la technique : application réitérée de vésicatoires en bracelet de 3 à 4 centimètres de hauteur autour du membre dont l'extrémité est le siège de l'aura. Si l'aura se déplace, on les appliquera au-dessus du nouveau siège. Les vésicatoires sont supérieurs à tous les autres révulsifs ; il faut quelquefois en placer une douzaine successivement.

Les *affections spinales subaiguës* peuvent être traitées par des vésicatoires en forme de bandes étroites disposées de part et d'autre du rachis. Des bandes semblables peuvent être appliquées le long des cordons nerveux, atteints de *névralgies*. Mais il est préférable de mettre les emplâtres au niveau des points douloureux et en particulier du point apophysaire, qui manque si rarement dans les vraies névralgies (TROUSSEAU, ARMAINGAUD).

i. *Usages divers.* — Il n'est guère d'affections contre laquelle le vésicatoire n'ait été un jour ou l'autre conseillé : *otites aiguës, conjonctivites, iritis, orchites, adénites, périostites circonscrites*, etc. N'omettons pas de signaler la *pelade*, sur les plaques éburnées de laquelle on a longtemps appliqué des révulsifs. La teinture de cantharides diluée est de beaucoup préférable.

7º Contre-indications. — La *néphrite* est la véritable contre-indication du vésicatoire. Quand elle existe préalablement, à l'état aigu ou chronique, elle commande absolument l'abstention, sous peine d'accidents très redoutables. C'est donc une précaution que tout médecin consciencieux ne négligera jamais, d'examiner l'urine du malade avant de formuler sa prescription.

Mais si la recherche de l'albumine est négative, il faut se souvenir que la cantharide est capable par elle-même de provoquer l'inflammation rénale. Or certaines circonstances rendent à cet égard le rein plus vulnérable ; elles constituent le cas échéant des contre-indications. Ce sont :

1º L'*âge* : la toute petite enfance et la vieillesse sont à cet égard plus susceptibles ; mettre un vésicatoire à un homme *âgé* et *artério-scléreux*, c'est presque à coup sûr le condamner à mort. Les pneumonies des vieillards ne guérissent que si on n'a pas mis de vésicatoires ;

2º La *fièvre* : elle n'est pas par elle-même prohibitive, mais si elle est symptomatique d'une infection apte à se porter facilement sur le rein (grippe, fièvre typhoïde, scarlatine, diphtérie, etc.), elle interdit l'application de la cantharide, qui presque à coup sûr, en pareil cas, provoque la néphrite ;

3º Les *auto-intoxications* : le *diabète*, et l'*ictère* s'opposent à cette médication presque aussi nettement que l'*albuminurie* elle-même.

8º Modes d'application. — L'emplâtre vésicant est appliqué sur la peau nue, rasée ; il est généralement saupoudré de camphre ou revêtu d'une mince feuille de papier de soie huilée, précautions destinées à prévenir l'absorption de la cantharide et la cystite. Le malade ingérera pendant que le vésicatoire restera en place, 3 grammes de bicarbonate de soude sous forme d'eau de Vichy, de Vals, ou en nature, dans le but d'atténuer l'action irritative sur le rein.

La durée d'application sera de deux heures chez l'enfant, de huit à dix heures chez l'adulte. Si au bout de ce temps, la phlyctène n'est pas formée, il suffira de remplacer l'emplâtre par un cataplasme sous lequel elle apparaîtra d'elle-même.

Les dimensions devront être restreintes : 3, 4, 5 centimètres de côté ; les grands vésicatoires exposent davantage aux accidents, font des plaies étendues qui gênent ultérieurement le décubitus ou les mouvements respiratoires, n'obtiennent pas d'effet utile plus nettement que les petits.

Les pansements se feront aseptiquement avec de la vaseline boriquée, de l'huile fine, du cérat, de l'ouate hydrophile, plus tard avec la poudre d'amidon ou de talc.

Au lieu du vésicatoire ordinaire, on peut employer : 1° le *collodion cantharidé* (collodion, 1900 ; huile de jusquiame, 97 ; cantharidine, 3) qui convient pour badigeonner les surfaces irrégulières où l'emplâtre s'adapterait mal ; 2° le *cantharidate de soude*, vésicatoire liquide.

La *teinture de cantharides* (cantharidine, 10, alcool, 100), associée dans la proportion de 1/10 au baume de FIORAVENTI, est un bon topique pour les plaques de *pelade*, à condition de l'employer avec persévérance, pendant cinq à six mois environ, et avec toutes les précautions d'hygiène nécessaires ; elle fait partie de la pommade de DUPUYTREN, si réputée contre l'*alopécie*. Ces topiques sont d'ailleurs très légèrement révulsifs ; ils ne provoquent pas la formation de phlyctène et sont simplement excitants.

§ 4. — CAUTÉRISATION

La cautérisation au *fer rouge, cautère actuel,* avec des tiges de fer de formes variées, a été pendant longtemps une des pratiques quotidiennes de la médecine. *Tumeurs blanches, arthrites simples, névralgies, foyers de tuberculose, douleurs rachidiennes, affections spinales*, etc., ont été pendant des années traitées par les *pointes* ou par les *raies de feu* (cautérisation ponctuée, transcurrente, etc.). J'ai dans ma jeunesse entretenu plus d'une fois le feu du réchaud où chauffaient les fers, et qui donnait l'aspect des préparatifs d'un supplice aux apprêts de la visite hospitalière. L'invention si ingénieuse de Paquelin, le *thermocautère*, a fait oublier ces anciens procédés : c'est avec des lames creuses de platine, dont l'incandescence est entretenue par un courant d'air saturé d'essence minérale, que l'on pratique ces cautérisations; et on en use beaucoup moins. Cependant, dans bien des affections chroniques, on y recourt encore avec avantage ; les pointes de feu restent toujours un bon remède pour les *névralgies sciatiques* rebelles, pour les tuberculoses avec points douloureux dans les espaces intercostaux. Quant aux *néphrites chroniques*, Manquat pense qu'il est plutôt nuisible d'en appliquer à la région lombaire, et je ne suis pas loin de partager son opinion. Certains *spasmes* cèdent bien à la cautérisation ignée : j'ai vu bien des fois mon maître Cusco faire cesser le *blépharospasme* qui accompagne les kératites, par deux légères raies de feu parallèles au bord des paupières supérieure et inférieure.

§ 5. — Abcès de fixation

Il y a quelques années, M. le professeur Fochier (de Lyon), remarquant que, dans les grandes maladies infectieuses, l'évolution devient très rapidement favorable si, sur un point quelconque du corps, il se forme une collection purulente, eut l'idée de reproduire artificiellement ce processus naturel. Il fit à des malades atteintes de *septicémie puerpérale* des injections hypodermiques d'essence de térébenthine, et dès qu'un abcès était formé au point injecté, il voyait la fièvre tomber et la guérison s'effectuer. Pensant que l'infection d'abord généralisée était pour ainsi dire attirée et localisée au niveau de l'injection, il donna à ces abcès le nom d'*abcès de fixation*. Les premières communications de Fochier eurent d'abord un grand retentissement; mais elles semblent avoir entraîné peu de médecins à user de cette pratique. Comme il arrive souvent, les arguments théoriques ont eu raison des faits cliniques pourtant bien observés.

Des études microbiologiques précises ont démontré que le pus de ces abcès était stérile ; dès lors, a-t-on dit, à quoi bon provoquer un abcès dont le pus ne contient ni streptocoques ni pneumocoques, c'est une lésion de plus, et voilà tout. Le raisonnement n'est pas irréfutable. Il me semble que si le pus de ces abcès était fécond, c'est surtout alors qu'on pourrait dire qu'il ne représente qu'une lésion de plus. Mais obtenir un pus stérile dans un organisme infecté de germes pathogènes, n'est-ce pas au contraire la preuve que ces abcès ont réellement un caractère spécial ? Que l'abcès soit primitivement ou secondairement stérile, que les microbes pathogènes n'y soient jamais venus, ou qu'ils y soient morts, c'est là un fait très important et qui ne comporte à aucun degré la conclusion généralement adoptée que ces abcès sont inutiles.

Au point de vue expérimental, mon élève, le Dr CARLES, a fait une série de très remarquables expériences. Au cours d'intoxications par le cuivre, l'arsenic et le mercure, l'analyse lui a permis de découvrir jusqu'à deux et quatre fois plus de substance toxique dans le pus des abcès provoqués que dans un poids égal des tissus où ces poisons se fixent le plus volontiers. L'abcès est donc une voie d'élimination importante pour ces toxiques. En est-il de même pour les toxines microbiennes ? On peut le supposer ; mais rien encore ne le prouve.

On peut imaginer telle explication que l'on voudra sur la pathogénie et le rôle de ces abcès, supposer que la térébenthine dans les cas de succès agit plutôt par son absorption que par l'irritation locale qu'elle détermine, penser que les globules de pus sont précisément des phagocytes chargés des dépouilles des microbes et qui, morts dans la lutte, sont expulsés de l'organisme par la formation même de l'abcès ; on pourra faire encore sur le même thème les hypothèses les plus variées. Mais il faudra toujours reconnaître les faits suivants.

Après une injection d'un ou deux centimètres cubes d'essence de térébenthine, injection que l'on fait à la paroi abdominale ou à la face externe de la cuisse, le malade éprouve une dou-

leur qui va grandissant les deux ou trois premiers jours. La
fièvre est peu influencée par l'inflammation locale qui se développe et qui aboutit à la formation de l'abcès. Plus cette
inflammation est nette et franche, plus le pronostic est favorable, et souvent, contrairement à ce qui se passe dans les
abcès infectieux, la fièvre tombe avant que l'abcès ait été vidé.
Si au contraire la maladie marche mal, si des complications
surviennent, l'abcès ne se forme pas, et tout se borne à un peu
de gonflement autour de l'injection. Quand la collection purulente est formée, il n'y a aucun intérêt à se hâter de l'inciser :
quand elle est évacuée au dehors, soit spontanément, soit artificiellement, on fait des pansements humides aseptiques pour
éviter la contamination secondaire de l'abcès.

Le rapport entre l'évolution de l'abcès et celle de la maladie
infectieuse, ainsi établi par Fochier au point de vue du pronostic, est incontestable. Quelle influence l'abcès exerce-t-il sur
la maladie ? C'est là le point important, et c'est aussi le point
obscur. Je commence à avoir une certaine expérience de cette
méthode de révulsion ; j'en ai pratiqué souvent depuis cinq ans,
et mon assistant, le Dr J. Carles a fait de cette question le
sujet de sa thèse inaugurale, qui est un travail de la plus haute
importance. Il résulte de ces études que dans les *broncho-pneumonies* à forme ataxo-adynamique, dans les *septicémies puerpérales*, l'abcès de fixation constitue une ressource suprême et
souvent efficace. Il a une action véritablement bonne dans la
méningite cérébro-spinale grippale et peut-être aussi dans certains empoisonnements graves (*sublimé, oxyde de carbone*), à la
condition d'être employé assez tôt, à la condition surtout que
le toxique ait été absorbé en une seule fois, et non à doses successives pendant plusieurs jours. Mais il faut savoir que l'injection de térébenthine doit être pratiqué avec la plus rigoureuse
asepsie, qu'en provoquant la formation d'un abcès c'est du pus
stérile que l'on cherche et non du pus septique. Il faut savoir
enfin que l'abcès une fois formé et ouvert doit être pansé chi-
rurgicalement, antiseptiquement, que sa contamination secondaire peut donner lieu à de la septicémie, qu'elle est difficile à
éviter quand le malade présente déjà à la région sacrée des

eschares en évolution. Ce n'est donc pas un traitemént régulier, c'est un traitement d'exception que l'on réserve aux malades chez lesquels les traitements usuels ont échoué, dont le pronostic semble fatal et qu'on réussira ainsi à sauver.

§ 6. — EXUTOIRES (VÉSICATOIRE PERMANENT, CAUTÈRE, SÉTON)

Il y a cinquante ans à peine, l'usage des *exutoires* était absolument régulier. Il n'y avait pas d'affection chronique pour laquelle on n'appliquait soit un *vésicatoire permanent*, soit un *cautère*, soit un *séton*. L'usage en est aujourd'hui oublié.

Le vésicatoire permanent est un vésicatoire vulgaire qu'on empêche de cicatriser et à la surface duquel on applique quotidiennement un topique irritant ; on le plaçait généralement au bras, au niveau de l'empreinte deltoïdienne, quelquefois à la jambe, et on l'entretenait pendant des mois et des années.

Le cautère consiste dans la destruction limitée d'un point de la peau, grand comme une pièce de 50 centimes environ, à l'aide de la poudre de Vienne ou de tout autre caustique ; la plaie ainsi obtenue est entretenue à l'aide d'un pois d'iris enduit de pommade irritante. Le cautère s'appliquait à la partie interne de la jambe, au-dessus de la saillie du mollet, ou au creux de l'estomac.

Le séton est une plaie à deux orifices, que l'on faisait généralement par transfixion d'un pli de peau à la nuque. Une mèche à bords effilés empêchait la cicatrisation, la pommade irritante dont on l'enduisait entretenait la suppuration.

Cette pommade dont l'usage se combinait avec le vésicatoire permanent, le cautère ou le séton, était la *pommade épispastique*, à base de *garou* ou *sainbois* (*Daphne Gnidium*).

Le vésicatoire était prescrit aux enfants lymphatiques, scrofuleux, porteurs de ganglions, atteints d'*eczémas rebelles des paupières*, des *oreilles*, etc., atteints de *bronchites* à répétition, de *céphalées persistantes*, etc.

Le cautère était conseillé aux personnes souffrant de *gastralgies* rebelles, d'*asthme*, aux femmes au moment de la *méno-*

pause, aux malades chez lesquels des antécédents héréditaires ou personnels suspects faisaient redouter la formation de *néoplasmes viscéraux*. L'esprit des anciens médecins avait été frappé de la rareté des tumeurs malignes chez les porteurs d'ulcères à la jambe. On appliquait volontiers des cautères sur le haut de la poitrine chez les *tuberculeux*.

Le séton était le remède héroïque dans les *affections rebelles des yeux* chez l'adulte et dans les affections cérébro-spinales chroniques (*paralysie générale*, etc.).

Plus d'une complication septique ou inflammatoire, érysipèle, phlegmon, abcès, gangrène, etc., a été souvent la conséquence de ces plaies suppurantes par où devaient s'écouler toutes les humeurs peccantes, et qui souvent épuisaient les forces. L'abus qu'on a fait de ces exutoires est indéniable. Est-ce à dire qu'ils n'aient jamais rendu de services ? j'avoue qu'à mon sens ils sont quelquefois utiles : j'ai vu quelques vieux malades porteurs de cautères, chez lesquels survenaient des infections viscérales dès qu'ils cessaient d'entretenir leur suppuration accoutumée : j'ai vu quelques jeunes sujets chez lesquels l'application de vésicatoires, faite parfois à mon insu, a amené la disparition de phénomènes préoccupants du côté de la tête ou de lésions rebelles des yeux et des oreilles. L'humorisme moderne n'est pas loin de se prêter plus ou moins complaisamment à une interprétation favorable à l'action de ces vieux remèdes, et il serait bon de reviser, à la lumière des doctrines médicales contemporaines, le procès des exutoires trop sommairement condamnés il y a un demi-siècle.

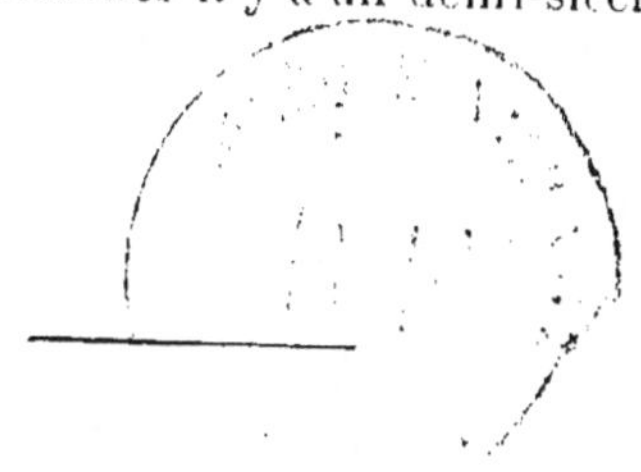

TABLE DES MATIÈRES

DU TOME PREMIER

PREMIÈRE PARTIE

GÉNÉRALITÉS

DEUXIÈME PARTIE

THÉRAPEUTIQUE DES MALADIES DE LA NUTRITION

TROISIÈME PARTIE

LA THÉRAPEUTIQUE DES MALADIES INFECTIEUSES

QUATRIÈME PARTIE

LA RÉVULSION

ÉVREUX, IMPRIMERIE CH. HÉRISSEY ET FILS